Carlos González
Stillen – Ein Geschenk für das ganze Leben

Aus dem Spanischen von
Katja Rameil

LA LECHE LIGA DEUTSCHLAND E.V.

Impressum

Die Originalausgabe erschien erstmalig 2006 unter dem Titel
Un regalo para toda la vida
Guía de la lactancia materna
bei Ediciones Planeta Madrid (Ediciones Temas de Hoy, S.A.)
© Dr. Carlos González

Stillen – Ein Geschenk für das ganze Leben
Aus dem Spanischen von Katja Rameil, Leipzig
1. Auflage: September 2016
Copyright © La Leche Liga Deutschland e.V., Troisdorf
Alle Rechte vorbehalten
Satz und Herstellung: kretschmann2, Bad Aibling
Druck und Verarbeitung: Friedrich Pustet, Regensburg
Titelbild: Silke Brenner   www.bildmomente.de
Umschlaggestaltung: Susanne Schön, Werbeagentur SCHÖNDESIGN(t:)
Printed in Germany

ISBN 978-3-932022-18-0

Die Rechte für das Titelbild liegen bei La Leche Liga Deutschland e.V.

Herausgeber und Verlag:
La Leche Liga Deutschland e.V.
www.lalecheliga.de

Der Inhalt dieses Buches ist urheberrechtlich geschützt. Eine Vervielfältigung ist nur in Absprache mit dem Verlag möglich. Durch den Kauf dieses Buches unterstützen Sie die ehrenamtliche Arbeit der La Leche Liga-Stillberaterinnen.

»Diese María Victoria ist so gut und so sympathisch, dass sie nicht wie eine Königin scheint, sondern wie eine ganz normale Frau. Wenn sie vorbeigeht, ziehe ich meinen Hut, und ihre italienische Herkunft sei ihr vergeben. Du weißt, dass sie ihre Kinder aufzieht. Es heißt, dass sie in diesem Sommer mitten in El Escorial auf ein verlassenes Kind traf, das weinte und die Brust verlangte. Also nahm sie es auf den Arm und gab ihm zu trinken, doch nicht aus einer Flasche, Tito, sondern von ihrer eigenen Brust.«

BENITO PÉREZ GALDÓS,
Amadeo I

Inhalt

Kapitel eins: Wie funktioniert die Brust? 12
  Je nach Gusto 12
  Was ist die Brust und wozu dient sie? 17
    Die Brust von außen 18
    Was man nicht von außen sieht 19
    Hormone, die beim Stillen eine Rolle spielen 20
      Prolaktin 20
      Oxytocin 22
      Das Molkenprotein FIL 27
    Die Regulierung der Milchmenge 33
    Die Regulierung der Milchzusammensetzung 34
Kapitel zwei: Stillen - wie geht das? 42
  Hygiene 43
  Stillhäufigkeit und -dauer 43
  Richtiges Anlegen – der Schlüssel zum Erfolg 54
  Was passiert, wenn das Kind nicht gut angelegt ist? 56
  Wie findet die Mutter eine gute Position? 60
    Weitere Positionen 67
  Warum gibt es ungünstige Stillpositionen? 69
    Störfaktoren nach der Geburt 69
    Saugverwirrung 71
    Fehlende kulturelle Modelle 75
    Selbstlosigkeit 76
Kapitel drei: Die Schwangerschaft 80
  Gruppen zur Stillunterstützung 82
Kapitel vier: Die Geburt 84
  Anästhesie 84
  Kein Jod 85
  Das Abnabeln 86
Kapitel fünf: Beginn der Stillzeit 90
  Babyfreundliche Krankenhäuser 90
  Der Milcheinschuss 94
  Gewichtsverlust 95
    Brustkompression 98
    Zufüttern 99
Kapitel sechs: Wissenswertes über Stillkinder 104
  Die Brust des Kindes 104

INHALT

Nabel und Baden 104
Der Stuhl 106
Der Urin 110
Der Schlaf 112
  Soll ich das Kind wecken, um es zu stillen? 112
  Wann wird das Kind nachts durchschlafen? 114
Blähungen 115
Koliken 118
  Erläuterungen 124
Zahnen 127
Hunger 129
Wachstumsschübe 130
Die Dreimonatskrise 131
Brustverweigerung 132
  Falsche Verweigerung 132
  Wenn das Kind Schmerzen hat oder krank ist 133
  Probleme mit der Technik 134
  Veränderungen, die das Kind belasten 134
  Einseitige Brustverweigerung 135
  Eine Verweigerung überwinden 136
Das Gewicht 137
  Gewichtskurven verlaufen nicht geradlinig 137
  Die Hälfte der Kinder liegt unter dem Durchschnitt 138
  Gewichtskurven sind keine Wegvorgaben 138
  Wenn es wirklich nicht zunimmt 139
  Die neuen Kurven für Stillkinder 140
  Kinder müssen nicht wöchentlich gewogen werden 141
  Konstitutionelle Wachstumsverzögerung 141

Kapitel sieben: Brustprobleme 146
Schlupfwarzen 146
Schmerzende Brustwarzen 150
  Wunde Brustwarzen 150
  Verkürztes Zungenbändchen 153
  Brustsoor 155
  Entzündung der Brustwarze 156
  Raynaud-Syndrom der Brustwarze 157
  Brustwarzenekzem 158
  Milchbläschen 159
  Stillhütchen und Brustwarzenformer 160

Erkrankungen der Brust 160
  Brustdrüsenschwellung (initialer Micheinschuss) 161
  Verstopfter Milchgang (Milchstau) 165
  Mastitis 167
  Brustabszesse 169
  Zu viele Brüste 169

Kapitel acht: Zu wenig Milch (Hypogalaktie) 172
  Einige Ursachen für wirkliche Hypogalaktie 174
    Schilddrüsenunterfunktion 174
    Plazentarückstände 175
    Agenesie des Brustgewebes 175
    Operation 175
    Sheehan-Syndrom 176
    Genetisch bedingter Prolaktinmangel 177
    Unterernährung 177
  Galaktagoga 178

Kapitel neun: Ernährung der Mutter 182
  Wie viel soll ich essen? 182
  Was soll ich essen? 184
    Die Ernährung der Kuh 186
    Verbotene Nahrungsmittel 186
      Mysteriöse Blähungen 188
    Milchbildungsfördernde Nahrungsmittel 189
      Bier 190
      Kuhmilch 190
    Vegetarische Ernährung 192
      Vegane Ernährung 193
    Vitamine und Mineralstoffe 196
      Jod 196
      Eisen 198
      Kalzium 198
  Wie viel muss ich trinken? 201
  Allergien vorbeugen 201
  Abnehmen 202

Kapitel zehn: Zurück zur Arbeit 208
  Praktische Aspekte 208
    Mutterschutz 208
    Die *Stillstunde* 209
    Verkürzte Arbeitszeit 210

Unbezahlte Freistellung 210
Das Kind mit zur Arbeit nehmen 212
Wer passt auf mein Kind auf? 214
Gegenseitiges Kennenlernen 218
Was wird es essen, wenn ich nicht da bin? 220
Gewöhnung ans Essen 222
Muttermilch gewinnen 224
   Ausstreichen und Abpumpen 224
   Die Aufbewahrung der Milch 228
   Milch erwärmen 229
   Milch füttern 231
   Politische Fragen 234
Kapitel elf: Beikost 238
Praktische Zusammenfassung 238
   Einige wichtige Details (die aber auch kein Dogma sein sollen) ... 238
   Einige praktische Tricks 240
Begriffe 244
Ein wenig Geschichte 246
Warum sechs Monate? 251
   Theoretischer Nährstoffbedarf 251
   Eisen 255
   Empirische Daten 259
Kapitel zwölf: Abstillen 264
Spontanes Abstillen 264
Von der Mutter gelenktes Abstillen 266
Kapitel dreizehn: Medikamente und andere Substanzen 268
Woher der Mythos kommt 270
Einige grundlegende Gedanken 273
Nach Informationen suchen 278
   Beipackzettel und Arzneimittelverzeichnis 278
   Informationen im Internet 279
   Medline, die Mutter aller Informationen 280
Wie viele Tage für eine Tablette? 283
Alkohol 285
Tabak 287
Kaffee 289
Radioaktive Isotope 289
Umweltschadstoffe 290

Kapitel vierzehn: Erkrankungen der Mutter 294
   Anämie 294
   Asthma 295
   Allergien 295
   Kurzsichtigkeit 295
   Karies bei der Mutter 295
   Epilepsie 296
   Schmerzen 296
   Grippe und Erkältung 296
   Magengeschwür 297
   Zahnfüllungen 297
   Diabetes 297
   Brustkrebs 298
   Zystische Fibrose (Mukoviszidose) 299
   Infektionskrankheiten 299
      Hepatitis B 299
      Hepatitis C 300
      HIV 301
      Tuberkulose 302
      Durchfall 303
      Varizellen (Windpocken) – Herpes zoster (Gürtelrose) ... 303
      Herpes simplex 305
   Schilddrüsenüberfunktion (Hyperthyreose) 305
   Schilddrüsenunterfunktion (Hypothyreose) 306
   Bluthochdruck und Herzleiden 307
   Depression 307
   Prolaktinom 308
   Krankenhausaufenthalt 309
   Wie finde ich Informationen im Internet
   am Beispiel Colitis ulcerosa? 310
Kapitel fünfzehn: Besondere Umstände 316
   Zwillinge 316
   Frühgeburten 317
Kapitel sechzehn: Krankheiten des Kindes 320
   Ikterus (Gelbsucht) 320
   Down-Syndrom (Trisomie 21) 324
   Lippenspalte 325
   Gaumenspalte 326
   Phenylketonurie (PKU) 327

Kleiner Kiefer 328
Neurologische Probleme 328
Angeborene Herzfehler 328
Durchfall 328
Laktoseintoleranz 331
Galaktosämie 332
Allergien gegen Milch und andere Nahrungsmittel 332
Chirurgischer Eingriff 335
Gastroösophagealer Reflux 336
Karies beim Kind 336
Kapitel siebzehn: Einige Zweifel 344
Ich stille und füttere Säuglingsnahrung zu.
Könnte ich das Zufüttern auch wieder einstellen? 344
Ich habe einige Wochen lang nicht gestillt.
Kann ich wieder damit beginnen? 346
    Ich habe Abstilltabletten bekommen 348
Ein adoptiertes Kind stillen 349
Kaiserschnitt 349
Haarausfall 350
Röntgen 351
Haare färben 352
Sport 353
Enthaarungscremes 354
UV-Strahlung 354
Kapitel achtzehn: Stillen und Fruchtbarkeit 356
Die verhütende Wirkung des Stillens 356
Die LAM-Methode 359
Weitere Verhütungsmethoden 360
Stillen und Schwangerschaft, Tandemstillen 362
Kapitel neunzehn: Stillen und Gesundheit 366
Stillen und Gesundheit des Kindes 366
Stillen und Gesundheit der Mutter 368
Kapitel zwanzig: Rechtliche Bestimmungen 372
Kapitel einundzwanzig: Trennung und Scheidung 376
Kapitel zweiundzwanzig: Schuldgefühle 380
Kapitel dreiundzwanzig: Die Welt verändern 386
    Was Schreiben bewirken kann 386
Nützliche Links 392
Sachregister 394

Einleitung

Mein Interesse am Stillen geht auf meine Zeit als Medizinstudent zurück. Ich habe es, wenn ich mich recht erinnere, einem Anatomieprofessor namens Joaquín zu verdanken. An einer überfüllten Fakultät, an der keiner den Massen von Studierenden besondere Aufmerksamkeit schenkte, wollte er wirklich etwas vermitteln. Immer, wenn er eine kleine Gruppe von Studierenden um sich versammelt hatte, hielt er eine kurze Rede, wobei das Stillen zu seinen Lieblingsthemen gehörte.

Über Jahre hinweg sah ich das Stillen mit den Augen eines Mediziners. Es bietet die besten Nährstoffe, schützt vor zahlreichen Krankheiten, rettet Tausende von Leben, ist im Sinne der öffentlichen Gesundheit zu fördern … Eine gute Mutter muss sich bemühen, ihrem Kind die Brust zu geben, weil es einfach das Beste für das Kind ist.

Dann bekam ich selbst drei Kinder und etwas veränderte sich. Ich sah meiner Frau zu, wie sie meinen Kindern die Brust gab, und ich sah meine Kinder, wie sie tranken, und ich verspürte … Stolz, Bewunderung, Erstaunen, Begeisterung, Neid? Seither habe ich viel darüber gelesen, was Väter in dieser Situation empfinden. Dennoch bin ich nach wie vor nicht in der Lage, die richtige Beschreibung dafür zu finden. Manchmal ergreift das Leben einen so tief, dass man es nicht in Worte fassen kann.

Mir wurde klar, dass Stillen kein Instrument ist, um einen bestimmten Gesundheitszustand zu erreichen, sondern dass es Teil der Gesundheit selbst ist. Es ist kein Mittel, sondern der Zweck selbst. »Vermeiden Sie künstliche Säuglingsnahrung, weil sie Durchfall verursacht« – solche Slogans erscheinen mir mittlerweile derart absurd, als würde man sagen: »Vermeiden Sie Erblindung, denn Blinde können nicht leichter überfahren werden.« Wie auch das Sehen nicht vor Unfällen schützt, ist Stillen keine Methode zum Schutz vor Infektionen, sondern vielmehr Teil eines erfüllten Lebens. Mir ist jetzt klar, dass es beim Stillen keiner Anstrengung bedarf und dass von der Frau erst recht kein Opfer für das Wohl ihres Kindes gebracht werden muss. Ich habe erkannt, dass es sich um einen Teil ihres Lebens selbst, ihres Sexual- und Fruchtbarkeitszyklus handelt, um ein Recht, das ihr niemand nehmen kann.

Ich weiß schon, dass es Frauen gibt, die nicht stillen möchten. Auch gut. Ein Recht ist keine Pflicht. Es gibt auch viele Menschen, die nicht auf Versammlungen gehen und nicht wählen, aber ihr Recht darauf bleibt davon unberührt.

Mit diesem Buch soll keine Mutter zum Stillen überredet werden. Es soll aber jenen Frauen helfen, die gern stillen möchten. Der Titel spricht für sich, und wer lieber die Flasche geben möchte, kann sich andere Bücher anschaffen.

Es mag überraschen, dass ausgerechnet ein Mann ein Buch über das Stillen schreibt. Ich will auch nicht im Geringsten leugnen, dass ich selbst nie gestillt habe. Wer etwas tun kann, tut es, und wer nicht, schreibt Bücher.

Kapitel eins:
Wie funktioniert die Brust?

Je nach Gusto

Noch vor einem halben Jahrhundert war die irrtümliche Ansicht weit verbreitet, dass die Menge der Muttermilch für jede Frau vorbestimmt sei: Einige Frauen hätten viel Milch und andere wenig, einige hätten Vorräte für eine Woche und andere für zwei Monate, und dann sei Schluss, der Tank leer. Natürlich gäbe es dementsprechend auch gute Milch und weniger gute. Bei einer Frau so, bei der anderen so. Eine Mutter mit viel und guter Milch könne sich glücklich schätzen: Sie wäre in der Lage zu stillen und ihr Kind würde sich hervorragend entwickeln. Eine Frau mit wenig oder wässriger Milch hingegen könne nichts machen ... Bloß gut, dass man inzwischen die Muttermilchersatznahrung erfunden hatte! Eine Mutter habe nicht die Möglichkeit, die Menge und Qualität ihrer Milch zu beeinflussen, was sie auch mache oder nicht mache.

Wenn man zu jener Zeit einer Mutter begegnete, die länger als drei Monate gestillt hatte (was damals schon heldenhaft war) oder gar länger als sechs Monate (das war geradezu exzentrisch), kam keine Frau auf die Idee, etwa zu sagen: »Erzähl mir doch, wie du das gemacht hast. Ich würde mein Kind auch gern stillen.« Stattdessen bemerkten andere Mütter mit einem gewissen Neid: »Wie gut, dass du Milch hast! Ich hätte auch gern solches Glück gehabt, um mein Kind stillen zu können!« Aber um ehrlich zu sein, hörte man am häufigsten: »Also ich weiß ja gar nicht, warum du dich so aufopferst und dein Kind stillst. Mein Kind habe ich mit der Flasche aufgezogen und es ist doch auch was aus ihm geworden«.

Ist es nicht ein unglaublicher Zufall, dass in Europa kaum mehr eine Mutter Milch zu haben scheint, während in Afrika fast alle Frauen Milch haben? Freilich, das muss wohl an der Hautfarbe liegen, die Schwarzen haben nun einmal mehr Milch, wie auch die Sinti und Roma. Die Weißen dagegen haben eben keine. (Manche fügten gar noch hinzu, die Schwarzen und die Sinti und Roma gehörten eben zu den »*primitiven Völkern*«). Und wie kommt es dann, dass unsere Großmütter vor 50 Jahren Milch hatten, obwohl sie doch der gleichen Bevölkerungsgruppe angehörten wie wir? Hierfür gab es unterschiedliche Erklärungen. Für einige waren es die Sorgen des modernen Lebens, die dem Stillen ein Ende bereitet hatten. (Wir kommen auf Seite 27 auf dieses Thema zurück). Für andere war es ein Akt der Evolution: Ein Organ, das nicht genutzt werde, bilde sich eben zurück. Sicher würden bald Mädchen ohne Brüste geboren. (Ach so, früher kamen sie also gleich mit Brüsten auf die Welt?)

Wie in einem Animationsfilm, wo Kreaturen innerhalb weniger Minuten völlig mutieren – aber so funktioniert Evolution nicht. Tatsächlich werden erworbene Eigenschaften nicht vererbt. Das heißt, auch nach 100 Generationen von Müttern, die nicht stillen, wird die 101. Generation die gleichen Gene und die gleiche Beschaffenheit der Brust aufweisen und damit auf Wunsch stillen können und auch wissen, wie. Und selbst wenn aufgrund einer Mutation eine Frau keine Milch hätte (was sehr wohl auftreten kann und auch schon vorgekommen ist, siehe Seite 178) und eine oder zwei Töchter, zwei oder drei Enkelinnen bekommen würde ... Bevor solch ein mutiertes Gen, das dafür sorgt, dass eine Frau keine Milch hat, auf einen großen Teil der Bevölkerung überginge, müssten Tausende von Jahren vergehen. Vor allem sollte sich ein evolutionärer Vorteil ergeben, beispielsweise dass Frauen ohne Milch viel mehr Kinder bekommen könnten oder dass ihre Kinder überlebensfähiger wären. Ist dies nicht der Fall, dann gibt es keinerlei Grund, warum sich eine Mutation verbreiten sollte. Auch viele Tausend Jahre später würde es dann höchstens eine Handvoll von Nachfahren mit dieser Mutation geben.

In der Mittelschicht der Industrieländer hat sich im letzten Drittel des 20. Jahrhunderts infolge eines mutmaßlichen *Nicht-Milch-Gens* absolut kein evolutionärer Vorteil gezeigt. Im Gegenteil: Über Jahrtausende hinweg war die Wahrscheinlichkeit, dass die Kinder einer Mutter mit wenig oder zu wenig Milch überleben konnten, äußerst gering, es sei denn, sie wurden von einer anderen Frau gestillt. In vielen Teilen der Welt ist dies auch heute noch so. Ein mutiertes Gen hätte sich dementsprechend wohl nicht durchgesetzt, sondern wäre rigoros ausgelöscht worden. Deshalb gibt es auch so wenige Frauen, die wirklich keine Milch haben.

Nein, die Evolution hat keine Sprünge gemacht. Unsere Gene sind noch die gleichen wie bei unseren Ururgroßeltern und bei den Höhlenbewohnern von Altamira. Und eine im Vorfeld festgelegte oder zeitlich begrenzte Milchbildung passt auch nicht zu den Fakten, die sich allgemein gut beobachten lassen.

Es ist ein Missverständnis, dass wir versuchen, uns mit Kühen zu vergleichen. Tatsächlich gibt es Kuhrassen, die mehr Milch produzieren als andere. Auf dem Land ist das seit Langem bekannt. Und wenn es Milchkühe gibt, warum soll es dann nicht auch *Milchfrauen* geben? Aber aufgepasst: Milchkühe sind keine normalen Säugetiere. Vielmehr handelt es sich hierbei um Mutationen, die über viele Tausend Jahre hinweg sorgfältig selektiert wurden, um viel mehr Milch zu produzieren, als ihre Kälber brauchten. Hätte eine Hirschkuh so viel Milch wie eine solche Kuh, wäre sie krank.

Je größer Säuglinge werden, desto mehr Milch brauchen sie. Das liegt auf der Hand und gilt, bis sie auch andere Nahrung zu sich nehmen; folglich passt sich der Milchbedarf an und geht später zurück. Außer Frage steht auch, dass ein Flaschenkind ebenso mit der Zeit immer größere Mengen benötigt.

Nehmen wir einmal an, ein Neugeborenes trinkt 500 ml Milch und ein vier Monate alter Säugling 700 ml. (Die Zahlen sind frei erfunden und gerundet und dienen lediglich als Beispiel. Bitte erschrecken Sie nicht: Zum Stillen müssen Sie nicht wissen, wie viel Milch ein Säugling braucht oder trinkt.) Würde es sich um eine feste Milchmenge handeln und könnte eine Frau nur 500 ml pro Tag produzieren, dann würde der Säugling bereits nach einem Monat nicht mehr satt und es müsste zugefüttert werden. »Stimmt!«, denken nun vielleicht einige. »Genau das ist einer Freundin von mir passiert.« Und: »Einige Frauen können nicht einmal 500, sondern nur 300 ml Milch produzieren. Dann müssen sie vom ersten Tag an zufüttern.« Andererseits kennen wir auch Frauen, die mehrere Monate lang stillen und denen *die Milch nicht ausgeht*. Selbst zu jenen finsteren Zeiten der *10 Minuten alle vier Stunden Regel* gab es davon einige, und heute werden es wieder mehr. Und wir wissen, dass unsere Vorfahrinnen ihre Kinder über Monate oder Jahre hinweg gestillt haben, so wie es auch heute noch in großen Teilen der Welt der Fall ist. Wie funktioniert die Brust bei diesen Frauen? Bei den Glücklichen, die ohne Zufüttern vier Monate lang stillen, und von denen es immer mehr gibt. Vielleicht produzieren sie ja vom ersten Tag an 700 ml Muttermilch? Aber was ist dann in den ersten Monaten mit diesen 700 ml geschehen? Hat das Kind sie getrunken? Unmöglich. Wer nur 500 ml braucht, trinkt auch nur 500 ml. Viele Mütter, die Flaschennahrung füttern, haben schon einmal versucht, ihrem Kind ein wenig mehr zu geben. (Mal unter uns, wer das noch nie versucht hat, der hebe bitte die Hand). Nur ein klein wenig mehr, damit es gut wachsen und sich prächtig entwickeln würde. Aber die Kinder trinken einfach nicht mehr. Würden sie es tun, dann brächten fast alle Einjährigen über 20 und einige gar über 30 kg auf die Waage. Das Kind trinkt also 500 ml, seine Mutter produziert 700. Was geschieht nun mit den 200 ml, die übrig sind? Treten sie als Tropfen aus der Brust aus? Mit 200 ml kann man ein ganzes Glas füllen. Diese Mutter bräuchte keine Stilleinlagen, sondern sollte sich besser ein paar Schüsseln in den BH stopfen. Verbleibt der Rest in der Brust, wird er gespeichert? Nach einer Woche wären das 1400 ml, nach einem Monat sechs Liter Milch, die sich angesammelt hätten, drei Liter pro Brust. Dann müssten die Frauen die Milch abpumpen und sie wegschütten, 200 ml am Tag, wochenlang, andernfalls würden sie wohl platzen.

Daraus lässt sich schließen, dass die Milchmenge nicht festgelegt sein kann, sondern mit den wachsenden Bedürfnissen des Kindes steigt. Dieselbe Mutter, die anfangs 500 ml produziert hat, produziert nach einer Weile 700 ml.

Steigt die Menge mit der Zeit? Oder anders gesagt, handelt es sich um einen vorprogrammierten Prozess? Produzieren alle Mütter nach einem Monat 500 ml, nach vier Monaten 700, nach sechs Monaten noch etwas mehr und ab dann wieder weniger? Füttern wir deshalb nach sechs Monaten Babybrei zu, weil die Milchproduktion zurückgeht? Oder gibt es gar Frauen, die bis zu 800 ml produzieren und zwei Jahre lang Milch haben, im Gegensatz zu anderen, die nie mehr als 600 ml schaffen und nach drei Monaten keine Milch mehr haben?

Völlig ausgeschlossen. So schlecht kann der Mensch nicht gemacht sein, so funktioniert unser Organismus nicht. Wenn die Veränderung der Milchproduktion im Voraus festgelegt wäre, was würde dann beispielsweise geschehen, wenn ein Säugling stirbt? Über Jahrtausende hinweg war der Kindstod keine Seltenheit, sondern etwas Alltägliches, eine Erfahrung, die fast alle Frauen einmal durchleben mussten. Auch heute noch ist dies in vielen Teilen der Welt Realität. Und wenn ein Kind bei der Geburt oder nach zwei Monaten an Hirnhautentzündung verstarb, glauben Sie, seine Mutter hätte dann sechs Monate lang immer mehr Milch produziert und dann wieder weniger, und das über zwei oder drei Jahre hinweg? Welche Qual und Verschwendung!

Und wie verhält es sich mit den Ammen? Lange stillten die reichen Frauen in großen Teilen Europas ihre Kinder nicht selbst. Glauben Sie, den Ammen ging nach zwei Jahren die Milch aus und sie verabschiedeten sich in den Ruhestand? Dann wäre ihr Berufsleben noch kürzer als das eines Fußballers! Nein, wenn eine Amme ein Kind zu Ende gestillt hatte, begann sie mit dem nächsten, und dies über Jahrzehnte hinweg.

Und wie sieht es mit den Veränderungen hinsichtlich der Beikost aus? Zu Anfang des 20. Jahrhunderts empfahlen die Kinderärzte, das gesamte erste Lebensjahr lang ausschließlich zu stillen; später wurde die Empfehlung auf zehn Monate, dann auf acht, auf sechs, auf drei und schließlich auf weniger als einen Monat verkürzt ... Und dann plötzlich wieder auf drei Monate, auf vier, auf sechs ausgeweitet. Würde die Milchmenge nach dem sechsten Monat tatsächlich zurückgehen, wovon hätten dann unsere Vorfahren in der zweiten Hälfte ihres ersten Lebensjahres gelebt? Vielleicht passt sich ja das *Programm* für die Milchbildung automatisch an die Empfehlungen der Kinderärztevereinigung an, so wie die Uhr eines Computers, die sich über das Internet aktualisiert? Nein, vielmehr ist es genau andersherum: Wir fangen nicht nach sechs Monaten mit Brei an, weil ab da die Milchproduktion zurückgeht, sondern die Milchproduktion geht nach sechs Monaten zurück, weil wir dann anfangen, Brei zu füttern.

Es ist eine Frage der Anpassung. Wir brauchen ein System, das jederzeit den Bedürfnissen des Säuglings entspricht, sodass mehr Milch produziert wird, wenn das Kind mehr möchte, und weniger Milch, wenn es weniger möchte. Ein System, das so lange Milch produziert wie nötig, und damit aufhört, wenn auch das Kind aufhört, Muttermilch zu trinken; das Milch für ein Kind produziert, wenn nur ein Kind da ist, und genügend Milch für drei, wenn Drillinge auf die Welt kommen.

Die Lösung ist so einfach wie genial: Die Milchmenge hängt weder von der Herkunft der Frau ab noch von den Monaten, die seit der Geburt vergangen sind, sondern davon, wie der Säugling trinkt. Trinkt er viel, kommt mehr Milch, trinkt er weniger, bildet sich die Milch zurück. Diesen Mechanismus haben die Säugetiere bereits vor mehr als 200 Millionen Jahren entwickelt und die Natur neigt dazu, Lösungen, die gut funktionieren, beizubehalten.

Schauen wir noch etwas genauer hin: Wenn ein Kind nicht trinkt, wird keine Milch mehr gebildet und Punkt. Viele Mütter von kranken Kindern oder Frühgeborenen, die noch nicht selbst an der Brust trinken können, und auch Mütter, die arbeiten müssen, gewinnen jedoch Milch, um sie ihrem Kind auf andere Weise zu geben. Was die Brust zur Milchbildung anregt, ist in Wirklichkeit nicht das trinkende Kind, sondern die Tatsache, dass die Brust geleert wird. Wie sie geleert wird, ist gleich: Sei es durch Stillen, Ausstreichen per Hand oder Abpumpen mit einer Milchpumpe.

Was ist die Brust und wozu dient sie?

Für die meisten Menschen, die einen Fernseher benutzen, genügt es zu wissen, wie man ihn einschaltet und wie man den Sender wechselt. Werden wir um nähere Erklärungen gebeten, müssen wir uns mit Allgemeinplätzen verteidigen: »Er funktioniert mit Strom.« Um fernzusehen, muss man also weder die Bauteile des Fernsehers noch ihre Funktion kennen.

Gleichermaßen muss eine Frau, um zu stillen, lediglich in der Lage sein, ihr Kind an die Brust anzulegen. Werden wir um weitere Erklärungen gebeten, können wir jetzt ganz einfach sagen: »Je mehr Milch entnommen wird, desto mehr Milch wird gebildet«; das ahnen nicht einmal die Tiere, trotzdem säugen sie ihre Jungen völlig problemlos. Das Wissen darüber, wie die Brust aufgebaut ist, wie sie funktioniert und warum mehr Milch gebildet wird, wenn mehr entnommen wird, ist eine andere Geschichte. Sie zu kennen, ist für das Stillen zwar nicht unbedingt erforderlich, doch möchten wir nachfolgend auf einige Einzelheiten eingehen: Weil es unterhaltsam ist (nun gut, je nach Interessenlage), auch um uns seriös mit dem Thema auseinanderzusetzen und schließlich damit dieses Buch nicht zu dünn ausfällt.

Zunächst müssen wir jedoch eine wichtige Unterscheidung treffen. Ihr Fernseher wurde von Menschen entworfen und gebaut. Diese Menschen wissen ganz genau, aus welchen Teilen er besteht (nämlich aus denen, die von ihnen eingebaut worden sind) und sie wissen, wozu jedes einzelne Teil dient. Dies können wir von der Brust nicht behaupten und auch nicht von einem anderen unserer Körperteile. Zwar werden immer mehr Einzelheiten bekannt, aber es erwarten uns auch noch viele Überraschungen. Was wir über die Brust wissen, entspricht lediglich einem Bruchteil der Realität, und es ist auch gut möglich, dass einige Dinge, die wir zu wissen glauben, nicht stimmen. Und was ich persönlich über die Brust weiß, ist auch nur ein kleiner Teil dessen, was einige Hundert Wissenschaftler auf der ganzen Welt darüber in Erfahrung gebracht haben. Bei meiner nachfolgenden Erklärung handelt es sich folglich nur um eine schematische Zusammenfassung.

Die Brust von außen

Üblicherweise hat die Frau zwei Brüste. Das war nicht immer so. Andere Säugetiere haben mehrere Brustpaare. Schauen Sie sich doch einmal Ihren Hund oder Ihre Katze an. Wie als Andenken an jene entfernten Verwandten haben einige Menschen mehr als zwei Brüste. Meist handelt es sich lediglich um eine überzählige Brustwarze, die an einer beliebigen Stelle auf einer imaginären Linie zwischen Achsel und Leiste auftritt. Manchmal ist diese Brustwarze bei einem Menschen – Mann oder Frau – derart rudimentär entwickelt, dass sie für ein Muttermal oder eine Warze gehalten wird. Gelegentlich ist auch noch ein mehr oder weniger ausgebildetes Brustdrüsengewebe vorhanden, das zu Beginn der Stillzeit anschwellen und Tropfen absondern kann. Doch keine Sorge, das geht vorbei und Sie können trotzdem normal stillen. Kühlen Sie, wenn es Abhilfe schafft, und nach zwei oder drei Tagen werden die Beschwerden abgeklungen sein.

Etwa in der Mitte der Brust befindet sich die Brustwarze mit einer mal nach außen und mal nach innen gewölbten Struktur, aus der die Milch kommt. Die Brustwarze ist von einem mehr oder weniger großen dunklen Bereich umgeben, dem Warzenhof, auf Lateinisch *Areola* – nicht zu verwechseln mit *Aureola*, dem Heiligenschein.

Auf dem Brustwarzenhof gibt es einige kleine Erhebungen, die während der Schwangerschaft und Stillzeit besonders gut sichtbar werden. Bei diesen sogenannten Montgomery-Drüsen handelt es sich um größere Talgdrüsen, die teils von Milchdrüsenläppchen begleitet werden (zusammen etwa einen Millimeter groß). Talgdrüsen sind über unsere gesamte Haut verteilt und produzieren schützende Substanzen. Auf dem Brustwarzenhof sind sie stärker ausgeprägt und bieten deshalb noch größeren Schutz. Die Milchdrüsenläppchen bilden, wie sollte es anders sein, Milch: mit Antikörpern, epidermalen Wachstumsfaktoren, zahlreichen entzündungshemmenden Wirkstoffen ... ein wahres Wundheilmittel.

Am Rand des Brustwarzenhofs wachsen manchmal mehrere ziemlich große Haare. Jede Frau denkt, sie sei die einzige, die solche Haare hat, und entfernt sie mit großer Sorgfalt. Doch sie sind völlig normal. Manche Mütter fragen sich, ob diese Haare ihrem Kind beim Stillen keine Probleme bereiten werden. Aber welche Probleme sollten das wohl sein, wo wir doch vom Affen abstammen?

Unterhalb von Brustwarze und Brustwarzenhof befinden sich glatte Muskelfasern, die so miteinander verflochten sind, dass ihr Zusammenziehen zum Aufrichten der Brustwarze führt (d. h. sie sorgen dafür, dass sich der Brustwarzenhof zusammenzieht und die Brustwarze herausragt). Diese Erektion der Brustwarze kann durch Reibung, Kälte oder sexuelle Erregung hervorgerufen werden.

Was man nicht von außen sieht

Es gibt nur wenige Dinge, die so langweilig sind wie eine Brust von außen. Kennt man eine, kennt man alle.

Im Brustinneren geht es hingegen deutlich abwechslungsreicher zu. Da gibt es Drüsen, Kanäle, Bindegewebe, Bänder, Arterien, Venen, Nerven, Lymphknoten ...

Eine Drüse wiederum ist ein kunstvolles Zusammenspiel aus mehreren Läppchen und Fettgewebe. Weil Fettgewebe in unterschiedlicher Menge vorhanden ist, gibt es Brüste verschiedenster Größe; die Drüse hingegen ist immer mehr oder weniger gleich und die Größe der Brust steht somit in keinem Zusammenhang mit ihrer Fähigkeit zur Milchbildung. Der Mensch unterscheidet sich von anderen Säugetieren unter anderem dadurch, dass Frauen in der Lage sind, Fett in der Brust anzureichern. Schauen Sie sich dagegen eine Hündin oder Katze mit ihren Jungen an, hier sind die weiblichen Tiere eher flach.

Interessanterweise findet man zur Anzahl der Läppchen in der Brustdrüse unterschiedliche Angaben. Manche gehen von etwa 20 Drüsenläppchen aus, deren Gänge jedoch in einigen Fällen noch vor der Brustwarze zusammenlaufen, andere sprechen von etwa zehn Gängen, die sich dann allerdings in unmittelbarer Nähe der Brustwarze verzweigen. Im Grunde, scheint mir, kommt es aufs Gleiche hinaus. Wie dem auch sei: In der Brustwarze enden mehrere Milchgänge (*Ductus lactiferi*, worin die Milch transportiert wird), und bei Druck auf die Brust tritt die Milch gleichzeitig durch mehrere Öffnungen aus, fast wie bei einer Gießkanne.

Von der Brustwarze ausgehend verzweigen sich im Innern die Gänge immer mehr, bis jeder mikroskopisch kleine Gang in einer mikroskopisch kleinen Zelltasche endet, dem sogenannten Azinus. Der *Azinus* setzt sich aus einer Schicht sekretorischer (absondernder) Zellen zusammen und ist von kontraktilen Myoepithelzellen umgeben.

Jede dieser Zellen wird hormonell gesteuert. Das Hormon Prolaktin sorgt dafür, dass die sekretorische Zelle Milch bildet, das Hormon Oxytocin bewirkt die Kontraktion der kontraktilen Myoepithelzelle, sodass die Milch herausschießt.

Hormone, die beim Stillen eine Rolle spielen

Die Hypophyse (Hirnanhangsdrüse) produziert die Hormone Oxytocin und Prolaktin. Damit reagiert sie auf einen neuroendokrinen Reflex. Die bekanntesten Reflexe, wie beispielsweise das Ausstrecken des Beins bei einem leichten Schlag unterhalb der Kniescheibe (Kniesehnenreflex), sind rein neurologisch bedingt: Hier registrieren sensitive Rezeptoren der Patellarsehne die Dehnung, ein Nerv transportiert das Signal zum Rückenmark, eine Art Rechenzentrum entscheidet, was nun zu tun ist, und ein motorischer Nerv bringt die Antwort zum Muskel und befiehlt ihm, sich zusammenzuziehen. Auch in Brustwarze und Brustwarzenhof gibt es sensitive Rezeptoren. Die Informationen werden mithilfe von Nerven an den Hypothalamus übermittelt, allerdings reagiert das Rechenzentrum nicht über einen Nerv, sondern mit einem Hormon, das über die Blutbahn sein Ziel erreicht. Deshalb wird dieser Reflex als *neuroendokrin* bezeichnet.

Prolaktin

Vor der Schwangerschaft ist der Prolaktinspiegel recht niedrig. Ab dem ersten Schwangerschaftsdrittel steigt er nach und nach an. Es wird aber noch keine Milch gebildet, weil Progesteron und Östrogene, die von der Plazenta produziert werden, die Wirkung des Prolaktins hemmen.

Nach der Geburt bleibt der Prolaktinspiegel monatelang hoch; stillt die Mutter jedoch nicht, geht er nach wenigen Wochen wieder zurück. Nach Ablösen der Plazenta sinken Progesteron- und Östrogenspiegel innerhalb von Tagen stark ab, sodass das Prolaktin wirken kann. Der Ausstoß der Plazenta bringt also die Milchbildung in Gang.

Wir haben gesagt, dass der Prolaktinspiegel über Monate hinweg hoch ist. Und jedes Mal, wenn das Kind trinkt, steigt er sogar noch weiter an und vervielfacht sich um ein Zehn- bis Zwanzigfaches. Solche Prolaktinspitzen sind nur infolge der Bruststimulation möglich. Trinkt das Kind viel, gibt es viel Prolaktin und damit viel Milch. Trinkt das Kind wenig, entsteht auch wenig Milch. Trinkt das Kind gar nicht, wird keine Milch mehr gebildet.

Fälschlicherweise glauben manche, dass von einem Anlegen des Kindes bis zum nächsten Mal mehrere Stunden vergehen müssen, damit sich die Brust wieder füllen kann. Das stimmt nicht. Die Brust funktioniert nicht wie der Spülkasten der Toilette, bei dem man warten muss, bis er wieder voll ist, um erneut spülen zu können. Sie lässt sich eher mit einem Wasserhahn vergleichen: Wird mehr Wasser gebraucht, muss man ihn einfach wieder öffnen.

Nach jedem Anlegen sinkt der Prolaktinspiegel über zwei oder drei Stunden hinweg langsam auf sein Grundniveau zurück (das, wir erinnern uns, ja an sich nach der Geburt schon recht hoch liegt). Stellen wir uns nun vor, dass ein Säugling alle vier Stunden zehn Minuten lang trinkt. (Zehn Minuten alle vier Stunden? Richtig, wir sprechen von einem komplett imaginären Kind!) Nun wünscht unser Held – aus welchem Grund auch immer (vielleicht wächst er ja?) – mehr Milch. Was tun? Wird er nun alle vier Stunden statt der zehn eher 15 Minuten lang trinken? Wahrscheinlich nicht, diese Methode wäre wohl nicht besonders effizient. Ein längeres Trinken würde mehr oder weniger die gleiche Prolaktinmenge und damit die gleiche Milchmenge erzeugen. Entschließt sich das Kind jedoch dazu, alle zwei Stunden zehn Minuten lang zu trinken, könnte es im Tagesverlauf die doppelte Anzahl an Prolaktinspitzen verursachen. Und damit nicht genug: Weil der Prolaktinspiegel noch nicht wieder komplett gefallen ist, liegt die neue Spitze noch höher (sagen wir, statt von 50 auf 500 steigt sie von 100 auf 550). Häufigeres Stillen hat folglich eine enorme Steigerung der Prolaktinausschüttung und damit der Milchmenge zur Folge.

Wer sich also die Stillzeit richtig verderben möchte, ist am besten beraten, das Kind so wenig wie möglich anzulegen. Immer, wenn eine Mutter gesagt bekommt, sie solle doch drei oder vier Stunden warten bzw. bloß nicht stillen, bevor nicht zweieinhalb Stunden vergangen sind, oder dass das Kind nicht schon wieder Hunger haben kann, oder dass die Brust leer ist, wenn sie das Kind jetzt anlegt, und es überhaupt nichts bringen wird, oder dass der Magen ausruhen muss, oder die Nacht zum Schlafen da ist, immer dann wird das Stillen erheblich behindert.

Nachts liegen sowohl der Grundspiegel als auch die Prolaktinspitzen höher als am Tag. Der Säugling muss sich also beim Trinken in der Nacht weniger anstrengen. Deshalb (und aus anderen Gründen) entbehrt die Empfehlung, nachts nicht zu stillen, jeglicher Grundlage.

Oxytocin
Oxytocin beeinflusst verschiedene Aspekte des Sexuallebens der Frau. Das Hormon wird beim Orgasmus, während der Geburt und immer, wenn das Kind an der Brust trinkt, freigesetzt. Es bewirkt in erster Linie die Kontraktion verschiedener Muskeln: Die der Gebärmutter, der Vagina, die um den Azinus herum sowie die unterhalb von Brustwarze und Brustwarzenhof. Deshalb haben all diese Aspekte des weiblichen Sexuallebens mehrere Symptome gemeinsam. Beim Orgasmus finden Kontraktionen in Gebärmutter und Vagina statt, die Brustwarze ist erigiert. Bei der Geburt finden Kontraktionen in Gebärmutter und Vagina statt, und ich nehme an, die Brustwarze ist ebenfalls erigiert, auch wenn in dem Moment niemand darauf achtet. Beim Stillen ist die Brustwarze erigiert und es finden gleichfalls Kontraktionen in Gebärmutter und Vagina statt, die berühmten Nachwehen. Dabei handelt es sich um mehr oder weniger schmerzhafte Kontraktionen der Gebärmutter, die immer dann auftreten, wenn das Kind in den ersten Tagen nach der Geburt an der Brust trinkt. Angenehm ist dies nicht, doch denken Sie daran, dass dies nur *zu Ihrem Besten* geschieht: Mithilfe dieser Kontraktionen bildet sich die Gebärmutter auf ihre normale Größe zurück, wodurch aller Wahrscheinlichkeit nach das Risiko für Blutungen oder Infektionen sinkt. Es heißt, mit jedem Kind würden die Nachwehen schmerzhafter (wohingegen in der Regel die Geburt weniger schmerzhaft sei, sodass das eine das andere praktisch aufwiege).

Möglicherweise reagiert jeder Körper auf Oxytocin sehr ähnlich. Welche Empfindungen bei der Frau hervorgerufen werden, kann jedoch stark variieren, weil diese nicht nur hormonell bedingt sind, sondern auch vom Gemütszustand abhängen. Die meisten Frauen empfinden weder bei der Geburt noch beim Stillen sexuelle Erregung.

Einige jedoch schon. Einige Mütter verspüren sexuelle Erregung und können sogar zum Orgasmus kommen, während ihr Kind an der Brust trinkt. Das kommt zwar ziemlich selten vor, soll aber trotzdem an dieser Stelle erwähnt werden, damit die betroffenen Mütter, wenn sie das lesen, wissen, dass dies völlig normal ist. Sie sind keineswegs pervers, es handelt sich nicht um *schlechte Gedanken*. Sie missbrauchen Ihr Kind nicht und es sind auch keine inzestuösen Tendenzen. Es gibt keinerlei Grund dafür, das Stillen abzubrechen. Wenn Sie das Glück haben, dass es sich für Sie ganz besonders angenehm anfühlt, Ihr Kind zu stillen, dann genießen Sie es einfach: Wenn uns das Leben mit einer der wenigen Freuden überrascht, die es uns gelegentlich beschert, sollte man sich nicht darüber beschweren.

Oxytocin bewirkt nicht nur die Kontraktion verschiedener Muskeln, sondern beeinflusst auch das Verhalten. Steckt man eine jungfräuliche Ratte mit einer neugeborenen Ratte zusammen in einen Käfig, wird letztere von der ersteren gefressen. Wurde dieser jedoch im Vorfeld Oxytocin verabreicht, kümmert sie sich um das Neugeborene, als sei es ihr eigenes, und bietet ihm sogar die Zitze an (auch wenn freilich nichts herauskommt).

Zu Beginn der Stillzeit merken die meisten Mütter, wie das Oxytocin wirkt: Sie verspüren eine Art Kontraktion oder Kribbeln in der Brust, das Gefühl, dass die Milch *gleich kommt*, das Austreten einiger Tropfen oder sogar eines kleinen Milchstrahls ... Dabei handelt es sich um den Ejektionsreflex, auch als *Milchspendereflex* bekannt. Wenn etwa um den dritten Tag nach der Geburt die Brüste anschwellen, spricht man vom *Milcheinschuss*, wohingegen das Fließen der Milch bei jedem Stillen als *Milchfluss* bezeichnet wird.

Ich habe gesagt: *Zu Beginn der Stillzeit* und *die meisten Mütter*. Es gibt auch Frauen, die nie in ihrem Leben den Milchspendereflex gespürt haben, was aber nicht heißt, dass sie keine Milch haben oder dass die Milch nicht fließt. Die meisten Frauen spüren nach zwei oder drei Monaten den Milchspendereflex nicht mehr, auch wenn alles weiterhin perfekt funktioniert. Kein Grund zur Sorge: Das bedeutet nicht, dass Sie keine Milch mehr haben.

Leserinnen, bei denen die Oxytocinwirkung deutlich spürbar ist, konnten und können wahrscheinlich beobachten, dass der Milchfluss häufig bereits einsetzt, bevor das Kind überhaupt angefangen hat zu trinken. Es reicht schon aus, wenn Sie vorhaben zu stillen, Ihr

Kind weinen hören oder auch nur an es denken, wenn es gerade nicht bei Ihnen ist, und schon ziehen sich Ihre Brüste zusammen und beginnen zu tropfen. Wie kann dieser Reflex ohne Reiz ausgelöst werden?

Die Begründung lautet, dass es sich um einen konditionierten Reflex handelt. Sie erinnern sich an den berühmten Pawlowschen Hund, bei dem der Speichelfluss einsetzte, wenn er einen Glockenton hörte? Normalerweise wird der Speichelreflex durch den Reiz von Nahrung im Mund ausgelöst. Bei seinem Experiment ließ Pawlow immer, wenn er seinen Hund fütterte, einen Glockenton erklingen, und erreichte damit, dass das Tier die beiden Reize miteinander in Verbindung brachte und bei ihm der Speichelfluss bereits mit Erklingen des Glockentons einsetzte. In Wirklichkeit verfügen alle Hunde über den konditionierten Speichelreflex: Zeigen Sie Ihrem Hund einfach ein saftiges Steak, und noch bevor er es im Maul hat, wird der Speichelfluss bei ihm einsetzen. Auch uns »läuft das Wasser im Mund zusammen«, wenn wir eine leckere Speise sehen oder sie uns auch nur vorstellen. Das Originelle an Pawlows Experiment war, dass er kein Steak, sondern eine Glocke benutzte. Hätte er der Russischen Akademie der Wissenschaften erzählt: »Schauen Sie nur, was mein Hund tut, wenn ich ihm ein Steak zeige«, hätten die schlauen Herren Professoren wohl abschätzig geantwortet: »Na so was! Bei meinem Hund ist das doch auch so.« Mit der Glocke aber konnte er die Herren verblüffen.

So wie der Speichelreflex spontan bei allen Hunden (und Menschen) konditioniert wird, wird auch der Milchspendereflex spontan bei allen Müttern konditioniert. Er kann selbst Jahre nach der Stillzeit noch Wirkung zeigen. So verspüren einige Frauen ein Kribbeln in der Brust, wenn sie ein Baby weinen hören oder im Fernsehen Bilder von hungrigen oder hilfebedürftigen Kindern sehen. Dieses Phänomen lässt sich mit dem Phantomschmerz vergleichen, einer Schmerzempfindung in einer amputierten Gliedmaße.

Möglicherweise dient der konditionierte Reflex einfach dazu, die Formalitäten abzukürzen: So muss der Säugling nicht erst eine Weile an der Brust saugen, um zu erreichen, dass etwas Milch kommt, sondern bereits beim Anlegen tropft die Milch heraus. Michael Woolridge, ein britischer Physiologe, ist hingegen der Ansicht, der Hauptzweck der Konditionierung bestehe nicht im Auslösen des Reflexes, sondern in seiner Unterdrückung, als eine Art Schutzmechanismus für die weiblichen Säugetiere. Weil es sich um einen konditionierten Reflex handelt, hängt er nicht mehr von der physischen Stimulation der Brust ab, sondern davon, dass die Mutter das Kind hört, sieht, an es denkt ... Fest steht, dass der Reflex mit der Hirnrinde in Verbindung steht. Die Gedanken der Mutter können ihn auslösen und auch unterdrücken. So hört man immer wieder: »Ich habe mich erschrocken und dann kam keine Milch mehr.«

Nun stellen Sie sich eine Hirschkuh und ihr Junges vor, das friedlich an ihrer Zitze saugt. Plötzlich wittert sie einen Wolf. Rasch versteckt sie ihr Junges in einem Gebüsch, weil es noch nicht schnell laufen kann, und sucht dann das Weite. Da das Junge keinerlei Geruch abgibt (weil es von seiner Mutter den ganzen Tag mit der Zunge gereinigt wurde) und sich ganz still verhält, während die Mutter sehr wohl nach Hirschkuh riecht und durch ihre Bewegung Geräusche verursacht, wird der Wolf vermutlich der Mutter folgen und das Junge nicht aufspüren. Kann der Wolf die Mutter fangen, hat sie Pech gehabt und auch das Junge wird nur noch wenige Stunden überleben. Gelingt der Mutter jedoch die Flucht, wird sie nach einer Weile zu ihrem Jungen zurückkehren, das dann wieder an ihrer Zitze saugen kann.

Wäre die ganze Zeit über Milch aus der Zitze der Hirschkuh getropft, hätte wohl kein Wolf, der etwas auf sich hält, ihre Spur verloren. Weil aber der Milchspendereflex konditioniert ist, wird die Oxytocinausschüttung unterbrochen, wenn die Hirschkuh erschrickt. Anders als Prolaktin, das erst nach einigen Stunden freigesetzt wird, baut sich Oxytocin schnell ab und verbleibt nur wenige Minuten im Blut; wird es von der Hirnanhangsdrüse nicht weiter produziert, ist bald nichts mehr übrig. (Deshalb muss Oxytocin, wenn es zur Beschleunigung der Geburt eingesetzt wird, kontinuierlich tropfenweise verabreicht werden. Eine Injektion alle drei Stunden würde rein gar nichts bewirken.) Aus Sicherheitsgründen unterdrückt Adrenalin, das Tiere bei einem Schreck produzieren, direkt die Wirkung des Oxytocin. Wahrscheinlich könnte der gleiche Mechanismus bei einer sich erschreckenden Frau die Geburt vorübergehend unterdrücken. Weder Flusspferde, Nashörner noch Giraffen müssen, wenn sie ausgewachsen sind, Hyänen fürchten – ihre neugeborenen Jungen hingegen wären ein leichtes Opfer. Angesichts einer Gefahr kann die Oxytocinausschüttung unterdrückt und damit eine Geburt um einige Stunden verzögert werden, bis die Gefahr vorüber ist. Vielleicht verlaufen deshalb einige Geburten in der fremden Umgebung eines Krankenhauses mit all den Unbekannten so schwierig und die meisten Frauen fühlen sich wohler, wenn sie von ihrem Partner oder einem anderen Angehörigen begleitet werden. Wieder andere gebären lieber zu Hause und lassen sich von einer ihnen gut bekannten Hebamme helfen.

Nun bin ich aber vom Hundertsten ins Tausendste gekommen ... Lassen wir also unsere alte Bekannte, die Hirschkuh, in aller Ruhe zu ihrem Kalb zurückkehren. Jetzt ist sie nicht mehr erschrocken, das Adrenalin verschwindet aus ihrem Blut, der konditionierte Reflex wird erneut ausgelöst, die Milch fließt wieder und das Junge nuckelt zufrieden. Wenn es sich aber nicht um eine Hirschkuh, sondern um eine Frau handelt, ist das vielleicht nicht ganz so einfach. Da sind nicht nur Mutter und Kind, sondern da gibt es auch die Großmutter, den Partner, die Schwiegermutter, die Schwägerin, die Nachbarin, ÄrztInnen und Pflegepersonal, und einige von ihnen, wenn nicht gar alle zugleich, sprechen mit Sicherheit die große Befürchtung aus: »Hast du dich erschrocken und nun ist die Milch versiegt? Einer Cousine von mir ist das auch passiert und das Kind ist fast verhungert, ihr Mann musste losrennen und eine Notfallapotheke suchen, um Milch zu kaufen, weil ja auch noch Samstagabend war ...«

Jetzt ist es nicht die Angst vor dem Wolf, sondern die Angst vor dem Versiegen der Milch, die den Adrenalinspiegel hebt und den Oxytocinspiegel senkt. Das Kind versucht zu trinken, doch es kommt kaum Milch; das Kind wird ungeduldig und protestiert und die Schwiegermutter sieht ihren Moment gekommen: »Siehst du? Jetzt geht dein Stress mit der Milch auf das Kind über. Ich habe dir doch gesagt, dass du in deinem Zustand lieber die Dummheiten lassen und ihm die Flasche geben solltest.« Die Mutter bricht in Tränen aus und verzweifelt noch mehr ...

Eine der besten Methoden, die Stillzeit zu beeinträchtigen, besteht darin, die Mutter zu beunruhigen, sie davon zu überzeugen, dass sie nicht fähig ist und Stillen eine wirklich schwierige Angelegenheit ... Dies ist eine beliebte Strategie bei den Herstellern von Muttermilchersatznahrung. Doch Vorsicht: Damit sage ich nicht, dass sich sorgende, nervöse oder gestresste Frauen nicht stillen können. Das können sie wohl! Stillen ist keine empfindliche Gewächshausblume, sondern eine der widerstandsfähigsten Funktionen unseres Organismus. Ein überlebensnotwendiger Mechanismus (nicht für die Mutter, wohl aber für ihre Nachkommen). Alle unsere Organe können versagen (an etwas muss man schließlich sterben), doch dass die Muttermilch versiegt, kommt etwa so selten vor wie ein Herzstillstand oder eine Niereninsuffizienz. Wer vom Stress des modernen Lebens spricht, vergisst möglicherweise, dass wir zu den ersten Generationen gehören, die Abend für Abend mit der Gewissheit schlafen gehen, am nächsten Tag noch etwas zu essen zu haben. Über Jahrtausende hinweg haben Frauen gestillt, und das unter weitaus schlechteren Bedingungen. Sie gaben ihren Kindern bereits die Brust, als 35 Lebensjahre noch ein stolzes Alter waren, als Dürren Hungersnöte einläuteten, als der Krieg ihre Häuser dem Erdboden gleichmachte, als sie wie Sklavinnen schuften mussten, als Epidemien ganze Dörfer und Städte dahinrafften. Stress wirkt sich nur kurzfristig auf das Stillen aus: Die Milch fließt nicht sofort, das Kind wird ungeduldig und weint ein wenig ... Es saugt weiter, weil es Hunger hat, und schließlich fließt die Milch wieder, so gestresst die Mutter auch sein mag. Neu aber ist, denn das gab es zuvor nicht: Wenn das Kind weint und ungeduldig wird, gibt ihm die Mutter eine Flasche. Nicht Nervosität und Sorge lassen also die Muttermilch versiegen, sondern letztendlich sind es die Flaschen.

Das Molkenprotein FIL
Lange ging man davon aus, dass sich das Stillen – zumindest oberflächlich – allein durch Oxytocin und Prolaktin erklären ließe. Oberflächlich deshalb, weil auch andere Hormone involviert sind, die wir noch nicht einmal erwähnt haben.

Wie kommt es, dass mehr Milch fließt, wenn das Kind mehr trinkt? Durch das wiederholte Saugen wird mehr Prolaktin produziert. Warum tropft Milch aus einer Brust, während das Kind an der anderen angelegt ist? Weil das Oxytocin mit dem Blut transportiert wird, kommt es in beiden Brüsten gleichzeitig an. Warum konnten Frauen, die der Regel *zehn Minuten alle vier Stunden* folgten, im Endeffekt häufig gar nicht mehr stillen? Weil es wenig Reiz und deshalb wenig Prolaktin gab. Warum haben die Mütter von Zwillingen Milch für zwei und die Mütter von Drillingen Milch für drei? Weil es bei drei Kindern die dreifache Menge an Prolaktin gibt.

Ein kurioses Phänomen jedoch ließ sich nicht allein anhand dieser beiden Hormone erklären. In Hongkong gab es einen Stamm, dessen Frauen die Angewohnheit hatten, immer die gleiche Brust zu geben. Die Kinder tranken immer an der rechten Brust, niemals an der linken. Brustkrebs trat bei diesen Frauen übrigens häufiger in der linken Brust auf. Doch wir müssen gar nicht so weit reisen: Gelegentlich kommt es vor, dass Kinder – warum auch immer – aus einer der beiden Brüste nicht mehr trinken wollen. Manchmal gibt sich das von selbst und nach zwei oder drei Tagen schafft es die Mutter, dass ihr Kind wieder auf beiden Seiten trinkt. Doch es gibt auch Kinder, die sich einfach weigern. Da ist nichts zu machen. So trifft man mitunter auf eine Mutter, die bereits seit zwei Wochen oder zwei Monaten nur eine einzige Brust gibt.

Weil Oxytocin und Prolaktin mit dem Blut transportiert werden und so beide Brüste gleichermaßen erreichen, sollten auch beide auf die gleiche Weise reagieren und mehr oder weniger die gleiche Milchmenge bilden. Stellen Sie sich nur eine Brust vor, die Tag für Tag einen halben Liter Milch oder mehr bildet, und ein Kind, das nicht daraus trinken möchte. Bereits nach einem Tag wäre der Schmerz unerträglich; nach drei Tagen müsste die Mutter ins Krankenhaus; nach zwei Wochen würde sie mit sieben Litern angesammelter Milch im wahrsten Sinne des Wortes explodieren.

Doch dazu kommt es nicht. Wenn sich ein Kind weigert, auf einer Seite zu trinken, schwillt die entsprechende Brust an und schmerzt, und gelegentlich muss die Mutter etwas Milch ausstreichen, um die Spannung zu lösen; nach zwei oder drei Tagen jedoch lassen die Schmerzen nach, es fließt keine Milch mehr und die Brust wird wieder weich und bleibt leer. Und so bildet zum Beispiel die linke Brust das Doppelte der normalen Milchmenge (ja, das Doppelte: Wenn das Kind nicht verhungern will, heißt das, dass es aus einer einzigen Brust das herausholen muss, was andere aus zwei Brüsten bekommen), während die rechte Brust nicht einen einzigen Tropfen bildet, und das über Wochen und Monate hinweg. Wie ist das zu erklären? Es muss einen lokalen Kontrollmechanismus geben, etwas, das jede Brust unabhängig von der anderen beeinflusst.

Anfangs glaubte man, dieser Mechanismus sei rein physischer Natur: Da die Brust so voll sei, dass der Druck der Milch die Blutgefäße komprimiere, könne kein Blut mehr einfließen. Folglich kämen kein Oxytocin, kein Prolaktin und auch keine Nährstoffe an, damit die Milchdrüse weiter Milch bilden könne. Die Brust würde kollabieren wie ein Flughafen bei einem Streik des Bodenpersonals.

Mit Sicherheit spielt dieser physische Mechanismus eine Rolle. Vor einigen Jahren fand man jedoch auch ein Hormon, das die Milchbildung lokal steuert. Dabei handelt es sich um ein Peptid (ein kleines Protein), das in Ziegenmilch, in Frauenmilch sowie in der Milch anderer Säugetiere nachgewiesen wurde. (Soweit ich weiß, wurde es immer gefunden, wenn man danach suchte). Dieses Hormon wird als FIL (Feedback Inhibitor of Lactation) bezeichnet und hemmt in höherer Konzentration die Milchbildung.

FIL ist ein wunderbares Beispiel für die Kontrolle des Endprodukts. Die Milch enthält einen Hemmstoff für die Milchbildung, sodass, wenn das Kind viel trinkt, viel Hemmstoff von ihm aufgenommen und folglich mehr Milch gebildet wird. Trinkt das Kind jedoch wenig, bleibt mehr Hemmstoff in der Brust zurück und es wird weniger Milch gebildet.

Dies wurde von australischen Wissenschaftlern anhand serieller Messungen des Brustvolumens nachgewiesen. Dabei wurden mit einer Kamera mehrere Fotos einer Brust aus unterschiedlichen Winkeln aufgenommen. Mithilfe eines Computers wurde ausgehend von diesen Informationen das Volumen errechnet (ähnlich der Methode, die bei der Schwangerschaft eingesetzt wird, um Ihnen ausgehend vom Ultraschallbild zu sagen, wie viel Ihr Kind wiegt). Diese Methode lässt sich, weil sie keinerlei Schaden anrichtet und ziemlich bequem ist, so oft wie gewünscht wiederholen, auch mehrmals pro Stunde. (Die herkömmliche Methode zur Messung des Brustvolumens bestand darin, dass sich die Frau über einen mit Wasser gefüllten Trog beugen und die Brust darin eintauchen musste und dann gemessen wurde, wie viel Wasser abgeflossen war. Das war nicht nur ungenau, sondern auch ziemlich unangenehm.) Die Australier konnten nachweisen, dass das Brustvolumen zwischen den einzelnen Trinkmahlzeiten des Kindes in dem Maß ansteigt, wie sich die Milch ansammelt. Wenn das Kind trinkt, geht das Volumen jäh zurück, und dann beginnt alles wieder von vorn. Trinkt das Kind gelegentlich aus einem beliebigen Grund weniger, wird in den folgenden Stunden die Milch langsamer gebildet. Trinkt das Kind dann ein anderes Mal mehr (vielleicht weil es beim vorigen Mal weniger getrunken hat und jetzt hungrig ist), wird die Milch wieder schneller gebildet. Trinkt es nur an einer Seite, bildet diese Brust mehr Milch, während die andere, die voll geblieben ist, kaum etwas bildet. So passt sich die Milchbildung unmittelbar von einer Stillmahlzeit zur nächsten an die Bedürfnisse des Kindes an, und zwar unabhängig für jede Brust. Vorausgesetzt natürlich, man lässt das Kind trinken, wann und wieviel es will. Wenn das Kind einmal nicht trinken kann, beispielsweise weil seine Mutter nicht da ist, und es eine oder zwei Stunden warten muss, macht das auch nichts: Sobald die Mutter wieder da ist, trinkt es zum Ausgleich mehr und alles kommt wieder in Ordnung. Wird dem Kind aber systematisch die Brust verweigert, wenn es nach ihr verlangt, und das morgens, mittags und abends, Tag für Tag, und hat man die Mutter mit den typischen Ratschlägen wie *zehn Minuten alle vier Stunden* oder »Du musst den Abstand zwischen dem Anlegen nach und nach vergrößern« verwirrt, kann es der Brust seine Signale nicht übermitteln und diese »weiß« nicht, wie viel Milch sie bilden muss. Wartet eine Mutter, bevor sie das Kind anlegt, mehrere Stunden, bis die Brust voll ist (»Warum willst du ihn jetzt stillen, wo sie doch leer ist?«), erreicht sie nur, dass immer weniger Milch gebildet wird, weil ja der Hemmfaktor steigt, je mehr sich die Brust füllt.

Zwar wissen wir noch nicht lange von der Existenz des FIL-Proteins, seine Wirkung wurde jedoch schon seit Jahrhunderten beobachtet. Jeder Arzt und jede Ärztin und das gesamte Pflegepersonal kennen das Phänomen.

Wie endet normalerweise die Stillzeit? Leider scheinen Mutter und Kind oft nur wenig Einfluss darauf zu haben. In Spanien beispielsweise gab bei einer Umfrage die Mehrheit der befragten Mütter an, sie hätten lieber länger gestillt. Zu ihrem Leidwesen hatten sie wohl aber nicht genug Milch. Wie kann das sein?

Stellen wir uns folgendes Szenario vor: Unbesorgt stillt eine Mutter ihr Kind. Plötzlich kommt ihr jedoch aus irgendeinem Grund in den Sinn (oder es wird ihr gesagt), dass ihr Kind davon nicht satt wird. Weil es keine drei Stunden ohne Stillen aushält. Weil es weint. Weil es aufwacht. Weil es am Fäustchen lutscht. Weil die Windel nicht voll ist. Weil es häufig an die Brust will. Oder weil es selten an die Brust will. Die Begründung tut nichts zur Sache. Fakt ist, dass der unheilvolle Tag kommt, an dem ein Kind die erste Flasche bekommt. Viele Kinder, insbesondere wenn sie schon älter als zwei oder drei Monate sind, lehnen sie zunächst ab, weil sie gar keinen Hunger haben. Die kleineren jedoch, die Ärmsten, lassen sich gelegentlich täuschen. Manchmal versucht es die Mutter wieder und wieder oder es wird ihr gar dazu geraten, besser nicht mehr die Brust zu geben, damit das Kind dann auch wirklich Hunger hat und die Flasche annimmt.

Trinkt das Kind die Flasche, die es in Wirklichkeit gar nicht gebraucht hat, ist es im wahrsten Sinne des Wortes randvoll mit Milch. Denn hat es bisher jeden Tag 500 ml Milch aus der Brust getrunken, dann kamen jetzt mit der Flasche noch 50 oder 100 ml dazu. Wir sprechen also nicht von etwas mehr Milch als gewöhnlich, sondern von einer Steigerung um zehn bis zwanzig Prozent. Wie geht es Ihnen beispielsweise nach dem weihnachtlichen Festmahl? Verspüren Sie noch große Lust, sich zu bewegen? Ein Kind, das vorher immer wieder aufgewacht ist, wird nun vermutlich mehrere Stunden am Stück schlafen; hat es zuvor geweint, wird es nicht mehr weinen; hat es am Fäustchen gesaugt, wird es auch das nicht mehr tun. »Siehst du, es hatte doch Hunger. Du musstest ihm nur die Flasche geben und endlich kann es sich ausruhen, das Ärmste.« Natürlich, ausruhen! In Wirklichkeit hat es viel zu viel gegessen.

Denken wir einmal an die Weihnachtsfeiertage. Für unsere Verdauung stellen sie gewöhnlich eine große Herausforderung dar: Es folgen mindestens zwei große Familienessen hintereinander. Und was tun Sie am folgenden Tag? Sie essen Obst. Keiner verträgt drei Weihnachtsessen nacheinander. Ähnlich geht es unserem Kind: Ist es an einem Tag auf den Trick hereingefallen und hat sich den Magen vollgeschlagen, wird es das nicht noch einmal tun. Am nächsten Tag überlegt es sich: »Wenn ich 100 ml Flasche bekomme, trinke ich lieber nur 400 ml aus der Brust, sonst platze ich noch.« Vielleicht merkt es die Mutter, vielleicht auch nicht; das Kind jedoch hat, auch wenn es möglicherweise genauso oft und genauso lange getrunken hat, weniger Milch aufgenommen, weil es noch Platz für die Flasche lassen muss. Folglich zeigt die Flasche, die am ersten Tag ein Geschenk der Heiligen war, am dritten Tag schon keine Wirkung mehr: Hat das Kind zuvor geweint, wird es wieder weinen; ist es sonst immer aufgewacht, wird es wieder aufwachen; hat es am Fäustchen gesaugt, wird es das wieder tun. Die Mutter denkt: »Jetzt habe ich immer weniger Milch, ich muss ihm noch eine Flasche geben«; und zum Teil stimmt das auch, denn sie hat tatsächlich weniger Milch. Doch sie weiß nicht, dass eben diese Flasche dafür verantwortlich ist und sie nicht noch eine weitere geben, sondern besser schon die erste weglassen sollte. Und wenn dann die zweite Flasche folgt und die dritte und später die vierte ... Es ist immer das Gleiche: Beginnt man einmal mit der Flasche, schaltet die Brust nach wenigen Wochen gewöhnlich auf stur.

Anmerkung der Herausgeberinnen: In Einzelfällen kann es aus medizinischen Gründen notwendig sein, ein gestilltes Kind zuzufüttern. Bitte lassen Sie sich hierzu kinderärztlich und durch eine ausgebildete Stillberaterin informieren. Auch bei einem vorübergehenden oder konstanten Zufüttern ist das Weiterstillen möglich und wertvoll.

Ein Kind also, das anfangs 500 ml an der Brust getrunken hat, trinkt dann nur noch 400 ml, 300 ml, 200 ml ... Wenn aber die Mutter weiter 500 ml produziert, was geschieht dann mit der überschüssigen Milch? Spätestens nach zwei Wochen müsste die Mutter mit ihren entzündeten Brüsten von mehreren Kilo Gewicht in die Notaufnahme und würde ihr Schicksal verfluchen: »Jetzt habe ich vor zwei Wochen mit der Flasche angefangen und das Kind hat dann natürlich nicht mehr alles aus der Brust getrunken. Nun schauen Sie nur, was aus mir geworden ist.« Doch das geschieht nicht, im Gegenteil: »Da habe ich nun mit der Flasche angefangen, jetzt verweigert das Kind die Brust und mir ist die Milch ausgegangen.«

Wenn ein Kind immer weniger trinkt, wird auch immer weniger Milch gebildet. Auf FIL ist Verlass. Nie wird uns eine Frau begegnen, deren Brüste kurz vor der Explosion stehen, weil sie mit einem, zwei oder drei Litern überschüssiger Milch gefüllt sind. Das FIL-Protein lässt sich in gewisser Weise mit einem Fahrstuhl vergleichen: Es funktioniert oder es funktioniert nicht. Wenn Sie runterfahren können, können Sie auch hochfahren. Wenn Sie Ihrem Kind immer seltener die Flasche geben, wird es immer mehr an der Brust trinken und Sie werden wieder mehr Milch haben. Nach einigen Tagen können Sie dann die Flaschen in den Müll werfen.

Einige Monate nach der Geburt verliert das Prolaktin an Bedeutung. Der Grundspiegel liegt tiefer und die Spitzen bei jedem Anlegen sinken ebenfalls. Das Milchvolumen geht jedoch nicht zurück, sondern steigt sogar weiter an. Zwar kennen wir weder das *Wie* noch das *Warum*, doch es scheint, als gewinne der lokale Kontrollmechanismus, das FIL, für die Regulierung des Stillens mit der Zeit an Bedeutung.

Die Regulierung der Milchmenge

Die Funktionsweise der Brust lässt sich unter einigen Aspekten mit der der Lunge vergleichen. Normalerweise atmen wir, ohne es zu bemerken, etwas Luft ein und etwas Luft wieder aus. Doch es wird nicht so viel Luft eingeatmet, wie eingeatmet werden könnte, und auch nicht so viel Luft ausgeatmet, wie ausgeatmet werden könnte. Wir können unsere Lunge auch bewusst mit mehr Luft als gewöhnlich füllen, beispielsweise vor dem Tauchen. Wir können auch so viel Luft ausatmen wie nur möglich, beispielsweise wenn wir die Kerzen auf einem Kuchen auspusten möchten. Auf die gleiche Weise kann die Brust, wenn erforderlich, mehr Milch bilden als gewöhnlich, und das Kind kann, wenn es Hunger hat, mehr trinken.

Das Tidal- bzw. Atemzugvolumen – die Luftmenge, die normalerweise ein- und austritt – ist bei jedem gesunden Menschen weit vom Maximalvolumen entfernt. Es bleibt immer eine große Reserve, die es uns ermöglicht, tiefer und schneller zu atmen, wenn dies durch besondere Anstrengung erforderlich wird. Verringert sich diese Reserve, erkrankt der Mensch, er leidet unter Ateminsuffizienz. Erst bleibt ihm beim Rennen die Luft weg, später beim Treppensteigen, in schweren Fällen schon beim Aufstehen aus dem Sessel. Dann ist er an dem Punkt angelangt, wo sein Tidalvolumen dem Maximalvolumen entspricht.

All unsere Organe und Systeme funktionieren nach dem gleichen Prinzip. Wenn ein Mensch nicht ernsthaft krank ist, gibt es immer eine große Reserve, um im Zweifelsfall nachlegen zu können. Wenn erforderlich, kann unser Herz schneller schlagen oder unser Magen mehr Nahrung verdauen, unsere Nieren können mehr Flüssigkeit und mehr Giftstoffe ausscheiden, unsere Leber kann mehr Substanzen verarbeiten. So funktionieren Lebewesen.

So funktioniert auch die Brust. Jede Frau kann Milch für drei Kinder bilden, wahrscheinlich auch für vier oder fünf. Abgesehen von einem Milchrest, der physisch nicht extrahiert werden kann und den wir hier als anatomische Reserve bezeichnen wollen, gibt es immer eine gewisse Milchmenge, auf die das Kind bei Bedarf zugreifen kann, was es aber nur selten tut. Nennen wir diese Menge funktionale Reserve.

Das genaue Volumen dieser Reserven hat noch keiner gemessen. Deshalb nehmen wir beispielhaft einige Zahlen an. Stellen wir uns vor, in der Brust sind 100 ml Milch vorhanden. Davon sind 10 ml die anatomische Reserve und 20 ml die funktionale Reserve. Unter normalen Umständen trinkt das Kind 70 ml, die Brust bildet daraufhin 70 ml neu. Eines Tages hat das Kind mehr Hunger und trinkt 80 ml. Da sich so die FIL-Menge reduziert, wird schneller Milch gebildet und für das nächste Stillen bildet die Brust 90 ml. Bleibt es bei der Veränderung und das Kind trinkt nun regelmäßig 80 ml, etabliert sich ein neues Gleichgewicht: Jetzt sind in der Brust permanent 110 ml vorhanden, von denen 10 ml die anatomische Reserve und 20 ml die funktionale Reserve darstellen. Das Kind trinkt immer 80 ml und damit bildet die Brust auch jedes Mal 80 ml nach. Wenn aber die ersten 80 ml eine Ausnahme waren und das Kind am Folgetag wieder nur 70 ml trinkt, bleibt in der Brust bald ein größerer Rest als gewöhnlich zurück. Die FIL-Konzentration steigt, die Milchbildung wird gebremst und beim nächsten Anlegen erwarten das Kind wieder 100 ml.

Klingt kompliziert? Nun, es handelt sich lediglich um eine beispielhafte Erklärung. In Wirklichkeit ist die Angelegenheit noch um einiges komplexer. Denn freilich trinkt kein Kind bei jedem Stillen oder aus jeder Brust genau die gleiche Menge. Die Realität ist derart vielschichtig, dass sie sich keinen Normen unterwerfen und sich nicht voraussagen lässt.

Kein Buch und kein Arzt und auch nicht die Großmutter können Ihnen sagen, in welchem Moment genau Sie Ihrem Kind die Brust geben müssen, und auch nicht, wie viele Minuten lang. Das weiß allein Ihr Kind.

Die Regulierung der Milchzusammensetzung

Nicht nur die Menge der gebildeten Milch, auch ihre Zusammensetzung hängt davon ab, wie das Kind trinkt. Das Kind veranlasst die Brust dazu, die Art von Milch zu bekommen, die es gerade benötigt. Je länger es an einer Brust trinkt, desto fetthaltiger wird die Milch. Dabei handelt es sich keineswegs um einen geringfügigen Anstieg. Vielmehr wurde nachgewiesen, dass die Fettkonzentration am Ende einer Stillmahlzeit fünfmal höher sein kann als zu Beginn. Manchmal fallen auch die Begriffe *Vormilch* und *Hintermilch*, aber freilich gibt es nicht zwei Arten von Milch nach dem Motto: Schwupp, da war die fettarme Milch alle und nun kommt die mit dem hohen Fettgehalt. Der Fett- und damit der Kalorienanteil steigen nach und nach an, wie in Abbildung 1 dargestellt. Am Anfang trinkt das Kind eine große Menge mit wenigen Kalorien, später nimmt es viele Kalorien mit verringerter Milchmenge auf. Sie sehen, dass in der Abbildung der Zeitfaktor keine Rolle spielt. Die Dauer hängt allein davon ab, wie schnell das Kind beim Stillen trinkt; es kann sein, dass es alles, was es trinken möchte, in zwei oder drei Minuten aufnimmt, es kann aber auch länger als 20 Minuten dafür brauchen.

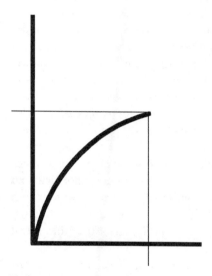

Volumen – Menge – Kalorien
Abbildung 1: Am Anfang trinkt das Kind eine große Menge mit wenigen Kalorien, später nimmt es viele Kalorien mit weniger Milchmenge auf.

Daraus lässt sich schlussfolgern: Je mehr Milch ein Kind bei einer Stillmahlzeit aus einer Brust aufnimmt, desto höher liegt der erreichte Fettanteil. Sicher gibt es eine Obergrenze, die allerdings nicht erreicht wird, weil, wie bereits gesagt, das Kind die Brust nie vollständig austrinkt. Die letzten Tropfen, die noch herauskommen, wenn das Kind aufhört zu trinken, haben einen sehr hohen Fettanteil. Wenn es dann nach einigen Stunden erneut trinkt, enthalten die ersten Milchtropfen wieder sehr wenig Fett. Jene letzte, hochkonzentrierte Milch hat sich im Verlauf der Stunden in der neuen, fettärmeren Milch verteilt, die währenddessen nachgebildet wurde.

Auch hier geht man davon aus, dass es eine Art Selbstregulierung gibt: Wenn das Kind in der Brust einen hohen Fettanteil zurücklässt, hemmt dieser die Bildung weiterer Lipide, sodass die nächste Milch wässriger als sonst ausfällt. So als würde das Kind sagen: »Mami, ich schaffe diese Nudeln nicht mehr, die sind ziemlich fettig«, und die Mutter antwortet: »Keine Sorge, beim nächsten Mal nehme ich weniger Öl.«

Nehmen wir an, das Kind trinkt, hört auf, ändert aber fünf Minuten später seine Meinung und trinkt erneut. Kommt dann Milch mit weniger Lipiden? Natürlich nicht, weil die neue, frisch gebildete Milch die Restmilch, die am Ende des letzten Stillens in der Brust verblieben war, in dieser kurzen Zeit noch nicht verdünnen konnte. Deshalb wird zu Beginn des Trinkens die gleiche Milch *vom Ende* herauskommen, die auch vor fünf Minuten noch kam. Der Fettanteil am Anfang einer Stillmahlzeit hängt von dem Spiegel ab, der beim vorangegangenen Anlegen erreicht wurde, und auch von der Zeit, die seitdem vergangen ist.

Nun sprechen wir aber die ganze Zeit von nur einer Brust. Aber da ist natürlich auch noch die zweite. Und 100 ml aus einer Brust zu trinken, ist nicht das Gleiche wie 50 ml aus jeder Brust; im letzteren Fall hat das Kind viel weniger Fett zu sich genommen und folglich weniger Kalorien. Und es ist auch nicht das Gleiche, 70 ml und 30 ml zu trinken oder 85 ml und 15 ml ...

Was ist also das Beste? Wann soll man mit der ersten Brust aufhören und die zweite geben? Keine Ahnung. Wir wissen nicht, welche Menge an Lipiden ein Säugling benötigt. In den Ernährungsratgebern findet man Angaben wie diese: »Stillkinder zwischen sechs und neun Monaten brauchen zwischen x und y mg Lipide/Kilo/Tag.« Was sie uns aber nicht sagen können, ist, wie viele Lipide Antonia, acht Monate alt, heute Nachmittag um 16:28 Uhr braucht. Wir haben keine Vorstellung, welchen Fettanteil die Milch beim Anlegen hatte, wie viele Milliliter Milch das Kind bereits getrunken hat, mit welcher Geschwindigkeit der Fettanteil in der Milch bei dieser konkreten Stillmahlzeit steigt, welchen Fettanteil die Milch in der zweiten Brust hat und wie viel Milch aus der zweiten Brust noch in den Magen des Kindes passen wird. Und trotzdem gibt es Menschen, die ohne zu zögern meinen: »Nach zehn Minuten musst du mit der ersten Brust aufhören und die zweite geben.« Na die kennen sich aber richtig aus!

Jeder Säugling verfügt also über drei Möglichkeiten, um die Zusammensetzung der Milch, die er gerade zu sich nimmt, zu beeinflussen: Er kann entscheiden, wie viel er trinkt, wie viel Zeit er bis zum nächsten Trinken verstreichen lässt und ob er nur aus einer Brust trinkt oder aus beiden Brüsten. Untersuchungen haben ergeben, dass diese drei Faktoren auf die Milchzusammensetzung Einfluss haben. Die Menge der aufgenommenen Milch sollte logischerweise von der Zeit abhängen, die ein Kind an der Brust trinkt, aber die Beziehung ist derart variabel (einige Kinder trinken schnell, andere langsam), sodass statistisch kein Zusammenhang zwischen Zeit und Menge aufgestellt werden kann. Wir können also nicht sagen: »Wenn das Kind fünf Minuten trinkt, hat es 80 ml aufgenommen, und nach zehn Minuten dann 130 ml.« Der Fettanteil hängt nicht davon ab, wie lange ein Kind trinkt, sondern von der Milchmenge, die es in dieser Zeit aufnimmt. Wenn wir uns nun ein bestimmtes Kind bei einer bestimmten Stillmahlzeit vorstellen, scheint klar zu sein, dass es, wenn wir ihm die Brust eher entziehen, weniger getrunken hat. Wie lange ein Kind trinkt, lässt sich zwar einfach messen, nicht aber, wie viel Milch es in dieser Zeit aufgenommen hat. Sagen wir also, zu rein didaktischen Zwecken, dass die drei Regulierungsmechanismen die folgenden sind: die Dauer des Stillens, die Häufigkeit des Anlegens und das Trinken aus einer oder beiden Brüsten. Jedes Kind passt für sich nach Wunsch zu jeder Tages- und Nachtzeit diese drei Faktoren an, um die Nahrung zu bekommen, die es benötigt.

Nimmt man das Kind nun, bevor es mit dem Trinken fertig ist, von der ersten Brust, (vielleicht, weil jemand mit den besten Absichten geraten hat: »Gib ihm auf jeden Fall noch die zweite Brust, bevor es einschläft«), trinkt es dann anstatt der letzten Milch aus der ersten Brust die erste Milch aus der zweiten Brust. Das bedeutet – wie auch aus Abbildung 2 ersichtlich wird –, dass es eine größere Menge zu sich nehmen muss, um auf die gleichen Kalorien zu kommen. Wenn der Unterschied nicht allzu groß ist, macht das wahrscheinlich nichts. Es trinkt etwas mehr – und gut. Wenn es aber an die andere Brust angelegt wird, obwohl es in der ersten noch reichlich zu trinken hätte (wir also beispielsweise ein Kind, das 15 Minuten oder länger trinkt, bereits nach zehn Minuten an die andere Brust nehmen würden), wäre die Milchmenge, die es nun trinken müsste, derart groß, dass sie gar nicht in seinen Magen passen könnte.

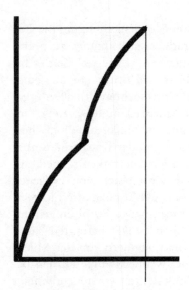

Volumen – Menge – Kalorien
Abbildung 2: Lässt man das Kind an der ersten Brust nicht zu Ende trinken und legt es vorzeitig an der zweiten Brust an, trinkt es auf beiden Seiten die weniger gehaltvolle Milch und benötigt eine deutlich größere Menge, um die gleichen Kalorien aufzunehmen.

Bei Erwachsenen fasst der Magen deutlich mehr, als normalerweise erforderlich ist; wir könnten nach dem Essen locker einen Liter Wasser trinken, ohne dass wir uns unwohl fühlen würden. Der Magen eines Säuglings ist allerdings noch sehr klein und hat kaum Reservekapazitäten. Wenn ein Kind die zweite Brust nicht mehr möchte, ist sein Magen schon gefüllt, andernfalls hat es aber noch Hunger. Diese Situation erinnert stark an die einer ungünstigen Stillposition, siehe S. 56.

Michael Woolridge und Chloe Fisher berichteten 1988 in der renommierten Ärztezeitschrift *Lancet* über fünf Fälle von Säuglingen, die häufig weinten und anhaltend unter Koliken, Durchfall und anderen Beschwerden litten. Es reichte aus, den Müttern zu sagen, sie sollten ihr Kind an der ersten Brust zu Ende trinken lassen, bis es selbst damit aufhöre, und die Beschwerden lösten sich in Luft auf. Kurze Zeit darauf versuchten Woolridge und weitere Wissenschaftler, diese Situation mit einer Gruppe gesunder Säuglinge, bei denen es mit dem Stillen keine Probleme gab, experimentell nachzustellen. Sie wiesen die eine Hälfte der Mütter an, ihr Kind nach zehn Minuten von der ersten Brust zu nehmen, und die andere Hälfte, so lange mit einer Brust zu stillen, bis das Kind von selbst aufhörte. Die Wissenschaftler gingen davon aus, dass die Kinder der ersten Gruppe zu viel Flüssigkeit, zu viel Laktose und wenig Fett aufnehmen, und so unter Koliken, Erbrechen und Blähungen leiden würden. Und tatsächlich erhielten sie zunächst weniger Fette. Doch die Kinder selbst beeinflussten durch die anderen beiden Faktoren, die Zeitabstände zwischen dem Anlegen und das Trinken an einer oder an beiden Brüsten, ihre Nahrungsaufnahme, sodass sie über den Tag hinweg die gleiche Menge Fett zu sich nehmen konnten wie die andere Gruppe und so keinerlei Beschwerden aufwiesen.

Da dem Kind drei Instrumente zur Verfügung stehen (Sie erinnern sich: Häufigkeit des Trinkens, Dauer des Trinkens, eine Brust oder beide), um die Zusammensetzung der Milch zu regulieren, gelingt es den meisten Säuglingen, zwei davon selbst zu beeinflussen, auch wenn das dritte willkürlich extern festgelegt wird. Vielleicht handelte es sich bei jenen fünf Kindern, die mit der Zeitbeschränkung Probleme hatten, um eine Ausnahme und sie (oder ihre Mütter) waren physiologisch weniger anpassungsfähig. Ähnlich verhält es sich ja beispielsweise mit dem Laufen: Beim Gehen gibt es weniger Unterschiede, doch beim Rennen sind die einen langsamer und eher geschafft als die anderen.

Lebewesen sind zwar enorm anpassungsfähig, Wunder sollte man jedoch nicht erwarten. Im Verlauf des vergangenen Jahrhunderts bemühten sich zahlreiche ÄrztInnen darum, alle drei Faktoren gleichermaßen unter Kontrolle zu bringen: Das Kind darf nur exakt zehn Minuten an jeder Brust trinken, und zwar alle vier Stunden. Die Genauigkeit wurde zur Obsession. Auch heute noch fragen einige Mütter, ob die vier Stunden ab dem Moment gezählt werden, wenn das Kind zu trinken beginnt, oder erst wenn es damit aufhört (denn schließlich ergeben zehn Minuten pro Brust plus eine für das Bäuerchen vier Stunden und einundzwanzig Minuten). In vielen Büchern und von zahlreichen sogenannten Experten wurde nicht einfach nur »*alle vier Stunden*« empfohlen, sondern sie gaben gar noch die sogenannten genauen Uhrzeiten vor: Um acht, um zwölf, um sechzehn Uhr, um zwanzig Uhr und um Mitternacht. Und auf keinen Fall um neun, um eins und um fünf! Zwischen Mitternacht und acht Uhr morgens gab es eine Art *nächtliche Ruhezeit* von acht Stunden. (Die halbe Nacht nicht schlafen können, weil man sein

Kind weinen hörte und es nicht stillen durfte, hieß *nächtliche Ruhezeit*!) Die Empfehlung mit den vier Stunden kam aus Deutschland und wurde von anderen Ländern, darunter auch Spanien, übernommen. Der deutschen Schule stand die französische gegenüber, die das Stillen alle drei Stunden und eine nächtliche Ruhezeit von sechs Stunden empfahl. Da fragt man sich doch, inwieweit es den Nationalcharakter der jeweiligen Länder geprägt hat, dass fünf oder sieben Mal pro Tag gestillt wurde. Es gab auch Verfechter des Stillens an einer Brust pro Stillmahlzeit oder an beiden (letztere in der Überzahl), sodass im Endeffekt vier Theorien im Umlauf waren: eine alle drei, zwei alle drei, eine alle vier oder zwei alle vier. Doch in der Regel hing jeder Arzt und jede Ärztin nur einer einzigen Theorie an und verteidigte diese vehement. Den Kindern hingegen blieb keine Wahl: Sie konnten weder die Häufigkeit noch die Dauer noch die Anzahl der Brüste pro Stillmahlzeit beeinflussen. Damit hatten sie keine Möglichkeit, die Menge und Zusammensetzung der Milch zu regulieren, und mussten sich mit dem zufriedengeben, was sie abbekamen. Meist reichte die Menge nicht aus, die Zusammensetzung passte nicht, die Kinder weinten, beschwerten sich, erbrachen, nahmen nicht zu ... In der jüngsten Vergangenheit war es in Spanien eher ungewöhnlich, wenn ein Säugling mit drei Monaten *immer noch* gestillt wurde, und ganz ohne *Hilfe* von Flaschen galt dies schon nahezu als heldenhaft.

Natürlich kann es, wenn es der Zufall aller Zufälle will, auch vorkommen, dass ein Kind die Milchmenge bekommt, die es benötigt, und auch in einer Zusammensetzung, die es gerade braucht, wenn es alle vier Stunden zehn Minuten lang gestillt wird. Durch solch seltene Ausnahmen fühlten sich die ÄrztInnen in ihrem Glauben an strenge Zeitvorgaben dann nur bestätigt: »Das mit dem Stillen nach Bedarf ist doch kompletter Unsinn. Ich kannte eine Mutter, die sich ganz genau daran hielt und ihr Kind alle vier Stunden zehn Minuten anlegte, und alles lief ganz wunderbar. Sie stillte neun Monate lang und das Kind schlief wie ein Engelchen und nahm prima zu. Es ist doch nur so, dass die Frauen sich heute keine Mühe mehr geben wollen, sie finden die Flasche einfach bequemer.«

Das Molkenprotein FIL

Ing R, Petrakis NL, Ho JH. Unilateral breast-feeding and breast cancer. Lancet 1977 Jul;2:124-7

Die Regulierung der Milchzusammensetzung

Woolridge MW, Fisher C. Colic, «overfeeding«, and symptoms of lactose malabsorption in the breast-fed baby: a possible artifact of feed management? Lancet 1988;2:382-4

Woolridge MW. Baby-controlled breastfeeding: biocultural implications. En Stuart-Macadam P, Dettwyler KA, eds.: Breastfeeding. Biocultural perspectives. New York: Aldine de Gruyter, 1995

Woolridge MW, Ingram JC, Baum JD. Do changes in pattern of breast usage alter the baby's nutrient intake? Lancet 1990;336:395-397

Kapitel zwei:
Stillen – wie geht das?

Meine Frau sagt manchmal zu mir: »Ich weiß gar nicht, was es so viel über das Stillen zu reden gibt. Kind, Brust – und fertig ist der Lack.« Und sie hat Recht. In den allermeisten Fällen sind beim Stillen nur zwei Dinge wichtig: Nämlich, dass Zeit keine Rolle spielt und dass das Kind in der richtigen Position angelegt wird. Und unter normalen Umständen müsste einer Mutter nicht einmal das erklärt werden. Wenn vor einiger Zeit nicht die Idee strenger Zeitvorgaben aufgekommen wäre, dann brauchte man heute über das Stillen nach Bedarf überhaupt keine Worte mehr zu verlieren. Und es wäre auch nicht notwendig, über richtige Stillpositionen zu sprechen, wenn Mädchen, so wie es immer schon war, Frauen beim Stillen beobachten könnten und wir uns in einige Prozesse schlichtweg nicht eingemischt hätten. Darauf werden wir an späterer Stelle noch eingehen. Eine Million Jahre lang haben Frauen gestillt, ohne Kurse dazu zu besuchen oder Bücher darüber zu lesen. In vielen Teilen der Welt ist das auch heute noch so. Und es gibt kein anderes Säugetier (unter all den Arten, die man kennt), dem man erklären muss, wie es sein Junges zu ernähren hat.

Bis auf eine einzige Ausnahme: Primaten in Gefangenschaft. Bei den meisten Säugetieren gehören das Säugen und die Aufzucht der Jungen generell zu instinktiven Handlungsweisen. Auch eine Gazelle oder eine Löwin, die in Gefangenschaft geboren wurden, sind in der Lage, ihre Jungen großzuziehen. Bei den Primaten, insbesondere wenn sie uns sehr ähnlich sind, sieht die Sache schon anders aus. In zoologischen Gärten kommt es manchmal zu Schwierigkeiten, weil sich in Gefangenschaft geborene und von Menschen (und nicht von ihrer Mutter) aufgezogene Weibchen nicht um ihren Nachwuchs kümmern, ihn ignorieren oder nicht angemessen mit ihm umgehen. Einmal sah ich das Bild von einem Gorillaweibchen, das sein Junges nicht auf den Schoß nahm, sondern es sich wie einen Hut auf den Kopf setzte. Ein Orang-Utan-Weibchen nahm ihr Junges nicht an die Brust, sondern küsste es auf den Mund und schien ziemlich überrascht, dass diese Methode nicht funktionierte. Häufig bleibt dann kein anderes Mittel, als das Junge von der Mutter zu trennen und es mit Ersatznahrung aufzuziehen.

Für solche Fälle gibt es zwei mögliche Erklärungen: Entweder konnten Weibchen, die keine Gelegenheit hatten, anderen Müttern bei der Aufzucht ihrer Jungen zuzuschauen, nicht durch Beobachtung lernen; oder Weibchen, die keine normale emotionale Beziehung zu ihrer Mutter aufbauen konnten, litten unter affektiven Störungen und waren nicht in der Lage, ein normales Verhältnis zu ihren Jungen zu entwickeln. Wahrscheinlich spielte beides eine gewisse Rolle. In einigen zoologischen Gärten ist man mittlerweile dazu übergegangen, trächtigen Affenweibchen Lernvideos zu zeigen, oder aber man bittet Frauen, ihre Kinder vor den Käfigen zu stillen.

Hygiene

Weder vor dem Stillen noch danach müssen Sie sich die Brust waschen, es sei denn, Sie sind gerade nackt durch den Garten gekrochen oder etwas in der Art. Es reicht völlig aus, wenn Sie normal duschen. Auch intensives Abschrubben der Brust mit dem Schwamm ist nicht besonders förderlich. Wenn die Brust nach dem Stillen voll Speichel ist, genügt es, sie einfach abzutrocknen.

Der übermäßige Gebrauch von Seife kann sich sogar nachteilig auf natürlich schützende Substanzen auswirken und so die empfindliche Haut der Brustwarzen austrocknen.

Stillhäufigkeit und -dauer

Wahrscheinlich haben Sie schon einmal davon gehört, dass nach Bedarf gestillt werden sollte. Aber vielleicht wurde es Ihnen noch nicht richtig erklärt.

In unserer Kultur ist dieser kollektiven Besessenheit vom Stillen nach Zeitvorgaben nicht ohne Weiteres beizukommen. Irgendwie scheint sie sich *in unserem Leben verankert* zu haben. Manche denken, wenn sie vom Stillen nach Bedarf hören, es handele sich um einen neuen Vorstoß der *Hippies* und mit einem derart chaotischen Verhalten würden wir uns eine neue Generation undisziplinierter Wilder heranziehen. Doch es ist genau umgekehrt: Das Stillen nach Bedarf *gab es schon immer*. Zeitvorgaben fürs Stillen hingegen sind eine moderne Erfindung.

Es stimmt zwar auch, dass es bereits im Römischen Reich einen Arzt gab, der von bestimmten Stillzeiten sprach. Das war jedoch ein Einzelfall und damals fragte auch noch keine Frau einen Arzt, wie sie stillen sollte. Bis ins 18. Jahrhundert empfahlen praktisch alle Ärzte das Stillen nach Bedarf (bzw. empfahlen gar nichts, denn weil das Stillen keine Krankheit ist, beschäftigten sich Ärzte kaum mit diesem Thema). Erst mit Beginn des 20. Jahrhunderts begannen nahezu alle ÄrztInnen damit, zu einem bestimmten Zeitplan zu raten. wobei sich allerdings zu jener Zeit nur die wenigsten Mütter daran hielten, weil es damals noch keine Krankenversicherung gab und die Armen nur dann einen Arzt konsultierten, wenn sie wirklich sehr krank waren. Erst als es Mitte des vergangenen Jahrhunderts üblich wurde, regelmäßig den Kinderarzt oder die Kinderärztin aufzusuchen, versuchten die ersten Mütter, einen Zeitplan beim Stillen einzuhalten. Mit denkbar schlechten Ergebnissen.

Überlegen wir doch mal: Bis vor etwa 80 Jahren hatten nur die wirklich Reichen eine Armbanduhr. Bis vor zwei Jahrhunderten gab es in den allerwenigsten Haushalten überhaupt eine Uhr. Die Menschen orientierten sich an den Kirchenglocken. Vor sechshundert Jahren war die einzige »Uhr« die Sonne. Kaum ein Mensch hatte überhaupt schon eine Uhr gesehen, geschweige denn konnte eine solche lesen. Und haben Sie schon einmal versucht, alle vier Stunden zehn Minuten von einer Sonnenuhr abzulesen?

Die römischen Soldaten, die Wikinger, die Seeleute des Kolumbus, sie alle waren nach Bedarf gestillt worden. Glauben Sie wirklich, diese Männer hingen ihren Müttern am Rockzipfel und waren verwöhnt deswegen?

Viele Menschen (Mütter, Verwandte, ÄrztInnen oder Pflegepersonal) lesen oder hören vom Stillen nach Bedarf und denken bei sich: »Ja, natürlich muss man das mit den drei Stunden nicht ganz so eng sehen. Wenn das Kind eine Viertelstunde vorher schreit, kann man es auch schon trinken lassen, oder wenn es schläft, muss es nicht sofort geweckt werden.« Oder auch: »Ja, natürlich nach Bedarf, das sage ich ja auch immer. Nur nicht vor zweieinhalb und auch nicht später als vier Stunden.« Aber all das ist nicht *nach Bedarf*. Es sind lediglich etwas flexiblere Zeitvorgaben, die freilich nicht so schlimm sind wie die strengen Zeitpläne, doch auch sie können Probleme verursachen.

Nach Bedarf bedeutet jederzeit, ohne auf die Uhr zu schauen, ohne über die Zeit überhaupt nachzudenken, ganz gleich, ob das Kind nun vor fünf Stunden oder vor fünf Minuten das letzte Mal getrunken hat. Aber wie kann es denn nach nur fünf Minuten schon wieder Hunger haben? Stellen Sie sich einmal vor, Sie geben Ihrem Kind die Flasche. Normalerweise trinkt es 150 ml, und plötzlich, eines schönen Nachmittags, trinkt es nur 70 ml. Was würden Sie tun, wenn es dann, fünf Minuten später, wieder Hunger zu haben scheint? Geben Sie ihm dann die 80 ml, die vom letzten Trinken noch übrig sind, oder sagen Sie ihm: »Du kannst doch noch gar nicht wieder Hunger haben, du hattest doch erst vor fünf Minuten deine Flasche«? Ich bin mir ganz sicher, dass alle Mütter ihrem Kind den Rest der Flasche geben würden, ohne auch nur eine Sekunde lang darüber nachzudenken; wahrscheinlich würden die meisten sogar noch eine Stunde lang versuchen, ihm alle fünf Minuten die restliche Milch zu füttern.

Also hat vielleicht ein Kind, wenn es aufhört zu trinken und fünf Minuten später wieder hungrig zu sein scheint, auch einfach nur erst die Hälfte getrunken. Vielleicht hatte es ja Luft geschluckt und sich deshalb nicht wohlgefühlt, und nun nach dem Bäuerchen kann es weitertrinken. Vielleicht war es auch abgelenkt, weil eine Fliege vorbeiflog. Jetzt ist sie weg und das Kind merkt, dass es noch hungrig ist. Vielleicht hat es sich geirrt und dachte erst, schon genug zu haben, und dann ändert es seine Meinung wieder. Sei es, wie es sei: Nur das Kind kann in einem solchen Moment wissen, ob es noch weitertrinken muss oder nicht. Weder ein Experte, der letztes Jahr oder im vergangenen Jahrhundert an seinem Schreibtisch gesessen und ein Buch geschrieben hat, noch die Kinderärztin, die das Kind letzten Donnerstag gesehen und einen Zeitplan empfohlen hat, konnten wissen, dass Ihr Kind heute um 14.25 Uhr hungrig sein würde. Es sei denn, sie hätten eine übernatürliche Begabung. Wenn Sie wirklich jemanden kennen, der voraussagen kann, wann genau Ihr Kind Hunger haben wird, sollten Sie sich überlegen, ob Sie ihn nicht lieber etwas Sinnvolles fragen wollen, beispielsweise welche Zahlen bei der nächsten Lottoziehung gewinnen.

Und wird es dem Kind nicht schlecht bekommen, wenn es so häufig trinkt? Muss man nicht erst warten, bis der Magen wieder leer ist? Muss das Verdauungssystem nicht auch ruhen? – Natürlich nicht. Die Empfehlung einer Verdauungspause ist mir schon häufig zu Ohren gekommen. Würde man einigen Menschen Glauben schenken, so müsste man fast meinen, der Magen könnte sich zu sehr erhitzen und gar explodieren. Und wann ruht eigentlich das Herz aus? Und die Lunge, die Leber, die Nieren? Nicht ein einziges Organ unseres Körpers braucht eine Ruhepause bzw. ist es sogar besser für uns, wenn keines unserer Organe mal eine Ruhepause einlegt. Weder das Gehirn ruht (nachts träumen wir und selbst wenn nicht, reguliert das Gehirn auch weiterhin unseren gesamten Organismus) noch die Muskeln (auch im Schlaf bewegen wir uns). Warum sollte ausgerechnet dem Magen eine Ruhepause zustehen?

Und dass der Magen erst wieder leer sein muss, ist ein weiterer absurder Irrglaube, der leider gerade unter KinderärztInnen weit verbreitet ist. Aber KinderärztInnen lernen nicht in Gesundheitszentren, sondern in Krankenhäusern. Fünf Jahre lang spezialisieren sie sich auf ihre Fachrichtung, kommen aber in der Regel nicht aus dem Krankenhaus heraus. Deshalb haben sie sehr viele Hirnhautentzündungen und Tuberkulosefälle gesehen, aber nur sehr wenige erkältete Kinder und nahezu gar kein gesundes Kind. Ihre Ausbildung bezüglich der kindlichen Ernährung ist rein theoretischer Art. Wenn ein Säugling ins Krankenhaus eingewiesen wird, müssen sie in den Papieren lediglich *normale altersgerechte Kost* notieren und dann weiß die Küche schon, was zu tun ist.

KinderärztInnen im Krankenhaus haben nur dann selbst mit der Ernährung eines Kindes zu tun, wenn es sich um Frühgeborene handelt. Freilich ist die Ernährung eines Frühgeborenen, insbesondere eines sehr kleinen Säuglings mit einem Gewicht von weniger als einem Kilo, keine einfache Sache. Da muss genau berechnet werden, wie viele Milliliter Milch es alle wie viel Stunden bekommt, und dann darf es auch wirklich kein Milliliter zu viel sein. Die Allerkleinsten können noch nicht selbst saugen und werden über eine Magensonde ernährt. Manchmal funktioniert auch der Verdauungstrakt noch nicht. Schließlich sollte das Kind eigentlich noch im Bauch der Mutter sein und dort wird schließlich keine Verdauung gebraucht. Bevor das Kind Milch bekommt, wird über die Sonde kontrolliert, ob noch Milch von der vorherigen Mahlzeit im Magen ist. Wenn ja, ist das kein gutes Zeichen. Leert sich der Magen nicht, kann es sehr gefährlich sein, weitere Milch nachzusondieren.

Leider vergessen einige KinderärztInnen, dass dies nur für sehr früh geborene Kinder gilt, und übertragen den Gedanken, dass keine neue Nahrung aufgenommen werden soll, solange der Magen nicht leer ist, dann auf alle Säuglinge.

Normalerweise ist der Magen jedoch bestenfalls nur bis zum ersten Schluck leer. Schon nach einer Minute hat der Säugling keinen leeren Magen mehr. Unser Magen ist auch nicht leer, wenn wir zum

Hauptgang kommen: Es schwimmen bereits Suppe oder Salat oder Nudeln darin – wie können wir da nur jetzt noch ein Steak hinterherschicken? Wenn ein Kind an der Brust trinkt, stößt es auf (oder auch nicht) und trinkt kurz darauf an der zweiten Brust weiter. Wenn dies ohne Gefahr möglich ist, warum soll es dann nicht auch nach fünf oder fünfzehn Minuten, nach einer halben Stunde oder nach anderthalb Stunden weitertrinken können?

Und wenn es eigentlich gar keinen Hunger hatte, sondern wegen etwas anderem geweint hat, wird es ihm dann nicht schlecht bekommen, wenn es wieder trinkt? – Natürlich nicht. Erstens trinkt ein Kind nicht nur an der Brust, weil es hungrig ist, sondern auch aus anderen Gründen. Und zweitens wird es nichts trinken, wenn es nicht trinken will. Wenn eine Mutter wissen möchte, ob ein Kind trinken möchte oder nicht, ist es am einfachsten, ihm die Brust anzubieten und abzuwarten, was geschieht.

Und wie verhält es sich nun mit dem oberen Zeitlimit? Muss ich das Kind wecken? Wie groß darf der Abstand zwischen den einzelnen Stillmahlzeiten wirklich sein? – Im Grunde genommen so groß, wie das Kind möchte. Ein gesundes Kind, das normal zunimmt, muss nicht geweckt werden. Wenn es Hunger hat, wird es schon trinken. Und wenn es mal einige Stunden lang nicht trinkt, ist absolut keine Unterzuckerung zu befürchten. Vor einigen Jahrzehnten lautete die Empfehlung sogar, nachts acht Stunden lang nicht zu stillen – interessanterweise wird jetzt einigen Müttern gesagt, sie *müssten* ihr Kind alle vier Stunden wecken.

Anders verhält es sich allerdings bei einem Säugling, der krank ist oder nicht normal zunimmt. Ein solches Kind ist möglicherweise so geschwächt, dass es nicht die Kraft hat, nach der Brust zu verlangen. In solchen Fällen muss ihm die Brust häufiger angeboten werden. Das kann auch für Neugeborene gelten, siehe Seite 99.

Wenn ein Kind viel schläft, ist es häufig nicht erforderlich, es aufzuwecken, sondern es reicht völlig aus, auf die Signale zu achten, die es sendet, wenn es hungrig ist. Nach *Bedarf* zu stillen heißt nicht, dem Kind *immer die Brust zu geben, wenn es weint*. Zum einen können Kinder aus vielerlei Gründen weinen, und wenn klar ist, dass es aus einem anderen Grund weint, muss die Mutter ihm nicht unbedingt die Brust geben. Wobei es im Zweifelsfall, wie gesagt, am einfachsten wäre, sie ihm für alle Fälle anzubieten. Und selbst wenn ein Kind aus Angst, vor Schmerzen oder warum auch immer weint, kann die Brust immer eine gute Möglichkeit sein, es zu beruhigen. Zum anderen ist Weinen ein spätes Zeichen für Hunger. Wenn ein Erwachsener drei oder vier Tage lang nichts gegessen hätte, würde er wahrscheinlich auch vor Hunger weinen. Und doch essen wir etwas, lange bevor wir diesen Punkt erreichen, oder nicht? Zwischen dem Moment, in dem ein größeres Kind Hunger empfindet, und dem Moment, in dem es anfängt zu weinen, können mehrere Stunden liegen. Zwischen dem Moment aber, in dem ein Säugling Hunger hat, und dem Beginn seines Weinens werden, je nach Charakter, wohl einige Minuten liegen, vielleicht auch etwas mehr. Doch allein wegen des Hungergefühls fängt er in der Regel noch nicht an zu weinen. Vorher wird er sicher seinen Hunger auf andere Weise zeigen: Er wird aktiver (wacht auf, bewegt sich), bewegt den Mund, sucht mit seinem Köpfchen nach der Brust, macht Geräusche, bewegt seine Händchen in Richtung Mund ... Dann ist ein guter Zeitpunkt zu stillen und nicht erst, wenn er weint.

Wenn ein Kind geschwächt ist, weil es an Gewicht verloren hat, und sich allein in seinem Zimmer befindet, wo die Eltern es nicht sehen, dann ist es sehr wahrscheinlich, dass es diese Signale aussendet, ohne dass jemand davon etwas mitbekommt, und schließlich vor Erschöpfung wieder einschläft. Deshalb sollten die Eltern ihr Kind lieber in der Nähe haben oder noch besser im Arm, um ihm sofort die Brust geben zu können.

Eine Anmerkung nebenbei: Warum öffnen Babys, wenn sie an die Brust möchten, den Mund und drehen das Köpfchen zur Seite? Ist das eine Geste, eine Art der Kommunikation? Meiner Ansicht nach nicht. Über Millionen von Jahren lagen Säuglinge ständig in den Armen ihrer Mutter. Zwar werden Kinder in vielen Kulturen auf dem Rücken getragen, doch auch das war erst möglich, als unsere Vorfahren gelernt hatten, Stoffe und Seile zu fertigen. Davor mussten die Kinder mit einem Arm gehalten werden und befanden sich daher nicht auf dem Rücken der Mutter, sondern vorn. Und die Mutter war nackt. Ob das Kind nun schlief oder wach war, die Brustwarze befand sich stets nur wenige Zentimeter von seinem Mund entfernt. Suchte es danach, fand es sie in der Regel auch. Es handelt sich also nicht um eine Geste und das Kind *tut nicht so, als würde es suchen*, sondern es sucht wirklich.

Nach Bedarf stillen heißt nun nicht, dass immer alles *normal* ist, egal wie oft und wann das Kind auch trinkt. Auch Blutzucker oder

Blutdruck regulieren sich in gewissem Sinne *nach Bedarf.* Jeder Mensch hat unterschiedliche Werte, aber nicht alle Werte sind normal: Ist der Blutdruck zu hoch, handelt es sich um eine Krankheit. Kein Arzt kann zu seinem Patienten sagen: »Und wieso ist Ihr Blutdruck so hoch? Hatte ich Ihnen nicht gesagt, dass Ihr Blutdruck niedriger sein muss? Ab jetzt bitte nicht über 140/90.« Der Patient hat sich seinen Bluthochdruck nicht ausgesucht, er hat ihn nicht willentlich. Was ihm der Arzt dann empfehlen muss, ist eine geeignete Behandlung, um den Blutdruck zu senken.

Und ebenso gibt es auch gewisse Normalwerte für die Dauer und Häufigkeit des Stillens. Um solche Normalwerte für eine bestimmte Art Säugetier zu ermitteln, genügt es, eine ausreichende Anzahl an Weibchen mit ihren Jungen zu beobachten. (Ist das nicht komisch? ZoologInnen und TierärztInnen lassen zu, dass sich Weibchen und ihre Jungen so verhalten, wie sie es möchten, und deklarieren das als normal. Keinem würde je einfallen, in einem Buch zu schreiben: »Giraffen müssen ihre Jungen alle fünf Stunden für zwölf Minuten an die Zitze lassen« und sich dann bemühen, die Giraffenmütter davon zu überzeugen, dem Folge zu leisten. Nur beim Menschen ist das anders.) Natürlich achtet keine Tierart bei der Ernährung der Jungen auf die Uhr, gewisse Muster lassen sich jedoch erkennen. Und wenn man weiß, dass ein Okapikalb dreimal am Tag bei seiner Mutter trinkt, ist ein Kalb, das viermal trinkt, vielleicht einfach nur ein bisschen *anders,* eines, das zehnmal trinkt, allerdings nicht mehr normal.

Die Schwierigkeit besteht nun darin, dass wir die Normalwerte für Menschen nicht kennen, weil der Mensch nicht mehr in seiner Urform vorkommt, sondern wir alle in Gesellschaften, in Zivilisationen leben und durch unsere Ansichten und Normen geprägt sind. Vor etwa 30 Jahren gaben die Frauen in Spanien dem Kind alle vier Stunden zehn Minuten lang die Brust. Dabei folgten sie nicht ihrem eigenen Willen, *was normal wäre,* sondern den Anweisungen von ÄrztInnen oder Ratgebern. Wenn in einem Stamm im Orinoco-Delta alle anderthalb Stunden fünf Minuten lang gestillt wird, so wissen wir auch nicht, ob das natürlich ist oder ob es möglicherweise der Empfehlung des Medizinmanns dieses Stammes entspricht. Beim Menschen reicht es also nicht aus, ihn wie die Tiere zu beobachten, um die Normalwerte für das Stillen zu ermitteln. Zudem kommt ein Effizienzkriterium ins Spiel: Wenn es bei den Müttern, die auf diese

Weise stillen, funktioniert, muss man doch eingestehen, dass es, auch wenn es vielleicht nicht normal ist, doch zumindest zu unseren Bedürfnissen passt.

In der westlichen Welt trinken Kinder, die nach Bedarf gestillt werden, anfangs innerhalb von 24 Stunden etwa zehnmal (die meisten zwischen acht- und zwölfmal, einige etwas weniger andere etwas mehr), wobei die einzelnen Stillzeiten unregelmäßig verteilt sind. Häufig lassen sich Intervalle beobachten: Zwei oder drei Stillzeiten liegen recht nah beieinander und dann schlafen die Kinder über einen längeren Zeitraum ... Neugeborene, die noch ungeübt sind, verbringen manchmal 15 bis 20 Minuten oder länger an einer Brust. Je mehr sie dann mit dem Stillen vertraut werden, desto schneller trinken sie, und mit etwa drei Monaten brauchen die meisten nur noch fünf bis sieben Minuten, manche sogar nur zwei Minuten. Die zehn Stillmahlzeiten pro Tag bleiben mehr oder weniger über das gesamte erste Jahr und einen Teil des zweiten Jahres erhalten. Dann kommt eine Zeit in der das Kind immer seltener trinkt, bis es vielleicht nur noch ein- oder zweimal täglich die Brust verlangt. Um das zweite oder dritte Lebensjahr erwacht in einigen Kindern dann noch einmal eine Art Begeisterung und sie trinken zu jeder Tages- und Nachtzeit, manchmal gar im Viertelstundentakt. Freilich nicht 24 Stunden am Tag. Für eine Weile suchen sie häufig die Brust und dann wieder mehrere Stunden lang gar nicht. Als würden sie Stillen spielen. Angehörige und Freunde, hilfreich, wie sie doch immer sind, nutzen die Gelegenheit, um Ihre Moral zu untergraben: »Sag ich doch, was dieses Kind hat, ist eine schlechte Angewohnheit. Wenn es einmal heiratet, wirst du mit in die Kirche müssen, damit du ihm die Brust geben kannst.« Einer der Gründe, warum Kinder in diesem Alter immer wieder an die Brust wollen, kann das Zusammensein mit Fremden sein, wodurch Verwandte und Freunde reichlich Gelegenheit zur Beobachtung dieses Phänomens bekommen. Doch keine Sorge, es handelt sich um die letzte Etappe. Nach einigen Wochen (oder Monaten) des Trubels stillen sich manche Kinder nahezu von einem Tag auf den anderen selbst ab, andere trinken fast alibimäßig noch wenige Jahre (ein- oder zweimal pro Tag) weiter an der Brust.

In anderen Kulturen werden Kinder viel häufiger angelegt. Den Weltrekord halten dabei scheinbar die !Kung, ein Volk in der Kalahari-Wüste, bei denen im Tagesverlauf um die sechsmal stündlich gestillt wird, wobei aber jedes Stillen durchschnittlich nur um die 90 Sekunden dauert. Anthropologen haben Kinder der !Kung unter zwei Jahren mit ihren Müttern über Zeiträume von je 15 Minuten beobachtet, um ihr Verhalten zu dokumentieren. Nur in 25 Prozent der Fälle wurden Kinder während der 15 Minuten nicht gestillt. Kinder im Alter von drei Jahren tranken stets nachts an der Brust. Die traditionellen Bevölkerungsgruppen Afrikas, Asiens und Amerikas reichen zwar an diese Zahlen nicht heran, legen aber ihre Kinder in der Regel häufiger an als Mütter der westlichen Welt.

Man könnte also sagen, dass es beim Menschen im Großen und Ganzen zwei Stillmuster gibt: seltenes Anlegen (das heißt nur etwa zehnmal pro Tag), aber mit relativ langer Dauer, oder häufiges und dafür kürzeres Anlegen. Dazwischen gibt es alle möglichen Varianten. Was nicht normal ist, weder bei uns noch in der Kalahari-Wüste, ist häufiges und sehr langes Anlegen, sodass ein Kind also förmlich an der Brust *hängt*. Ein solches Verhalten deutet meist auf eine ungünstige Stillposition hin. Darauf werden wir noch näher eingehen.

Aber auch innerhalb Europas gibt es Unterschiede. Eine in mehreren Ländern durchgeführte Studie zum Wachstum von Kindern zeigte überraschend, dass im Durchschnitt Kinder im Alter von zwei Monaten in Rostock 5,7-mal, in Madrid 6,5-mal und in Barcelona 7,2-mal bis hin zu 8,5-mal pro Tag in Porto gestillt wurden. Und das bei Frauen eines ähnlichen Kulturkreises, die angeblich nach Bedarf stillten. Wie kommt es, dass Kinder in einem Land häufiger nach der Brust verlangen als in einem anderen?

Die Antwort ist einfach, aber nicht gerade beruhigend. Fakt ist nämlich, dass das Stillen nach Bedarf, das Konzept, um das sich dieses Buch und jedes andere moderne Buch zum Thema Stillen dreht, in Wirklichkeit gar nicht existiert. Und zwar deshalb nicht, weil Säuglinge nicht sprechen können.

Würden sie sprechen, dann könnte ein unbeteiligter Beobachter bestätigen: »Es stimmt, diese Mutter stillt nach Bedarf«; oder auch: »Diese Mutter stillt nicht nach Bedarf, denn um 11.23 Uhr sagte das Mädchen: ›Mama, Brust‹, und um 11.41 Uhr gleich noch einmal, aber die Mutter legte es erst an, als es um 11.57 Uhr zum dritten Mal danach verlangte.« Weil Säuglinge also nicht sprechen, entscheidet die Mutter, wann das Kind Bedarf hat und wann nicht. Wenn zwei Kinder weinen, gibt die eine Mutter sofort die Brust, die andere hingegen schaut auf die Uhr und sagt: »Hunger wird es nicht sein, denn es hat doch erst vor weniger als anderthalb Stunden das letzte Mal getrunken. Das müssen wohl die Zähnchen sein«, und gibt ihm einen Gummiring, damit es darauf herumbeißen kann. Wenn zwei Kinder suchend das Köpfchen drehen und den Mund bewegen, stillt die eine Mutter es, die andere hingegen bekommt es gar nicht mit, weil das Kind in der Wiege liegt und die Mutter gerade nicht hinschaut. Wenn zwei Kinder »IRRRREEÖ« sagen, denkt die eine Mutter: »Jetzt ist es schon aufgewacht«, und nimmt es an die Brust, und die andere schaut es begeistert an und ruft: »Wow, es sagt schon IRRRREEÖ«.

Viele Mütter der westlichen Welt bekommen zu hören, dass sie seltener stillen sollen, je größer das Kind wird. Und so erfüllt sich die Prophezeiung: Eine Mutter, die davon überzeugt ist, dass ihr Kind *immer länger aushält*, neigt dazu, nicht auf den Bedarf ihres Kindes zu achten oder ihn anders zu interpretieren (es friert, schwitzt, hat Schmerzen, Koliken, Langeweile, die Zähnchen kommen ... es kann alles Mögliche sein, nur nicht die Lust auf die Brust). Und dann trinkt das Kind auch wirklich immer weniger und ist noch vor dem ersten Geburtstag abgestillt. Doch wenn eine Mutter diesem Mythos nicht folgt und wirklich versucht, nach Bedarf zu stillen, fordert das Kind nachweislich immer weiter das Gleiche ein. Natürlich kommt auch hier der Tag, ab dem es weniger häufig gestillt werden möchte. Normalerweise ist dies aber nicht nach drei Monaten, sondern eher nach anderthalb Jahren der Fall.

In unserer Gesellschaft haben sich die drei oder vier Stunden Abstand und die zehn Minuten Stilldauer derart tief eingeprägt, dass wahrscheinlich alle Mütter, selbst enthusiastische Stillanhängerinnen, schon einmal ausprobiert haben, ob das Kind nicht ein wenig länger zwischen dem einen Anlegen und dem nächsten *aushält* oder ob es doch weitertrinkt, wenn es schon nach zwei Minuten aufgehört hat zu trinken. Würde man sie lassen, würden Kinder vielleicht nicht zehn, sondern fünfzehn oder zwanzig Mal oder noch häufiger trinken. Möglicherweise dauert diese Phase, die ich als letzte Etappe bezeichnet habe und in der Kinder zu jeder Tages- und Nachtzeit trinken wollen, nur deshalb wenige Wochen, weil das Kind die Sorge und den Unwillen seiner Mutter spürt und schließlich klein beigibt; wenn es von der Mutter bereitwillig empfangen würde, so würde das Kind vielleicht monate- oder gar jahrelang so weitermachen.

Vielleicht aber sind die Unterschiede zwischen den !Kung und uns auch gar nicht so groß. Weil die !Kung in der Regel vier Jahre lang stillen, sahen die Anthropologen, als sie die Häufigkeit des Anlegens erforschten, möglicherweise nicht allzu viele Neugeborene, sondern vor allem zwei- oder dreijährige Kinder. Vielleicht trinken ja die Neugeborenen der !Kung nicht sechsmal pro Stunde, sondern viel seltener. Möglich ist auch, dass ihre Mütter, gerade weil sie daran gewöhnt sind, einem zwei-, drei- oder vierjährigen Kind die Brust zu geben, sich bei einem anderen Kind wundern, dass es *so wenig* trinkt, und sich nach Kräften bemühen, es häufiger anzulegen – ganz im Gegensatz zu den Müttern hierzulande. Auch die Hitze in der Wüste könnte eine Rolle spielen, sodass die Säuglinge der !Kung immer wieder einen kleinen Schluck Flüssigkeit brauchen.

Abschließend sei noch darauf hinzuweisen, dass *nach Bedarf* nicht nur heißt, *wann das Kind möchte*, sondern auch, *wann die Mutter möchte*. Natürlich haben die Bedürfnisse eines Neugeborenen absoluten Vorrang. Je größer das Kind jedoch wird, desto mehr Möglichkeiten hat die Mutter mitzuentscheiden, wann sie stillt und wann nicht. Ein fester Zeitplan ist freilich in keinem Alter angemessen und es ist auch immer zu empfehlen, dem Kind vorrangig die Entscheidung über die meisten Stillmahlzeiten zu überlassen. Wenn aber einige davon ein wenig vorgezogen oder verzögert werden, ist das auch überhaupt nicht schlimm.

Wenn beispielsweise ein drei Monate altes Kind auf offener Straße die Brust verlangt, kann die Mutter es sofort anlegen, sie kann es aber auch ein wenig ablenken und dann stillen, wenn beide zu Hause sind. Wenn sich die Mutter eines fünf Monate alten Kindes an einen Zeitplan hält, kann sie nicht um 19 Uhr ins Kino gehen, wenn das Kind um 20 Uhr *dran ist*. Eine Mutter, die nach Bedarf stillt, hat hingegen die Möglichkeit, gegen 18 Uhr zu stillen, dann eine halbe Stunde später noch ein bisschen, und dann das Kind in aller Ruhe bei der Oma zu lassen und sich den Film anzuschauen. Hat das Kind dann kurz vor acht wieder Hunger, lenkt es die Oma nach besten Kräften ab, denn Mami kommt ja in einer halben Stunde zurück.

Folglich verbirgt sich hinter dem Stillen nach Bedarf entgegen dem Glauben vieler keine Versklavung, sondern eher eine Befreiung der Mutter. In den meisten Fällen kann ihr Kind tun, was es will: Solange es zufrieden ist und nicht weint, ist auch die Mutter zufrieden und weint nicht. Und wenn sie dann ab und an auch noch tun kann, was sie möchte, ist das auch nicht so schlecht. Die Uhr ist es, die eine Versklavung mit sich bringt. Wenn sich eine Mutter nämlich förmlich verbiegen muss, weil ihr Kind fünfzehn Minuten oder zwei Stunden lang weint, weil es *noch nicht dran ist*, bis ihr selbst die Tränen kommen. Wenn sie versuchen muss, ein Kind, das wie ein Bär schläft, zu wecken, weil *jetzt dran ist*. Wenn sie beim Friseur erklären muss: »Halb sechs geht bei mir nicht. Könnte ich nicht halb sieben einen Termin bekommen? Um sechs muss ich nämlich stillen ...«

Richtiges Anlegen – der Schlüssel zum Erfolg

Das Kind trinkt nicht an der Brust, indem es an ihr saugt, wie es beispielsweise mit einem Strohhalm eine Limonade trinken würde, sondern es melkt mit der Zunge die Milch förmlich aus den Milchgängen heraus, in denen sich die Milch infolge der Wirkung des Oxytocins gesammelt hat.

Damit es also trinken kann, müssen sich die Brustwarze sowie ein großer Teil des Brustwarzenhofes innerhalb seines Mundraums befinden und die Zunge muss unter der Brustwarze liegen.

Es wurden Ultraschallbilder von Kindern gemacht, während sie an der Brust tranken. In Abbildung 3 ist dargestellt, wie der Brustwarzenhof langgezogen wird und zusammen mit der Brustwarze die gesamte Mundhöhle des Kindes ausfüllt.

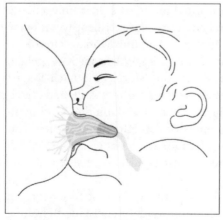

Abbildung 3: Das Kind umschließt einen Großteil des Brustwarzenhofs (hellgrau) und melkt ihn mit der Zunge aus.

Die Zungenspitze liegt auf der Kauleiste, manchmal auch auf der Unterlippe des Kindes. Die Zunge befindet sich unter dem Brustwarzenhof. Sie bewegt sich während des Saugens nach oben, dann nach hinten und drückt auf diese Weise die gesammelte Milch aus den Milchgängen heraus. Eigentlich bewegt sich die Zunge physisch nicht, sondern vielmehr läuft eine Druckwelle von der Zungenspitze in Richtung Zungenwurzel. Folglich gibt es zwischen Zunge und Brust keine Reibung. Wenn sich die Druckwelle in Richtung Brustwarze bewegt, werden die Gänge geleert und ein Unterdruck entsteht. Weil der Druck in den Milchbildungszellen (Alveoli) infolge der Oxytocinwirkung hingegen sehr hoch ist, fließt erneut Milch in die Milchgänge. Diese kann dann wieder von der Zunge hinausgedrückt werden. Nach einer oder mehreren Zungenbewegungen hat sich im Mund ausreichend Milch angesammelt, um den Schluckreflex auszulösen, und das Kind schluckt.

Beim Trinken an der Brust ist der Mund des Kindes weit geöffnet und die Brust füllt den Mundraum komplett aus. Die Lippen sind nach außen gestülpt. Die Nase befindet sich nahe an der Brust. Normalerweise berühren das Kinn, manchmal auch die Wangen, die Brust, sodass die Lippen gar nicht zu sehen sind. Die Wangen sind nicht eingezogen, sondern blasen sich rhythmisch auf. (Wie schon gesagt, an der Brust trinken ist nicht wie an einem Strohhalm saugen, sondern es ähnelt eher dem Kauen.)

Wenn das Kind an der Brust zu trinken beginnt, bewegt es die Lippen in der Regel schnell, wahrscheinlich um die Brustwarze zu stimulieren, damit mehr Oxytocin produziert wird. Bald ändert sich jedoch der Saugrhythmus und die schnellen Bewegungen um den Mund herum werden von anderen, langsameren und größeren Bewegungen des Kiefers abgelöst. Es ist deutlich zu sehen, wie sich die Partie zwischen Kiefer und Ohr bewegt und sich die Schläfenmuskeln zusammenziehen.

Was passiert, wenn das Kind nicht gut angelegt ist?
Wenn das Kind nicht richtig angelegt ist, kann es unter Umständen die Brust nicht gut erfassen, sondern saugt nur an der Brustwarze. Dies kann Folgendes verursachen:

1. *Eingezogene Wangen*
Wenn das Kind den Mund nicht weit genug geöffnet hat, erfasst es nur die Brustwarze ohne Hof. So kann es mit der Zunge keinen Druck auf die Brust ausüben und es ist gezwungen, an der Brust wie an einem Strohhalm zu saugen.

2. *Schmerzen und wunde Brustwarzen*
Das Kind übt auf eine kleine Oberfläche (die Brustwarze) eine große Kraft und vor allem großen Druck aus. Das Stillen schmerzt, und nach einigen Tagen können wunde Brustwarzen die Folge sein.

3. *Sehr langes Trinken, das Kind lässt die Brust nicht los*
Wenn das Kind die Brust nicht tief genug im Mund hat, kann es nicht effektiv trinken und braucht viel mehr Zeit, um satt zu werden. Die Mutter hört man dann häufig klagen: »Eine halbe oder eine dreiviertel Stunde an jeder Brust, aber nur, weil ich es dann von der Brust nehme, sonst würde es noch länger trinken.«
Wenn das Kind gut trinken kann, hört es von selbst mit Trinken auf, sei es nach zwei Minuten oder nach zwanzig, je nach Alter. Selbst wenn eine Mutter sagt »Es schläft beim Stillen ein«, meint sie damit normalerweise, dass das Kind die Brust loslässt und dann einschläft. Wenn ein Kind gelegentlich doch mit der Brust im Mund einschläft und die Mutter sie herausziehen muss, dann kommt das eben mal vor. Geschieht es aber fast bei jedem Anlegen, lässt dies eine ungünstige Stillposition vermuten (oder es gibt einen anderen Grund, beispielsweise wenn das Kind nicht gut trinken kann, weil es geschwächt ist oder eine fehlgebildete Zunge hat).

4. *Nicht gestillter Hunger*
Obwohl das Kind länger als eine halbe Stunde an der Brust war, ist es unruhig, unzufrieden und beschwert sich.

5. Sehr häufiges Trinken
Und weil der Säugling noch Hunger hat, verlangt er auch nach kurzer Zeit schon wieder nach der Brust. Die Mutter klagt, weil er den ganzen Tag an ihr hängt. Es ist normal, dass ein Säugling mehrere Stunden am Tag (gewöhnlich nachmittags) oder gelegentlich häufiger als sonst an die Brust möchte, und es ist auch normal, dass er häufig, aber nur etwa eine oder zwei Minuten lang trinkt. Trinkt er aber sehr häufig und sehr lange, sagen wir eine halbe oder dreiviertel Stunde, und beginnt dann nach einigen Minuten von vorn, und geht das so den ganzen Tag über, dann deutet dies in der Regel auf eine ungünstige Stillposition hin.

6. Volle Brüste, Milchstau, Brustentzündung
In Extremfällen, wenn ein Kind praktisch nichts aus der Brust aufnimmt, stockt die Milchbildung und die Brust bleibt leer. Wenn ein Kind aber schlecht trinkt und trotzdem weiter an der Brust saugt, ist die Wahrscheinlichkeit hoch, dass sie zu voll wird. Offenbar kann die Brust unterscheiden, ob ein Kind gut, aber wenig trinkt (beispielsweise wenn es schon größer ist und auch andere Nahrung zu sich nimmt) oder ob es wenig trinkt, weil es aufgrund einer ungünstigen Position gar nicht anders kann. Im ersten Fall bildet die Brust weniger Milch nach. Im zweiten Fall hingegen setzt ein Sicherheitsmechanismus ein, denn die Natur möchte kein Kind verhungern lassen; kein Kind soll bis auf die Knochen abmagern, weil es die Lippen einen Zentimeter weiter hier oder dort hat. Wenn die Brust also *bemerkt*, dass das Kind nicht effektiv trinkt, beginnt sie, mehr Vormilch zu bilden, während die Hirnanhangsdrüse der Mutter gleichzeitig mehr Oxytocin ausschüttet, damit diese Milch förmlich herausschießt. Man könnte stark vereinfacht sagen, dass die wässrige Vormilch jene ist, die von selbst heraustropft, und das Kind die fettreiche Hintermilch dann bekommt, wenn es richtig angelegt ist.

Weil das Kind selbst nicht effektiv genug saugen kann, wird die Milch ihm von der Brust sozusagen auf dem Silbertablett serviert. Diesem Sicherheitsmechanismus ist es zu verdanken, dass das Kind sehr wohl Milch bekommt, wenn auch unter Schwierigkeiten. Eine übermäßige Milchbildung und ein schlecht trinkendes Kind haben im Zusammenspiel zur Folge, dass die Brüste jederzeit gefüllt und manchmal sogar schmerzhaft voll sind, was bis zu einer Brustentzündung führen kann.

7. Sehr starker Milchspendereflex

An anderer Stelle wurde bereits darauf eingegangen, dass Frauen vor allem in den ersten Monaten beim Anlegen ihres Kindes oft den Milchspendereflex spüren können, bei dem die Milch durch Muskelkontraktionen in Richtung Brustwarze gepresst wird (S. 23). Wenn die Stillposition nicht korrekt ist, kann es sein, dass sie diesen Milchspendereflex sehr stark und bei jedem Stillen mehrfach empfindet. Die Milch kann im wahrsten Sinne des Wortes herausschießen. Das Kind trinkt dann nicht mehr wirklich an der Brust, sondern erwartet vielmehr, dass ihm die Milch infolge der Oxytocinwirkung von allein in den Mund läuft. Deshalb kann das Trinken dann auch so lange dauern.

In einigen Büchern zu diesem Thema, vor allem aus den USA, ist von einem angeblichen Oxytocinüberschuss die Rede, als sei dies eine spezifische Krankheit. Natürlich schießt die Milch aus der Brust heraus, wenn die Hypophyse der Mutter Oxytocin im Übermaß produziert. Das Kind verschluckt sich und verweigert nach einer Weile, frustriert durch eine derart unangenehme Erfahrung, die Brust. Es wird dann empfohlen, vor dem Anlegen etwas Milch mit der Hand auszustreichen, damit der erste stärkere Milchstrahl dem Kind nicht in den Mund spritzt, oder auch auf dem Rücken liegend zu stillen, um den Strahl durch die Schwerkraft abzuschwächen.

Möglicherweise gibt es tatsächlich Frauen mit Oxytocinüberschuss, wie es ja auch Frauen mit Schilddrüsenüberfunktion gibt. Man ist jedoch der Ansicht, dass dies sehr selten vorkommt und viele der Probleme, die auf eine allzu enthusiastische Hypophyse zurückgeführt werden, in Wirklichkeit auf eine ungünstige Stillposition zurückzuführen sind. In einer günstigen Stillposition kann das Kind effektiv trinken und die Mutter ist nicht gezwungen, Oxytocin im Übermaß zu produzieren.

8. Spucken und Aufstoßen

Alle Säuglinge spucken, manche mehr, manche weniger. Das ist völlig normal und legt sich um das erste Lebensjahr herum wieder. Ein nicht richtig angelegtes Kind nimmt jedoch möglicherweise mehr Vordermilch zu sich statt der gehaltvolleren Hintermilch. Vielleicht passt dann einfach nicht alles in den Magen, sodass es häufig aufstößt und spuckt.

9. Durchfall

Trinkt das Kind mehr Vormilch, so wird weniger Fett, aber mehr Laktose als sonst aufgenommen, was zu einem Laktoseüberschuss führen kann. Das Kind leidet aber nicht an Laktoseintoleranz. Nein, es ist gesund und es verträgt eine normale Menge an Laktose. Doch nun hat es so viel davon, dass es sie nicht komplett verdauen kann. Die unverdaute Laktose gelangt in den Dickdarm, wo sie von Bakterien aufgenommen wird, die wiederum Gase und Milchsäure produzieren. Dies hat zur Folge, dass der Stuhl noch flüssiger (*noch* deshalb, weil der Stuhl bei Stillkindern immer flüssig ist) und noch säurehaltiger ausfällt und einen entzündeten Po verursachen kann, wenn die Windel nicht so schnell wie möglich gewechselt wird.

10. Weinen und Koliken

Ein Kind hat viele Gründe zu weinen. Es hat Hunger. Es ist müde. Seine Mutter schaut es grimmig an, weil ihre Brustwarzen schmerzen. Vielleicht hat es beim Trinken an der Brust Luft geschluckt, weil es keinen guten Saugschluss herstellen kann hat und so der Mundraum nicht hermetisch abgeschlossen war. Durch die nicht verdaute Laktose produzieren Bakterien Gase und es fühlt sich voll. Sein Po juckt.

11. Und das Gewicht?

Nun, das kommt darauf an. Wenn die Mutter versucht, ihr Kind alle vier Stunden zehn Minuten lang zu stillen, wird es wohl nur wenig zunehmen. Damit lässt sich einfach keine ordentliche Basis schaffen. Stillt aber die Mutter nach Bedarf morgens, mittags, abends und in der Nacht, und hat das Kind den ganzen Tag bei sich, so kann man davon ausgehen, dass es ausreichend zunimmt. In einigen seltenen Fällen kann es sogar sehr stark zunehmen. Vielleicht weil das Kind nicht genug Fett aufnimmt, stellt sich kein Sättigungsgefühl ein, und selbst wenn es schon ausreichend Kalorien zu sich genommen hat, kann es noch weiter Hunger verspüren. Einige Kinder werden auch dick und rund, obwohl sie nicht optimal angelegt werden.

Und dies ist ein wichtiges Detail. Ob das Stillen gut funktioniert, lässt sich nicht allein anhand des Gewichts bewerten. Wir können nicht sagen: »Das Kind nimmt zu, also ist alles gut.« Wenn die Mutter, damit das Kind zunimmt, Tag und Nacht stillt, schmerzende Brustwarzen und Milchstau ertragen muss, und wenn das Kind über einen langen Zeitraum hinweg trinkt, viel weint und viel spuckt, dann läuft das Stillen nicht gut. Es läuft dann gut, wenn das Kind nicht nur zunimmt, sondern glücklich ist, und seine Mutter auch.

Beim Anlegen gibt es vielerlei Möglichkeiten, angefangen bei dem Kind, das die Brust perfekt erfasst, bis hin zu dem, bei dem es gar nicht gelingt. Folglich müssen nicht bei allen Kindern alle aufgeführten Symptome auftreten oder die gleiche Intensität haben. Fast immer lassen sich jedoch sehr lange Anlegezeiten und auch schmerzende Brustwarzen beobachten, die anfangs möglicherweise auch wund waren; mit dem Kind wächst auch sein Mund und die Brust passt besser hinein. Dies führt zusammen mit zunehmender Erfahrung scheinbar dazu, dass sich die Symptome schlechten Anlegens mit der Zeit bessern.

Eine Vielzahl an Möglichkeiten – das bedeutet auch, dass die Grenze zwischen *normal* und *unnormal* verwischt ist. Chloe Fisher, eine Hebamme aus Oxford, die sich mit Stillpositionen sehr gut auskennt, antwortet auf die Frage, wie lange ein Kind normalerweise trinken soll (ach, wie wir doch dem Wunsch anhängen, alles zu kontrollieren und zu organisieren, um sagen zu können: »Siebzehn Minuten sind normal, achtzehn Minuten sind zu viel!«), »Normal ist, was die Mutter akzeptiert.« Wenn Mutter und Kind das Stillen genießen und das Stillen die schönste Zeit des Tages ist, eine Zeit der Ruhe und Erholung, ist es dann nicht egal, ob das Kind siebzehn oder achtzehn Minuten lang trinkt?

Manch eine Mutter mag das Stillen hingegen als unangenehm empfinden. Vielleicht schmerzen ihre Brustwarzen oder das Kind weint ständig oder vielleicht hat sie noch weitere Kinder oder andere Verpflichtungen, fühlt sich gebunden und erschöpft, weil sie so viel Zeit für das Stillen aufwenden muss. In solchen Fällen ist es hilfreich zu wissen, dass eine leichte Positionsveränderung des Kindes Abhilfe schaffen kann.

Wie findet die Mutter eine gute Position?

Damit ein Kind effektiv trinken kann, muss es einen ganzen Teil der Brust im Mund haben und die Zunge muss darunter liegen. Vor Jahren sagten wir den Müttern: »Das Kind soll nicht nur die Brustwarze, sondern den ganzen Brustwarzenhof im Mund haben.« Dabei gibt es nur ein Problem: Die Mutter sieht ihre Brust nur von oben und hat keine Ahnung, was unten geschieht. Versuchte sie, dem Kind den oberen Teil des Brustwarzenhofes in den Mund zu schieben, schaute er manchmal unten heraus. Die Brustwarze war dann zu nahe an der Unterlippe und es gab keinen Raum, um die Zunge richtig zu positionieren und dann an der Brust zu trinken. Es geht also nicht darum, dass der gesamte Brustwarzenhof, sondern vielmehr ein guter Teil der Brust im Mund verschwindet und sich die Brustwarze dabei im oberen Teil des Mundes befindet. Zwischen Brustwarze und Unterlippe muss ausreichend Platz für die Zunge bleiben (Abb. 3).

Zu diesem Zweck sollte die Mutter beim Anlegen darauf achten, dass sich Brustwarze und Nase des Kindes etwa auf einer Höhe befinden. Hält sie die Brustwarze auf Mundhöhe, ist es freilich auch möglich, dass das Kind richtig trinken kann. Aber es kann dabei auch leicht passieren, dass die Brustwarze in der Mitte oder gar im unteren Teil des Mundes landet und das Kind die Zunge dann nicht gut positionieren kann.

Befindet sich hingegen die Brustwarze auf Nasenhöhe, ist, wenn das Kind den Mund öffnet, mit Sicherheit ausreichend Platz für die Zunge vorhanden.

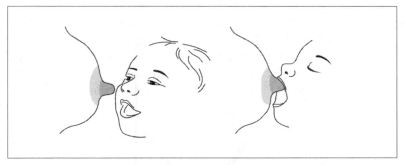

Abbildung 4: Positionieren Sie das Kind mit der Nase auf Höhe der Brustwarze; so landet die Brustwarze im oberen Bereich des Mundes.

Auch die Haltung des restlichen Körpers spielt eine Rolle. Nach einigen Monaten sind die Kinder in der Regel so geübt, dass sie in fast jeder Haltung trinken können und die Position nicht mehr so entscheidend ist. Solange der Mund gut anliegt, ist es bei einem größeren Stillkind nahezu gleich, was mit dem Körper passiert. Natürlich gibt es Positionen, in denen es für das Kind leichter oder auch schwerer ist, den Mund an die richtige Stelle zu bringen. Jedoch können Neugeborene große Schwierigkeiten haben, an der Brust zu trinken, wenn ihre Körperhaltung dabei ungünstig ist.

Idealerweise ist der Hals in Verlängerung des Rumpfes gerade oder leicht nach hinten geneigt. In anderen Positionen ist das Stillen kompliziert und im Extremfall kann das Kind nicht einmal schlucken. Wenn Sie mir nicht glauben, probieren Sie es doch einmal mit einem Glas Wasser und versuchen Sie, es mit gesenktem Kopf (Kinn Richtung Brustbein), nach hinten geneigtem Kopf (Blick zu den Sternen), zur Seite gedrehtem Kopf (Kinn Richtung Schulter) oder zur Seite geneigtem Kopf (Ohr Richtung Schulter) zu trinken.

In den meisten Fällen ist es weder notwendig noch förderlich, die Brust zu stützen, während das Kind trinkt. Nicht die Brust sollte zum Kind geführt werden, sondern das Kind findet aktiv zur Brust. Ein Abstützen der Brust kann mehrere Probleme verursachen: Die Hand selbst kann stören und verhindern, dass sich das Kind ausreichend der Brust nähert; der Druck der Finger kann einige Milchgänge zusammendrücken und erschweren, dass die Milch fließt. Außerdem hat die Mutter keine Hand mehr frei.

Es kann aber, wenn die Brust sehr groß ist, möglicherweise bequemer sein, sie mit der Handfläche zu stützen, jedoch ohne mit dem Daumen oben Druck auszuüben. Häufig wird der Zigarettengriff angewendet und zahlreiche alte Gemälde zeugen davon, dass er bei Müttern seit jeher verbreitet war. Dennoch wird er von vielen Experten kritisiert, weil die Finger zu nah an der Brustwarze sind und das Kind keinen Platz hat, den Mund anzulegen.

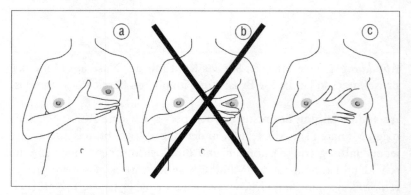

Abbildung 5: Wenn die Brust während des Stillens gestützt werden muss, sollte dies mit der Handfläche geschehen (a). Beim Zigaret-

tengriff wird der Brustwarzenhof häufig von den Fingern bedeckt, was dem Kind das Andocken erschwert (b).

Manchmal ist es hilfreich, eine sehr voluminöse Brust ein wenig zusammenzudrücken, damit sie vom Kind leichter erfasst werden kann (Abb. 6), insbesondere in den ersten Wochen, wenn der Mund noch sehr klein ist. Wenn das Kind dann richtig saugt, kann die Brust losgelassen werden.

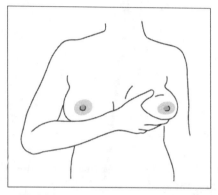

Abbildung 6: Eine große und voluminöse Brust kann etwas zusammengedrückt werden, damit das Kind sie leichter fassen kann.

Vergessen Sie nicht, die Brust so zusammenzudrücken, dass Ihr Kind sie quer zum eigenen Mund bequem greifen kann. Wiessinger hat dies ausgezeichnet mithilfe einer Sandwich-Analogie (Abb. 7) erklärt: Stellen Sie sich vor, Sie wollen in ein dickes Sandwich beißen. Um es in den Mund zu bekommen, müssen Sie es leicht zusammendrücken und zugleich quer vor Ihren Mund halten. So passt es hinein. Würden Sie das Sandwich dagegen längs vor Ihrem Mund halten, hätten Sie ein Problem.

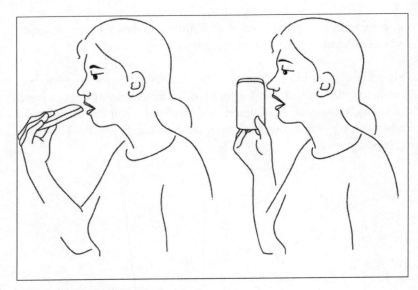

Abbildung 7: Sandwich-Analogie

Das Köpfchen muss so positioniert sein, dass die Achse der Mundhöhle und die Achse der Brust eine Linie bilden.

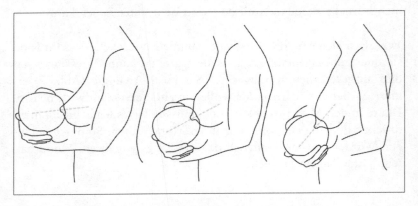

Abbildung 8: Der Kopf des Kindes zeigt in Richtung Brust.

Je nach Form der Brust muss der Körper des Kindes mit Blick zur Mutter komplett seitlich liegen oder kann auch ein wenig diagonal geneigt sein. Zeigt der Körper des Kindes jedoch nach oben, wird es nicht bequem trinken können. Der ganze Körper des Kindes muss mit dem der Mutter in Kontakt sein, das Kind liegt im Ganzkörperkontakt Bauch auf Bauch auf der Mutter. Das Mädchen in Abbildung 9 b) und c) ist jeweils zu weit von seiner Mutter entfernt und muss deshalb den Hals zu stark nach hinten biegen. Manchmal hört man auch: »Bauchnabel an Bauchnabel.« Das ist eine Übertreibung. (Ich habe Mütter dabei beobachtet, wie sie diese Empfehlung wörtlich nahmen und versuchten, ihren Bauchnabel an den des Kindes zu legen.) *Bauch an Bauch* reicht hier völlig aus. Anmerkung der Herausgeberinnen: Diese Position erreicht die Mutter am einfachsten, wenn sie sich nicht aufrecht hinsetzt, sondern sich halb nach hinten zurücklehnt, die Füße hochlegt und das Kind Bauch auf Bauch mit dem Blick nach unten auf sich legt.

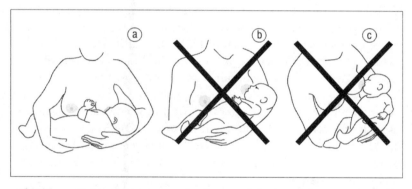

Abbildung 9: Um bequem an der Brust trinken zu können, muss das Kind eng an der Mutter liegen und mit dem Gesicht zu ihr schauen (a). Position (b) und (c) sind falsch: Bei (b) muss das Kind den Hals drehen, bei (c) ist es zu weit entfernt, die Brust entwischt ihm.

Hilfreich ist es, das Kind mit der Hand am Rücken zu stützen, sodass das Köpfchen auf dem Unterarm der Mutter ruht. Eine andere Möglichkeit besteht darin, seinen Rücken mit der anderen Hand zu stützen.

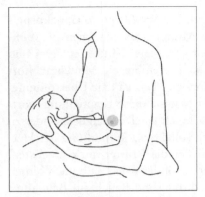

Abbildung 10: Sie können Ihr Kind am Rücken stützen.

Vielen Kindern fällt das Trinken am leichtesten, wenn sich die Mutter bequem nach hinten zurücklehnt wie in einem Liegestuhl, sie dabei die Beine hochlegt, und das Kind Bauch auf Bauch mit dem Gesicht nach unten auf sich legt (Abb. 11). In dieser Position ruht das Gewicht des Säuglings nicht auf dem Arm der Mutter, sondern auf ihrem Körper: Sie kann den Arm wegnehmen, ohne dass das Kind herunterfällt. So bleiben Mutter und Kind ganz eng beieinander (wie es auch sein soll) und die Brust gut im Mund. Die Mutter kann beide Arme wie ein Nest um das Kind herum legen, ihre Arme dabei bequem von unten mit Kissen stützen, und den eigenen Körper entspannt zurücklehnen.

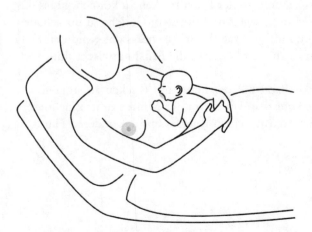

Abbildung 11: Zurückgelehntes Stillen

In dieser Position beginnt das Baby suchend Arme, Beine, Kopf und Zunge zu bewegen. Mehr als eine Mutter hat beim Anblick ihres Neugeborenen, wie es den Kopf von einer Seite zur anderen bewegte, schon ausgerufen: »Es sagt Nein! Es will nicht an die Brust!« Wenn Sie diese Zeilen während der Schwangerschaft lesen oder vielleicht schon einige Wochen oder Monate stillen, halten Sie dies vielleicht für eine maßlose Übertreibung ... Doch angesichts der Erschöpfung nach einer langen Geburt, der Unsicherheit und dem Hormonchaos, glauben Sie mir, kann einem so etwas leicht in den Sinn kommen. Aber vergessen Sie nicht: Ihr Kind sagt nicht Nein. Die Bewegung des Kopfes von einer Seite zur anderen ist instinktiv und dient dazu, die Brustwarze zu finden. Unsere Cousinen, die Affenweibchen, nehmen ihre Jungen nicht an die Brust, sie nehmen sie einfach auf den Arm und das Junge kümmert sich selbst um die Einzelheiten.

Bevor es zu trinken beginnt, muss das Kind zunächst sicherstellen, dass es sich wirklich um die Brustwarze handelt. Schließlich möchte es nicht am Arm oder am Bauch der Mutter trinken: Es würde dort nicht nur keine Milch kommen, sondern die Mutter trüge auch einen ordentlichen blauen Fleck davon. Als Entscheidungshilfe nutzt das Kind nahezu all seine Sinne: Es sieht den Brustwarzenhof, berührt die Brustwarze mit dem Gesicht und mit den Lippen, riecht und leckt daran. Und erst wenn es sicher sein kann, an der richtigen Stelle zu sein, öffnet es den Mund und ist bereit. Es findet und greift die Brustwarze und saugt an. Stützen Sie Ihr Kind höchstens an Rücken und Po, und lassen Sie sein Köpfchen ganz frei, damit es dieses frei bewegen und gut schlucken kann. Erschrecken Sie nicht, wenn der Kopf Ihres Kindes jetzt *in die Brust hinein* fällt. So ist es genau richtig, denn auf diese Weise befindet sich die Brustwarze tief in der Mundhöhle ihres Kindes.

Weitere Positionen

Es lohnt sich, auch weitere Stillpositionen kennenzulernen (Abb. 12):
- mit den Beinen nach hinten eignet sich besonders zum gleichzeitigen Stillen von Zwillingen oder wenn die Füße des Kindes Ihre Kaiserschnittnarbe stören
- ausgestreckt im Bett; vor allem nachts unverzichtbar, auch tagsüber sehr angenehm; am bequemsten ist es in der Regel, wenn die Mutter mit Blick nach oben und das Kind mit Blick

nach unten auf ihr liegt. Einfach das Köpfchen zwischen die Brüste legen und das Kind suchen lassen. Mutter und Kind können auch auf der Seite liegen und einander zugewandt sein. Um ihm dann die zweite Brust zu geben, können Sie Ihren Körper ein wenig neigen und sie ihm von oben geben, oder aber Sie umarmen Ihr Kind, drehen sich mit ihm und legen es auf die andere Seite. Wenn die Brüste sehr voll sind, ist es unter Umständen bequemer, dem Kind erst die obere und dann die untere Brust zu geben.
- im Hoppe-Reiter-Sitz; sehr nützlich für Kinder, die beispielsweise wegen einer Gaumenspalte in vertikaler Position gestillt werden müssen
- die »römische Wölfin« und weitere Fantasiepositionen; ob Sie es glauben oder nicht, manchmal funktionieren sie ausgezeichnet. Bei Milchstau oder Mastitis muss beispielsweise eine Position gefunden werden, bei der die Zunge des Kindes genau unter dem entzündeten Bereich liegt. Und vergessen Sie keinesfalls, ein Erinnerungsfoto zu machen.

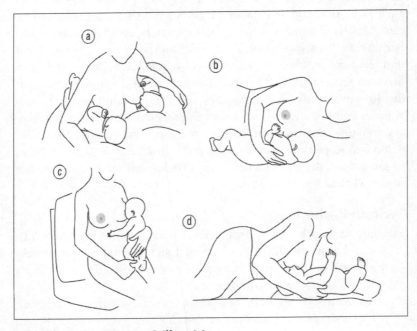

Abbildung 12: Weitere Stillpositionen

Warum gibt es ungünstige Stillpositionen?

Lässt man einmal die verflixten Zeitvorgaben außer Acht und geht vom Stillen nach Bedarf aus, so sind die meisten Probleme beim Stillen auf eine schlechte Stillposition, ein verkürztes Zungenbändchen oder eine Kombination beider Probleme zurückzuführen.

Wie ist es möglich, dass so viele Kinder in einer ungünstigen Position liegen? Wenn Sie die vorstehenden langen und ermüdenden Erklärungen gelesen haben, sagen Sie nun vielleicht: »Nun, weil es so schwierig ist, dass überhaupt niemand durchblickt.« Aber so schwierig ist es gar nicht. Alle Säugetiere säugen ihre Jungen, ohne dass ihnen jemand die richtige Haltung erklärt hat, und so haben es auch unsere Vorfahren über Jahrmillionen hinweg getan.

Dieses Thema hat mich wirklich beschäftigt. Ich habe viele Jahre sowie zahlreiche Bücher, Videos und Expertenvorträge gebraucht, um wirklich zu verstehen, welche die richtige Position zum Stillen ist. Woher haben es dann die Bewohnerinnen der Höhle von Altamira gewusst?

Störfaktoren nach der Geburt

Die Antwort habe ich in einer wissenschaftlichen Studie gefunden, die 1990 in Schweden von Righard und Alade durchgeführt wurde. Sie verglichen zwei Gruppen Neugeborener, die eine Gruppe hatte Hautkontakt zur Mutter von Geburt an, die andere war zeitweilig von der Mutter getrennt. Innerhalb beider Gruppen gab es wiederum Mütter, denen man während der Geburt Pethidin (ein starkes Schmerzmittel) verabreicht hatte. Praktisch alle Kinder, die nicht von ihren Müttern getrennt wurden und die der Wirkung des Pethidin nicht ausgesetzt waren, suchten selbstständig nach der Brust und erfassten sie auf perfekte Weise. Etwa 20 Minuten nach der Geburt setzten Kriechbewegungen bei den Neugeborenen ein und 40 bis 90 Minuten später begannen fast alle an der Brust zu trinken. Von den Kindern, die zwar mit ihrer Mutter in Kontakt, doch gleichzeitig der Wirkung des Schmerzmittels ausgesetzt waren, trank nur die Hälfte in einer guten Position, und dasselbe galt für die Kinder, deren Mütter kein Schmerzmittel erhalten hatte, die aber zeitweilig von ihren Müttern getrennt waren. Das bedeutet, dass Kinder, wenn sie auf die Welt kommen, über den Instinkt und die Fähigkeit verfügen, die Brust zu suchen, sie zu finden und richtig an ihr zu trinken. Wenn wir uns aber in diesen Vorgang einmischen, sei es mit Pethidin oder sei es, indem wir Mutter und Kind trennen, gelingt dies vielen nicht. Und wenn nun beide Faktoren zusammenkamen, war das Ergebnis geradezu verheerend: Nicht ein einziges Kind trank in der richtigen Position und die Mehrheit der Kinder trank gar nicht. Auch zwei Stunden nach der Geburt waren sie noch nicht an die Brust gelangt.

Am interessantesten fand ich dabei, wie die Schweden *in Kontakt mit der Mutter* und *getrennt von der Mutter* definierten. Die Kinder der ersten Gruppe wurden Sekunden nach der Geburt, noch bevor sie gewaschen wurden oder Augentropfen oder irgendetwas anderes bekamen, nackt auf den nackten Körper ihrer Mutter gelegt und blieben zwei Stunden lang dort. Die von der Mutter getrennten Kinder wurden ebenfalls Sekunden nach der Geburt, noch bevor sie gewaschen oder gewogen wurden oder Augentropfen bekamen, nackt auf den nackten Körper ihrer Mutter gelegt. Aber 20 Minuten nach der Geburt wurden sie der Mutter genommen, gewaschen und gewogen, und 40 Minuten nach der Geburt erneut nackt auf den nackten Körper ihrer Mutter gelegt und blieben dort, bis die zwei Stunden um waren. Diese Trennung von nur 20 Minuten, die nicht einmal die ersten 20 Minuten waren, wirkte sich bereits störend auf die Fähigkeit des Kindes aus, an der Brust zu trinken. Und was soll man dann von den Neugeborenen sagen, die ihre Mutter manchmal erst drei, sechs, zwölf oder mehr Stunden nach der Geburt berühren oder spüren können? Wenn doch nur alle in Spanien geborenen Kinder so viel Kontakt mit ihren Müttern hätten wie die Neugeborenen in Schweden!

Übrigens ist der Hautkontakt keine Art New-Age-Zeremonie oder naturheilkundliche Therapie. Es geht dabei nicht darum, gute Schwingungen oder tellurische Energien zu übertragen. Was weitergegeben wird, ist Wärme, und zwar im wahrsten Sinne des Wortes. Mehrere Studien (darunter auch einige in Spanien durchgeführte, namentlich im Krankenhaus *Doce de Octubre* von Madrid und *Joan XXIII* von Tarragona, Häuser, die bei diesem Thema eine Vorreiterrolle einnehmen) zeigen, dass ein Kind mit Hautkontakt zu seiner Mutter die normale Temperatur aufrechterhält oder, im Falle einer Abkühlung, diese wiedererlangt.

Wir Säugetiere sind Warmblüter und müssen eine gleichbleibende Körpertemperatur aufrechterhalten. Im Kampf gegen die Kälte verbrennen wir mehr Zucker und mobilisieren so unsere Reserven. Dies erfordert mehr Sauerstoff, was unsere Lungen, unser Herz und unsere Leber dazu bringt, schneller zu arbeiten. Für Neugeborene ist dies jedoch viel schwieriger als für Erwachsene, sodass ihnen schneller eine gefährliche Unterkühlung droht.

Wir Erwachsenen kleiden uns, um nicht zu frieren. Doch eigentlich wärmt uns die Kleidung nicht, sondern dient lediglich Isolationszwecken. Unser Organismus produziert Wärme und durch die Kleidung wird verhindert, dass diese Wärme entweicht. Der gleiche Mantel, der dafür sorgt, dass Sie nicht auskühlen, kann einen Eisblock vor dem Schmelzen bewahren. Das Problem beim Neugeborenen besteht jedoch genau darin, dass es ihm schwerfällt, selbst ausreichend Wärme zu produzieren. Es braucht eine externe Wärmequelle. In der Gebärmutter herrscht logischerweise die Körpertemperatur der Mutter, um die 37°C. Wird der Säugling nackt auf den nackten Körper seiner Mutter gelegt, halten beide die gleiche Temperatur. Das ist ein physikalisches Gesetz. Die Mutter ist die beste Wärmequelle, effizient, sicher, immer gleichwarm. Sie wärmt weiter, auch wenn Strom und Gas abgestellt sind, und das Kind wird sich in ihren Armen nie verbrennen. Legen wir jedoch zwischen Mutter und Kind eine oder mehrere isolierende Schichten in Form von Kleidung, erhält der Säugling nicht mehr die Wärme, die er braucht.

Saugverwirrung

Es ist bekannt, dass Kinder, wenn man sie an die Flasche gewöhnt, möglicherweise nicht mehr gestillt werden wollen. Viele Mütter sagen dann: »Es mag meine Brust nicht mehr.« Am häufigsten hört man die Erklärung: »Weil das Trinken aus der Flasche einfacher ist, werden die Kinder bequem und möchten sich nicht mehr so mit der Brust anstrengen.«

Aber das stimmt nicht. Aus der Flasche zu trinken, ist keineswegs einfacher. Mehrere Studien, sowohl zu Frühgeborenen als auch zu Säuglingen mit schweren Herzfehlern, zeigen, dass Herzschlag und Atemfrequenz sowie der Sauerstoffspiegel im Blut beim Trinken an der Brust stabiler als beim Trinken aus der Flasche bleiben. Menschenkinder sind für das Trinken an der Brust gemacht, ihre Muskeln und Reflexe sind genau darauf ausgerichtet. Das Trinken aus der Flasche hingegen erfordert einen gesonderten Lernprozess.

Das Problem besteht nicht darin, dass eines schwieriger oder das andere einfacher ist, sondern es ist schlicht ein Unterschied. Die Milch aus der Brust muss ein Säugling erst herausbekommen, abgesehen von den wenigen Tropfen, die von selbst austreten, und dafür muss die Zunge rhythmisch nach hinten gedrückt werden. Diese Bewegung dient nicht nur der Nahrungsaufnahme, sondern hilft auch, dass die Brust immer weiter in den Mund rutscht, damit das Kind noch besser trinken kann. Aus der Flasche hingegen kommt die Milch von selbst heraus und das Kind muss den Fluss lediglich für einen Moment unterbrechen, um schlucken zu können.

Beim Trinken aus der Flasche bewegt sich die Zunge rhythmisch nach vorn. Diese Bewegung führt eher dazu, die Flasche wieder aus dem Mund herauszudrücken. Um das aber zu verhindern, sind viele Flaschensauger an der Spitze verdickt... Hinter diesem runden Abschluss verläuft der Trinksauger von Flaschen schmal, damit das Kind mit fast geschlossenem Mund trinken kann. Denn würde es den Mund so weit öffnen müssen, wie es beim Trinken an der Brust erforderlich ist, hätte das verdickte Ende keinerlei Wirkung und die Flasche würde immer wieder aus dem Mund herausrutschen.

Einige größere Babys wechseln ohne Probleme zwischen Brust und Flasche (oder Schnuller) hin und her und schaffen es jedes Mal, Zunge und Lippen wieder richtig zu bewegen. Doch gerade in den ersten Wochen sind viele Säuglinge einfach verwirrt: Wenn sie beispielsweise gut an der Brust trinken, wird ihnen nicht klar, wie die Flasche funktioniert. In den ersten Tagen hört man von vielen Müttern: »Die ganze Zeit verlangt er nach der Brust, aber den Schnuller nimmt er nicht.« *Die ganze Zeit* heißt hier so viel wie *vor Ablauf der drei Stunden*. Andere wiederum klagen: »Sie will nicht an der Brust trinken, keine Ahnung was mit ihr los ist, denn die ganze Zeit saugt sie am Schnuller.« Und freilich folgt die typische Erklärung auf dem Fuß: »Sie will die Brust nicht, weil nichts rauskommt.« Was natürlich Unsinn ist, denn aus einem Schnuller kommt auch nichts raus, so sehr das Kind auch daran saugt.

Wird einem Neugeborenen zum ersten Mal eine Flasche angeboten (beispielsweise weil jemand die Mutter nicht mitten in der Nacht wecken möchte), lehnt es diese häufig ab. Nicht nur, dass die Milch komisch schmeckt und der Sauger noch dazu, und dass er hart ist und seltsam geformt. Wenn das Kind versucht, daran zu trinken, als wäre es eine Brust, schießt auch die Milch derart schnell heraus, dass es sich verschluckt. Das Kind drückt den Sauger aus dem Mund, spuckt und weint. Aber die Pflegerin probiert es wieder. Ist es eine gut gelaunte Pflegerin, sagt sie: »Ist doch nicht schlimm, eieiei, jetzt trinkt dieses kleine schlaue Mädchen mal seine Milch«; ist es eine schlecht gelaunte, sagt sie: »Jetzt ist aber Schluss mit dieser Schweinerei, was denkt sich eigentlich dieses Mädchen nur dabei.« Ans Aufgeben denkt keine der beiden. Nach einigen verzweifelten Momenten entdeckt dann das Mädchen, dass es sich nicht verschluckt, wenn es die Zunge auf eine bestimmte Weise bewegt. »Sehr schön, siehst du, dass es ganz einfach ist?«, sagt die eine Pflegerin; »Na bitte, geht doch!«, sagt die andere.

Einige Stunden später, wenn man dann das Neugeborene zurück zu seiner Mutter bringt, *denkt* es, was es später noch hunderte Male sagen wird: »Schau mal, Mami, was ich schon kann!« Es versucht an der Brust, was es gerade am Sauger der Flasche gelernt hat, und drückt mit der Zunge. Überrascht und bestürzt muss es aber feststellen, dass damit die Brust aus seinem Mund wieder herausrutscht, weil die Brust vorn keine Wölbung hat, denn alle Brüste der Welt enden *spitz*.

»Es lehnt mich und die Brust ab und weint«, stellt die Mutter betrübt fest. Nach der Geburt erschöpft, gebeutelt von einem wahren Hormonhurrikan, gefangen im Babyblues, denkt die Mutter tatsächlich: »Es lehnt mich und die Brust ab und weint.« Sie fühlt sich von ihrem eigenen Kind abgelehnt; kann es etwas Schlimmeres geben? »Keine Sorge, das wird schon wieder!«, sagt die freundliche Pflegerin. »Na logisch, weil du keine Milch hast!«, sagt die missmutige. Sie nehmen das Kind mit und geben ihm eine weitere Flasche. Und das ist der Anfang vom Ende.

Denn natürlich wissen alle PflegerInnen (und alle Mütter, Großmütter, Väter und NachbarInnen), dass man einem Kind sehr wohl eine Flasche geben kann. Immer. Wenn es gerade nicht möchte, ist es nur eine Frage der Geduld. Da sagt keiner: »Lass gut sein, du hast es doch schon probiert, aber manchmal klappt es mit der Flasche einfach nicht«. »Meiner Schwägerin ist das auch passiert, das Kind hat die Flasche nicht genommen und ist fast verhungert, am Ende blieb ihr nichts anderes übrig, als ihm die Brust zu geben«. »Man muss sich nicht so auf die Flasche versteifen, heutzutage entwickeln sie sich auch mit der Brust prächtig«. »Ich bin ja der Erste, der die Flasche in Schutz nimmt, aber es gibt nun einmal Frauen, bei denen es nicht klappt«. »Es ist besser, ihm liebevoll die Brust zu geben als unwillig die Flasche«. »Du tust deinem Kind nichts Gutes. Wenn du ihm auf diese Art die Flasche gibst, überträgst du ihm deine Nervosität«. »Du musst dich nicht schuldig fühlen, eine gute Mutter kannst du auch ohne Flasche sein« usw.

Wenn sich doch alle Frauen genauso sicher wären, dass es immer, so gut wie immer möglich ist, ein Kind zu stillen. Dann würden sie darauf bestehen und es weiter versuchen, und die meisten Kinder würden innerhalb weniger Minuten die Brust nicht mehr *verweigern*. Und in den schwierigeren Fällen könnte die Stillberaterin helfen, ihrer Sache gleichermaßen sicher und zudem erfahrener. Wenn alle Mütter, PflegerInnen, Großmütter, Väter und Nachbarinnen der Brust ein derartiges Vertrauen wie der Flasche entgegenbringen würden, hätte ich dieses Buch nicht schreiben müssen.

Diese *Brustverweigerung*, wenn sich das Kind an die Flasche gewöhnt hat, wird auch als *Saugverwirrung* bezeichnet. Damit es nicht dazu kommt, wird empfohlen, Säuglingen weder Schnuller noch Flaschen zu geben, zumindest nicht im ersten Lebensmonat. Ist der erste Monat um, verweigern viele Kinder vehement Flasche und Schnuller. Jetzt lassen sie sich nicht mehr so leicht reinlegen wie ein Neugeborenes. Andere nehmen Flasche oder Schnuller an, sind aber nicht mehr verwirrt und bewegen die Zunge, wie es gerade erforderlich ist. Es gibt aber auch Kinder, die, wenn sie anfangen, einen Schnuller oder die Flasche zu benutzen – unabhängig vom Alter (selbst wenn sie schon älter als sechs Monate sind) – die Brust *verweigern* oder auf eine Weise trinken, die für die Mutter schmerzhaft ist.

Einige ÄrztInnen sind davon überzeugt, dass es das Phänomen der Saugverwirrung nicht gibt und es keinerlei Einfluss auf das Stillen hat, wenn man dem Neugeborenen eine oder mehrere Flaschen gibt. Es wurde auch nicht experimentell überprüft, da das bedeuten würde, einer Gruppe zufällig ausgewählter Kinder mit Absicht die Flasche zu geben, um zu sehen, was geschieht. Wer glaubt, das verursache keinerlei Schaden, hätte sicher kein Problem mit der Durchführung einer solchen Studie, wir aber sind von den negativen Auswirkungen überzeugt und würden so eine Studie als ethisch fragwürdig bewerten. »Ist es nicht egal, ob die Saugverwirrung existiert oder nicht«, denkt vielleicht die Leserin; im Zweifelsfall ist es eben besser, keine Flasche zu geben, und fertig. Das Problem besteht aber darin, dass einige, die nicht an die Saugverwirrung glauben, die Empfehlung aussprechen, allen Stillkindern mindestens einmal pro Woche die Flasche zu geben, damit sie sich schon mal daran gewöhnen. Denn wenn nicht – irgendwann muss die Mutter ja wieder anfangen zu arbeiten oder ist aus einem anderen Grund außer Haus – lehnt das Kind vielleicht die Flasche ab. Aber seien wir ehrlich, damit erkennen jene doch an, dass die Verwirrung zumindest in einer Richtung existiert und dass ein an die Brust *gewöhntes* Kind die Flasche verweigert.

Fehlende kulturelle Modelle

Bei den großen Primaten erfolgt das Stillen nicht rein instinktiv (S. 42). Es ist ein Lernen durch Beobachten erforderlich, das in der Natur spontan geschieht. Viele Frauen aber bringen ein Kind auf die Welt, ohne je zuvor eine andere Frau beim Stillen gesehen zu haben. Für einige ist es gar das erste Mal, dass sie überhaupt ein Baby im Arm halten. Viele Heranwachsende haben nicht erlebt, wie sich eine Mutter um ihr Kind kümmert, sondern passen höchstens als Babysitter auf ein Kind auf (und geben ihm die Flasche), wenn die Mutter nicht da ist.

Im Gegensatz dazu kann man relativ leicht Kindern begegnen, die aus der Flasche trinken: Man sieht sie im Park, im Film oder auf den Fotos in Zeitschriften. Das trägt auch dazu bei, dass Einwanderinnen in vielen europäischen Ländern noch weniger stillen als die Einheimischen. Beispielsweise stillen die in Schweden lebenden Türkinnen nicht nur seltener als die Türkinnen in der Türkei, sondern auch weniger als die Schwedinnen. Dabei ist Schweden eines der Länder in Europa, in dem am meisten gestillt wird, aber das wissen die Migrantinnen nicht. Sie verstehen die Bücher nicht und haben keine Freundinnen, mit denen sie darüber sprechen könnten. Sie orientieren sich hauptsächlich an Bildern in den Medien und kommen zu dem Schluss, dass »die Flasche das Beste sein müsse, denn hierzulande scheinen alle Kinder aus der Flasche zu trinken«.

Weil überall zu sehen ist, wie man einem Kind die Flasche gibt, sei es auf Fotos oder im wirklichen Leben, versuchen viele Mütter, wenn sie stillen möchten, ihr Kind so zu halten, als würden sie ihm die Flasche geben, nämlich mit dem Kopf in der Armbeuge und mit Blick nach oben. In dieser Position aber muss das Kind den Hals biegen und verdrehen und kommt trotzdem kaum bis zur Brust.

Auch die Kunst liefert ungeeignete Vorbilder. Auf zahlreichen Gemälden trinkt das Jesuskind sitzend mit verdrehtem Hals an der Brust. Aber schauen Sie sich dieses Kind einmal genau an: In der Regel ist es mindestens schon ein oder zwei Jahre alt. Und größere Kinder, das sagten wir bereits, können in fast jeder Position gut an der Brust trinken. Übrigens trinkt auf einigen Gemälden das Kind nicht einmal an der Brust, sondern schaut den Maler an (freilich das Interessanteste, was es bisher im Leben gesehen hat), während es ängstlich an der Brustwarze zieht.

Selbstlosigkeit
Auch der Mythos der »selbstlosen Mutter« trägt dazu bei, dass viele Kinder schlecht angelegt werden.
 Warum schmerzt die Brustwarze so? Ein Kniff in die Brustwarze ist viel schmerzhafter als an einer beliebigen anderen Hautstelle. Vielleicht muss sie besonders sensibel sein, um auf Reize reagieren und die Oxytocin- und Prolaktinausschüttung auslösen zu können? Nicht unbedingt. Was wir gemeinhin unter der *Empfindung* verstehen, sind in Wirklichkeit mehrere verschiedene Sinne mit unterschiedlichen Rezeptoren und unterschiedlichen Nerven. Zwar könnte die Brustwarze möglicherweise, was Druck oder Berührung angeht, sehr sensibel sein, was Schmerz angeht hingegen weniger.
 Meiner Meinung nach soll diese spezifische Schmerzsensibilität gewährleisten, dass das Kind die Brust gut fassen kann. Warum stillten die Höhlenfrauen, warum säugen Tiere ihre Jungen? Weil es ihnen der Tierarzt empfohlen hat und weil sie gehört haben, es sei sehr nahrhaft und schütze vor Infektionen? Natürlich nicht. In erster Linie stillen die Menschen- und säugen die Tiermütter ihren Nachwuchs, damit er ruhig ist. Weinen ist ein sehr unangenehmes Geräusch, das die Mutter dazu treibt, etwas zu unternehmen, damit das Kind wieder aufhört. Brust, Arm, Streicheln, Singen, was auch immer, aber es soll aufhören zu weinen.
 Was geschah in der Höhle von Altamira, wenn das Kind nicht richtig angelegt war? »Das Kind weint, ich gebe ihm die Brust. Es tut weh, ich nehme es von der Brust. Es weint wieder, ich gebe ihm die Brust. Es tut wieder weh, ich nehme es wieder von der Brust ...« Und so weiter, bis die richtige Position gefunden war: »Hey, jetzt tut es gar nicht mehr weh! Dann soll es jetzt so lange trinken, wie es möchte ...« Mit dem Schmerz weist der Körper die Mutter an, die Position zu wechseln. So kann sie das Problem korrigieren, bevor die Brustwarzen wund werden, sich die Brust entzündet, das Kind spuckt und Koliken bekommt ...

Erst in jüngerer Zeit wurde dem Stillen dieser moralische Beigeschmack angedichtet: Eine *gute Mutter* stillt weiter, auch wenn es weh tut. Eine *gute Mutter* opfert sich und erfüllt ihre Pflicht:

> Seht doch die Leidensmiene jener Mutter, die trotz schlimmster und heftigster Schmerzen stillt! Wie ihr die Tränen über das Gesicht laufen, die sie mit übermenschlicher Anstrengung zurückhalten will, und wie sie, während ihr ein lauter Schrei über die Lippen kommt, das Kind brüsk von ihrer Brust nimmt!
> Dr. José J. Muñoz,
> *¡¡Madre... cría a tu hijo!!*, 1941

Eine *gute Mutter* ignoriert die Botschaften ihres eigenen Körpers und stillt weiter in der ungünstigen Position, bis ihre Brustwarzen wund sind. Und wenn sie Schmerz, Beklemmung und Erschöpfung dann nicht mehr erträgt, wenn sie aufgibt und zur Flasche greift, dann kommentieren die Gleichen, die ihr ins Gesicht sagen: »Mach dir keine Sorgen, mit der modernen Flaschenmilch gedeihen sie ebenso gut!«, hinter ihrem Rücken: »Die Mütter heutzutage halten doch einfach nichts mehr aus.«

Es lässt sich also schlussfolgern, dass es über Jahrtausende hinweg kaum Probleme mit dem richtigen Anlegen gegeben haben muss. Nach einer natürlichen Geburt, wenn das Baby vom ersten Moment an in den Armen der Mutter lag und dort für die nächsten Monate blieb (denn wo sollte es auch hin, vielleicht in die Höhlenkrippe?), hatten die meisten beim Stillen keinerlei Schwierigkeiten ganz ohne Schnuller und Flasche und mit reichlich Gelegenheit, später andere Mütter mit ihren Kindern zu beobachten. Und gab es ein Problem, wies der Schmerz die Mutter darauf hin, es unverzüglich zu beheben. Die Natur konnte ja nicht ahnen, dass unsere Gesellschaft später einmal alles auf den Kopf stellen würde.

Und warum hat sich die Natur nicht ein einfacheres System überlegt? Würde das Oxytocin ein wenig besser wirken und Milch würde einfach herausschießen, ohne dass sich das Kind dafür anstrengen müsste, könnte es auch an der Brust trinken, wenn es nicht gut angelegt wäre, und weil es sich nicht anstrengen müsste, gäbe es auch keine Schmerzen und keine wunden Brustwarzen. Die Idee ist verführerisch, aber nicht realistisch. Würde die Milch von allein herausschießen, dann könnte das Kind sie nicht regulieren. Damit sich Milchmenge und -zusammensetzung an die Bedürfnisse des Kindes anpassen, muss es aktiv an der Brust trinken. Deshalb läuft die Milch bei keinem Säugetier einfach nur so heraus; stets ist eine gewisse Anstrengung erforderlich. Aus diesem Grund müssen Kühe, Ziegen und Schafe auch gemolken werden und es reicht nicht, einen Eimer unter sie zu stellen und abzuwarten.

Und da wir gerade von der Selbstlosigkeit der Mutter sprachen, möchte ich die Gelegenheit für ein Plädoyer gegen *das Opfer* nutzen. Das Wort *Opfer* hat verschiedene Bedeutungen, wobei nicht alle schlecht sind »durch persönlichen Verzicht eine mögliche Hingabe von etwas zugunsten eines andern«, aber auch »Handlung, die jemand sehr widerwillig ausführt«. Verwirrung ist also vorprogrammiert.

Bringt eine Bergsteigerin ein Opfer, um den Gipfel zu erklimmen? Bringt diejenige ein Opfer, die Einsprüche studiert, um Anwältin zu werden, oder eine, die stundenlang Klavier übt? Diese Menschen führen ihre Tätigkeiten keineswegs widerwillig aus; nein, sie tun etwas, was sie tun wollen. Da ich aber weder einen Gipfel erklimmen noch Anwalt werden möchte, tue ich das nicht.

Wenn Sie Ihr Kind im Arm halten oder es stillen möchten, dann tun Sie das doch einfach. Möchten Sie ein paar Monate oder Jahre nicht arbeiten, um Ihr Kind großzuziehen, oder eine ausgezeichnete Karrieremöglichkeit im Ausland ablehnen, um bei Ihrer Familie zu sein, dann tun Sie das. Aber nur, wenn Sie es wollen. Wenn nicht, dann nicht. »Ich habe meine Karriere für mein Kind geopfert« – so etwas zu sagen, ist so absurd wie: »Ich habe die Beziehung zu meinem Kind für meine Karriere geopfert«. Das sind keine Opfer, sondern Entscheidungen. Das Leben besteht aus Entscheidungen. Der Tag hat nur 24 Stunden und wer eine Sache tut, kann nicht gleichzeitig etwas anderes tun. Sie müssen sich dafür entscheiden, was Ihnen in einem bestimmten Moment am besten erscheint, und das ist schon alles. Wer tut, was er möchte, verzichtet nicht auf etwas, sondern erreicht etwas. Er opfert sich nicht, sondern triumphiert.

Diese Unterscheidung ist wichtig, denn wer ein Opfer bringt (oder zu bringen glaubt oder bringen zu wollen glaubt), tut dies *per definitionem* mit großem Widerwillen. Er fühlt sich dafür nicht belohnt, sondern hat das Gefühl, jemand würde ihm etwas schulden. Früher oder später kann dies zu Konflikten mit Ihren Kindern führen. In solchen Momenten denken dann Menschen, die glauben, sich geopfert zu haben (oder sagen es schlimmstenfalls sogar): »Das kann doch nicht sein, nach allem, was ich für dich getan habe ...«, oder: »Deinetwegen konnte ich nicht ...«. Sind diese Worte einmal ausgesprochen, lassen sie sich nicht wieder aus der Welt räumen. Wer sich hingegen dessen bewusst ist, etwas aus freiem Willen getan zu haben, denkt: »Wie schade, dass wir nach so vielen glücklichen Jahren, die du mir geschenkt hast, jetzt einen Konflikt haben!«, oder: »Dir habe ich das Privileg zu verdanken, Mutter/Vater sein zu dürfen«. Oder er spricht dies bestenfalls auch aus.

Stillhäufigkeit und Dauer

Konner M. Nursing frequency and birth spacing in !Kung hunter-gatherers. IPPF Med Bull 1978;15:1-3

Manz F, van't Hof MA, Haschke F. The mother-infant relationship: Who controls breastfeeding frequency? Lancet 1999;353:1152

Richtiges Anlegen – der Schlüssel zum Erfolg

Colson, Suzanne. Eine Einführung in Intuitives Stillen – Neue Sichtweisen auf das Stillen. Hale Publishing 2013. www.biologicalnurturing.com

Störfaktoren nach der Geburt

Christensson K, Siles C, Moreno L, Belaustequi A, De La Fuente P, Lagercrantz H et al. Temperature, metabolic adaptation and crying in healthy full-term newborns cared for skin-to-skin or in a cot. Acta Pædiatr 1992;81:488.493

Gómez Papí A, Baiges Nogues MT, Batiste Fernández MT, Marca Gutiérrez MM, Nieto Jurado A, Closa Monasterolo R. Método canguro en sala de partos en recién nacidos a término. An Esp Pediatr 1998;48:631-3

Figueras Aloy J, García Alix A, Alomar Ribes A, Blanco Bravo D, Esqué Ruiz MT, Fernández Lorenzo JR. Recomendaciones de mínimos para la asistencia al recién nacido sano. Anal Pediatr 2001;55:141-5

Kapitel drei:
Die Schwangerschaft

Als vor einigen Jahrzehnten das Interesse am Stillen neu erwachte, wurden mehrere Methoden zur Vorbereitung der Brustwarzen während der Schwangerschaft ersonnen. Die Frau sollte sie reiben, langziehen, verdrehen, mit diversen Cremes, Pomaden und Mittelchen behandeln ... Manche Empfehlungen widersprachen einander sogar: Einige wollten die Brustwarzen mit Cremes *weichmachen*, andere sie mit Alkohol *härten* bzw. *abhärten*.

In der westlichen Welt war das Scheitern des Stillens bereits derart fortgeschritten und nur so wenige Frauen stillten und dies nur für so kurze Zeit, dass verzweifelt nach Lösungen gesucht wurde. Viele waren der Ansicht, das Hauptproblem läge in der Zeit vor der Geburt; heute wissen wir, dass dies nicht so ist. Die Lösung bestand nicht darin, dass die Mütter mehr taten (die Brustwarzen vorbereiteten, eine spezielle Diät einhielten, bestimmte Kräuter zu sich nahmen ...), sondern dass wir Experten weniger unternahmen (das Kind nicht mehr von der Mutter trennten, keine kostenlosen Proben mehr verteilten, keine Zeiten für das Stillen mehr vorgaben ...).

Die Brustwarzen auf das Stillen vorzubereiten ist – so wie die Füße auf das Laufen oder die Nase auf das Atmen vorzubereiten – nicht nötig, denn sie sind dafür gemacht: Die Nase ist zum Atmen da, die Brust zum Stillen; sie sind darauf eingestellt. Eine Empfehlung war beispielsweise, die Brustwarzen verstärkt Luft und Sonne auszusetzen und keinen BH zu tragen, damit sie an der Kleidung reiben könnten. Man argumentierte, es sei eine natürliche Vorbereitung für die Brust, wenn sie nicht immer so bedeckt wäre. Die Idee schien vernünftig, insbesondere als wir vor einigen Jahrzehnten das Scheitern des Stillens in Europa mit seinem Erfolg in Afrika verglichen. Andererseits haben auch die Europäerinnen mit ebenso oder noch stärker bedeckter Brust als jetzt bis zum Beginn des 20. Jahrhunderts ohne Probleme gestillt. Auch bei den indigenen Völkern im nördlichen Polargebiet, stillen die Mütter. Wenn Sie ohnehin nicht gern einen BH tragen oder sich mit Vorliebe die Sonne auf die Brust scheinen lassen (mit Vorsicht, denn auch hier droht Sonnenbrand), dann ist das in Ordnung; aber freilich ist es nicht Bedingung, um später Ihr Kind stillen zu können.

Denn genau in dieser angeblichen Bedingung steckt die größte Gefahr. Im Allgemeinen ist die Vorbereitung der Brustwarzen physisch unschädlich. Theoretisch könnte zwar die Überstimulation der Brustwarzen Kontraktionen auslösen und sogar zu einer Frühgeburt führen; logischerweise würde aber jede Mutter, die solche Kontraktionen verspürt, sofort damit aufhören, sich die Brustwarzen zu reiben. Es wäre auch eine Schädigung der Milchgänge in der Brustwarze denkbar, wenn man diese übermäßig langzieht und verdreht, aber auch das wird, wenn überhaupt, nur sehr selten passieren.

Es kommt jedoch durchaus vor, dass sich einige Frauen verpflichtet fühlen, während der Schwangerschaft Dinge zu tun, die ihnen unangenehm sind oder gar wehtun, weil man ihnen gesagt hat, dass sie *ohne Vorbereitung nicht stillen könnten*. Im Extremfall wird das dazu führen, dass sich Frauen gegen das Stillen entscheiden, um nicht die *Vorbereitung* über sich ergehen lassen zu müssen. Auf der anderen Seite kann es sein, dass eine Frau nach der Geburt mit wunden oder schmerzenden Brustwarzen keine Hilfe sucht, sondern schuldgeplagt zu Hause bleibt und denkt: »Das muss ich nun eben aushalten; hätte ich nur meine Brustwarzen vorbereitet, wie es mir empfohlen wurde ...«.

Es ist also keinerlei Vorbereitung während der Schwangerschaft erforderlich? Nein, es besteht dazu keine Verpflichtung. Auch wenn Sie keine Vorarbeit geleistet haben und eigentlich vorhatten, die Flasche zu geben, und am Tag der Geburt aus welchem Grund auch immer Ihre Meinung ändern, werden Sie gut stillen können. Wenn Sie aber Zeit und Lust haben, dann gibt es doch eine Art der Vorbereitung, die Ihnen durchaus nutzen kann: Lernen.

Suchen Sie sich eine andere Frau, von der Sie lernen können. Vielleicht hat Ihre eigene Mutter oder Schwiegermutter oder eine Ihrer Großmütter gestillt. Beachten Sie jedoch dabei, dass die Frauen vor einigen Jahrzehnten einer exzessiven Gehirnwäsche unterzogen wurden. Man überzeugte sie davon, dass alles, was sie taten, falsch war. Einige Mütter oder Großmütter haben zwei Jahre lang gestillt und sagen trotzdem den ganzen Tag nichts anderes als: »Gib ihm nichts, bevor nicht die drei Stunden um sind«. »Dieses Kind hat noch Hunger«. »Deine Milch macht es nicht satt« usw. Wahrscheinlich wiederholen sie damit nur das, was sie sich selbst anhören mussten. Fragen Sie sie doch einmal: »Aber Großmutter, hast du wirklich alle drei Stunden gestillt? Hast du in den zwei Jahren, die du meine Mutter gestillt hast, immer auf die Uhr geschaut?« »Naja, eigentlich nicht, damals wusste man noch nicht so viel und wir haben alles einfach irgendwie gemacht. Ich habe deine Mutter ja sogar noch mit zu mir ins Bett geholt, um sie zu stillen! Aber als deine Mutter dann dich bekam, hat ihr der Arzt die Zeitvorgaben richtig gut erklärt. Schade nur, dass deiner Mutter nach zwei Wochen die Milch ausging, wo sie das doch so gut machte ...«

Nun, wenn Sie also das Glück haben, dass jemand in Ihrer Familie erfolgreich gestillt hat, fragen Sie diese Person. Und wenn Sie eine Freundin oder Cousine haben, die just in diesem Moment stillt, so gehen Sie hin und schauen Sie zu. Aber bitte ohne Kritik! Bald werden Sie am eigenen Leibe spüren, wie wütend manche Kommentare machen können...

Gruppen zur Stillunterstützung

In den letzten Jahren sind weltweit viele Gruppen stillender Mütter entstanden. Sie organisieren regelmäßige Treffen, bieten telefonische Beratung an und veröffentlichen Informationsmaterial. Dort finden Sie Informationen, Unterstützung, Freundschaften und die Möglichkeit, andere stillende Mütter zu treffen.

Nehmen Sie doch Kontakt zu einer Stillgruppe auf und gehen Sie zu einem ihrer Treffen. Dies ist auch schon während der Schwangerschaft von Vorteil, denn zwar wäre es gut, auch nach der Geburt weiter an diesen Treffen teilzunehmen, doch ist das Kind einmal da, ist das manchmal leichter gesagt als getan.

DIE SCHWANGERSCHAFT 83

Kapitel vier:
Die Geburt

Anästhesie

Ob eine Anästhesie bei der Geburt Einfluss auf den Erfolg des Stillens hat, ist umstritten.

Heutzutage erfolgen Geburten nur selten unter Vollnarkose. Eine Studie ergab, dass Mütter, die einen Kaiserschnitt mit Periduralanästhesie (PDA) hatten, im Durchschnitt genauso lange stillten wie Mütter nach einer normalen Geburt; bei Kaiserschnitt mit Vollnarkose kam es jedoch oft zu einem vorzeitigen Abstillen. Freilich beeinträchtigt eine Anästhesie an sich nicht die Milchproduktion, sie kann jedoch eine Reihe kleinerer Probleme mit sich bringen, die sich dann summieren: Das erste Anlegen kann nur mit Verzögerung erfolgen, das Kind ist schläfrig und trinkt nicht gut, die Mutter hat entzündete Brustwarzen, der Säugling verliert an Gewicht, es wird zugefüttert ... Während einer Studie, bei der alle Mütter von einer Stillschwester unterstützt wurden, stillten jene, die ihr Kind unter Narkose oder mit einer Betäubung auf die Welt gebracht hatten, ebenso wie die anderen; leider steht jedoch nicht für alle Mütter eine solche Hilfe zur Verfügung und es kann gut sein, dass ein schlechter Start zum Abstillen führt.

Die Folgen der PDA sind umstritten. Die Ergebnisse einiger Studien legen nahe, dass das Verhalten von unter PDA entbundenen Neugeborenen mehrere Tage lang gestört ist (wobei es sich um sehr leichte Störungen handelt, die anhand neurologischer Tests sichtbar werden, ansonsten aber nicht erkennbar sind) und dass nach einem Monat die Mütter, die ohne PDA geboren hatten, der Ansicht waren, ihre Kinder seien pflegeleichter, und sie häufiger stillten. Wer keine Kinder hat, könnte meinen, dass gerade ein Kind, das weniger an die Brust will, *pflegeleichter* sei, die Mütter waren jedoch der gegenteiligen Ansicht. Vielleicht waren die Kinder aufmerksamer und verlangten häufiger die Brust, vielleicht reagierten ihre Mütter aber auch nur stärker darauf, weil die Kinder in ihren Augen *einnehmender* waren. Die Mutter-Kind-Beziehung ist ein empfindliches Konstrukt, bei dem sich kulturelle und biologische Aspekte nur schwer voneinander abgrenzen lassen. In anderen Studien hingegen ließen sich derartige Auswirkungen bei schwach dosierten Periduralanästhesien nicht belegen. Heute gibt es die Tendenz, geringe Dosierungen zu verwenden, möglicherweise geben einige AnästhesistInnen aber noch immer höhere Dosen.

Wie dem auch sei, sicher ist, dass sich eine Betäubung, sei es in Form einer Vollnarkose oder einer Periduralanästhesie, nicht über die Milch nachteilig auf das Kind auswirkt. Ist das Neugeborene etwas schläfrig, dann nicht aufgrund der minimalen Konzentration des Mittels, die über die Milch zu ihm gelangt, sondern eher wegen der großen Menge, die es über die Plazenta aufgenommen hat. Es ist also absurd, das erste Anlegen zu verzögern, *damit die Mutter erst das Medikament abbaut*. Im Gegenteil: Das Kind muss so schnell wie möglich und häufig an die Brust, damit das Stillen trotz Betäubung gut funktioniert.

Gegen Schmerzen nach der Geburt werden in der Regel einfache Schmerzmittel verabreicht, die keinerlei Einfluss auf das Stillen haben. Einige Studien ergaben sogar, dass Mütter, die Schmerzmittel erhalten hatten, ihre Kinder häufiger anlegten, vielleicht weil es einfacher ist, ein Kind zu stillen, wenn man keinen Schmerz empfindet. Einige (nur selten eingesetzte) Medikamente könnten das Stillen zwar tatsächlich negativ beeinflussen, das müssten allerdings die ÄrztInnen in Ihrem Geburtskrankenhaus wissen. Wenn Ihnen ein Arzt oder eine Ärztin sagt: »Sie können jetzt nicht stillen, weil wir Ihnen ein sehr starkes Medikament für die Schmerzen verschrieben haben«, antworten Sie: »Dann schreiben Sie mir doch bitte ein anderes Medikament gegen den Schmerz auf, das ich problemlos einnehmen kann, denn ich werde weiterstillen.« So einfach ist das.

Kein Jod

Das in Desinfektionsmitteln (wie Betadine®) enthaltene Jod wird über die Haut und die Schleimhäute (beispielsweise der Vagina) aufgenommen und geht über die Plazenta auf das Baby über. Bei einem größeren Kind oder einem Erwachsenen verursacht dies keinerlei Schaden. Die sporadische Anwendung von Jod auf Wunden hat vermutlich auch zahlreichen Jodmangelerscheinungen vorgebeugt, als man noch kein Jodsalz zu sich nahm. Eine über keimtötende Mittel aufgenommene Jodmenge ist jedoch enorm und liegt hundertfach über dem, was ein Mensch am Tag benötigt.

Föten und Neugeborene reagieren auf eine solche Jodüberdosierung sehr empfindlich. Sie kann ihre Schilddrüse blockieren und eine vorübergehende Schilddrüsenunterfunktion hervorrufen. So mancher Schreck nach dem Guthrie-Test (einem Test zur Früherkennung einer bestimmten Stoffwechselstörung, bei dem aus der Ferse des Neugeborenen Blut entnommen wird) ist auf Jod zurückzuführen: Man bekommt die Mitteilung, die Werte seien zu hoch und es müsse ein weiterer Test durchgeführt werden; die zweite Analyse fällt dann positiv aus. Ein falscher Alarm ist schon beunruhigend genug; viel schlimmer jedoch ist, dass es kein falscher, sondern richtiger Alarm ist. Das Jod hat nicht die Ergebnisse verfälscht, sondern es hat eine wirkliche Schilddrüsenunterfunktion verursacht, die glücklicherweise aber vorübergehend ist. Dennoch ist es keine gute Sache, wenn ein Säugling unter Schilddrüsenunterfunktion leidet, und sei es auch nur für einige Tage.

Aus diesem Grund sollte weder bei einer Schwangeren noch bei einem Neugeborenen in den ersten Monaten überhaupt Jod angewendet werden. Nicht bei einer geringfügigen Verletzung der Schwangeren, nicht auf ihrem Bauch vor dem Kaiserschnitt, nicht auf dem Arm, bevor ihr ein Serum verabreicht wird, nicht an der Vagina vor dem Dammschnitt und auch nicht auf dem Bauchnabel des Säuglings ... In einem Krankenhaus sollte bekannt sein, welches Desinfektionsmittel anzuwenden ist, zu Hause reicht auch Wasser und Seife.

Andererseits sollten aber sowohl Schwangere als auch stillende Mütter Jod nahrungsergänzend zu sich nehmen (S. 196). Der Jodanteil in Tabletten liegt hundertfach unter dem eines Mittels zur Wunddesinfektion und richtet somit auch keinerlei Schaden an.

Das Abnabeln

Seit mehreren Jahrzehnten ist es üblich, die Nabelschnur beim Kind wenige Sekunden nach der Geburt mit einer Nabelklemme zu verschließen. Dies geschieht, damit das Blut der Plazenta nicht auf das Kind übergeht. Tatsächlich kann eine Polyglobulie oder Erythrozytose (eine Erhöhung der Anzahl roter Blutkörperchen) bei einem Säugling schwere Probleme wie eine Thrombose oder Atemunregelmäßigkeiten hervorrufen. Vermutlich liegt dieser Befürchtung eine wahre Begebenheit zugrunde; so hatte vor 100 Jahren vielleicht jemand die Idee, die Plazenta wie einen Tropf über dem Neugeborenen zu platzieren oder sie gar auszudrücken, damit der Säugling schön viel Blut bekommt. Mit Sicherheit waren die Ergebnisse verheerend, sodass ÄrztInnen seither dazu übergegangen sind, die Nabelschnur so schnell wie nur möglich abzuklemmen.

Moderne Untersuchungen zeigen hingegen, dass auch ein zu frühes Abklemmen der Nabelschnur Probleme verursachen kann. Wenn das Neugeborene auf den Körper seiner Mutter gelegt wird (wo es direkt nach der Geburt hingehört) und die Nabelschnur erst nach drei Minuten abgeklemmt wird, erhält das Neugeborene 30 % mehr Blut. Es wurde nachgewiesen, dass zum einen diese leichte Steigerung für das Neugeborene nicht schädlich ist und weder eine Thrombose verursacht noch den Blutkreislauf beeinträchtigt. Und zum anderen nehmen die Eisenreserven zu, damit sinkt das Risiko, dass das Kind nach einigen Monaten an Anämie leidet. Dies wurde ebenso für Kinder, die zum normalen Termin auf die Welt kamen, wie auch für Frühgeborene nachgewiesen.

Sie sehen also, dass viele Fälle von Anämie bei Einjährigen, die darauf zurückgeführt werden, dass die Muttermilch zu wenig Eisen bzw. dass die Mutter überhaupt gestillt habe, in Wirklichkeit durch das zu frühe Durchtrennen der Nabelschnur hervorgerufen werden. Der Eisengehalt in der Milch ist sehr wohl angemessen, nur konnte die Natur ja nicht voraussehen, dass jemand einmal Klemmen und Scheren erfinden würde. In der Natur klemmt freilich kein Säugetier die Nabelschnur seines Jungen ab. Hier wartet die Mutter, dass sie sich (nach einigen Minuten) von selbst verschließt, und beißt sie dann mit den Zähnen durch.

Sprechen Sie während der Schwangerschaft mit Ihrer Hebamme und Ihrem Frauenarzt bzw. Ihrer Frauenärztin darüber.

Kein Jod

Arena Ansotegui J, Emparanza Knörr JI. Los antisépticos yodados no son inocuos. An Esp Pediatr 2000;53:25-9
http://www.maternum.com/Biblioteca/AntisepticosYodados.pdf
Vorherr H., Vorherr U., Mehta P., Ulrich J., Messer R., Vaginal Absorption of Povidone-Iodine, The Journal of the American Medical Association, 1980;244:2628-2692
http://jama.jamanetwork.com/article.aspx?articleid=372889

Abnabeln

Pisacane A. Neonatal prevention of iron deficiency. Br Med J 1996;312:136-7
http://bmj.com/cgi/content/full/312/7024/136

Nelle M, Zilow EP, Kraus M, Bastert G, Linderkamp O. The effect of Leboyer delivery on blood viscosity and other hemorheologic parameters in term neonates. Am J Obstet Gynecol. 1993;169:189-93.

McDonnell M, Henderson-Smart DJ. Delayed umbilical cord clamping in preterm infants: a feasibility study. J Paediatr Child Health. 1997;33:308-10.

Ibrahim HM, Krouskop RW, Lewis DF, Dhanireddy R. Placental transfusion: umbilical cord clamping and preterm infants. J Perinatol 2000;20:351-4.

Rabe H, Wacker A, Hulskamp G, Hornig-Franz I, Schulze-Everding A, Harms E et al. A randomised controlled trial of delayed cord clamping in very low birth weight preterm infants. Eur J Pediatr. 2000;159:775-7.

Mercer JS. Current best evidence: a review of the literature on umbilical cord clamping. J Midwifery Womens Health. 2001;46:402-14.

Grajeda R, Perez-Escamilla R, Dewey KG. Delayed clamping of the umbilical cord improves hematologic status of Guatemalan infants at 2 mo of age. Am J Clin Nutr. 1997;65:425-31.

Gupta R, Ramji S. Effect of delayed cord clamping on iron stores in infants born to anemic mothers: a randomized controlled trial. Indian Pediatr 2002;39:130-5
www.indianpediatrics.net/feb2002/feb-130-135.htm

Kapitel fünf:
Beginn der Stillzeit

Babyfreundliche Krankenhäuser

Die Weltgesundheitsorganisation (WHO) und UNICEF veröffentlichten 1989 gemeinsam eine Erklärung unter dem Titel »Stillen – Schutz, Förderung und Unterstützung – die besondere Rolle des Gesundheitspersonals«. Darin wurden erstmals die zehn Schritte zum erfolgreichen Stillen vorgestellt:

Alle als »Babyfreundlich« zertifizierten Einrichtungen, in denen Entbindungen stattfinden und Neugeborene betreut werden, müssen demnach folgende zehn Anforderungen erfüllen:

1. Über schriftliche Stillrichtlinien verfügen, die mit allen MitarbeiterInnen regelmäßig besprochen werden.
2. Alle MitarbeiterInnen so schulen, dass sie die notwendigen Kenntnisse und Fähigkeiten für die Umsetzung der Stillrichtlinien besitzen.
3. Alle schwangeren Frauen über die Bedeutung und die Praxis des Stillens informieren.
4. Müttern ermöglichen, ihr Kind innerhalb der ersten halben Stunde nach der Geburt anzulegen.
5. Den Müttern das richtige Anlegen zeigen und ihnen erklären, wie sie ihre Milchproduktion aufrechterhalten können, auch im Falle einer Trennung von ihrem Kind.
6. Neugeborenen Kindern weder Flüssigkeiten noch sonstige Nahrung zusätzlich zur Muttermilch geben, außer bei medizinischer Indikation.
7. Ein »24-Stunden-Rooming-in« praktizieren: Mutter und Kind bleiben Tag und Nacht zusammen.
8. Die Mütter zum Stillen nach Bedarf ermutigen.
9. Gestillten Säuglingen keine künstlichen Sauger anbieten.
10. Die Entstehung von Stillgruppen fördern und Mütter bei der Entlassung aus der Klinik oder Entbindungseinrichtung mit diesen Gruppen in Kontakt bringen.

Zwei Jahre später, im Jahr 1991, riefen WHO und UNICEF das Programm *Baby-friendly Hospital Initiative* ins Leben. Alle Kliniken der Welt sollten diese zehn Schritte erfüllen. In jedem Land wurde dazu ein Komitee eingerichtet, das sich für die Umsetzung der Initiative einsetzt. In Deutschland ist das der im Jahr 2000 gegründete Verein zur Unterstützung der WHO/UNICEF-Initiative *Babyfreundliches Krankenhaus (BFHI) e.V.*, dem Einrichtungen der Geburts- und Kinderheilkunde, Organisationen, Verbände und Institutionen angehören.

Kliniken, die eine solche Zertifizierung beantragen, werden nach strengen Kriterien überprüft. Wenn alle zehn Anforderungen erfüllt sind, erhalten sie das Qualitätssiegel *Babyfreundlich*. In Deutschland gibt es derzeit (2015) etwa 90 solcher Kliniken. Eine Auflistung finden Sie unter: www.babyfreundlich.org.

Wenn es in Ihrer Gegend eine babyfreundliche Klinik gibt, wäre es eine Möglichkeit, dort zu entbinden. Wenn nicht, ist das aber auch kein Problem. Es ist nicht ganz einfach, die zehn Kriterien für das Qualitätssiegel zu erfüllen, glücklicherweise gibt es jedoch auch zahlreiche andere Kliniken, die sehr gute Arbeit leisten.

Fragen Sie Ihre/n GynäkologIn oder Ihre Hebamme, fragen Sie Freundinnen und Bekannte, die erst kürzlich Kinder auf die Welt gebracht haben, und zögern Sie auch nicht, sich die Kliniken persönlich anzuschauen und dort all Ihre Fragen zu stellen.

Sicher möchten Sie wissen, wie die Geburt betreut wird, ob Sie herumlaufen oder sich hinhocken oder die Position einnehmen können, die Sie wünschen, ob Ihr Partner oder eine Person Ihrer Wahl bei der Geburt dabei sein kann, ob in dieser Klinik rasiert wird, Einläufe oder Dammschnitte üblich sind ... An dieser Stelle detailliert darauf einzugehen, wie eine normale Geburt verlaufen sollte, würde den Rahmen dieses Buches sprengen. Weitere Informationen auf Englisch finden Sie z. B. unter:
http://www.who.int/reproductivehealth/publications/ maternal_perinatal_health/MSM_96_24_/en/
In Spanien, wo es bis vor einigen Jahren noch zahlreiche Kaiserschnittgeburten gab und in Kliniken viele ungerechtfertigte Maßnahmen üblich waren, die zur Folge hatten, dass nicht wenige Frauen die Geburt als »kalt und distanziert« erlebten, wird die natürliche Geburt mittlerweile auch vom Gesundheitsministerium und den entsprechenden Stellen der Autonomen Regionen aktiv gefördert.

Interessant ist auch eine Beschreibung in *Becoming a mother* von Dr. Nylander über die Betreuung der Geburt in Norwegen.

Zudem sollten Sie erfragen, wie hoch der Anteil an Kaiserschnittgeburten in Ihrer Geburtsklinik ist. Natürlich kommt man in einigen Fällen um einen Kaiserschnitt nicht herum: Er kann für Mutter, Kind oder beide lebensrettend sein. Doch viele Kaiserschnitte sind ganz und gar unnötig. In Spanien beispielsweise liegt der Durchschnitt landesweit bei etwas mehr als 20 %. Man sollte meinen, in kleinen Kliniken und Kreiskrankenhäusern, in denen keine Risikoschwangerschaften betreut werden, gäbe es weniger Kaiserschnitte; in spezialisierten Kliniken hingegen, wo man es eben mit diesen Risikoschwangerschaften zu tun hat, müsste die Zahl der Kaiserschnitte deutlich höher liegen. Dennoch gibt es in Spanien spezialisierte Krankenhäuser, in denen die Kaiserschnittrate unter 15 % liegt, und kleine Kliniken mit mehr als 35 %.

Zögern Sie nicht, im Krankenhaus Ihrer Wahl nach der Kaiserschnittanzahl des Vorjahres zu fragen. Diese Information sollte man Ihnen problemlos zur Verfügung stellen können.

Doch kehren wir zu unserem eigentlichen Thema zurück: dem Stillen. Finden Sie heraus, welche der zehn oben aufgeführten Anforderungen von den Kliniken in Ihrer Gegend erfüllt werden. Insbesondere sollten Sie erfragen, ob Sie Ihr Kind im Kreißsaal gleich nach der Geburt anlegen und ob Sie es Tag und Nacht bei sich im Zimmer behalten können. Überprüfen Sie die Informationen, die Sie erhalten, indem Sie andere Mütter fragen, ob alles so stimmt oder ob es sich einfach nur um schöne Theorien handelt. Fragen Sie auch, ob das Personal nett war, ob es das Stillen unterstützt hat und in der Lage war, die Mütter bei kleinen Problemen zu unterstützen.

Und was, wenn Ihnen absolut keine andere Wahl bleibt, als in einer Klinik zu gebären, wo Mutter und Kind erst Stunden nach der Geburt zusammenkommen? Wenn Ihr Baby nachts nicht bei Ihnen sein kann (in Spanien gibt es sogar noch vereinzelt Kliniken, in denen Neugeborene auch tagsüber in einem anderen Raum sind und den Müttern nur alle drei Stunden zum Stillen gebracht werden)? Oder wo allen Neugeborenen eine Glucoselösung verabreicht wird? Dann haben Sie immer noch Zeit, etwas zu verändern. Noch bleiben Ihnen einige Monate bis zur Geburt; kämpfen Sie für Ihre Gesundheit und für die Ihres Kindes. Denn die Vernunft ist auf Ihrer Seite. Hilfreich ist sicher auch, Ihre Argumente durch entsprechende Literatur zu belegen, damit man Sie nicht als Stillfanatikerin abtun kann, deren Ansichten weder Hand noch Fuß haben.

Sollte man Ihnen sagen, dass Mutter oder Kind nach der Geburt zwei Stunden lang (oder wie lange auch immer) beobachtet werden müssen, dann bitten Sie einfach darum, dass Sie gemeinsam beobachtet werden. Für die Klinik dürfte das eigentlich sogar noch bequemer sein, weil dann nicht eine Pflegerin zur Beobachtung des Neugeborenen und eine Hebamme zur Beobachtung der Mutter abgestellt werden müssen, sondern eine Person für beide zuständig sein kann. Sollte man Ihnen dann entgegenhalten, man habe *das hier schon immer so gemacht*, oder *das sind die Vorschriften*, dann fragen Sie doch, wer dazu befugt ist, eine Ausnahme zu genehmigen. Damit verlangen Sie nicht, dass die Vorschriften geändert werden; Sie fordern nicht, dass alle Kinder bei ihren Müttern sein können. Sie wollen lediglich, dass Ihr Kind bei Ihnen ist. Dies zu genehmigen, dazu wird doch sicher die Leitung der Entbindungsstation befugt sein, nicht wahr? Und wenn nicht sie, dann vielleicht der Chefarzt/die Chefärztin? Gehen Sie so weit, wie Sie gehen müssen. Und wenn Sie letztlich trotz großer Widerstände erreicht haben, was Sie wollten, sollten Sie darum bitten, dass dies in Ihren Unterlagen vermerkt wird. (Nicht, dass Sie kein Vertrauen hätten. Natürlich haben Sie Vertrauen – aber was, wenn die Geburt auf einen Sonntag fällt und das anwesende Personal nichts von der Sondergenehmigung des Chefs weiß?) Wenn Sie nur unter großem Bitten und Flehen erreichen konnten, dass Ihr Baby die ganze Nacht bei Ihnen bleiben kann, sollten Sie unbedingt versuchen, dass Sie jemand (beispielsweise Ihr Partner oder Ihre Mutter) begleitet, um Sie nachts vor Ort zu unterstützen. Denn wenn Sie nun einmal alle so *genervt* haben und dann aber möglicherweise in der Klinik um Mitternacht klingeln müssen, weil Sie irgendetwas brauchen, dann können Sie sich mit Sicherheit etwas anhören.

Vor mehr als zehn Jahren habe ich von einem Krankenhaus gehört, das Neugeborene nur im Raum der Mutter beließ, wenn diese schriftlich zustimmte, dass die Klinik keinerlei Verantwortung übernähme, sollte das Kind in der Nacht versterben. Als hätte ein Neugeborenes nichts Besseres zu tun als zu sterben! Was für ein Schlag unter die Gürtellinie, um werdende Mütter in Angst und Schrecken zu versetzen! Freilich hat ein solches Dokument keinerlei rechtlichen Wert; natürlich ist die Klinik weiterhin verpflichtet, sich um Ihr Kind zu kümmern, falls Probleme auftreten sollten. Auch die Versorgungszimmer für Neugeborene sind keine Intensivstationen mit ständiger Überwachung. Dort sind die Neugeborenen in der Regel nachts allein und nur ab und zu schaut jemand nach ihnen.

Auch habe ich von einer Privatklinik gehört, in der es letztlich ein finanzielles Problem war, da die nächtliche Betreuung der Neugeborenen separat abgerechnet wurde. Und wenn die Mutter zustimmte, diese trotzdem zu bezahlen, konnte sie auch das Kind problemlos bei sich behalten. Ich hoffe sehr, dass solche Episoden mittlerweile der Vergangenheit angehören.

Der Milcheinschuss

Um den dritten Tag nach der Geburt spürt die Mutter in der Regel, dass sich die Brüste füllen. Dies wird gemeinhin als Milcheinschuss bezeichnet.

Vor einigen Jahrzehnten, als Neugeborene in den ersten 24 bis 48 Stunden nach der Geburt (oder noch länger) nicht angelegt wurden und auch dann nur stark eingeschränkt, war ein Milcheinschuss eine spektakuläre Angelegenheit. Die Brüste unserer Mütter oder Großmütter wurden hart *wie Stein*. Manche bekamen sogar Fieber (das sogenannte Milchfieber), das nicht auf eine Infektion zurückzuführen ist, sondern auf das Platzen der Milchgänge durch den Druck der angesammelten Milch. Die sickert dann in das Bindegewebe ein und agiert dort als Fremdkörper. Einige Großmütter erzählen solche Geschichten mit derartigem Enthusiasmus, dass sich bei manchen werdenden Müttern Enttäuschung und Sorge breitmachen. Doch heutzutage haben sich die Dinge selbst in jenen Kliniken geändert, in denen noch nicht alles perfekt ist. Das Stillen beginnt in den ersten Stunden nach der Geburt, das Neugeborene ist zumindest tagsüber bei der Mutter, und selbst wenn noch nicht komplett nach Bedarf gestillt wird, sind die Zeitvorgaben doch flexibel. Da das Baby die Brust leert, kann sich folglich keine zu große Milchmenge darin ansammeln. Wenn die Brüste trotzdem hart wie Stein sind, gilt dies heute als Erkrankung und wird als Brustdrüsenschwellung bezeichnet (S. 161). Die meisten Frauen aber nehmen lediglich einen leichten bis mittleren Größenzuwachs ihrer Brüste wahr. Einige bemerken auch gar nichts. Von mehr als einer Mutter habe ich zwei bis drei Wochen nach der Geburt gehört, sie habe noch keinen Milcheinschuss gehabt. Würde ihr Kind nicht zunehmen, könnte ich das sogar glauben; wenn aber das Kind gedeiht, fröhlich ist wie ein Schneekönig und keine Flasche bekommt, dann muss das ja auch irgendwo herkommen.

Gelegentlich kommt es sogar zu einem zweiten Milcheinschuss. Wenn beispielsweise ein Neugeborenes erst nicht richtig an der Brust angelegt wird oder nicht effektiv saugt und auch nicht zunimmt, dann aber nach einer oder zwei Wochen besser trinkt (oder die Mutter beginnt, Milch auszustreichen oder abzupumpen), kann sie zwei oder drei Tage nach dieser Veränderung bemerken, dass ihre Brüste plötzlich sehr voll sind. Diese Information ist wichtig, denn es sind auch schon erschrockene Mütter in der Notaufnahme aufgetaucht. Würden sie dort mit einem Lächeln zu hören bekommen: »Keine Sorge, gute Frau, das ist nur ein Milcheinschuss«, dann wüssten sie, dass sie sich diesen Weg auch hätten sparen können. Problematisch wird es jedoch, wenn in einem solchen Fall eine Brustentzündung diagnostiziert wird (erster Fehler: weil es keine ist), die Mutter Amoxillin bekommt (zweiter Fehler: dieses Antibiotikum wirkt bei Brustentzündung fast nie) und man ihr sagt, sie müsse unverzüglich abstillen (dritter Fehler: denn eine Brustentzündung ist kein Grund zum Abstillen).

Es gibt auch Mütter, die einen neuen Milcheinschuss bemerkten, als ihr Kind im Alter von mehreren Monaten oder gar Jahren plötzlich wieder häufiger an der Brust trank, wie beispielsweise eine Zweijährige, der im Urlaub keine der angebotenen Speisen des Hotelbuffets zusagte.

Gewichtsverlust

Neugeborene verlieren zunächst an Gewicht, holen dies dann aber nach wenigen Tagen wieder auf. Das ist völlig normal.

In der Regel verlieren sie unmittelbar nach der Geburt zwischen vier und sechs Prozent ihres Körpergewichts, nach weniger als einer Woche haben sie das jedoch meist wieder ausgeglichen. Einige nehmen auch etwas mehr ab oder es dauert länger, bis sie wieder aufgeholt haben. Aber wo ist die Grenze? Was gilt hier noch als normal? Die meisten KinderärztInnen gehen davon aus, dass ein Gewichtsverlust von zehn bis hin zu zwölf Prozent möglich sei. Manchmal ist ein hohes Geburtsgewicht auch auf gespeicherte Flüssigkeit zurückzuführen, die dann mit dem Urin wieder ausgeschieden wird; diese Kinder verlieren etwas mehr an Gewicht (maximal bis zu 1,5 %) und es dauert auch länger, bis sie es wieder aufgeholt haben. Wurden der Mutter während der Geburt Infusionen verabreicht, kommt das Kind möglicherweise mit einem erhöhten Maß an eingelagerter Flüssigkeit zur Welt und nimmt innerhalb weniger Stunden relativ viel ab. Woher weiß man, ob ein Gewichtsverlust durch Flüssigkeit zustande kommt oder wirklich an die Substanz geht? Weil Fett nicht von einem Tag auf den anderen abgebaut werden kann; dann nämlich geht das Gewicht über mehrere Tage hinweg nach und nach zurück.

Unterschiedliche Angaben findet man dazu, in welchem Zeitraum das Geburtsgewicht wieder erreicht werden sollte. Einige Autoren sprechen von maximal zwei Wochen, andere von maximal drei, die meisten äußern sich einfach gar nicht. Es liegt auf der Hand, dass es sich hier um willkürliche und gerundete Zahlen handelt. Ich selbst habe zwei Mädchen gesehen, bei denen es sogar 22 Tage dauerte, bis sie ihr Geburtsgewicht wieder erreicht hatten.

Man sollte allerdings nicht mit verschränkten Armen darauf warten, dass das Baby von selbst wieder zunimmt. Die meisten der Kinder, die acht bis zehn Prozent an Gewicht verlieren, erlangen es mit Sicherheit innerhalb weniger Tage wieder, ganz gleich, was die Mutter tut oder nicht. Einige Kinder aber nehmen immer weiter ab, bis es zu gravierenden Problemen kommen kann. (Anmerkung der Herausgeberinnen: Bitte lassen Sie sich frühzeitig kinderärztlich beraten, wenn Ihr Kind mehr als zehn Prozent Gewicht verloren hat.) Ab einem bestimmten Zeitpunkt tut sich dann ein Teufelskreis auf: Der Säugling ist so geschwächt, dass er nicht weint, nur noch schläft und absolut ruhig scheint, und wenn er trotzdem an die Brust genommen wird, trinkt er fast nichts, weil ihm die Kraft zum Saugen fehlt. Es mussten bereits Säuglinge auf die Intensivstation gebracht werden, weil sie um die 30 Prozent an Gewicht verloren hatten. Auch Todesfälle hat es schon gegeben. Ich sage dies nicht, um den Schwangeren Angst zu machen; solche Probleme kommen nur sehr selten vor und sind vor allem auch absehbar. Kein Kind verliert von heute auf morgen 30 Prozent seines Körpergewichts. Zunächst sind es 10, dann 15, dann 20 Prozent. Das dauert mehrere Tage. Innerhalb dieses Zeitraums kann eine Person mit Erfahrung deutlich erkennen, dass das Kind nicht gut trinkt, dass es zu schläfrig ist, dass also sein Verhalten nicht normal ist. Und wo diese Erfahrung fehlt, kann selbst eine einfache Küchenwaage rechtzeitig einen Hinweis darauf geben, dass etwas unternommen werden muss.

Und dies ist der Fall, lange bevor das Kind zehn Prozent seines Geburtsgewichts verloren hat, nämlich dann, wenn es sein ursprüngliches Gewicht nicht innerhalb einiger Tage wiedererlangt. Es ist zu prüfen, ob das Kind richtig und häufig genug angelegt wird, mindestens acht- bis zehnmal pro Tag (besser noch zwölfmal oder mehr). Lenken Sie Ihr Baby keinesfalls ab, damit es zwischen dem einen Anlegen und dem nächsten *noch ein wenig aushält*; ganz im Gegenteil: Vergeuden Sie nicht die Zeit Ihres Kindes mit einem Schnuller, denn Schnuller machen nicht dick. Warten Sie auch nicht mit dem Stillen, bis das Kind vor Hunger weint. Achten Sie vielmehr aufmerksam auf frühe Anzeichen für Hunger: Das Kind wacht auf, regt sich, dreht suchend den Kopf, macht Geräusche, bewegt Lippen und Zunge, nimmt die Händchen zum Mund ...

Sollte Ihr Kind trotz alledem etwa acht Prozent seines Gewichtes verlieren, könnten Sie es mit der nachfolgend beschriebenen Methode der Brustkompression versuchen. Wenn dies keine Abhilfe schafft (oder wenn Sie Zeit dafür haben), streichen Sie Milch aus und geben Sie diese Ihrem Kind zusätzlich zum Stillen mit einem kleinen Becher oder einer Pipette.

Trinkt ein Säugling schlecht (aus welchem Grund auch immer), hat das Ausstreichen der Milch mehrere Vorteile: Die Milchproduktion wird angeregt, die Milch wird sichtbar (womit jenen die Argumente genommen werden, die die ganze Zeit sagen: »Du hast keine Milch«) und Sie können Ihrem Kind die Milch auf anderem Wege anbieten und so erreichen, dass es zunimmt. Wenn Sie versuchen, Ihrem Kind abgepumpte Milch zu geben, es diese aber nicht trinken möchte, und wenn Sie dann die Milch wegschütten müssen, weil Sie nicht wissen, was Sie sonst damit tun sollen, dann können Sie sicher sein, dass das Problem nicht ein Mangel an Milch ist und dass eine Flasche in diesem Fall auch keine Abhilfe schaffen würde. Wenn ein Säugling nicht zunimmt und gleichzeitig auch nicht mehr Milch verlangt, dann stimmt aller Wahrscheinlichkeit nach etwas nicht und er sollte vom Kinderarzt bzw. der Kinderärztin gründlich untersucht werden.

Ganz wichtig: Milch zu gewinnen ist nicht so leicht. Am Anfang kommt erst einmal gar nichts heraus, was aber nicht bedeutet, dass Sie keine Milch haben, sondern nur heißt, dass Sie erst lernen müssen, wie Sie sie gewinnen können. Dies kann durchaus ein paar Tage dauern.

Brustkompression

Die Brustkompression ist eine sehr nützliche Technik, wenn ein Säugling nicht gut trinkt. Vielleicht trinkt er schlecht, weil er sehr müde ist, Gewicht verloren hat und geschwächt ist, oder weil die Stillposition nicht richtig ist, er die Zunge nicht gut koordinieren kann, er krank oder ein Frühchen ist und beim Trinken rasch ermüdet ... Diese Methode bietet sich auch an, um die einzelnen Stillzeiten abzukürzen, wenn die Mutter wunde oder schmerzende Brustwarzen hat.

Es kommt vor, dass das Kind einige Minuten lang gut trinkt (oder zumindest einigermaßen) und dann mit der Brust im Mund innehält, ohne etwas zu tun. Es lässt die Brust nicht los, aber es saugt auch nicht mehr. So kann es an jeder Brust eine halbe oder dreiviertel Stunde lang verharren, wobei es aber die meiste Zeit nicht trinkt. Natürlich bringt es nichts, die Brust einfach nur im Mund zu haben, ohne zu saugen; dann ist es schon besser, wenn die Mutter die Brustkompression anwendet. Funktioniert das nicht, dann pumpen Sie Ihre Milch ab oder streichen sie von Hand aus.

In den ersten Minuten, in denen Ihr Kind aktiv trinkt, sollten Sie es nicht dabei stören. Hält es dann inne, drücken Sie vorsichtig Ihre Brust im Sandwichgriff (siehe Abb. 6) zusammen. Halten Sie ihre Hand möglichst weit vom Brustwarzenhof entfernt, damit sie Ihrem Kind die Brust dabei nicht aus dem Mund ziehen. Drücken Sie nicht zu zaghaft, aber fügen Sie sich auch keine Schmerzen zu. Halten Sie den Druck. Dann tritt in der Regel ein Milchstrahl aus und der Säugling, der gerade gar nichts getan hat, wird angenehm überrascht und trinkt weiter. Halten Sie weiter den Druck, auch während Ihr Kind trinkt. Kommt es dann wieder zur Ruhe (oder fast), dann lassen Sie die Brust los. Manchmal tritt dabei erneut ein wenig Milch aus und das Kind trinkt gleich noch ein bisschen weiter. Kommt es wieder zur Ruhe, drücken Sie erneut. Will es sich abermals ausruhen, lassen Sie die Brust wieder los. So können Sie mit der Hand um die ganze Brust herum wandern.... Wiederholen Sie den Vorgang, bis es nicht mehr funktioniert und Ihr Kind auf die Brustkompression nicht mehr reagiert. Dann ist ein guter Zeitpunkt, an der anderen Seite anzulegen.

Es handelt sich hier um eine Ausnahme vom *Stillen nach Bedarf*. Hierbei kann das Kind ja an der Brust bleiben, bis es von alleine zu trinken aufhört. Aber genau genommen ist es gar keine Ausnahme: Es ist eine Sache, *das Kind trinken zu lassen*, und eine andere Sache, *das Kind mit der Brust im Mund zu belassen, ohne dass es trinkt*.

Besser ein kurzes Stillen und ein erneutes Anlegen nach einer Stunde als eine Stunde mit einem angedockten Kind zu verbringen, das gar nicht trinkt. Häufigeres, aber kürzeres Anlegen hat den Vorteil, dass Ihnen Zeit zum Ausruhen bleibt und sogar zum Gewinnen von Milch, falls dies erforderlich sein sollte.

Zufüttern

Verliert ein Säugling zu viel Gewicht oder kann den Gewichtsverlust nicht schnell wieder ausgleichen und sind die oben aufgeführten Methoden gescheitert, dann muss Säuglingsnahrung zugefüttert werden. Muttermilch wäre freilich besser, manchmal gelingt es jedoch nicht, ausreichend Milch zu gewinnen, sodass der Zeitpunkt kommt, an dem man nicht länger warten kann.

Es gibt dafür keine feste Regel. Man kann nicht sagen: »Bei einem Gewichtsverlust von zehn Prozent muss zugefüttert werden.« Bei einigen Kindern ist das eher erforderlich, bei anderen später. Die Entscheidung wird von Fall zu Fall der Kinderarzt oder die Kinderärztin treffen müssen, je nach Allgemeinzustand und Entwicklung. Denn wenn der Gewichtsverlust gestern beispielsweise noch bei 100 g lag und heute bei 20 g, dann setzt er sich zwar fort, es ist jedoch etwas anderes, wenn es gestern 20 g waren und heute 100 g. Möglicherweise kann man im ersten Fall noch etwas abwarten, ob sich der Zustand weiter verbessert, im zweiten Fall müsste man allerdings umgehend handeln.

Sowohl die *American Academy of Pediatrics* (Amerikanische Akademie für Pädiatrie, AAP) als auch die Europäische Gesellschaft für pädiatrische Gastroenterologie, Hepatologie und Ernährung (ESPGHAN) empfehlen für Kinder, in deren Familien Allergien auftreten, hydrolisierte Milchnahrung (nicht jene *hypoallergene* Säuglingsanfangsnahrung, die zu nichts taugt, sondern eine *extensiv hydrolisierte* Milch, die man Kindern mit Milchallergie gibt). Da diese Empfehlungen zahlreichen KinderärztInnen nicht bekannt sind, sollten Sie das Gespräch mit Ihrem Kinderarzt oder Ihrer Kinderärztin suchen. Mit hoher Wahrscheinlichkeit finden Sie bei den AllergologInnen Ihrer Klinik Unterstützung, um Ihren Kinderarzt oder Ihre Kinderärztin zu überzeugen.

Am Anfang ist es besser, die Zusatznahrung mit einem kleinen Becher oder einer Pipette zu geben, oder aber mit einem Brusternährungsset.

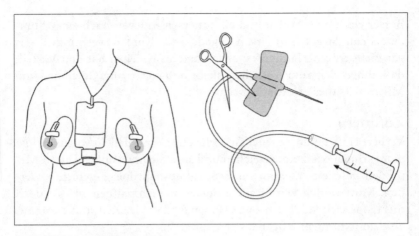

Abbildung 13: Brusternährungsset

Hat der Säugling bereits viel an Gewicht verloren und ist es nicht möglich, ihm die Milch alternativ zu füttern, dann zögern Sie nicht, Ihrem Kind eine Flasche zu geben. Davon geht die Welt auch nicht unter und später kommen Sie wieder davon weg.

Wenn Zufüttern also wirklich erforderlich ist, dann ist Großzügigkeit gefragt. Das Zufüttern ist deshalb gerechtfertigt, weil die Situation ernst ist, und da ist es mit 30 ml pro Tag nicht getan. Denn ein Säugling, der nur 30 ml braucht, benötigt aller Wahrscheinlichkeit nach eigentlich kein Zufüttern. Wir wollen schließlich die Situation, dass das Kind weitere zwei oder drei Wochen lang nur 30 oder 40 g wöchentlich zunimmt, nicht weiter in die Länge ziehen, sondern es soll rasch zunehmen und gesund und kräftig werden. Dann wird es auch besser an der Brust trinken können, es bildet sich mehr Milch und Sie kommen wieder ohne Zufüttern zurecht. Bieten Sie ihm deshalb anfangs etwa alle drei Stunden zwischen 30 und 60 ml an, und zwar immer unmittelbar nachdem es an der Brust getrunken hat. Und wenn es alles austrinkt und noch Hunger zu haben scheint, dann geben Sie eben noch 30 ml dazu.

Ein wichtiger Hinweis an dieser Stelle: Wir sagen immer, dass Muttermilch wunderbar ist. Daraus haben einige scheinbar geschlossen, dass Muttermilchersatznahrung schlecht sei. Ich habe Eltern gesehen, die ihrem Kind alles geben wollen, bloß keine »künstliche Milch« (Flaschenmilch). Dann schon lieber »Sojamilch«, »Mandelmilch«, »Reismilch«, Ziegenmilch ... Dies aber ist ein großer Irrtum. Zwar gibt es Säuglingsnahrung auf Sojabasis, viele Experten raten jedoch davon ab, es sei denn, sie wurde vom Kinderarzt bzw. der Kinderärztin empfohlen. Soja enthält natürliche Phytoöstrogene (hormonähnliche Inhaltsstoffe), die nicht in großen Mengen aufgenommen werden sollten. Und wir sprechen hier von Soja-Säuglingsnahrung, die in der Apotheke erhältlich ist und speziell für Säuglinge entwickelt wurde. Normale *Sojadrinks*, die in vielen Lebensmittelgeschäften angeboten werden, sind der Säuglingsmilch alles andere als ähnlich und sollten einem Kind niemals vor dem ersten Geburtstag anstelle von Muttermilch oder Muttermilchersatznahrung gegeben werden. Und erst recht nicht Mandel-, Reis- oder Haferdrinks, denn diese Produkte gleichen der Muttermilch absolut nicht. Ein Neugeborenes, das nichts anderes zu sich nehmen würde, könnte nicht überleben. Diese als *Milch* bezeichneten Drinks enthalten zumeist nur wenige Proteine, fast keine Fette, sehr viel Zucker ... und von Vitaminen, Mineralien und anderen Nährstoffen wollen wir lieber gar nicht erst reden. Sie werden nur als Milch bezeichnet, weil es sich um weiße Flüssigkeiten handelt, ansonsten aber haben sie überhaupt nichts mit Milch zu tun. Inzwischen gilt in der EU eine Verordnung, aufgrund derer die Bezeichnung Milch nur noch für Kuhmilch zulässig ist.

Was nun Ziegenmilch angeht, so ist diese der Kuhmilch sehr ähnlich, der Muttermilch allerdings gar nicht. Es ist auch Babynahrung auf Ziegenmilchbasis im Handel, die speziell für Säuglinge hergestellt wird. Das heißt, es werden eine Menge Sachen entfernt und eine Menge Sachen hinzugefügt, wie übrigens auch bei der Kuhmilch, damit daraus etwas wird, was menschliche Säuglinge trinken können. Man kann diese Milch in bestimmten Geschäften finden oder sie im Internet bestellen. Gegenüber Säuglingsnahrung auf Kuhmilchbasis hat sie keinerlei Vorteile. Sollten Sie sich dennoch dafür entscheiden, Ihrem Kind Ziegenmilch zu geben, vergewissern Sie sich unbedingt im Vorfeld, dass eine Eignung dieser Milch für Säuglinge auf dem Etikett klar angegeben ist.

Gefährden Sie bitte nicht die Gesundheit Ihres Kindes, indem Sie exotische Dinge ausprobieren. Die Industrie beschäftigt sich seit nunmehr einem Jahrhundert damit, industriell hergestellte Säuglingsmilch zu erforschen und zu verbessern, und ihre Zusammensetzung ist durch eine sehr strenge internationale Gesetzgebung geregelt. Wenn ein Säugling keine Frauenmilch bekommen kann, ist Muttermilchersatznahrung die nächstbeste Option.

Babyfreundliche Krankenhäuser

World Health Organization, Department of Reproductive Health and Research. Care in normal birth: a practical guide. 1996 WHO reference number: WHO/FRH/MSM/96.24

Gewichtsverlust

Avoa A, Fischer PR. The influence of perinatal instruction about breast-feeding on neonatal weight loss. Pediatrics 1990;86:313-4

Mikiel-Kostyra K, Mazur J. Hospital policies and their influence on newborn body weight. Acta Pædiatr 1999;88: 72-5

Bertini G, Breschi R, Dani C. Physiological weight loss chart helps to identify high-risk infants who need breastfeeding support. Acta Paediatr 2014 Oct 4 http://onlinelibrary.wiley.com/doi/10.1111/apa.12820/pdf

Flaherman VJ, Schaefer EW, Kuzniewicz MW et al. Early weight loss nomograms for exclusively breastfed newborns. Pediatrics 2015;135:e16-23 http://pediatrics.aappublications.org/content/135/1/e16

Zufüttern

Zeiger RS. Food Allergen Avoidance in the Prevention of Food Allergy in Infants and Children. Pediatrics 2003;111:1662-71
http://pediatrics.aappublications.org/cgi/reprint/111/6/S2/1662

Academy of Breastfeeding Medicine Protocol Committee. ABM clinical protocol #3: hospital guidelines for the use of supplementary feedings in the healthy term breastfed neonate, revised 2009. Breastfeed Med. 2009;4:175-82
http://www.bfmed.org/Resources/Protocols.aspx

American Academy of Pediatrics Committee on Nutrition. Soy protein-based formulas: recommendations for use in infant feeding. Pediatrics 1998;101:148-153
http://pediatrics.aappublications.org/content/101/1/148

New Zealand Ministry of health. Soy-based infant formula. Wellington 1998
www.soyonlineservice.co.nz/downloads/mohsoy.pdf

Kapitel sechs:
Wissenswertes über Stillkinder

Die Brust des Kindes

Bei der Geburt ist die Brust bei allen Kindern, Jungen wie Mädchen, in der Regel leicht geschwollen. Grund dafür ist die Wirkung der weiblichen Hormone, die das Kind über die Plazenta aufgenommen hat. Manchmal werden sogar einige Tropfen Milch gebildet, die sogenannte Hexenmilch. Das ist völlig normal, auch bei kleinen Jungen. Es besteht keinerlei Handlungsbedarf. Sie müssen nicht daran herumdrücken oder versuchen, die Milch irgendwie aus der Brust herauszubekommen, bei zu starkem Druck besteht sogar die Gefahr einer Brustentzündung. Dieses Phänomen hat nichts damit zu tun, ob der Säugling Muttermilch oder Flaschennahrung bekommt, und selbstverständlich kann er auch weiterhin gestillt werden.

Bei Mädchen unter zwei Jahren kann es gelegentlich vorkommen, dass eine oder beide Brüste wachsen. Das nennt man *prämature Thelarche*, was so viel bedeutet wie *verfrühte Brustentwicklung*. Dabei ist die Brustgröße in jeder Hinsicht variabel (also nicht nur von Fall zu Fall, sondern sie kann auch bei jedem Mädchen ebenso zu- wie abnehmen). Davon abgesehen gibt es keine weiteren Pubertätsanzeichen (keine Schamhaare, keine Achselbehaarung ...) und die prämature Thelarche ist auch nicht mit einer vorzeitigen Pubertät zu verwechseln. Im Zweifelsfall kann Ihr Kinderarzt einige Untersuchungen durchführen. Bei einer vorzeitigen Pubertät ist das Knochenalter beschleunigt (*akzeleriert*) und der LH-Spiegel (*LH: Luteinisierendes Hormon*) ist erhöht, bei der prämaturen Thelarche hingegen sind beide Werte im normalen Bereich. Im Alter zwischen drei und fünf Jahren normalisiert sich die Brustgröße dann meist wieder, bei einigen Mädchen bleibt sie jedoch, bis die Pubertät das ihre tut. Solche Fälle gibt es, aber sie haben mit dem Stillen rein gar nichts zu tun. Sie können Ihrem Kind weiter die Brust geben.

Nabel und Baden

Die Nabelschnur trocknet ein und fällt etwa um den zehnten Lebenstag ab. Es kommt aber auch vor, dass sie erst nach zwei oder drei Wochen oder manchmal sogar erst nach fast anderthalb Monaten abfällt. Durch die Anwendung von Alkohol oder anderen Desinfektionsmitteln wird das Abfallen der Nabelschnur verzögert. Keinesfalls sollten jodhaltige Produkte (S. 86) angewendet werden. Der Bauchnabel des Neugeborenen kann das Eingangstor für gefährliche Infektionen sein. Wohl deshalb ist es zur Gewohnheit geworden, ihn mit Desinfektionsmitteln (*Antiseptika*) zu behandeln. Diverse wissenschaftliche Studien zu unterschiedlichen Produkten haben jedoch gezeigt, dass die Vorteile gegenüber der einfachen Hygiene nicht überwiegen: Es reicht völlig aus, den Bauchnabel sauber und trocken zu halten.

Vor einigen Jahren war es üblich, Neugeborene bereits wenige Minuten nach der Geburt zu baden. Später empfahl man jedoch, sie erst zu baden, wenn der Bauchnabel abgefallen sei. Interessanterweise hat sich mittlerweile herausgestellt, dass beide Empfehlungen falsch waren. Es ist besser, Neugeborene in den ersten 24 Stunden (oder länger) überhaupt nicht zu baden, auch nicht mit warmem Wasser, und zwar hauptsächlich aufgrund der Unterkühlungsgefahr (*Hypothermie*). Denn in den Minuten zwischen dem Baden und dem Abtrocknen verdunstet das Wasser von der Haut des Säuglings und kühlt ihn damit rasch ab. Heute werden Neugeborene direkt mit einem warmen Handtuch abgetrocknet, Haut an Haut auf ihre Mutter gelegt und beide werden mit einer Decke zugedeckt.

In den ersten Tagen besteht normalerweise keine Notwendigkeit, den Säugling zu baden, weil er sich nicht sehr schmutzig macht. Es reicht aus, ihn mit einem feuchten Waschlappen abzuwischen. Verrichtet Ihr Baby jedoch ein sehr flüssiges und reichliches Geschäft, sollten Sie nicht zögern: Baden Sie es schnell mit warmem Wasser und trocknen Sie es sofort ab. (Schnell baden deshalb, weil es natürlich nicht unbedingt zehn Minuten lang im kotgefüllten Wasser planschen sollte ...)

Apropos, da wir gerade vom Baden sprechen: Welche Leidenschaft unsere Gesellschaft für das Baden von Babys aufbringt, ist geradezu verblüffend. Wenn Kinder noch nicht krabbeln, machen sie sich fast nicht schmutzig (nur wenn die Windel sehr voll ist). Man hört häufig, Baden sei für Säuglinge sehr angenehm und entspannend und solle deshalb vor dem Schlafengehen stattfinden. Fakt ist aber, dass es zwar für einige äußerst angenehm sein mag, andere jedoch energisch dagegen protestieren; dass sich einige entspannen, andere hingegen so viel Plätschern ganz aufregend finden. Folglich können Sie Ihr Kind zu jeder Tageszeit baden, wie es Ihnen am besten passt.

Wenn Ihr Kind nicht gern badet, reicht zweimal pro Woche aus. Sie können es auch mit einem Waschlappen abwaschen, wenn es zu den eher wasserscheuen Vertretern seiner Art gehört. Die Augen müssen weder mit einem weichen Tuch noch mit sonst irgendetwas gesäubert werden (es sei denn, um sanft den Schlaf zu entfernen). Die Ohren sollten nicht mit Ohrenstäbchen gesäubert werden, da das Trommelfell leicht beschädigt werden kann. Zudem wird das Ohrenschmalz nach innen gedrückt und komprimiert, wodurch sich ein Pfropfen bilden kann. Lassen Sie das Ohr jedoch einfach in Ruhe, tritt das Ohrenschmalz von selbst aus. Wenn es sein muss, können Sie das äußere Ohr und die Ohrmuschel reinigen, niemals jedoch das Ohrinnere.

Die Vorhaut muss bei Jungen zum Reinigen nicht zurückgestreift werden. Bei fast allen Neugeborenen ist die Innenseite der Vorhaut noch fest mit der Eichel verklebt und kann gar nicht bewegt werden. Der Dehnungs- und Ablöseprozess der Vorhaut findet über einen Zeitraum von Jahren (*Jahren*, nicht *Monaten*) statt, manchmal auch überhaupt nicht. Das ist normal und völlig unproblematisch. Wird vorzeitig versucht, die Vorhaut zurückzustreifen, können winzige Verletzungen und Risse entstehen, die beim Verheilen Narben bilden und so die Vorhaut stark verengen. Eine *Phimose* (Vorhautverengung) kann die Folge sein. Also noch einmal: Streifen Sie keinesfalls die Vorhaut Ihres Sohnes zurück, auch nicht, wenn Ihnen KinderärztInnen dazu raten, und lassen Sie es nicht zu, dass der Kinderarzt oder die Kinderärztin dies tut (absurde, sinnlose Aktionen dieser Art haben schon häufig zu einer blutenden Vorhaut geführt).

Der Stuhl

Der erste Stuhl eines Neugeborenen ist schwarz und klebrig wie Teer und wird als Mekonium oder Kindspech bezeichnet. Dann wird einige Tage lang der sogenannte Übergangsstuhl ausgeschieden, der sehr flüssig und von grünlich-bräunlicher Farbe ist. Darauf folgt der typische Stuhlgang eines Stillkindes: dickflüssig oder breiig in der Konsistenz, etwas klumpig (mit Klümpchen oder Schleimfäden durchsetzt), angenehm im Geruch (für einen Stuhl, versteht sich) und von goldgelber Farbe (obwohl es auch bräunliche und grünliche Varianten gibt).

Diese Veränderungen beim Stuhlgang spiegeln die sich ändernde Ernährung des Säuglings wider. In der Gebärmutter nimmt das Kind nichts zu sich (auch wenn es vielleicht viel Fruchtwasser schluckt); das Kindspech entsteht aus der Verdauung der Zellen seiner eigenen Darmschleimhaut, die über Monate hinweg abgeschliffen wurde. In den ersten Tagen nach der Geburt nimmt das Neugeborene nur wenig Nahrung auf, nicht aus Milchmangel, sondern weil es noch nicht so viel benötigt. Folglich ist sein Stuhlgang recht flüssig. Der typische Stuhl von Stillkindern zeigt an, dass sie eine beachtliche Menge an Muttermilch aufnehmen, und unterscheidet sich vom Stuhlgang bei Flaschenkindern; der ist in der Regel fester, dunkler und riecht weniger angenehm; gelegentlich ist er auch fest und bildet Klumpen, die in der Windel keine Spuren hinterlassen.

Wenn ein Neugeborenes auch fünf Tage nach der Geburt noch immer nicht den typischen gelben Muttermilchstuhl in der Windel hat, liegt der Verdacht nahe, dass es nicht genug Milch zu sich nimmt. Dies lässt sich einfach durch Wiegen des Kindes überprüfen; nimmt es gut zu, dann ist sein Stuhlgang, wenn auch anders als üblich, trotzdem normal und hat keine Bedeutung. Wenn aber aus irgendeinem Grund das Kind (oder ein Erwachsener) nicht ausreichend Nahrung aufnimmt, kann erneut ein sehr flüssiger, gräulichgrünlicher Stuhl ausgeschieden werden, der auch als *Hungerstuhl* bezeichnet wird.

Haben Kinder Mittelohrentzündung, Schnupfen, Angina usw., dann oft in Kombination mit Durchfall. Es handelt sich demnach dabei nicht wirklich um Durchfall, sondern um flüssigen Stuhl, weil die Kinder aufgrund ihrer Erkrankung den Appetit verloren haben. Daher ist man auch von der alten Tradition abgerückt, Kinder (oder Erwachsene) mit Durchfall auf Diät zu setzen. Wenn sie nichts oder nur wenig Nahrung zu sich nehmen, dauert der Durchfall noch länger an; wird normal Nahrung aufgenommen, geht er schneller wieder vorbei.

In den ersten Wochen füllt sich die Windel sehr häufig. Viele Säuglinge entleeren sich bei jedem Stillen (fast scheint es, als müsse, um etwas in einen so kleinen Körper hineinzufüllen, etwas anderes austreten). Andere wiederum bringen es *nur* auf vier oder fünf große Geschäfte am Tag. Und wieder andere haben auch noch zwischen den einzelnen Stillzeiten die Windel voll und bringen es auf bis zu zwanzigmal Stuhlgang täglich. All das ist normal. Es handelt sich nicht um Durchfall und deshalb muss auch nichts unternommen werden: Sie müssen weder abstillen noch Ihrem Kind Wasser oder eine andere Flüssigkeit geben und auch keine Medikamente. Wenn ein Kind ausschließlich gestillt wird, kann es eigentlich nur schwer Durchfall bekommen, gelegentlich kommt dies aber natürlich vor. Durchfall lässt sich daran erkennen, dass sich der Stuhl plötzlich verändert und deutlich flüssiger und reichlicher ist als am Vortag, oder dass sich auch andere Symptome zeigen, beispielsweise Blut im Stuhl oder Fieber (Anmerkung der Herausgeberinnen: Bitte lassen Sie sich bei Auftreten dieser Symptome kinderärztlich beraten). Ohne Zweifel bleibt ein leichter Durchfall bei voll gestillten Babys häufig unbemerkt, denn ob sie nun sechs- oder achtmal die Windel voll haben, macht nahezu keinen Unterschied.

Etwa zwischen anderthalb und sechs Monaten (einige etwas früher, andere etwas später, die meisten um die drei bis fünf Monate) gehen Kinder, die nur Muttermilch bekommen, dazu über, längere Zeit fast gar keinen Stuhl abzusetzen. Dies bezieht sich tatsächlich nur auf Kinder, die ausschließlich gestillt werden; selbst ein kleiner Anteil künstlicher Nahrung kann schon große Stuhlveränderungen bewirken. Weil vor einigen Jahrzehnten in Spanien nur sehr wenige Kinder im Alter von drei Monaten überhaupt noch gestillt wurden (und da sprechen wir noch gar nicht vom vollen Stillen ohne Beikost), wissen viele Mütter und Großmütter und auch viele KinderärztInnen und Pflegekräfte gar nicht, dass dies völlig normal ist. Heute, da immer mehr Kinder bis zum sechsten Lebensmonat ausschließlich gestillt werden, zeigt es sich, dass es eher ungewöhnlich ist, wenn ein älterer Säugling jeden Tag Stuhlgang hat. Die meisten scheiden alle zwei bis drei Tage Stuhl aus, viele auch nur alle fünf oder sieben Tage. Wenn Sie eine Stillgruppe besuchen, begegnet Ihnen sicher auch das eine oder andere Kind, das zehn oder zwölf Tage keinen Stuhlgang hatte. Ich persönlich habe ein Kind gesehen, das es auf 23 Tage ohne Stuhlgang gebracht hat; und Doktor Jack Newman, ein Stillexperte aus Toronto, dem die ungewöhnlichsten Fälle begegnen, hat bei zwei Kindern schon mehr als 30 Tage erlebt.

Und wenn dann endlich wieder Stuhl ausgeschieden wird, ist dieser völlig normal, breiig oder dickflüssig, so wie zuvor auch. Und reichlich bis zum Überquellen. Kommen Sie bloß nicht auf die Idee, Ihr Kind vor und nach diesem Stuhlgang zu wiegen, denn vermutlich würden Sie sich zu Tode erschrecken. All das gilt als normal, es handelt sich nicht um eine Verstopfung. Ich wiederhole: Es handelt sich nicht um eine Verstopfung, denn es bilden sich keine festen, trockenen Klumpen. Eine Verstopfung ist eine Krankheit, bei der der Stuhl hart und klumpig wird. Wenn Ihr Stuhl Billardkugeln ähnelt, sollten Sie beten, dass es bei einer Kugel pro Woche bleibt, denn müssten Sie drei Billardkugeln pro Tag ausscheiden, litten Sie gleichermaßen an Verstopfung, Ihre Qualen aber wären ungleich größer. Wessen Stuhl aber weich ist, der hat keine Verstopfung, und wenn er nur einmal im Monat auf Toilette muss. Es gibt noch immer einige KinderärztInnen, die nicht wissen, dass ein solch langer Zeitraum ohne Stuhlgang bei älteren Säuglingen normal ist, und die Ihr Kind behandeln wollen, als litte es an Verstopfung. Und auch Großmütter und Schwiegermütter können durchaus hartnäckig sein. Bleiben Sie stark. Ihr Kind braucht kein Wasser, keinen Orangensaft und auch keinen anderen Saft, keinen Kamillen- oder anderen Kräutertee, keine natürlichen, homöopathischen oder traditionell chinesischen Heilmittel, keine Abführmittel, keine anderen Medikamente und auch kein Wasser, in dem Trockenpflaumen eingeweicht waren. Es muss keinen Einlauf bekommen, kein Glycerinzäpfchen und auch kein Zäpfchen anderer Art, kein Thermometer in den Po und auch keinen Petersilienzweig mit Olivenöl, nicht den Stängel eines Geranienblatts und auch kein Streichholz ... sondern nichts. Überhaupt nichts.

Einige Mütter versichern, dass ihr Kind, wenn es mehrere Tage keinen Stuhlgang hatte, quengelig und weinerlich war. War die Windel dann voll, war alles wieder gut. Die meisten jedoch sagen, dass es ihrem Kind prächtig geht. Man sollte zwar nicht daran zweifeln, was Mütter sagen, weil sie fast immer Recht haben; ich kann jedoch nur schwer glauben, dass diese weiche, manchmal sogar flüssige Masse einem Säugling ernsthafte Schmerzen oder Beschwerden verursachen kann. Bei einer wirklichen Verstopfung hingegen treten ohne Zweifel Beschwerden auf: Einen festen Klumpen auszuscheiden, muss Schmerzen bereiten und aller Wahrscheinlichkeit nach schmerzt bereits der Weg durch den Darm. Doch ein weicher Stuhl? Fast scheint es mir, als würde es dem fehlenden Stuhlgang genauso ergehen wie den Zähnen: Ihnen wird die Schuld für Dinge gegeben, die rein zufällig zur gleichen Zeit geschehen. Wenn ein Kind im Alter von zwei bis sechs Monaten unruhig ist oder schlecht schläft, dann kann es auch gut sein, dass es bereits einige Tage lang keinen Stuhlgang hatte, und wenn ein Kind zwischen sechs und achtzehn

Monaten weint oder protestiert, ist es sehr wahrscheinlich, dass es gerade einen Zahn bekommt oder bekommen hat oder demnächst bekommen wird. Weint es dann mit zwei Jahren, können es nicht mehr die Zähne sein. Also spricht man vom Trotzalter und ab drei wird dann jedes Problem der Vorpubertät zugeschrieben.

Und wenn Ihr Kind die Phase überspringt und trotz alledem mehrfach am Tag die Windel voll hat, dann ist auch das normal.

Wenn hingegen während des ersten Monats bzw. der ersten anderthalb Monate nicht mehrfach am Tag die Windel voll ist, sollten Sie besonders auf das Gewicht achten. In diesem Alter scheiden einige Kinder deshalb nur wenig Stuhl aus, weil sie nicht ausreichend trinken. Hat Ihr Kind aber genug zugenommen, dann besteht kein Anlass zur Sorge.

Hat Ihr Kind ab dem Tag seiner Geburt immer nur alle paar Tage Stuhlgang und zu keiner Zeit, und sei sie noch so kurz, mehrmals am Tag Stuhl ausgeschieden, dann sprechen Sie mit Ihrer Kinderärztin oder Ihrem Kinderarzt darüber. Das kann normal sein, es kann sich aber auch um ein Verdauungsproblem handeln. Achten Sie darauf, ob wenigstens Darmgase entweichen, das ist ein gutes Zeichen.

Der Urin

Neugeborene machen in der Regel mindestens sechs- bis achtmal pro Tag Pipi. Außer in den ersten zwei Tagen, wenn sie an Gewicht verlieren.

Das heißt aber nicht, dass sie sechs oder acht Windeln brauchen. Einwegwindeln sind enorm saugfähig und es kann Tage geben, an denen Sie mit vier oder fünf Windeln auskommen (wenn nicht gerade ein großes Geschäft dazukommt). Wenn Stuhl in der Windel ist, lässt sich schwer ausmachen, ob auch Urin dabei ist (bei einem größeren Kleinkind merkt man das, aber ein Neugeborenes macht immer nur sehr wenig Pipi und die Mutter ist noch nicht so vertraut damit).

Scheidet ein Kind nur wenig Urin aus, kann das darauf hindeuten, dass es zu wenig getrunken hat. Anhand seines Gewichts lässt sich das leicht prüfen. Das gilt auch, wenn es (im ersten Monat) nur wenig Stuhl ausscheidet oder der Stuhl sehr flüssig und von gräulich-grünlicher Farbe ist. Dies sind lediglich Eckpunkte zur Orientierung, die uns darauf hinweisen, besonders auf das Gewicht zu achten. Nimmt das Kind normal zu und ist glücklich und zufrieden, dann ist es völlig egal, wie viel Urin und Stuhl in der Windel sind.

Ein Kind, das wirklich nur sehr wenig Urin ausscheidet, hat nicht ausreichend Flüssigkeit zu sich genommen, also nicht genug Milch getrunken. In der Praxis zählen wir einfach nur die nassen Windeln. Interessant wäre das aber nur, wenn sich die exakte Menge des Windelinhalts messen lassen würde. Denn ein Kind, das zehnmal Pipi macht und jedes Mal 30 ml, scheidet weniger Urin aus als ein Kind, das fünfmal Pipi macht, aber immer 80 ml.

Außerdem garantiert allein die Tatsache, dass ein Kind viel Urin ausscheidet, noch nicht, dass es ausreichend trinkt. Stillkinder brauchen kein Wasser; mit der Muttermilch nehmen sie bereits genug Wasser auf. Mehr als genug. Auch wenn sie etwas weniger trinken als nötig, machen sie immer noch viel Pipi. Erst wenn sie wirklich *sehr* wenig trinken, scheiden sie auch weniger Urin aus.

Deshalb ist das Beobachten und Zählen der nassen Windeln kaum hilfreich, wenn man herausfinden möchte, wie gut ein Kind an der Brust trinkt. Dennoch hat sich die in Büchern mit Kapiteln wie *Woher weiß ich, ob mein Kind ausreichend Milch aufnimmt?* vorgeschlagene Methode des Windelzählens verselbstständigt, per Mundpropaganda weiterverbreitet und ist mittlerweile zu einem Dogma geworden, was die AutorInnen jener Bücher wahrscheinlich selbst nicht erwartet hätten. Es gibt Mütter, die über Monate hinweg leidenschaftlich Windeln zählen, obwohl sie doch eigentlich nur ihr glückliches Kind anschauen müssten, um sicher sein zu können, dass es alles bekommt, was es braucht. Im Zweifelsfall könnte man ja noch das Gewicht prüfen. Auf der anderen Seite wird bei Symptomen, die auf ein wirkliches Problem hindeuten, in den Windeln eine falsche (und gefährliche) Bestätigung gesucht. (»Zwischen dem ersten und dem zweiten Monat hat mein Kind nur 250 g zugenommen.« »Aber sind denn die Windeln auch nass?« »Ja, es macht recht viel Pipi.« »Na dann brauchst du dir doch keine Sorgen zu machen.«) Neulich beggnete mir der gegenteilige Fall: Ein fünf Monate altes Kind, das wunderbar an der Brust trank, gesund und proper war und gut zunahm. Die Mutter aber zeigte sich besorgt: »Ich weiß, dass ich wenig Milch habe, denn seit er auf der Welt ist, macht er sehr wenig Pipi; aber die Flasche nimmt er einfach nicht an.« Ein Kind, das seit seiner Geburt wirklich wenig Urin ausscheidet ... wäre mit fünf Monaten bestenfalls im Krankenhaus.

Vergessen Sie doch bitte die Urinmenge! Ist Ihr Kind aktiv, zufrieden, gesund und trinkt, so viel es möchte, dann ist alles in Ordnung. Nimmt es normal zu, dann ist alles in Ordnung. Scheinen aber die Windeln nicht sehr nass zu sein, heißt das in dem Fall einfach nur, dass Ihr Kind Urin länger zurückhalten kann und dann jedes Mal eine größere Menge ausscheidet. Wenn ein drei Monate altes Kind plötzlich nicht mehr satt wird, dann werden wir das nicht in den Windeln lesen können: Das Kind selbst wird häufiger die Brust verlangen. Und wenn die Mutter dem nachkommt, wird es wieder satt und die Angelegenheit hat sich erledigt.

Die Beobachtung des Urins könnte in den ersten Lebenswochen interessant sein, wenn die Kinder sehr schläfrig sind und man ihnen ihre Gesundheit noch nicht so sehr im Gesicht ablesen kann. Scheint ein Neugeborenes schlecht an der Brust zu trinken (weil es lange an der Brust ist, weil Ihre Brustwarzen schmerzen oder es nicht richtig andockt) oder nicht satt zu werden (weil es den ganzen Tag weint) oder geschwächt zu sein (weil es den ganzen Tag schläft), dann könnte es eine gute Idee sein, zusätzlich zum Wiegen auch auf die Urinmenge zu achten. Doch ob die Windel nun nass oder trocken ist: An der Waage führt kein Weg vorbei.

Der Schlaf

Soll ich das Kind wecken, um es zu stillen?

Eigentlich nicht. Unmittelbar nach der Geburt trinken die meisten Kinder erst einmal ordentlich, sind dann aber acht, zehn oder zwölf Stunden lang ziemlich schläfrig und wollen fast nicht an die Brust. Das ist normal. Zwar sollte die Mutter dem Neugeborenen jede Gelegenheit geben, an der Brust zu trinken (indem sie es stets in ihrer Nähe hat, nach Möglichkeit im Hautkontakt, und ihm bei der kleinsten Regung die Brust anbietet, wenn es auch nur ein wenig wach ist, ohne zu warten, bis es erst weint), es um jeden Preis zu wecken, ist hingegen nicht erforderlich. Es wird schon trinken.

Aber ewig wird es ohne Flüssigkeit nicht auskommen. Nach zehn oder zwölf Stunden also sollten Sie dann doch versuchen, Ihr Kind anzulegen. Wenn noch mehr Zeit vergeht, ohne dass Sie es stillen können, wäre zu empfehlen, dass sich eine Kinderärztin oder ein Kinderarzt der Sache annimmt, um sicherzustellen, dass alles in Ordnung ist. Zudem sollten Sie dann auf andere Weise Milch gewinnen und versuchen, diese Ihrem Kind mit einer Pipette oder einer Einwegspritze zu geben. Wenn das Kind zu lange nichts trinkt und Sie nichts unternehmen, damit es Milch bekommt, würde sich ein Teufelskreis auftun: Das Kind würde, weil es derart geschwächt ist, immer weiter schlafen und immer mehr Gewicht verlieren.

Wenn ich den letzten Absatz jetzt noch einmal lese, befürchte ich fast, die Schwangeren damit zu verängstigen. Aber nein, bitte erschrecken Sie nicht, die allermeisten Neugeborenen trinken voller Energie und Elan und Sie müssen sich um rein gar nichts sorgen. Sie müssen jedoch verstehen, dass genau in den Ausnahmen die Gefahr lauert und deshalb in einem Buch wie diesem darauf auch hingewiesen werden sollte. Es darf schließlich nicht passieren, dass eine Mutter mit ihrem fünf Tage alten Baby sagt: »Ich stille nach Bedarf, und weil es noch nichts wollte, habe ich es noch nicht angelegt.«

Wenn das Stillen aber einmal in Schwung gekommen ist und das Kind mehrere Tage lang ohne Probleme an der Brust getrunken hat, zufrieden erscheint und normal zunimmt, dann ist es absolut nicht erforderlich, es zum Trinken aufzuwecken. Schläft es an einem Tag acht Stunden durch, genießen Sie es und ruhen Sie sich aus, denn aller Wahrscheinlichkeit nach wird es mit vier Monaten nicht mehr so viel schlafen. Ich sage es noch einmal, vertrauen Sie auf Ihren gesunden Menschenverstand: Wenn ein Säugling plötzlich viel mehr schläft als sonst, beobachten Sie ihn, schauen Sie, ob er normal atmet, berühren Sie ihn, um zu fühlen, ob er Fieber hat ...

Verliert er allerdings an Gewicht oder nimmt kaum zu und schläft zudem viel, dann sollten Sie auf jeden Fall versuchen, ihn zum Stillen zu wecken. In den meisten Fällen hingegen ist dies nicht unbedingt nötig (und es ist auch gar nicht so leicht, ein Kind zu wecken, das tief und fest schläft). Es reicht völlig aus, aufmerksam zu sein und jede Gelegenheit zum Anlegen zu nutzen, wenn es beginnt sich zu bewegen und wach zu werden. Das setzt voraus, dass man es stets in seiner Nähe hat. Ein Kind, das von sich aus nur selten weint oder aufgrund einer Krankheit oder durch Gewichtsverlust geschwächt ist, kann viele Stillgelegenheiten verpassen, wenn es weit entfernt von seiner Mutter schläft. Dann wird es vielleicht halb wach, bewegt den Kopf von einer Seite auf die andere, gibt schwache Geräusche von sich, und wenn das niemand mitbekommt, schläft es wieder ein. »Jetzt hat es schon sechs Stunden am Stück geschlafen«, heißt es dann.

In den ersten Tagen verlieren alle Neugeborenen an Gewicht, sodass Mütter stets aufmerksam sein und keine Gelegenheit auslassen sollten, ihr Kind häufig anzulegen. Eine Vorgabe kann dabei nicht gemacht werden, kein *maximal vier Stunden* und auch sonst keine. Hier ist gesunder Menschenverstand gefragt. Ein Kind, das morgens mehrfach an der Brust war und gut getrunken hat, dabei den Kiefer bewegt und deutliche Schluckgeräusche gemacht hat, und dann am Nachmittag fünf Stunden schläft, lässt sich nicht vergleichen mit einem Kind, das fünf Stunden schläft, dann noch einmal fünf und dann weitere fünf und zwischendurch kaum die Brust nimmt, mit ihr zu kämpfen hat und keine zwei Minuten trinkt oder sie eine halbe Stunde im Mund hat, ohne überhaupt etwas zu trinken.

Wann wird das Kind nachts durchschlafen?

In letzter Zeit sind verschiedene Methoden in Mode gekommen, um Kindern *das Schlafen beizubringen*. Was für ein Unsinn! Alle Kinder können schlafen. Die Föten im Mutterleib schlafen bereits vor der Geburt und Neugeborene schlafen in der Regel mehr (einige viel mehr) als 15 Stunden pro Tag. Ein Kind, das nicht schlafen würde, könnte nur wenige Tage überleben, ebenso wie ein Erwachsener.

Was Kinder in Wirklichkeit mit der Zeit *lernen*, ist nicht das Schlafen, sondern das Wachsein. Wenn Neugeborene zwischen 15 und 20 Stunden am Tag schlafen und Erwachsene zwischen sieben und acht Stunden, liegt es auf der Hand, dass die Schlafzeit immer mehr abnimmt. Dabei handelt es sich aber nicht wirklich um etwas Gelerntes (in dem Sinne, dass jemand einem das beibringen muss), sondern um einen Reifungsprozess, wie er auch beim Sitzen oder Laufen erfolgt: Alle Kinder tun es, wenn der richtige Zeitpunkt gekommen ist, ohne dass die Eltern etwas Bestimmtes dafür tun müssen (außer natürlich, sie zu lieben und auf sie achtzugeben, was stets die Grundvoraussetzung ist). Und keine besondere oder vorzeitige Stimulation kann erreichen, dass die Kinder es früher oder *besser* tun.

Ein Meilenstein in diesem Reifungsprozess liegt um den vierten Lebensmonat herum, wenn die Kinder nachts häufiger aufwachen. Viele Mütter wundern sich dann und machen sich Sorgen, weil sie gehört haben, dass das Kind immer mehr schlafen wird (noch mehr? Dann wäre es schon im Koma!). Sie aber wissen jetzt: Mit zwei oder drei Monaten schläft Ihr Kind möglicherweise sechs Stunden am

Stück, vielleicht sogar acht; aber um die vier oder fünf Monate beginnt es wahrscheinlich, Nacht für Nacht mehrmals aufzuwachen, so etwa alle anderthalb oder zwei Stunden. Vergessen Sie nicht, es handelt sich um eine normale Entwicklung. Sie müssen es Ihrem Kind nicht beibringen und gar versuchen, es alle zwei Stunden zu wecken. Es wird schon ganz von selbst aufwachen. Scheinbar gibt es auch einige Kinder, die nie nachts aufwachen, sondern immer durchschlafen. Sollte Ihr Kind zufällig dazuzählen, gibt es auch hier keinen Grund zur Sorge, denn auch das ist normal.

Ab hier betreten wir unbekanntes Terrain; über die natürliche Entwicklung des Schlafes bei Kindern liegen nur wenige Daten vor. Sicher gibt es hier viele Facetten und jedes Kind ist anders. Allem Anschein nach aber wachen Kinder um die zwei Jahre viel weniger häufig auf und mit drei Jahren schlafen sie normalerweise durch (zumindest die Mehrheit jener Kinder, die keine traumatischen Erfahrungen machen mussten, weil jemand versucht hat, sie entgegen ihrem Willen nachts allein zu lassen). Im Alter von drei Jahren etwa können auch viele Kinder, die zuvor bei ihren Eltern geschlafen haben, problemlos in einem anderen Zimmer schlafen, wenn jemand bis zum Einschlafen bei ihnen bleibt. Mit ungefähr sieben Jahren können viele Kinder dann allein einschlafen (das heißt, man gibt ihnen einen Gutenachtkuss, wünscht ihnen schöne Träume und dann bleiben sie allein im Bett, ohne zu weinen, zu protestieren, zu rufen ...).

Blähungen

Ebenso wie die Erwachsenen können auch Kinder Gase im Magen oder im Darm (insbesondere im Dickdarm) haben. Das sind jedoch zwei grundverschiedene Dinge.

Bei Gasen im Magen handelt es sich um Luft, ganz normale Luft, die verschluckt wurde (wir ÄrztInnen sprechen von *Aerophagie* – Luftschlucken). Auch Säuglinge können schon Luft schlucken: bei der Nahrungsaufnahme oder beim Weinen, auch beim Nuckeln an einem Schnuller oder am Daumen.

Mit den Gasen im Darm verhält es sich anders, das merkt man schon am Geruch. Sie enthalten den Stickstoff der verschluckten Luft (der Sauerstoff wurde bereits im Verdauungsapparat absorbiert) sowie weitere Gase, die im Darm selbst durch die Verdauung bestimmter Nahrungsmittel entstehen und denen sie ihren charakteristischen Geruch verdanken.

Schluckt ein Kind zu viel Luft, dann wäre es theoretisch möglich, dass es auch viel pupst, naheliegender ist jedoch, dass die überschüssigen Gase mit dem Bäuerchen nach oben entweichen. Eine Ansammlung von Gasen im Darm ist mit großer Wahrscheinlichkeit auf die Verdauung zurückzuführen und nicht auf verschluckte Luft. Wenn ein Kind nicht richtig an der Brust trinkt, weil es zum Beispiel schlecht positioniert ist, ist es möglich, dass es zu viel Laktose und nur wenig Fett aufnimmt und der relative Laktoseüberschuss zu überhöhter Gasbildung führt (siehe S. 190). Zudem schluckt es durch die schlechte Position beim Trinken wahrscheinlich auch mehr Luft. Doch sind Blähungen nicht in erster Linie auf ein schlechtes Anlegen zurückzuführen und sie sind auch nicht das Hauptsymptom für eine schlechte Trinkposition.

Darmblähungen können nur in Form von Pupsen entweichen. Der Rückweg ist glücklicherweise versperrt, sodass sie nicht durch den Mund austreten können.

Die Luft im Magen lässt sich in vertikaler Position leichter als in horizontaler Position ausstoßen. Weil sich unsere Vorfahren stets auf den Armen ihrer Mütter befanden und somit in mehr oder weniger aufrechter Position, gab es damit wahrscheinlich wenige Probleme. Im vergangenen Jahrhundert kamen dann die Flasche und das Babybett in Mode. Ein Kind, das an der Flasche trinkt, kann dabei viel Luft schlucken, und liegt es dann in der Wiege, fällt es ihm schwer, diese Luft wieder aufzustoßen; deshalb wurde es wichtig, dass ein Kind ein Bäuerchen machte, bevor man es in die Wiege legte.

Dennoch scheinen diese Gase Babys eher weniger zu stören, außer vielleicht in einigen Extremfällen. Viele Menschen halten Blähungen für den Hauptgrund, warum kleine Kinder weinen. Und zahlreiche Medikamente, die im Laufe der Zeit gegen die sogenannte *Säuglingskolik* (oder *Dreimonatskolik*) empfohlen wurden, sollten den Annahmen zufolge dabei helfen, diese loszuwerden oder eine Blasenbildung zu vermeiden. (Ich habe nie verstanden, warum, aber bestimmte Tropfen, die gegen die Kolik verabreicht werden, sind tatsächlich *Entschäumer*).

Über die Ursachen der *Kolik* herrscht keine Einigkeit (zu meiner Lieblingsthese komme ich später noch), aber es scheint, dass die Blähungstheorie keine ernstzunehmenden Anhänger mehr hat. Vor vielen Jahren, als man noch nicht wusste, dass zu viele Röntgenstrahlen schädlich sind und als wegen allem und jedem Röntgenbilder angefertigt wurden, kam jemand auf die Idee, Röntgenaufnahmen von weinenden Kindern zu machen (auf einem Röntgenbild sieht man Blähungen sehr gut als großen schwarzen Fleck). Mit den Bildern ließ sich nachweisen, dass Kinder, wenn sie zu weinen beginnen, kaum Gase im Körper aufweisen, wenn sie dann aber eine Weile weinen, haben sie sehr viele Gase im Bauch. Wie kommt das? Da sie beim Weinen Luft schlucken und nicht gleichzeitig weinen und aufstoßen können, staut sich die Luft an, bis sie wieder mit dem Weinen aufhören. Mütter erklären dies häufig so: »Das Arme, jetzt hat es so viel geweint, weil es Blähungen hatte. Und kaum habe ich es hochgenommen und ihm ein wenig mit der Handfläche auf den Rücken geklopft, konnte es endlich aufstoßen und jetzt ist alles wieder gut.« Die richtige Interpretation würde aber wahrscheinlich lauten: »Das Arme, jetzt hat es geweint, weil es mich vermisst hat. Und als ich es auf den Arm genommen und ihm den Rücken gestreichelt habe, hat es sich beruhigt und dann ein riesiges Bäuerchen gemacht mit all der Luft, die es beim Weinen geschluckt hatte.«

Ich glaube, so erklärt sich auch die Bedeutung des Bäuerchens im vergangenen Jahrhundert. Wenn die Mutter versuchte, das Kind gleich nach dem Trinken in die Wiege zu legen, weinte es verzweifelt. Behielt sie es hingegen auf dem Arm und wiegte und streichelte es ein Weilchen, bevor sie es in die Wiege legte, konnte sich das Kind leichter beruhigen und dann auch besser einschlafen. Und während dieser Zeit auf dem Arm stieß der Säugling natürlich auf. Und weil niemand zugeben wollte, dass die Umarmung der Mutter gut für das Kind war (wie auch, die Umarmung der Mutter ist schlecht, verwöhnt und verzieht es, ein Kind soll nicht auf dem Arm sein, sonst wird es eine Heulsuse!), ging man lieber davon aus, dass das Aufstoßen das Wunder bewirkt habe und nicht die Anwesenheit der Mutter.

Jedenfalls halten viele moderne Mütter das Bäuerchen für enorm wichtig, geradezu grundlegend für die Gesundheit und das Wohlergehen ihres Kindes. Es muss aufstoßen, koste es, was es wolle. Stillkinder aber schlucken, wenn sie richtig trinken, kaum Luft (die Lippen umschließen die Brust hermetisch, sodass keine Luft eintreten kann, und in der Brust selbst befindet sich auch keine Luft, ganz anders als in der Flasche). Häufig stoßen Babys nach dem Trinken also gar nicht auf. Liegen sie jedoch schlecht an der Brust an, dann ist es gut möglich, dass sie Luft schlucken. Das hört sich beim Trinken an wie ein Schnalzen, weil zwischen Lippen und Brust ein Spalt offen bleibt.

Einmal hat mir eine Mutter erklärt, ihrem Kind falle es sehr schwer, ein Bäuerchen zu machen, und sie müsse ihm eine Stunde lang auf den Rücken klopfen. Dabei weine es und es gehe ihm furchtbar schlecht, bis es endlich aufstoßen könne. Das arme Wesen ... In Wirklichkeit hatte es wohl gar keine Gase im Bauch, die es hätte aufstoßen können, sondern weinte wegen des langen Klopfens auf den Rücken und von dem ganzen Hin- und Herwiegen und stieß am Ende die Luft aus, die es beim Weinen geschluckt hatte.

Versteifen Sie sich nicht auf das Bäuerchen! Es ist einfach gut, das Kind nach dem Stillen noch eine Weile auf dem Arm zu haben. Kinder mögen das. Wenn Ihr Kind dabei aufstößt, dann ist das wunderbar. Und wenn nicht, gab es wahrscheinlich nichts zum Aufstoßen. Bitte klopfen Sie ihm nicht auf den Rücken, geben Sie ihm keine Kamille, keinen Anis, kein Wasser und auch kein anderes Mittel gegen Blähungen (weder natürlich noch künstlich, weder aus der Apotheke noch aus dem Kräuterladen, weder gekauft noch selbst hergestellt).

Koliken

Viele Säuglinge in der westlichen Welt weinen in den ersten Monaten viel. Dieses Phänomen ist auch unter der Bezeichnung *Säuglingskolik* oder *Dreimonatskolik* bekannt. Kolik bezeichnet die krampfhafte Kontraktion der glatten Muskulatur eines Hohlorgans, die Schmerzen verursacht; es gibt Nierenkoliken, Blasenkoliken und Darmkoliken. Da weder Säuglinge noch die ersten drei Monate Hohlorgane sind, ist schon der Name schlecht gewählt. Für den Begriff Kolik entschied man sich, weil man meinte, die Kinder hätten Bauchschmerzen; ob das stimmt, lässt sich nicht überprüfen. Einen Schmerz sieht man nicht, den muss der Patient erklären. Fragt man nun einen Säugling: »Warum weinst du?«, dann sind Säuglinge in der Regel so stur, dass sie nicht antworten; und fragt man sie einige Jahre später erneut, dann behaupten sie, sich nicht mehr erinnern zu können. Also weiß niemand mit Sicherheit, ob sie Bauch-, Kopf- oder Rückenschmerzen haben, ob ihnen die Fußsohle kribbelt, ob sie der Lärm stört oder ob sie sich einfach wegen einer Nachricht, die sie im Radio gehört haben, Sorgen machen. Deshalb meiden AutorInnen moderner Bücher das Wort *Kolik* und sprechen lieber vom *exzessiven Schreien im Säuglingsalter*. Man kann davon ausgehen, dass nicht alle Kinder aus dem gleichen Grund weinen; dem einen tut vielleicht der Bauch weh, ein anderes hingegen hat Hunger oder ihm ist kalt oder warm, andere wiederum (und wahrscheinlich ist das die Mehrheit) müssen einfach in den Arm genommen werden.

Typischerweise fällt das Weinen hauptsächlich auf die Nachmittags- und Abendstunden, so zwischen 18 Uhr und 22 Uhr. Manchmal dauert es auch von 20 Uhr bis 24 Uhr oder von 12 Uhr bis 16 Uhr und einige Kinder scheinen gar 24 Stunden am Tag in Bereitschaft zu sein. Meist beginnt es im Alter von zwei oder drei Wochen und lässt dann mit etwa drei Monaten wieder nach (wenn auch nicht immer).

Wenn die Mutter stillt und das Kind nachmittags weint, wird sich immer eine gute Seele finden, die ihr sagt: »Natürlich, daran merkt man, dass dir nachmittags die Milch ausgeht.« Und wie kommt es dann, dass auch mit Flasche ernährte Kinder die Kolik bekommen können? Offenbar gibt es ebenso viele gestillte wie mit Flasche ernährte Kinder, die im Säuglingsalter exzessiv schreien. Vielleicht gibt es ja Mütter, die morgens eine Flasche mit 150 ml vorbereiten und nachmittags nur mit 90 ml, um das Kind zu ärgern, damit es weint? Natürlich nicht! Die Flaschen sind gleich, aber das Kind, das morgens noch mehr oder weniger ausgeschlafen ist, weint nachmittags ohne Unterlass. Hunger kann also nicht der Grund sein.

»Also warum hängt meine Tochter förmlich den ganzen Nachmittag an meiner Brust und warum fühlen sich meine Brüste so leer an?« Wenn ein Kind weint, kann eine Mutter, die die Flasche gibt, verschiedene Dinge tun: Sie kann das Kind in den Arm nehmen, es wiegen, ihm etwas vorsingen, es streicheln, ihm den Schnuller geben, ihm eine Flasche anbieten, es weinen lassen (womit ich nicht sagen will, dass es gut oder empfehlenswert ist, ein Kind weinen zu lassen; ich sage nur, dass dies eine Sache ist, die die Mutter tun *könnte*). Eine Mutter, die stillt, kann all das auch tun (einschließlich Flasche geben oder weinen lassen), aber eine einzige Sache kann sie zusätzlich: ihrem Kind die Brust geben. Die meisten Mütter kommen zu dem Schluss, dass Stillen die einfachste und schnellste Art ist, das Kind zu beruhigen – bei uns zu Hause nannten wir die Brust auch scherzhaft *die Betäubung* – sodass sie das Kind im Verlauf des Nachmittags immer wieder anlegen. Natürlich wird die Brust dann weich, aber nicht, weil es keine Milch gibt, sondern weil sich die ganze Milch schon im Bauch des Kindes befindet. Das Kind hat keinen Hunger, ganz im Gegenteil: Es ist randvoll mit Milch abgefüllt.

Wenn es die Mutter nicht stört, alle naselang die Brust zu geben, und ihre Brustwarzen nicht schmerzen (wenn das Baby immer wieder an die Brust will und die Brustwarzen wehtun, ist aller Wahrscheinlichkeit nach die Stillposition nicht optimal) und wenn sich das Kind auf diese Weise beruhigen lässt, dann spricht absolut nichts dagegen. Sie kann ihr Kind so oft und so lange stillen, wie es möchte. Sie kann sich ins Bett legen und sich ausruhen, während ihr Kind an der Brust trinkt. Und wenn die Mutter müde und verzweifelt ist und es satt hat, so häufig zu stillen, und das Kind gut zunimmt, dann ist auch nichts dagegen einzuwenden, dass sie zum Vater, zur Großmutter oder zum ersten Freiwilligen, der ihr über den Weg läuft, sagt: »Nimm doch bitte dieses Kind und geh mit ihm ins andere Zimmer oder spazieren und komm frühestens in zwei Stunden zurück.« Denn wenn ein Kind, das gut an der Brust trinkt und normal zunimmt, fünfmal in zwei Stunden trinkt und trotzdem weiter weint, können wir uns einer Sache ganz sicher sein: Es weint nicht aus Hunger. (Etwas anderes wäre es, wenn ein Kind kaum zunimmt oder bis vor zwei Tagen kaum oder nichts zugenommen hat und es jetzt langsam besser wird: Unter solchen Umständen muss das Kind möglicherweise sehr häufig trinken.) Und wenn Sie Ihr Kind wirklich mit jemandem nach draußen schicken, dann sollten Sie auf jeden Fall die Zeit nutzen, sich auszuruhen und nach Möglichkeit etwas zu schlafen. Spülen Sie dann nicht das Geschirr und nehmen Sie sich auch nicht den Berg Bügelwäsche vor, denn damit haben Sie nichts gewonnen.

Manchmal verzweifelt die Mutter fast: Seit zwei Stunden immer nur Brust, Arm, Brust, Arm, und wieder von vorn. Sie empfängt ihren Mann als Retter in größter Not: »Bitte, mach etwas mit diesem Kind, ich drehe sonst noch durch!« Papa nimmt sein kleines Mädchen auf den Arm (nicht ohne ein gewisses Zögern angesichts der Umstände), das Kind legt das Köpfchen auf seine Schulter und ... schläft augenblicklich ein. Für dieses Phänomen gibt es verschiedene Erklärungen. Es heißt, wir Männer haben breitere Schultern, an denen es sich besser schlafen lässt. Und weil das Kind zwei Stunden lang in Aktion war, ist es jetzt logischerweise ziemlich müde. Vielleicht brauchte es einfach nur eine Luftveränderung oder besser gesagt: eine Armveränderung. (Ebenso häufig geschieht das auch andersherum: Der Vater weiß nicht mehr, was er noch tun soll, und die Mutter schafft es, das Baby in Sekundenschnelle zu beruhigen.)

Ich habe den Eindruck (aber das ist nur eine Theorie von mir, für die ich keinerlei Belege habe), dass das Kind manchmal in solchen Momenten vielleicht die Brust auch satt hat. Es hat einfach keinen Hunger mehr, schafft es aber auch nicht, das Köpfchen auf die Schulter der Mutter zu legen und ruhig zu schlafen. Fast so als würde es keine andere Form des Umgangs mit seiner Mutter kennen als das Trinken an der Brust. Vielleicht geht es ihm da wie uns, wenn uns nach einem opulenten Mahl unsere liebste Nachspeise angeboten wird. Wir können nicht *Nein* sagen und dann ist uns den ganzen Nachmittag lang schlecht. In den Armen von Mama ist es ein ständiges *ich will und kann nicht*; bei Papa hingegen herrscht kein Zweifel: *Hier gibt's keine Brust, also gute Nacht.*

Freilich hinkt meine Theorie. Zum einen verbringt die Mehrheit aller Säuglinge der Welt den ganzen Tag in den Armen seiner Mutter (oder auf ihrem Rücken). Diese Kinder verhalten sich in der Regel still und weinen kaum. Offenbar kennen sie sehr wohl jenseits des Stillens auch eine andere Form des Kontakts mit der Mutter.

In unserer Kultur ist es mittlerweile üblich, die Kinder mehrere Stunden am Tag allein in der Wiege oder im Bettchen zu lassen; vielleicht vermitteln wir ihnen damit das Gefühl, sie könnten nur zum Trinken bei der Mutter sein.

Dafür spricht auch, dass die sogenannte Dreimonatskolik fast ausschließlich in unserem Kulturkreis vorzukommen scheint. Einige halten sie für eine Zivilisationskrankheit, die darauf zurückzuführen ist, dass wir unseren Kindern weniger Körperkontakt zuteilwerden lassen als sie brauchen. In anderen Gesellschaften ist die Idee der Kolik komplett unbekannt. In Korea zum Beispiel entdeckte Doktor Lee bei 160 Säuglingen keinen einzigen Kolikfall. Im Alter von einem Monat verbringen die koreanischen Kinder nur zwei Stunden täglich allein – in Nordamerika sind es in diesem Alter ganze 16 Stunden. Koreanische Kinder befinden sich doppelt so lange auf dem Arm ihrer Mutter wie nordamerikanische Kinder und die koreanischen Mütter reagieren praktisch immer auf ihr Weinen. Die Mütter in Nordamerika hingegen ignorieren in nahezu der Hälfte der Fälle bewusst das Weinen ihrer Kinder.

In Kanada zeigten Hunziker und Barr, dass Dreimonatskoliken vorgebeugt werden konnte, wenn man den Müttern empfahl, ihre Kinder mehrere Stunden am Tag auf dem Arm zu tragen. Es ist auch eine sehr gute Idee, das Kind am Körper zu tragen, wie es die meisten Mütter der Welt tun. Heutzutage kann man verschiedene Modelle von Tüchern und Tragehilfen kaufen und damit die Kinder zu Hause wie auch auf der Straße bequem tragen. Wenn Ihr Baby einschläft, beeilen Sie sich nicht, es ins Bettchen zu legen; es ist gern bei seiner Mama, auch wenn es schläft. Warten Sie nicht, bis Ihr zwei oder drei Wochen altes Kind zu weinen beginnt, um es erst dann in den Arm zu nehmen, denn vielleicht ist da schon ein gewisser Punkt überschritten und es kann sich nicht einmal mehr auf dem Arm beruhigen. Säuglinge brauchen viel Körperkontakt, sie sollten viel getragen werden und das von Geburt an. Die Trennung von der Mutter tut ihnen nicht gut und erst recht nicht, wenn sie allein in einem anderen Raum sein müssen. Wenn Sie Ihr Kind tagsüber ein Weilchen in der Wiege schlafen lassen, ist es besser, wenn sie bei Ihnen im Wohnzimmer steht; so fühlen sich beide (Mutter und Kind) sicherer und können besser Ruhe finden.

Unsere Gesellschaft tut sich schwer damit, zuzugeben, dass Kinder getragen werden müssen, dass sie Kontakt und Zuneigung, dass sie ihre Mutter brauchen. Weint ein Kind, dann scheint jede andere Erklärung naheliegender: das noch nicht ausgereifte Verdauungssystem, das Nervensystem ... Lieber geht man davon aus, dass das Kind krank ist und eine Medizin braucht. Vor einigen Jahrzehnten wurden in spanischen Apotheken Medikamente gegen die Kolik verkauft, die Barbiturate enthielten (wahre Wundermittel also, denn die Kinder nickten sofort ein). Andere zogen Kräuter und Tees vor, homöopathische Mittel oder Massagen. Alle Behandlungsmethoden, von denen ich weiß, haben jedoch eines gemeinsam: Man muss das Kind berühren, um sie anzuwenden.

Das Kind liegt in der Wiege und weint; die Mutter nimmt es hoch, gibt ihm Kamillentee und es beruhigt sich. Es hätte sich auch ohne Kamillentee beruhigt, sei es an der Brust oder einfach nur auf dem Arm. Würde man hingegen einen elektrischen Apparat erfinden, der Kamillentee verabreicht und durch das Geräusch des weinenden Kindes aktiviert wird, eine Mikrokamera, um die Wiege abzusuchen, einen Computer, um den offenen Mund zu finden und mithilfe einer Einwegspritze dem Kind einen Strahl Kamillentee direkt in den Mund zu spritzen ... Meinen Sie, das Kind würde sich dann beruhigen? Es ist nicht der Kamillentee, es ist nicht das Medikament, es ist nicht das homöopathische Mittel! Es sind die Arme der Mutter, die gegen *die Kolik* helfen.

Taubman, ein US-amerikanischer Kinderarzt, hat gezeigt, dass Koliken in weniger als zwei Wochen der Vergangenheit angehörten, wenn Mütter einige einfache Anweisungen befolgten (Tab. 1). Schenkten Mütter ihren Kindern mehr Aufmerksamkeit, so weinten jene, die zuvor durchschnittlich 2,6 Stunden pro Tag geweint hatten, nur noch 0,8 Stunden. Die Kinder der Kontrollgruppe hingegen, die man schreien ließ, weinten immer mehr: Hier ließ sich ein Anstieg von 3,1 auf 3,8 Stunden am Tag verzeichnen. Das bedeutet, dass Kinder nicht einfach nur weinen, weil es ihnen Spaß macht, sondern weil etwas nicht stimmt. Lässt man sie weinen, weinen sie mehr, versucht man, sie zu trösten, weinen sie weniger. (Und das ist so logisch! Warum bemühen sich nur so viele Menschen, uns vom Gegenteil überzeugen?)

Tabelle 1
ANWEISUNG ZUR BEHANDLUNG DER KOLIK NACH TAUBMAN
PEDIATRICS, 1984; 74:998

1) Versuchen Sie Ihr Kind niemals weinen zu lassen.
2) Um herauszufinden, warum Ihr Kind weint, ziehen Sie folgende Möglichkeiten in Betracht:
   a) Das Kind hat Hunger.
   b) Das Kind möchte saugen, auch wenn es keinen Hunger hat.
   c) Das Kind möchte auf den Arm genommen werden.
   d) Dem Kind ist langweilig und es braucht Input.
   e) Das Kind ist müde und möchte schlafen.
3) Wenn es nach einer Reaktion auf eine dieser Möglichkeiten länger als fünf Minuten weiterweint, versuchen Sie eine andere.
4) Entscheiden Sie selbst, in welcher Reihenfolge Sie die vorstehenden Optionen ausprobieren möchten.
5) Haben Sie keine Angst, Ihr Kind zu überfüttern. Das wird nicht geschehen.
6) Haben Sie auch keine Angst, Ihr Kind zu sehr zu verwöhnen. Auch das wird nicht geschehen.

In der Kontrollgruppe lauteten die Anweisungen: Wenn das Kind weint und Sie nicht wissen, was los ist, lassen Sie es in der Wiege und gehen Sie aus dem Raum. Wenn es nach 30 Minuten immer noch weint, betreten Sie den Raum erneut, versichern Sie sich (eine Minute lang), dass alles in Ordnung ist, und verlassen Sie erneut den Raum. Wenn es nach 30 Minuten immer noch weint usw. Wenn es nach drei Stunden immer noch weint, füttern Sie es, und dann wieder von vorn.

Die beiden letzten Anweisungen von Doktor Taubman (Tab. 1) scheinen mir besonders wichtig: Ein Kind kann nicht überfüttert werden, indem man ihm zu viel Nahrung anbietet (davon können jene Mütter ein Lied singen, die versuchen, ihrem Kind, das nicht möchte, einen Brei zu füttern); und es ist auch unmöglich, ein Kind zu verziehen, indem man ihm zu viel Aufmerksamkeit schenkt. *Verziehen* heißt *schlecht erziehen*. Ein Kind schlecht zu erziehen, bedeutet aber, es zu schlagen, zu beleidigen, es lächerlich zu machen, sein Weinen zu ignorieren. Ein Kind *gut zu erziehen*, heißt hingegen, es zu beachten, es in den Arm zu nehmen, zu streicheln, zu trösten, mit ihm zu sprechen, es zu küssen, anzulächeln usw. So war es und so wird es auch immer sein.

Es gibt keine psychische Störung, die aus einem *Übermaß* an Umarmungen, Zuneigung oder Liebkosungen resultiert. Kein Mensch sitzt im Gefängnis oder in der Psychiatrie, weil ihn seine Eltern zu oft in den Arm genommen, ihm zu viele Lieder vorgesungen haben oder ihn mit bei sich im Bett schlafen ließen. Es sitzen aber sehr wohl Menschen im Gefängnis oder in der Psychiatrie, weil sie Eltern hatten, die sie schlecht behandelten, im Stich ließen oder verachteten. Und trotzdem scheint es eine der Hauptsorgen unserer Gesellschaft zu sein, diesem angeblichen, komplett eingebildeten *chronischen Verziehen des Kindes* vorzubeugen. Das glauben Sie nicht, verehrte Leserschaft? Dann überlegen und vergleichen Sie selbst: Von wie vielen Personen wurden Sie seit Beginn Ihrer Schwangerschaft darauf hingewiesen, wie wichtig es sei, die Steckdosen zu sichern, toxische Produkte sicher aufzubewahren, im Auto den Kindersitz zu verwenden oder Ihr Kind gegen Tetanus zu impfen? Und wie viele Menschen haben Ihnen im Vergleich dazu geraten, Ihr Kind nicht immer nur zu tragen und es keinesfalls mit bei sich im Bett schlafen zu lassen, um es ja nicht zu *verwöhnen*?

Erläuterungen

Jetzt sagt ganz sicher gleich jemand, dass wegen Herrn Doktor González (und Doktor Taubman natürlich auch) die armen Mütter völlig unfrei sein werden, weil sie den ganzen Tag von ihren Kindern abhängig sind. Aber dem ist nicht so. Ich sage dem Kind doch nicht, dass es weinen soll, das tut es ganz von selbst. Und wenn Ihr Kind weint, kann es sein, dass Sie zu hören bekommen, Sie könnten nur eines tun: Aus dem Zimmer gehen und es weinen lassen. Dann tun Sie das doch, wenn Sie das schaffen, immer wieder, Tag für Tag. Aber was macht denn eine Mutter in dieser Zeit? Meinen Sie, sie nimmt sich ein Buch zur Hand oder macht ein Mittagsschläfchen oder bügelt? Wer schon einmal ein Kind weinen gehört hat, wirklich weinen, und wenn es sich dabei auch noch um das eigene Kind handelt, der weiß, dass die Mutter währenddessen rein gar nichts anderes tun kann. Das Weinen eines Kindes ist eines der unangenehmsten Geräusche der Natur. (Und das aus gutem Grund: Ein Kinderweinen ist speziell darauf ausgelegt, bei Erwachsenen eine Reaktion hervorzurufen und keinen gleichgültig zu lassen). Jener armen Mutter bleibt nichts anderes übrig, als die Zähne zusammenzubeißen, die Zeiger der Uhr anzustarren und zu warten, bis die 20 Minuten endlich vorbei sind.

Eine Mutter hingegen, der empfohlen wurde, auf die Signale ihres Kindes zu reagieren, hat fünf Optionen zur Auswahl (und wenn ihr eine sechste einfällt, umso besser); sie kann entscheiden, mit welcher sie beginnt, und wenn eine Lösung nicht funktioniert und das Kind weiter weint, kann sie es mit einer anderen probieren. Im Grunde genommen könnte man die Möglichkeit *das Kind ist müde und möchte schlafen* interpretieren als *es in sein Bettchen legen und weggehen*; wenn dies allerdings nicht funktioniert, dann muss die Mutter nicht erst 20 Minuten warten, um es wieder hochzunehmen. Die wirklich unfreie Mutter ist folglich jene, die dazu gezwungen wird, ihr Kind weinen zu lassen; die befreite Mutter hingegen ist die, die das Recht hat, zu tun, was ihr am besten erscheint, um ihr Kind zu beruhigen. Außerdem wird sie auf diese Weise erreichen, dass es immer weniger weint.

Wenn ich nun aber mein Kind weinen lasse, wird es dann für sein ganzes Leben traumatisiert? Nein, das habe ich nicht gesagt. Ich spreche nicht von einem Trauma fürs Leben, sondern von der *Dreimonatskolik*. Wenn Sie Ihr Kind weinen lassen, wird es einfach noch mehr weinen.

Kinder weinen. Das ist normal und lässt sich nicht vermeiden. Koreanische Kinder, afrikanische Kinder, sie alle weinen. Auch wenn sie 24 Stunden am Tag von der Mutter getragen werden, weinen sie. Nur weinen sie dann weniger. Ich sage ja nicht, dass Sie, wenn Ihr Kind weint, immer gleich alles stehen- und liegenlassen und losrennen müssen, um es zu beruhigen. Natürlich müssen Sie auch mal duschen oder in der Küche ist gerade das Öl heiß oder Sie sind einfach mit etwas anderem beschäftigt. Dann sollten Sie zumindest versuchen, etwas zu Ihrem Kind zu sagen, es anzuschauen, es anzulächeln. Wenn ein Kind ab und an einige Minuten warten muss, bis jemand auf sein Rufen reagiert, geht die Welt auch nicht unter. Problematisch wird es dann, wenn man ein Kind mit Absicht und häufig weinen lässt. Schwierig ist es auch, wenn eine Mutter dies irrtümlich tut, weil ihr jemand, der viel zu wissen vorgibt (ein Verwandter, eine Nachbarin, ÄrztInnen, AutorInnen eines Buches ...), gesagt hat, Weinen sei das Beste für ihr Kind und sie würde es, wenn sie es auf den Arm nimmt und tröstet, nur *verziehen*.

Auch erwachsene Menschen weinen, wenn sie einen Grund dafür haben. Bei Kindern ist es das Gleiche. Sie weinen nicht *einfach so*; sie haben nur andere Gründe dafür, die wir häufig nicht erkennen. Stellen Sie sich vor, Sie sind diejenige, die weint; vielleicht hat eine Ihnen sehr nahestehende Person einen schweren Unfall gehabt und nun sind Sie allein zu Hause und weinen. Ist es nicht traurig, wenn man leidet und niemand da ist, der einen unterstützt und tröstet? Und nun stellen Sie sich vor, Sie seien nicht allein zu Hause. Auch Ihr Mann ist da und liest gerade. Sie weinen und er hebt nicht einmal den Blick vom Buch. Oder er schreit Sie an: »Jetzt sei doch endlich mal still, ich versuche gerade zu lesen!« Ist das nicht noch viel schlimmer, als allein zu weinen? Zusätzlich zu dem Schmerz, den Sie sowieso bereits verspüren, fühlen Sie sich nun auch noch verachtet und gedemütigt. Sie haben das Gefühl, Ihr Mann liebt Sie nicht mehr. Denn wenn ein geliebter Mensch weint, dann gehen wir auf ihn ein.

Natürlich kann ein zwei Monate alter Säugling nicht wissen, ob seine Mutter erst nach zehn Minuten kommen konnte, weil sie gerade sehr beschäftigt war, oder ob sie mit Absicht nicht gleich reagiert hat (nach dem Motto: »Soll er doch noch ein bisschen warten, damit er gleich merkt, dass er nicht mit allem durchkommt.«). Er weiß das nicht, Sie aber wissen es.

Zahnen

Vor einiger Zeit sagte eine Mutter zu mir, bei ihrer anderthalb Monate alten Tochter komme bereits das erste Zähnchen. Es ist zwar selten, kommt aber vor, dass ein Zahn so früh durchbricht, weshalb ich dem Kind neugierig in den Mund schaute. »Hm, ich sehe aber gar nichts.« – »Nein, man sieht auch noch nichts.« – »Und woher wissen Sie dann, dass Ihre Tochter schon einen Zahn bekommt?« – »Nun, weil sie sehr unruhig ist, weint, an ihren Fäustchen nuckelt ...« – »Ach so! Aber das ist doch ganz normal, Babys weinen, nuckeln am Fäustchen. Das heißt noch lange nicht, dass sie einen Zahn bekommen.« Die Szene wiederholte sich Monat für Monat und immer wieder kam gerade dieser besagte Zahn durch. Ich machte mir nicht mehr die Mühe zu widersprechen. Endlich kam nach sechs Monaten, wie bei allen anderen auch, ein Zahn durch. »Sehen Sie, Herr Doktor? Ich wusste es doch, dass sie gerade einen Zahn bekommt!«

In einer Studie von Macknin et al. wurde das Zahnen lediglich für den Zeitraum von wenigen Tagen und auch nur bei einigen Kindern mit leichten Symptomen in Verbindung gebracht: verstärkter Speichelfluss, Beißen, Pickelchen im Gesicht (wahrscheinlich wegen der Feuchtigkeit durch den Speichel), Reizbarkeit, ein Temperaturanstieg um einige Dezimalstellen am Tag des Durchbruchs (der sich aber nur feststellen ließ, weil allen Kindern im Rahmen der Studie zweimal täglich die Temperatur gemessen wurde). Bei den meisten Kindern war keinerlei Veränderung feststellbar, keines der Symptome verstärkte sich während des Zahnens um mehr als 20 Prozent und kein Symptom vermochte weder allein noch in Kombination mit anderen den unmittelbar bevorstehenden Durchbruch eines Zahns anzukündigen. Zahnen führte weder zu Fieber noch zu Durchfall, verstopfter Nase, Erbrechen, einem entzündeten Po oder vermehrtem Aufwachen in der Nacht.

Doch auch ohne jede Studie ist leicht zu verstehen, dass das Zahnen nicht wirklich ernsthafte Probleme verursachen kann. Babys sind schließlich nicht die einzigen, die Zähne bekommen. Bei Kindern ab sechs Jahren brechen nach und nach die bleibenden Zähne durch. Und nicht alle davon ersetzen einen Milchzahn (es könnte schließlich jemand argumentieren, dass das Loch ja schon da war), denn das Milchgebiss hat noch keine Backenzähne. Dennoch sieht man kein acht- oder zehnjähriges Kind, das sich am Fäustchen nuckelt, weint oder auf Gummiringe beißt, weil es zahnt. Niemand cremt ihm das Zahnfleisch ein. Denken Sie an Ihre eigene Kindheit: Wir erinnern uns gut an den Tag, als uns ein Zahn herausfiel (der Zahnfee sei es gedankt), aber der Tag, an dem ein neuer Zahn durchkam, ist uns nicht im Gedächtnis geblieben. Normalerweise bekommt man das nämlich gar nicht mit. Und eines Tages schaut man in den Spiegel und – Überraschung, ein neuer Zahn! (Bei den Weisheitszähnen verhält sich das anders; bei einigen Menschen bietet der Kiefer nicht ausreichend Platz, sodass sie, wenn die Weisheitszähne kommen, unter beträchtlichen Schmerzen leiden können.)

Und trotzdem sind viele davon überzeugt, dass das Zahnen bei Säuglingen ernsthafte Probleme verursacht. Und zwar derart, dass eine Behandlung erforderlich wird. Da kommen Medikamente aus der Apotheke zum Einsatz (es werden sogar lokale Betäubungscremes verkauft!), natürliche und homöopathische Mittel, Kräuter und Hausmittel, Beißringe aus Plastik, Gummi und anderen Materialien (vor vielen Jahren waren es übrigens Tintenfischknochen). Heute scheinen besonders Bernsteinketten in Mode gekommen zu sein (offenbar nicht, um darauf herumzubeißen, sondern um sie den Kindern um den Hals zu legen!). Einige Mütter geben sich besonders siegessicher: »Ich habe ihm *XY* für die Zähne gegeben und es hat sehr gut funktioniert.« Ich habe mich schon immer gefragt, wie das Zahnen denn schlecht *funktionieren* kann. Wollen jene damit sagen, dass ihr Kind ohne *XY* keine Zähne hätte oder vielleicht im Zuge des Zahnens verstorben wäre?

Weil alle Kinder innerhalb weniger Monate 20 Zähne bekommen, ist immer einer dabei, der gerade kurz vorm Durchbruch ist oder gerade herausgekommen ist, um als Erklärung für jedes mögliche Problem herzuhalten. Teilweise kommt mir das vor wie ein weiterer Ausdruck jener Angst, die unsere Gesellschaft vor der Mutter-Kind-Beziehung zu haben scheint (so wie auch bei der Dreimonatskolik). Weint das Baby, dann auf keinen Fall, weil es seine Mutter braucht. Wahrscheinlicher ist, dass es krank ist, Angst hat, an Bauchweh oder eben unter dem Zahnen leidet ...

Da wir gerade von den angenommenen Ursachen für das Weinen sprechen: Eine Zeit lang war ich (leicht) besorgt, weil meine Kinder nie weinten, wenn ihre Windel voll war. Alle sagen doch, dass Kinder dann weinen. Selbst in Filmen wird immer in die Windel geschaut, wenn ein Kind weint. Bei meinen Kindern hingegen konnte die Windel überquellen, sie aber schien das überhaupt nicht zu stören. Wenn eine Windel voll war, merkte ich das am Geruch und nicht am Weinen. Beruhigt war ich erst, als ich – ich weiß nicht mehr wo – las, dass vor einigen Jahrzehnten ein Wissenschaftler diesbezüglich ein Experiment durchgeführt hatte. Einer Gruppe Kindern wurde eine neue Windel angelegt, die andere Gruppe bekam die gleiche schmutzige Windel um, die gerade erst entfernt worden war. Und beide Gruppen waren gleichermaßen zufrieden! Die Kinder weinten also nicht, weil die Windel voll war; das war reiner Zufall. Und sie beruhigten sich deshalb, weil sie – zu einer Zeit, in der Babys viele Stunden lang allein in ihrer Wiege verbrachten – von ihrer Mutter in den Arm genommen und zum Wickeltisch getragen wurden, weil die Mutter sie berührte, sie streichelte, ihnen in die Augen sah, wahrscheinlich liebevoll mit ihnen sprach ...

Ich habe sogar den Verdacht, dass der viel gerühmte entspannende Effekt des Badens vor dem Schlafengehen der gleichen Kategorie von Mythen angehört. Was Ihr Kind braucht, um sich entspannen und einschlafen zu können, ist Ihre Nähe, Ihre Aufmerksamkeit, Ihre Umarmung. Baden können Sie Ihr Kind zu jeder Uhrzeit, wie es Ihnen am besten passt.

Hunger

Die Sorge schlechthin: Hat mein Kind noch Hunger? Eine Frage, bei der noch eine andere mitschwingt, die nicht immer ausgesprochen wird: »Ist meine Milch nicht gut genug, werde ich ihm eine Flasche geben müssen?« Wenn ein Kind müde ist, dann soll es schlafen; aber wenn es Hunger hat, werden viele Mütter blass, als handele es sich um einen Makel.

Das Problem ist, dass wir das Wort *Hunger* für zwei verschiedene Sachverhalte verwenden. Einerseits ist Hunger ein Mangel an Nahrungsmitteln, eine Hungersnot: In vielen Teilen der Welt herrscht Hunger, Kinder verhungern. Zu Zeiten des Krieges litten meine Eltern und Großeltern Hunger. Wir können nur froh sein, dass wir diesen Hunger nicht kennenlernen mussten.

Andererseits beschreibt Hunger ein unangenehmes Gefühl in der Magengegend, das durch das Bedürfnis nach Nahrung hervorgerufen wird. Diesen Hunger kenne ich, ich verspüre ihn mehrmals am Tag, deshalb esse ich. Hätte ich keinen Hunger, würde ich wohl niemals etwas essen. Was für ein Paradox: Ein Kind (oder ein Erwachsener), das (der) nie Hunger hätte, würde verhungern.

»Mein Kind hält die drei Stunden nicht durch, schon nach anderthalb Stunden will es wieder an die Brust; ob es wohl Hunger hat? Ob es wohl nicht satt wird?« Natürlich hat es Hunger! Deshalb will es an die Brust. Geben Sie ihm die Brust, wenn es danach verlangt, und es wird keinen Hunger mehr haben. Es wird nur *hungrig bleiben*, wenn sie ihm erst nach drei Stunden wieder zu trinken geben. Lassen Sie Ihr Kind nicht hungrig bleiben! Stillen Sie es, wenn es hungrig ist!

Wachstumsschübe

In vielen Büchern zum Thema Stillen heißt es, dass Kinder bestimmte Phasen (Wachstums- bzw. Entwicklungsschübe) durchlaufen, in denen sie häufiger an der Brust trinken müssen. In der Regel äußert sich das so, dass ein Kind, das bisher mit einem bestimmten stabilen Stillrhythmus mehr oder weniger zufrieden war, plötzlich ständig an die Brust will, anders als noch am Vortag. Wenn die Mutter sich sorgt (»Jetzt habe ich keine Milch mehr!«) und ihm eine Flasche gibt, trinkt das Kind dann immer mehr Flaschen und bald gar nicht mehr an der Brust. Wenn ihm die Mutter keine Flasche gibt, sondern nach Bedarf stillt, wird mehr Milch gebildet und nach zwei oder drei Tagen nimmt die Stillhäufigkeit wieder ab. Man nimmt an, dass es sich um Zeiträume handelt, in denen das Kind schneller wächst und deshalb mehr Milch benötigt, und manchmal hört man auch, dass diese Phasen zu bestimmten Zeiten auftreten: nach zwei Wochen, nach anderthalb Monaten und nach drei Monaten.

Diese Hypothese klingt nachvollziehbar, und einige AutorInnen haben zudem herausgefunden, dass Kinder mehrere Wochen überhaupt nicht wachsen können und dann innerhalb weniger Tage ganze ein bis zwei Zentimeter. Dennoch hat, soweit ich weiß, noch niemand bewiesen, dass diese Tage des häufigeren Trinkens genau mit den Perioden des beschleunigten Wachstums zusammenfallen, und es hat auch noch niemand nachweisen können, dass diese nach zwei und sechs und nicht nach drei und fünf Wochen stattfinden. Gehen wir einfach davon aus, dass es diese Phasen gibt und wir die Ursache nicht kennen. Dafür kennen wir aber die Lösung: Stillen nach Bedarf und keine Flasche.

Die Dreimonatskrise

Die *Dreimonatskrise* (diesen Namen habe ich mir ausgedacht, in anderen Büchern werden Sie ihn nicht finden) ist eine Krise der Mutter, nicht des Kindes. Dem Kind geht es blendend und mit ihm ist alles in bester Ordnung. Die Mutter hingegen bekommt Angst und meint, sie habe keine Milch mehr. Das geschieht in der Regel zwischen zwei und vier Monaten, ein genaues Datum lässt sich nicht festlegen.

Die Krise ergibt sich aus mehreren Faktoren. Die Brüste, die zu Beginn der Stillzeit anschwollen und nach jedem Stillen deutlich abschwollen, scheinen nun immer gleich zu sein (nämlich immer weich!). Die Milch, die aus der anderen Brust tropfte und sogar den ganzen Tag lang auslaufen konnte, läuft nun nicht mehr. Das Kind, das zuvor 15 oder 20 Minuten oder noch länger zum Trinken an jeder Brust brauchte, trinkt nun in fünf Minuten, manchmal auch in zwei oder weniger. Und zu allem Überfluss macht es auch nicht mehr die Windel voll! (S. 106).

All diese Veränderungen sind jedoch normal. Das Anschwellen und Tropfen der Brüste ist kein Hinweis darauf, dass es besonders viel Milch gibt; vielmehr handelt es sich um kleine Unregelmäßigkeiten zu Beginn der Stillzeit, die nachlassen, sobald die Brust mit voller Leistung funktioniert. Das wäre ja noch schöner, wenn man jahrelang Stilleinlagen im BH tragen müsste! Das Kind bekommt immer mehr Kraft und Erfahrung und trinkt deshalb mit jedem Mal schneller. An seinem Gewicht können Sie erkennen, dass es keinerlei Probleme gibt ... Zumindest dann, wenn Sie wissen, dass Kinder mit jedem Monat weniger als im Vormonat zunehmen (einigen Kindern scheint dies nicht bewusst zu sein und sie jagen der Mutter mit ihrem verflixten Gewicht einen Schreck ein). Wenn eine Mutter davon ausgeht, dass ihr Kind immer gleich zunimmt, dann hat sie gleich wieder einen neuen Grund zur Sorge: In diesem Monat hat es weniger zugenommen.

Und weil die Mutter diejenige ist, die gerade in einer Krise steckt, liegt auch die Lösung bei ihr: Machen Sie sich einfach keine Sorgen und schon ist die Krise vorbei. Stillen nach Bedarf (und das heißt auch, dass das Kind die Brust loslassen kann, wann es möchte) und geben Sie keine Flasche.

Brustverweigerung

Kinder können aus vielerlei Gründen die Brust verweigern. Wenn Sie der Ursache nachgehen, finden Sie auch eine Lösung.

Falsche Verweigerung

In der Regel trinken Neugeborene innerhalb der ersten zwei Stunden nach der Geburt gut an der Brust. In den darauffolgenden acht oder zehn Stunden sind sie jedoch häufig ziemlich schläfrig und trinken fast nicht. Die Mutter muss ihrem Kind reichlich Gelegenheit zum Trinken geben, mit ihm Körperkontakt haben, es beim kleinsten Anlass an die Brust nehmen … zu große Sorgen sollte man sich jedoch auch nicht machen. Wenn noch mehr Stunden vergehen und das Kind trinkt immer noch nicht, müsste sie sich noch stärker bemühen, es vielleicht sogar wecken, und wenn dies nicht möglich ist, sollte sie Milch ausstreichen oder abpumpen und dem Kind mit einer Pipette oder einem kleinen Becher geben.

Wird ein Kind an die Brust genommen, macht es suchende Bewegungen, indem es den Kopf von einer Seite auf die andere dreht. Einige Mütter meinen dann: »Es sagt, dass es nicht möchte.« Doch ein Neugeborenes ist noch nicht in der Lage, den Kopf verneinend zu schütteln, es sucht lediglich nach der Brust.

Drückt man ein Neugeborenes auf den Hinterkopf, dann überstreckt es den Kopf nach hinten. Es handelt sich dabei um einen natürlichen Reflex. Um Ihr Kind zu stillen, stützen Sie es lediglich am Rücken, während es Bauch auf Bauch auf Ihnen liegt, und üben Sie keinen Druck auf seinen Kopf aus.

Wird ein Neugeborenes um den Mund herum (auf der Wange, über der Lippe oder am Kinn) berührt, dann wendet es sich reflexartig dem zu, was es berührt hat. Unter normalen Umständen dient dieser Reflex dem Finden der Brustwarze. Ist jedoch das, was es an der Wange berührt, ein Finger der Mutter oder einer anderen Person oder ein Stück Kleidung, lenkt es von der Brustwarze ab.

Wie schon gesagt: Je größer Kinder werden, desto schneller können sie trinken. Dann lassen sie die Brust los und wollen nicht mehr. Zwingen Sie sie nicht. Fakt ist, dass die häufigste Ursache der Brustverweigerung schlicht darin besteht, dass das Kind keinen Hunger hat.

Wenn das Kind Schmerzen hat oder krank ist

Bei der Geburt kann es zu einem Hämatom am Kopf des Kindes oder zu einem Schlüsselbeinbruch kommen – und beides kann sehr schmerzhaft sein. Dies gilt auch für spätere Impfungen, bei denen die Einstichstelle einige Zeit lang schmerzempfindlich sein kann. Beim Stillen müssen Sie dann eine Position finden, in der das Kind schmerzfrei an der Brust trinken kann. Versuchen Sie, schmerzhafte Stellen frei von Druck zu halten.

Hat das Kind Schnupfen, dann kann es nicht gleichzeitig atmen und trinken. Freilich atmet es in einem solchen Fall lieber. Sie können Ihr Kind mit Blick nach oben hinlegen und isotonische Kochsalzlösung, die in der Apotheke erhältlich ist, in seine Nasenlöcher träufeln, nicht sprühen. Damit weicht getrockneter Schleim auf, nach einigen Minuten niest das Kind und seine Nase ist wieder frei.

Vorsicht mit Nasensaugern: Sie sollten keinesfalls in die Nase gesteckt werden, weil sie zu Verletzungen führen können (die heutigen Modelle sind wenigstens stumpf, aber vor einigen Jahren waren sie noch spitz), und drücken Sie auch nicht auf die Nase, weil Sie dadurch den Schleim nur noch weiter nach innen befördern würden.

Säuglinge mit einem Herzfehler möchten manchmal nicht trinken, weil sie die Anstrengung zu sehr ermüdet.

Auch wenn das Schlucken schmerzt, z. B. bei einer Ohren- oder Rachenentzündung, wird das Kind nur ungern trinken wollen.

Ist es nervös und weint schon eine ganze Weile, wird es sich ebenfalls nicht stillen lassen. Zunächst sollten Sie es auf dem Arm beruhigen und dann nach einer Weile erneut die Brust anbieten.

Vielleicht hat es auch beim letzten Stillen eine unangenehme Erfahrung gemacht; beispielsweise eine Spritze bekommen, während es an der Brust trank. Oder es hat Sie aus Versehen gebissen und Sie haben laut aufgeschrien.

Möglicherweise reagiert das Kind gegen etwas allergisch, das die Mutter gegessen hat: »Kaum kommt die Milch im Magen an, fängt es an zu weinen.« Es ist wichtig, dies nicht mit der Dreimonatskrise (S. 131) zu verwechseln. In dem einen Fall trinkt das Baby zufrieden, lässt dann die Brust los und reagiert nur verärgert, weil es wieder trinken soll. Im zweiten Fall fängt das Baby während des Stillens an zu weinen, ohne dass es zum Trinken gedrängt wurde. Es lässt weinend die Brust los, weil ihm die Allergie vom Mund bis zum Magen Kribbeln und Schmerzen beschert. Da es aber noch nicht mit dem

Trinken fertig war, möchte es nach sehr kurzer Zeit erneut an die Brust, weint dann wieder ... »*Es weiß nicht, was es will, und kämpft förmlich mit der Brust*«.

Probleme mit der Technik
Hat sich das Kind an die Flasche gewöhnt, wird es versuchen, an der Brust genauso zu trinken, als sei sie eine Flasche, indem es mit der Zunge drückt ... Und natürlich rutscht ihm dann die Brust aus dem Mund (S. 71).

Ist das Kind an der Brust ungünstig angelegt, kann es zu einem Oxytocinüberschuss kommen; die Milch schießt heraus und das Kind verschluckt sich (S. 55).

An einer eingecremten Brust kann das Kind abrutschen. Manchmal muss die Brustwarze wegen eines spezifischen Problems eingecremt werden: weil sie wund ist, bei Soor, wegen einer Entzündung ... Wenn Sie aber nichts dergleichen haben, sollten Sie keinesfalls *präventiv* eine Creme auftragen.

Wenn die Brust zu voll ist, ist sie für das Kind schwer zu fassen. Versuchen Sie dann, sie vor dem Stillen ein wenig zu leeren (S. 55).

Veränderungen, die das Kind belasten
Einige Maßnahmen, die im Kreißsaal nach wie vor viel zu häufig Anwendung finden (Sondieren, Absaugen, Sauger, Einführen eines Fingers in den Mund ...), sind für ein Neugeborenes sehr unangenehm und können zu einer oralen Aversion führen. Dann will das Kind einfach nichts mehr in den Mund gesteckt bekommen. Hier sind Geduld und viel ruhiger Körperkontakt nötig.

War die Mutter eine Zeit abwesend (weil sie beispielsweise arbeiten musste) und kehrt dann zurück, reagiert das Kind darauf, indem es entweder förmlich an ihr *hängt* oder sie abweist. Beide Verhaltensweisen können auch einander abwechseln. Das ist normal. Ihr Kind braucht viel Zärtlichkeit und viel Aufmerksamkeit, um die Trennung zu überwinden.

Manchmal verweigern Kinder die Brust, wenn sie bemerken, dass ihre Mutter nicht auf sie eingeht, weil sie mit anderen Dingen beschäftigt ist: mit Streit in der Familie, mit Problemen am Arbeitsplatz, mit den Vorbereitungen für ein Fest, dem Haushalt, einem unverhofften Besuch ...

Einige Kinder lehnen die Brust auch ab, wenn die Mutter schwanger ist oder ihre Periode hat; es heißt, die Milch schmecke dann anders.

Manche mögen vielleicht etwas nicht, das die Mutter gegessen hat (S. 188). Oder sie haben den salzigen Geschmack der Haut nicht gern, wenn die Mutter schwitzt; oder den Geschmack oder Geruch der Seife, des Parfüms, der Creme oder des Deos, das die Mutter benutzt hat.

Ältere Babys lassen sich leicht durch ihre Umgebung ablenken. Manchmal muss die Mutter dann einfach einen ruhigen Ort aufsuchen, um stillen zu können.

Erschrickt das Kind bei einem lauten Geräusch oder einer brüsken Bewegung, während es trinkt, ist es möglich, dass es sich beim nächsten Anlegen an den Schreck erinnert und deshalb nicht trinken möchte.

Einseitige Brustverweigerung

Es ist völlig normal, wenn ein Kind immer nur an einer Brust trinkt. Manchmal möchte es die zweite Brust und manchmal nicht. Eine andere Sache ist es, wenn ein Kind immer nur an derselben Brust trinken möchte und die andere nicht einmal aus der Ferne ansieht.

Vielleicht lässt sich die eine Brust schwieriger greifen, weil die Brustwarze flach ist oder weil sie zu groß ist und schlecht in den Mund passt.

Möglicherweise fühlt sich das Kind an einer der Brüste nicht so wohl, vielleicht weil ihm das eine Ohr wehtut oder das Schlüsselbein oder auch der Po an der Stelle, an der es eine Impfung bekommen hat, oder weil die Mutter es mit dem einen Arm geschickter hält als mit dem anderen. In solchen Fällen ist es ratsam, die zweite Brust in einer neuen Position anzubieten, z.B. mit den Füßen zur anderen Seite oder indem Sie das Kind mit dem anderen Arm halten.

Bei einer Brustentzündung steigt die Natriumkonzentration in der entzündeten Brust. Die Milch schmeckt salzig und einige Kinder lehnen dies ab. Der Natriumanteil steigt immer weiter, wenn die Milchbildung zurückgeht, und die Milchbildung geht zurück, wenn das Kind nicht trinkt. Ein wahrer Teufelskreis ist die Folge.

Anfangs können Sie versuchen, dem Kind die abgelehnte Brust zu geben, indem Sie geduldig verschiedene Positionen ausprobieren. In der Zwischenzeit sollten Sie Milch ausstreichen oder abpumpen, um einem Milchstau zu vermeiden, um die Milchbildung aufrechtzuerhalten und einem Anstieg des Natriumanteils in der Milch vorzubeugen. Nimmt Ihr Kind normal zu, müssen Sie ihm die gewonnene Milch nicht gleich geben. Sie können sie einfrieren und später verwenden. Denn wenn das Kind bereits satt ist und Sie ihm noch mehr Milch anbieten würden, würde es umso weniger Interesse für das Stillen aufbringen.

Nimmt das Kind einige Tage später die abgelehnte Brust immer noch nicht an, dann ist es vielleicht besser, die Versuche einzustellen, nach und nach mit dem Ausstreichen bzw. Pumpen aufzuhören und das Stillen mit einer einzigen Brust fortzusetzen (was ohne Probleme möglich ist). Eine Brust kann ausreichend Milch für Ihr Kind bilden und in der anderen Brust wird die Milchbildung dann komplett gehemmt. Das einzige Problem ist rein ästhetischer Natur: Ist der Größenunterschied beider Brüste nicht zu übersehen, so können Sie den BH auf der anderen Seite auffüllen.

Es kommt nur sehr selten vor, doch manchmal wird Monate, nachdem das Kind eine der Brüste verweigert hat, in dieser ein Tumor festgestellt. Möglicherweise beeinträchtigte dieser den Milchgeschmack. Noch einmal: Das kommt sehr selten vor und die Verweigerung ist fast immer auf einen anderen Grund zurückzuführen (oder es lässt sich gar kein Grund ermitteln). Wenn aber ein Kind, das normalerweise an beiden Brüsten trinkt, plötzlich eine Brust ablehnt und alle Versuche, ihm diese Brust zu geben, scheitern, sollten Sie sich nach einigen Tagen vergewissern, dass keine Verhärtung zurückgeblieben ist. Ich sage *nach einigen Tagen*, denn solange die Brust noch Milch bildet und das Kind nicht trinkt, werden natürlich noch mehrere Schwellungen tastbar sein.. Tasten Sie die Brust erneut nach ein paar Wochen bzw. Monaten auf mögliche Verhärtungen hin ab.

Eine Verweigerung überwinden

Wappnen Sie sich mit Geduld! Bieten Sie Ihrem Kind die Brust an, ohne sie ihm jedoch aufzuzwingen, und halten Sie Ihr Kind häufig im Arm und streicheln Sie es. Probieren Sie verschiedene Stillpositionen aus. Besonders hilfreich ist es, wenn die Mutter auf dem Rücken liegt (entweder flach im Bett oder bequem zurückgelehnt in einem Sessel) und das Kind Bauch auf Bauch mit Blick nach unten auf ihr liegt. Positionieren Sie Ihr Kind in der Nähe der nackten Brust und lassen Sie es dann die Brust alleine suchen und finden.

Verweigert es weiterhin die Brust, sollten Sie Milch ausstreichen oder abpumpen und sie ihm mit einem Becher geben. Einige Kinder nehmen den Becher nicht an, wenn er ihnen von ihrer Mutter angeboten wird, trinken aber dann, wenn ihn jemand anderes gibt. Nehmen Sie das Ihrem Kind nicht übel und denken Sie daran, wie schlecht es sich fühlen muss, dass es sich so verhält. Versuchen Sie nicht, es durch Hunger kleinzukriegen. Wenn es sehr hungrig ist, wird es wahrscheinlich noch schlechter trinken. Geben Sie ihm besser zunächst die Milch in einem Becher und bieten Sie ihm die Brust zu einem Zeitpunkt an, zu dem es weder hungrig noch verärgert ist. Versuchen Sie auch, im nackten Hautkontakt zu stillen (S. 132).

Zwingen Sie Ihr Kind nicht an die Brust, indem Sie seinen Mund öffnen und die Brust gegen seinen Willen hineindrücken ... normalerweise bewirken Sie so das Gegenteil und beide, Mutter und Kind, sind unglücklich. Durch eine derart unangenehme Erfahrung wird die Verweigerung nur noch verstärkt.

Das Gewicht

Das Gewicht der Kinder bietet Anlass zu vielen unnötigen Ängsten. Häufig verlangen KinderärztInnen ein bestimmtes Gewicht und verunsichern die Eltern, obwohl in Wirklichkeit keinerlei Problem besteht. Vielleicht wie eine Trotzreaktion darauf neigen einige wiederum zum anderen Extrem: »Wenn es an der Brust trinkt, ist alles gut, egal was das Gewicht besagt.« Dabei ist das Gewicht nun keinesfalls egal! Ein Kind, das vom ersten auf den zweiten Monat nur 200 g zunimmt, hat ein ernstes Problem. Jemand mit Erfahrung muss meist ein Kind nicht erst wiegen, um zu sehen, ob es ihm gutgeht oder ob es unterernährt ist. Im Zweifelsfall jedoch ist es erforderlich, das Gewicht sorgfältig mit den entsprechenden grafischen Vorgaben zu vergleichen. Solche Vergleiche fallen jedoch häufig fehlerhaft aus.

Gewichtskurven verlaufen nicht geradlinig

Würden Gewichtskurven geradlinig verlaufen, so würden Säuglinge Monat für Monat gleich viel zunehmen. Und genau weil das nicht so ist, sondern Kinder jeden Monat weniger zunehmen als im Vormonat, handelt es sich um Kurven. Dasselbe Kind, das in den ersten zwei oder drei Monaten 500 g, 1000 g oder sogar 1500 g pro Monat zugelegt hat, kann unter Umständen im vierten Monat nur noch 200 g und zwischen neun und zwölf Monaten vielleicht gar nicht mehr zunehmen. Manchmal scheint es, als würden die Kinder, die zu Anfang am meisten zugenommen haben, in den Folgemonaten am wenigsten zulegen, so als hätten sie praktisch alles auf einmal *erledigt* anstatt nach und nach.

Die Hälfte der Kinder liegt unter dem Durchschnitt
Deshalb heißt es ja auch Durchschnitt. Die Kinder, die unter dem Durchschnitt liegen, sind ebenso normal wie jene, die darüber liegen. Ein Kind, das unter dem Durchschnitt liegt, ist nicht knapp bei Gewicht, sondern völlig normal. Wenn wirklich alle Kinder über dem Durchschnitt liegen würden, müsste das Gesundheitsministerium wahrscheinlich einen medizinischen Notstand erklären: Es wäre die wohl größte Übergewichtsepidemie bei Kindern der Geschichte.

Und nur drei Prozent der Kinder liegen unter der dritten Perzentile (der unteren Kurve in der Grafik). Nicht drei Prozent aller Kinder, sondern drei Prozent jener Kinder, die gewogen wurden, um die Grafiken zu erstellen. Kinder, bei denen es sich der Definition nach um gesunde und normale Kinder handelt: keine Frühgeborenen, keine Einweisungen ins Krankenhaus, keine Herzfehler. Sodass im wahren Leben natürlich mehr als drei Prozent aller Kinder unter der dritten Perzentile liegen. Vielleicht sind es vier oder fünf Prozent. KinderärztInnen müssen die drei gesunden Kinder vom vierten, das vielleicht krank sein kann, unterscheiden.

In Spanien beispielsweise gibt es etwa 500.000 Geburten pro Jahr und somit um die 15.000 gesunde Säuglinge, die unter der dritten Perzentile liegen. Dazu kommen weitere 15.000 Mädchen und Jungen im Alter von einem Jahr und 15.000 im Alter von zwei Jahren und 15.000 im Alter von drei Jahren ...

Gewichtskurven sind keine Wegvorgaben
Bei den Linien der Grafik handelt es sich um kunstvolle (d. h. schön gestaltete) Repräsentationen mathematischer Funktionen. Mit dem Wachstum realer Kinder haben sie nichts gemeinsam. Abweichungen von einer oder zwei Perzentilen nach oben oder nach unten (freilich nicht plötzlich, sondern im Verlauf der Monate) sind, sowohl was Gewicht als auch was Größe angeht, normal. Es ist auch normal, dass sie bei der Gewichtsperzentile nach oben und bei der für die Größe nach unten abweichen oder umgekehrt.

Wenn es wirklich nicht zunimmt ...

Wenn ein Kind wirklich sehr wenig auf die Waage bringt oder nur sehr langsam zunimmt und den normalen Bereich verlässt, kann dies viele Ursachen haben:

1) Das Kind ist von Natur aus sehr klein oder sehr schlank, aber gesund. Ein Sonderfall ist eine konstitutionelle Wachstumsverzögerung (S. 141).
2) Es leidet an einer Krankheit, die in erster Linie das Wachstum beeinträchtigt (z. B. Wachstumshormon-Defizit, Down-Syndrom).
3 Das Kind ist unterernährt, wofür es wiederum verschiedene Erklärungen geben kann:
   a) Sekundäre Unterernährung infolge einer Erkrankung, die die Nahrungsabsorption (z. B. Durchfall, Zöliakie, zystische Fibrose) oder den Stoffwechsel (z. B. Diabetes) beeinträchtigt, die einen höheren Energieverbrauch verursacht (z. B. Fieber), die zu Nährstoffverlusten führt (z. B. Nephrotisches Syndrom, Parasiten) oder die den Appetit senkt (z. B. Tuberkulose, Harnwegsinfektion, Tracheomalazie, Virose, chronische Mittelohrentzündung).
   b) Unzureichende Nahrungsaufnahme (primäre Unterernährung); für diesen Fall und wenn das Kind ausschließlich gestillt wird, sind wiederum zu unterscheiden:
      i) Unangemessenes Stillmanagement (z. B. zu wenig und zu kurzes Stillen; Verzögerungen durch Schnuller, Wasser oder Tee; ungünstige Stillposition; nächtliche Stillpausen). Die meisten Stillkinder, die nur wenig zunehmen, brauchen keine Flasche, sondern mehr Brust.
      ii) Primäre Hypogalaktie, d. h. ein Milchmangel bei der Mutter, der nicht durch die üblichen Methoden wie häufigeres Anlegen oder die Korrektur der Stillposition zu beheben ist. Die Hypogalaktie kann, wenn sie beispielsweise auf eine Schilddrüsenunterfunktion zurückzuführen ist, behandelt werden. Sie kann aber auch, wenn sie beispielsweise einer Agenesie des Brustgewebes geschuldet ist, zu diesem Zeitpunkt nicht behandelbar sein.

Nur in diesem letzten und äußerst seltenen Fall, einer nicht behandelbaren primären Hypogalaktie, wäre die einzige Lösung ein Stillen mit Zufüttern. Es liegen keine Zahlen dazu vor, mit welchem Anteil die verschiedenen Ursachen zu einem geringen Gewicht bei Kindern beitragen. Erfahrungen deuten jedoch darauf hin, dass beispielsweise in Spanien die häufigsten Ursachen für Untergewicht diese sind: a) das Kind ist klein, aber gesund, b) eine interkurrente (in der Regel leichte) Erkrankung des Säuglings und c) ein unangemessenes Stillmanagement (z. B. restriktiver Zeitplan, Flasche mit Wasser), wobei Letzteres glücklicherweise immer seltener vorkommt.

Dennoch lautet die automatische Reaktion zahlreicher ÄrztInnen: »Es nimmt kaum zu, geben Sie ihm eine Flasche«, ohne weiter nachzuschauen oder auch nur etwas anderes in Betracht zu ziehen. Als erstes wird das Kind abgestillt, und erst wenn es nach dem Abstillen immer noch nicht zunimmt, wird das Problem ernstgenommen und man führt die notwendigen Tests durch, um am Ende eine Harnwegsinfektion, eine Zöliakie, eine zystische Fibrose usw. zu diagnostizieren. Traurig, aber wahr: Manche Mütter sehen sich regelrecht gezwungen zu lügen und zu behaupten, sie würden nicht stillen, damit eine Ärztin oder ein Arzt ihr Kind wirklich untersucht.

Die neuen Kurven für Stillkinder

Die bisherigen Gewichtskurven wurden anhand von Kindern erstellt, die größtenteils kaum oder gar nicht gestillt wurden. Im Jahr 2006 hat die WHO neue Perzentilen-Kurven veröffentlicht, die ausschließlich auf dem Wachstum von gestillten Kindern beruhen (die Kinder wurden über ein Jahr lang gestillt, sechs Monate davon ausschließlich). Diese sind zu finden unter

> http://www.who.int/reproductivehealth/publications/
> maternal_perinatal_health/MSM_96_24_/en/

Es geht nicht darum, zwei verschiedene Kurven abzubilden, eine für gestillte und eine für nicht gestillte Kinder. Für alle Kinder sollte die gleiche Kurve gelten. Der Zweck der Muttermilchersatznahrung besteht darin, dass Säuglinge ebenso gut wachsen, als würden sie an der Brust trinken. Vor 70 Jahren nahmen Kinder, die die Flasche bekamen, langsamer zu als Stillkinder. Jetzt scheint es, als nähmen sie ab sechs Monaten stärker zu. Es sind also noch weitere Studien erforderlich, bis sichergestellt wird, dass Muttermilchersatznahrung nicht zu Übergewicht führt.

Vergleicht man die Kurven der WHO zum Beispiel mit denen, die in Spanien verwendet wurden und werden (Stiftung *Orbegozo*), so sind sie bis zum sechsten Monat praktisch identisch. Ab fünf oder sechs Monaten jedoch bleibt die Kurve der WHO einige 100 g unter der in Spanien verwendeten Kurve. Alle Perzentilen der WHO liegen tiefer: der Durchschnitt, die 3. Perzentile und die 97. Perzentile. Das heißt, dass ein acht Monate altes Kind, das auf der spanischen Grafik 300 g *unter seiner Perzentile* liegt, wahrscheinlich auf der WHO-Grafik die Perzentile *genau trifft*. Dieser Unterschied ist allerdings nur sehr gering und spielt nur bei den wenigsten Kindern wirklich eine Rolle. In vielen Fällen ist nicht die Kurve das Problem, sondern die Interpretation derselben. Wer sagt, dass Kinder knapp bei Gewicht sind, wenn sie unter dem Durchschnitt liegen, oder dass sie an Gewicht verlieren, wenn sie eine Perzentile nach unten gehen, wird das auch mit den neuen Kurven so fortführen und Eltern weiter grundlos verunsichern.

Kinder müssen nicht wöchentlich gewogen werden

Das Gewicht steigt nach dem Stillen an und nimmt wieder ab, wenn das Kind sein kleines oder großes Geschäft gemacht hat. Innerhalb eines kurzen Zeitraums sind zufällige Gewichtsabweichungen und Messfehler in Relation zu einer erwarteten Zunahme derart groß, dass ein Messergebnis nur schwer zu deuten ist. Außer in konkreten Fällen, wo eine umfängliche Kontrolle erforderlich ist (wie in den ersten Tagen, bis das Geburtsgewicht wieder erreicht ist, oder im Krankheitsfall), ist es völlig unnötig (und dazu äußerst unzuverlässig), ein Kind mehr als einmal monatlich zu wiegen. Im Alter zwischen sechs und zwölf Monaten reicht es, das Gewicht einmal alle zwei Monate zu kontrollieren.

Ihr Kind nimmt nicht besser zu, wenn Sie es häufig wiegen, sondern wenn Sie ihm häufig die Brust geben.

Konstitutionelle Wachstumsverzögerung

Wenn ein Kind wirklich nicht zunimmt, weil es nicht gut isst, dann ist das Gewicht nicht ausreichend, die Größe aber normal. Erst langfristig beeinträchtigt die Unterernährung auch die Größe. Das Verhältnis Gewicht/Größe liegt somit unter dem Normalwert.

Nimmt Ihr Kind jedoch wenig zu und wächst kaum und das Verhältnis Gewicht/Größe ist normal, liegt das Problem ganz woanders.

Möglicherweise müssen Tests durchgeführt werden, um Krankheiten wie beispielsweise ein Wachstumshormon-Defizit auszuschließen. Außerdem sollten zwei normale Varianten in Betracht gezogen werden, bei denen es sich nicht um Erkrankungen handelt.

Eine liegt auf der Hand: eine geringe Körpergröße der Familie. Der Vater ist klein, die Mutter ist klein und so wird auch das Kind klein sein, wenn es älter ist.

Die konstitutionelle Wachstumsverzögerung hingegen ist weniger bekannt und bereitet mehr Kopfzerbrechen. Sie ist die häufigste Ursache für eine geringe Körpergröße und eine verzögerte Pubertät. Um den dritten bis sechsten Lebensmonat verlangsamt sich das Wachstum (in Gewicht und Größe). Die Werte des Kindes liegen auf der dritten Perzentile oder tiefer, aber das Verhältnis von Gewicht und Größe stimmt. Das Knochenalter ist verzögert, entspricht aber der Körpergröße. Nach zwei oder drei Jahren beschleunigt sich das Wachstum wieder und das Kind wächst entsprechend dem unteren Teil der Kurve oder unter der dritten Perzentile, jedoch parallel. Die Pubertät setzt verspätet ein, weshalb es einige Jahre lang noch mehr von der Kurve *abweicht*, aber es hat auch mehr Zeit zum Wachsen. Endlich kommt dann die Pubertät und die Kinder haben als Erwachsene eine normale Körpergröße. In der Regel gibt es für solche Fälle eine Veranlagung in der Familie. Es kann sehr beruhigend sein, die Großmütter zu fragen, denn ein Elternteil oder beide oder andere Familienmitglieder waren *immer ziemlich klein* oder *Hänflinge* oder *der Dorfarzt hat ihnen immer Vitamine verabreicht*, und am Ende sind sie doch ganz normal gewachsen ...

Es handelt sich um etwas, das normal vorkommt und keinerlei Behandlung erfordert. Leider werden viele dieser Kinder, wenn sie im zweiten Quartal dann langsamer wachsen, *behandelt* (natürlich ohne jede Wirkung) und zwar durch Zufüttern, eine verfrühte Einführung anderer Nahrungsmittel oder ein erzwungenes Abstillen.

Apropos, da wir bereits vom Knochenalter gesprochen haben: Ich habe schon viele Eltern erlebt, die in Sorge waren, weil man ihnen gesagt hat, das Knochenalter ihres Kindes sei verzögert. Erstens stimmt das Knochenalter nicht exakt mit dem chronologischen Alter überein; ein Jahr mehr oder weniger ist schlichtweg normal. Erst Verzögerungen von zwei oder drei Jahren haben eine klinische Bedeutung. Spricht man Sie auf eine *Verzögerung von neun Monaten* an, dann können Sie getrost darüber lachen. Zweitens ist im Normalfall nicht ein verzögertes Knochenalter problematisch, sondern ein beschleunigtes. Wenn ein Kind klein ist und ein normales, oder schlimmer noch ein beschleunigtes, Knochenalter hat, bedeutet das, dass es im gleichen Alter wie andere Kinder zu wachsen aufhört und damit wohl klein bleiben wird. Ist hingegen das Knochenalter drei Jahre verzögert, kann das Kind drei Jahre länger wachsen und hat damit genügend Zeit, noch etwas größer zu werden.

Koliken

Lee K. The crying pattern of Korean infants and related factors. Dev Med Child Neurol. 1994;36:601-7

Hunziker UA, Barr RG. Increased carrying reduces infant crying: a randomized controlled trial. Pediatrics 1986;77:641-8

Taubman B. Clinical trial of the treatment of colic by modification of parent-infant interaction. Pediatrics 1984;74:998-1003

Zahnen

Macknin ML, Piedmonte M, Jacobs J, Skibinski C. Symptoms associated with infant teething: a prospective study. Pediatrics 2000;105:747-52

Einseitige Brustverweigerung

Healow LK, Hugh RS. Oral aversion in the breastfed neonate. Breastfeeding Abstracts 2000;20:3-4
www.llli.org/ba/Aug00.html

Saber A, Dardik H, Ibrahim IM, Wolodiger F. The milk rejection sign: a natural tumor marker. Am Surg 1996;62:998-9

Gewichtskurven verlaufen nicht geradlinig

Mei Z, Grummer-Strawn LM, Thompson D, Dietz WH. Shifts in percentiles of growth during early childhood: analysis of longitudinal data from the California Child Health and Development Study. Pediatrics 2004;113:e617-27
http://pediatrics.aappublications.org/cgi/content/full/113/6/e617

Konstitutionelle Wachstumsverzögerung

Clark PA. Constitutional growth delay. 2003.
http://emedicine.medscape.com/article/919677-overview
Rodríguez Rodríguez I. «Diagnóstico de la talla baja idiopática».

Kapitel sieben: Brustprobleme

Schlupfwarzen

Früher glaubten wir KinderärztInnen, Schlupfwarzen seien beim Stillen äußerst hinderlich. Wir gaben uns die größte Mühe, die GynäkologInnen davon zu überzeugen, bei Schwangeren unbedingt die Brustwarzen zu kontrollieren. Vor Geburt des Kindes müssten nach innen gestülpte Brustwarzen unbedingt korrigiert werden! Dafür wurden zwei Behandlungsmethoden vorgeschlagen: Brustwarzenformer (S. 160) und die sogenannte Hoffmann-Technik.

Glücklicherweise ließen sich aber die GynäkologInnen nicht darauf ein, sodass es den KinderärztInnen später erspart blieb, sie wieder vom Gegenteil überzeugen zu müssen. Denn in den letzten Jahren gab es zwei wichtige Nachrichten: Die schlechte war, dass die Behandlungen für Schlupfwarzen in Wirklichkeit gar nichts bewirkten (und deshalb eine frühe Diagnose zu nichts nütze war); die gute war, dass Stillen auch mit Schlupfwarzen problemlos möglich ist.

Ende der achtziger Jahre fragte sich Frau Alexander, eine britische Hebamme, welche der beiden Behandlungsmethoden, Brustwarzenformer oder Hoffmann-Technik, denn nützlicher sei. Sie tat, was man in solchen Fällen tut: Sie begab sich auf die Suche nach wissenschaftlichen Publikationen zum Thema. Und so suchte und suchte sie, wurde aber nicht fündig. Zur Hoffmann-Technik gab es nur einen einzigen veröffentlichten Artikel von Doktor Hoffmann selbst, der ausführte, wie gut seine Übungen bei zwei Müttern funktioniert hatten. Zu Brustwarzenformern gab es nicht eine einzige Studie.

Also entschloss sich Frau Alexander, selbst eine Studie durchzuführen. Sie suchte sich 100 Schwangere mit Schlupfwarzen und teilte sie nach dem Zufallsprinzip in vier Gruppen ein. Eine Gruppe wendete während der Schwangerschaft Brustwarzenformer an, die zweite die Hoffmann-Technik. Die dritte Gruppe tat beides und die vierte Gruppe gar nichts.

Das Ergebnis hätte überraschender nicht ausfallen können. Zum Zeitpunkt der Geburt waren 60 % der zuvor nach innen gestülpten Brustwarzen jetzt nach außen gestülpt, und zwar in allen vier Gruppen. Eigentlich lag der Prozentsatz in der Gruppe ohne jede Behandlung sogar höher als in den anderen Gruppen, der Unterschied jedoch war sehr klein und könnte auch Zufall sein. Das bedeutet, dass sich die Brustwarzen von selbst *normalisierten* und die Behandlung nicht im Geringsten zur Besserung beitrug. Nach sechs Wochen war der Anteil der Mütter, die weiterhin stillten, in der Gruppe, die nur Brustwarzenformer verwendet hatte, am geringsten; einige fanden diese Erfindung wohl derart unbequem, dass sie sich gegen das Stillen entschieden.

Hier zeigt sich deutlich, warum gute wissenschaftliche Studien so wichtig sind. Eine Kontrollgruppe ist erforderlich, um Behandlungsergebnisse von Erscheinungen abzugrenzen, die einfach nur dem Zufall zu verdanken sind. Jahrelang sagten viele Mütter (genauer gesagt jene 60 Prozent), dass ihnen die Behandlungen sehr gut getan hätten; und viele ÄrztInnen und Hebammen sagten: »Ich empfehle immer die Brustwarzenformer (oder eben die Übungen) und in den meisten Fällen helfen sie sehr gut.« Zudem ist es wichtig, dass in der Studie auch ein Ergebnis gemessen wird, das wirklich von Bedeutung ist (in diesem Fall das Stillen) und nicht einfach nur ein Zwischenergebnis wie die Form der Brustwarze. Stellen wir uns vor, die Mütter, die Brustwarzenformer verwendeten, hätten länger gestillt als die anderen, auch wenn der Prozentsatz der *normalisierten* Brustwarzen der gleiche gewesen wäre. Dies würde darauf hindeuten, dass Brustwarzenformer wirklich nützlich sind und empfohlen werden sollten, nur dass wir nicht wissen, wozu genau sie nützlich sind. Umgekehrt hätte es auch sein können, dass sich Brustwarzenformer als sehr hilfreich zur Veränderung der Form der Brustwarze herausgestellt hätten, aber dann in der Stunde der Wahrheit die Mütter in dieser Gruppe genauso gestillt hätten wie in einer anderen; wozu wäre es dann gut, eine *normal* geformte Brustwarze zu haben?

Die Studie von Alexander schlug ein wie ein Blitz. Es war schwer zu glauben, dass jene Behandlungen, deren Erfolge wir ja jahrelang *gesehen* hatten, in Wirklichkeit zu nichts nütze waren. Also wurde eine weitere Studie initiiert, in größerem Rahmen jedoch und mit mehr Schwangeren aus verschiedenen Kliniken. Das Ergebnis fiel recht ähnlich aus: Nach sechs Wochen entsprach der Anteil der stillenden Mütter exakt dem der vier Gruppen von Alexander. Zumindest wirkten sich die Brustwarzenformer diesmal nicht kontraproduktiv aus, sondern waren einfach nur überflüssig.

Manche meinen, dass in dieser Studie ja bestimmte Brustwarzenformer verwendet wurden und es auf dem Markt auch noch andere Marken gibt, die ein bisschen anders sind und vielleicht doch helfen könnten. Soweit ich weiß, wurden mit diesen anderen Marken von Brustwarzenformern bisher keine Studien durchgeführt, weshalb ihre Nutzlosigkeit noch nicht erwiesen ist.

Plötzlich unserer Argumente beraubt, erkannten wir, dass eine nach innen gestülpte Brustwarze keineswegs so schlimm war, wie immer vermutet wurde. Auch Frauen mit Schlupfwarzen können stillen. Auf gewisse Weise ist das logisch; es ist einer dieser Fälle, bei denen wir uns manchmal an den Kopf greifen und sagen: »Warum habe ich das eigentlich nicht früher bemerkt?!« Das Kind trinkt nicht an der Brustwarze, sondern an der Brust. Es muss seine Lippen um den Brustwarzenhof legen und dort mit der Zunge Druck ausüben. Beim Trinken selbst kann das Kind den Unterschied zwischen einer nach innen gestülpten und einer *nach außen gestülpten* Brustwarze gar nicht bemerken. Eine befreundete Hebamme, Lourdes Martínez, ist sogar einmal einer Frau begegnet, die monatelang gestillt hat, obwohl ihr eine Brustwarze komplett fehlte. Man hatte sie ihr als Kind wegen einer Hautinfektion operativ entfernt.

Die Brustwarze selbst dient nicht dem Trinken an sich, sondern zeigt dem Kind nur, wo es trinken muss. Sie ist vergleichbar mit diesen Fähnchen auf dem Golfplatz, die aufgestellt werden, damit man auch aus der Ferne weiß, wo das Loch ist. Wäre die Brust komplett glatt und homogen wie ein Ballon, wüsste das Kind ja nicht, an welcher Stelle denn die Milch nun herauskommt. Dann würde es einfach irgendwo anfangen zu saugen. Meiner Frau ist das einmal nachts passiert: Das Kind saugte an der falschen Stelle und hinterließ einen ziemlich blauen Fleck. Um solche Irrtümer zu vermeiden, hat sich die Natur ein komplexes Identifikationssystem ausgedacht, bei dem vier Sinne eine Rolle spielen: Sehen, Berühren, Schmecken und Riechen. Das Kind riecht die Brustwarze (bei einer Studie wusch man bei der Geburt eine Brust mit Seife und positionierte dann das Neugeborene in der Mitte; die Mehrheit entschied sich für die nicht gewaschene Brust); es sieht den Brustwarzenhof (der wie das Schwarze einer Zielscheibe erscheint und in der Schwangerschaft dunkler wird), berührt die Brustwarze mit Wangen, Lippen und Zunge und prüft, ob sie nach Brustwarze schmeckt. Sind sich die vier Sinne einig, kann das Kind sicher sein: Hier liegt der Schatz!

Und fehlt im Fall einer komplett glatten Brust das taktile Signal, dann bleiben immer noch drei Hinweise übrig.

Wahrscheinlich reichten bei unseren Vorfahren jahrtausendelang drei Hinweise aus, um die richtige Stelle zu finden, und fast alle Kinder tranken ohne Probleme, auch wenn die Brustwarze nicht nach außen gestülpt war. Heute verhält sich die Angelegenheit, wie bereits erklärt (S. 69), etwas schwieriger: die Anästhesie während der Geburt, die Trennung von Mutter und Kind in den ersten Minuten, Mütter, die keine Gelegenheit hatten, durch Beobachtung das Stillen zu erlernen ... wenn aber jemand, sei es die Hebamme oder die Pflegerin, der Mutter beim Anlegen ihres Kindes hilft, wird es trinken, so sehr auch die Brustwarze nach innen gestülpt sein mag.

Und wenn das Kind ein paar Tage lang an der Brust getrunken hat, kann es sein, dass die Brustwarze nach außen gestülpt bleibt, denn die Kraft eines Säuglings, die (zählt man die einzelnen Stillmahlzeiten zusammen) viele Stunden am Tag wirkt, ist dazu in der Lage. Manchmal ist diese Formveränderung von Dauer, viele Mütter jedoch merken überrascht, dass sich die Brustwarzen nach dem Abstillen (oder auch nach jeder Stillmahlzeit) wieder nach innen stülpen und vom nächsten Kind (oder beim nächsten Stillen) erneut nach außen gezogen werden. Dann sind sie aufgrund ihrer praktischen Erfahrungen aber wahrscheinlich auch in der Lage, ohne fremde Hilfe zu stillen.

Folglich beeinträchtigen Schlupfwarzen das Stillen nur, wenn die Mutter dabei nicht unterstützt wird. Wenn aber PflegerInnen und Hebammen die Vorgehensweise kennen und die Mutter ermutigen, dann ist eine nach innen gestülpte Brustwarze fast schon von Vorteil. Denn an hervorstehenden Brustwarzen trinkt ein Kind gut oder schlecht, und trinkt es schlecht, können wunde Brustwarzen oder andere Probleme die Folge sein. An einer Schlupfwarze hingegen trinkt das Kind entweder gut oder gar nicht. Sollte das Kind nicht oder nicht gut an der Schlupfwarze trinken, wenden Sie sich bitte frühzeitig an eine ausgebildete Stillberaterin, die Ihnen weiterhelfen wird.

Davon abgesehen wurden auch noch weitere Hilfsmittel erfunden, um nach innen gestülpte Brustwarzen nach außen zu holen, zum Beispiel eine speziell zu diesem Zweck erdachte Saugvorrichtung (Niplette®). Im Allgemeinen halte ich sie weder für nützlich noch für notwendig; sie ist nicht erforderlich, um stillen zu können.

Schmerzende Brustwarzen

Stillen sollte keine Schmerzen verursachen! Viele Menschen halten den Schmerz für einen unvermeidlichen Bestandteil des Stillens, den eine Frau nun einmal aushalten muss. Das ist falsch. Stillen muss nicht wehtun. Es kann höchstens in den ersten Tagen etwas unangenehm sein, weil es nun einmal ungewohnt ist. Aber wehtun sollte es nicht. Schmerzen deuten darauf hin, dass etwas falsch läuft, und die häufigsten Ursachen (bzw. in den ersten Tagen auch nahezu die einzigen) sind eine schlechte Stillposition, ein verkürztes Zungenbändchen oder eine Kombination beider Probleme.

Wunde Brustwarzen

Wunde Brustwarzen lassen sich auf eine ungünstige Position des Kindes beim Stillen zurückführen. Wenn das Kind den Mund nur leicht öffnet und nur die Brustwarze erfasst, ist es zu weit von der Brust entfernt. Anstatt mit der Zunge richtig Druck auszuüben, versucht es, ein Vakuum zu schaffen, und seine Wangen ziehen sich nach innen. Es verbringt viel Zeit an der Brust und trinkt häufig. Oftmals deutet die Mutter alles ganz anders: Sie ist der Ansicht, ihr Kind trinke sehr gut, *viel und stark*, obwohl es in Wirklichkeit ganz schlecht trinkt.

Die Brustwarzen sind sehr schmerzempfindlich und zwar genau zu diesem Zweck: um uns darauf hinzuweisen, dass es ein Problem gibt. Wenn Sie während des Stillens Schmerzen verspüren, können Sie dem Kind die Brust aus dem Mund nehmen (öffnen Sie zunächst mit einem Finger leicht seinen Mund, um den Saugschluss zu lösen) und von vorn beginnen; oder Sie versuchen, Ihr Kind besser zu positionieren, ohne es von der Brust zu nehmen. Auf Seite 60 finden Sie Erklärungen zum Finden einer guten Stillposition. Für wunde Brustwarzen gilt: Vorbeugen ist besser als heilen. Sobald Sie Schmerzen empfinden, sollten Sie etwas unternehmen. Warten Sie nicht erst, bis Sie eine blutige Wunde haben. Außerdem lässt sich ein Kind, das bereits mehrere Monate lang in einer ungünstigen Position gestillt wird, dann auch nicht mehr ohne Weiteres zu einer Veränderung bewegen.

Nehmen Sie sich Zeit, eine gute Stillposition zu finden. Und natürlich ist es auch nicht gerade günstig, das Kind fünf- bis zehnmal hintereinander von der Brust zu nehmen und erneut anzulegen, denn dann wird es die Geduld verlieren. Manchmal muss man sich beim dritten oder vierten Versuch mit einer Haltung zufriedengeben, die vielleicht noch nicht perfekt ist, jedoch deutlich besser als die erste, und kann dann erst beim nächsten Stillen die Position weiter verbessern.

Ist das Kind dann richtig angelegt, verschwindet der Schmerz sofort bzw. lässt derart nach, dass ihn die Mutter im Vergleich zu vorher gar nicht mehr wahrnimmt. Der erleichterte und verwunderte Ausdruck im Gesicht einer Mutter, wenn sie nach Tagen oder Wochen (oder manchmal Monaten) des Leidens eine schmerzfreie Stillposition erreicht hat, ist wirklich sehenswert. Freilich sind die wunden Brustwarzen damit noch nicht geheilt, sondern am Ansatz oder der Spitze noch immer wund. Doch sie schmerzen nicht mehr, denn in der richtigen Position drückt die Kauleiste nicht mehr auf die wunde Stelle, sondern viel weiter hinten auf die Brust!

Und ab diesem Zeitpunkt heilen die wunden Brustwarzen innerhalb weniger Tage so wie jede andere oberflächliche Schramme auf der Haut auch. Der einzige Grund, warum die wunde Stelle nicht eher heilen konnte, bestand darin, dass das Kind bei jedem Stillen erneut darauf herumkaute. Wenn nun aber die richtige Stillposition keine rasche Besserung verschaffen sollte, dann ist davon auszugehen, dass die eigentliche Ursache der Schmerzen nicht das Wundsein ist bzw. dass sich die wunde Stelle entzündet hat.

Ist der Schmerz sehr stark bzw. lässt sich nicht umgehend eine Besserung erreichen, kann es sehr hilfreich sein, einige Tage lang die Brustkompression anzuwenden (S. 98), um die Dauer der einzelnen Stillmahlzeiten abzukürzen und somit den Druck auf die Brustwarze abzubauen. Einige Mütter gehen auch dazu über, einige Stunden oder Tage lang die Milch auszustreichen bzw. abzupumpen und sie ihrem Kind in einem kleinen Becher zu geben, um einen direkten Kontakt zur wunden Brust zu vermeiden. Dies kann in einigen besonders schwierigen Fällen durchaus nützlich sein, ist aber in der Regel nicht erforderlich und manchmal sogar kontraproduktiv: Einerseits hat dann das Kind keine Gelegenheit zu üben und kann nicht lernen, besser an der Brust zu trinken; andererseits ist das Abpumpen möglicherweise noch schmerzhafter als das Ansaugen des Kindes.

Für normal wunde (nicht entzündete) Brustwarzen gibt es keinerlei Cremes zur Vorbeugung oder Behandlung. Trinkt das Kind in einer schlechten Position, wird keine Creme der Welt die Schmerzen und das Wundwerden verhindern können. Trinkt es gut, dann muss keine Anti-Wund-, keine Feuchtigkeitscreme und auch keine andere Salbe angewendet werden. Gleichermaßen kann, wenn eine Brustwarze einmal wund ist, eine Creme keine Abhilfe schaffen, wenn nicht auch die Position korrigiert wird. Und wird sie korrigiert, dann heilt die Brustwarze der Regel derart schnell, dass jede andere Behandlung unnötig wird.

Lange Zeit wurden Stillhütchen empfohlen, um den Schmerz bei wunden Brustwarzen abzumildern. Möglicherweise sind sie in bestimmten Fällen von Nutzen, in der Regel würde ich aber davon abraten. Die ganz alten Modelle aus Kautschuk (oder Glas und Kautschuk) erschwerten das Saugen erheblich und das Kind konnte nicht all die Milch bekommen, die es brauchte. Auch die neueren Modelle aus dünnem Silikon reduzieren die Milchaufnahme ein wenig. Das Kind wird nur schwer lernen, besser an der Brust zu trinken, wenn es nicht auch an der nackten Brust trinkt (das Stillhütchen erschwert es, dass Brustwarze und Brustwarzenhof im Mund des Kindes langgezogen werden und sich an die Mundform anpassen). In einigen Fällen lässt der Schmerz mit Stillhütchen nicht nach, sondern verstärkt sich sogar noch, da die wunde Stelle wieder und wieder im Stillhütchen gequetscht wird. Und wird dann nicht innerhalb weniger Tage auf das Stillhütchen verzichtet, so ist dies häufig das Ende des Stillens: Es ist schwierig, mit Stillhütchen zu stillen, und auch wenn mir Frauen begegnet sind, die mehrere Monate lang mit Stillhütchen gestillt haben, kommt es doch deutlich häufiger vor, dass das Stillen immer schlechter funktioniert und schließlich aufgegeben wird. Sollten Sie aber so starke Schmerzen haben, dass Sie sich dafür entscheiden, das Stillen mit Stillhütchen zu probieren, beachten Sie bitte unbedingt diese beiden wichtigen Punkte:
1. Hören Sie damit auf, wenn Sie nicht unmittelbar eine Besserung bemerken. Der einzige angebliche Nutzen von Stillhütchen besteht im Schutz der wunden Stelle, während das Baby trinkt, und in der Vermeidung von Schmerzen. Sollten Sie mit Stillhütchen die gleichen oder noch stärkere Schmerzen empfinden, brauchen Sie es nicht weiter zu versuchen; der zweite Tag wird dann nicht anders sein als der erste.
2. Verschafft es Ihnen jedoch Erleichterung, verwenden Sie die Stillhütchen nur einige Tage lang. Ist dann eine Besserung eingetreten, sollten Sie wieder ohne stillen.

Wunde Brustwarzen treten in der Regel in den ersten Stilltagen auf. Entweder findet sich eine Lösung des Problems oder das war's mit dem Stillen, denn nur wenige Mütter können den Schmerz wochen- oder gar monatelang aushalten. Je älter das Kind wird, desto besser bekommt es von Mal zu Mal die Brust zu fassen: Einmal, weil es nun geübt ist, und zum Zweiten, weil sein Mund größer wird. Und auch der Mutter gelingt es in der Regel, eine günstigere Stillposition zu finden. Gelegentlich kommt es auch zu einer partiellen Heilung: Mütter, die nach zwei oder drei Monaten erklären, dass sie wunde Brustwarzen hatten, die zwar inzwischen verheilt seien, jedoch immer noch schmerzen würden, wenn das Kind an der Brust trinkt. Manchmal ist es in einem solchen Fall schwierig, die Position zu korrigieren – wenn das Kind schon seit längerer Zeit Zunge und Kiefer auf eine gewisse Weise bewegt, kann und will es möglicherweise nichts mehr daran ändern. Da das Wichtige ja ist, wie sich die Zunge des Kindes bewegt, kann es äußerlich gesehen korrekt angelegt sein und trotzdem die Brustwarze verletzen.

Hat ein Kind aber einmal gelernt, gut zu trinken, setzt es dies normalerweise über die ganze Stillzeit hinweg fort. Wenn Sie wochen- oder monatelang problemlos gestillt haben, aber plötzlich beim Anlegen Schmerzen in den Brustwarzen verspüren, wäre ein möglicher Grund dafür, dass Ihr Kind mittlerweile auch aus der Flasche trinkt oder einen Schnuller benutzt. Viele Kinder wechseln problemlos zwischen Brust und Flasche, beispielsweise wenn die Mutter zu arbeiten beginnt; einige hingegen, ganz gleich, wie alt sie sind, kommen damit nicht so gut zurecht und beginnen, schlechter an der Brust zu trinken.

Verkürztes Zungenbändchen

Manche Kinder können nicht richtig an der Brust trinken, weil sie ein verkürztes Zungenbändchen haben.

Normalerweise liegt die Zunge eines Säuglings beim Trinken auf der unteren Kauleiste und der Unterlippe. Manchmal kann man sogar die Zungenspitze sehen, während das Kind trinkt. Ist das Zungenbändchen allerdings so kurz, dass die Zunge nicht bis zur Lippe kommt, fällt es dem Kind schwer, an der Brust zu trinken (und folglich trinkt es sehr lange). Zudem beißt es mit der unteren Kauleiste direkt auf die Brust. Einmal begegnete mir eine Mutter, die das Problem selbst entdeckt und diagnostiziert hatte. Bereits mehrere Wochen lang hatte sie den Schmerz ausgehalten. Sie hatte bemerkt, dass das Zungenbändchen bei ihrem Kind so kurz war, dass die Zunge nicht bis zur unteren Kauleiste reichte, sondern unten im Mund blieb und an der Spitze eine Art Herz formte. Ihre Schwester hatte fast zur gleichen Zeit ein Kind bekommen, und die beiden machten einen Test, indem sie ihre Kinder einmal zum Stillen tauschten. Und siehe da, als diese Frau ihrem Neffen die Brust gab, verspürte sie keinerlei Schmerz, ihrer Schwester hingegen wurde fast schwarz vor Augen. Leider sind viele ÄrztInnen der Ansicht, dass ein kurzes Zungenbändchen keinerlei Probleme verursacht und lieber in Ruhe gelassen werden sollte. Bestenfalls gestehen sie noch ein, dass es in einigen seltenen Fällen beim Sprechen Probleme verursachen könne ... Bevor sie es also durchtrennen würden, müsse man erst abwarten, bis das Kind spreche, um zu schauen, wie seine Aussprache klinge. Unsere Freundin musste schließlich mehrere Hals-Nasen-Ohren-ÄrztInnen aufsuchen, bis sie endlich einen fand, der das Zungenbändchen ihres Kindes durchtrennte.

In anderen Fällen zeigt sich die Zungenspitze beim Trinken zwar, doch nur nach unten (das Kind kann die Zunge nicht in Richtung Nasenspitze heben). In wieder anderen Fällen ist es der hintere Teil der Zunge, der zu unbeweglich ist und damit beim Trinken nicht richtig auf die Brust drücken kann. Diese Art von Zungenbändchen, submukös genannt, ist nicht mit bloßem Auge feststellbar; man kann es ertasten oder daran erkennen, dass sich der hintere Teil der Zunge nicht hebt.

Verursacht das Stillen Schmerzen und nimmt das Kind nicht zu, auch wenn es gut angelegt ist, dann sollte eine erfahrene Person überprüfen, ob es ein Problem mit dem Zungenbändchen gibt. Das Durchtrennen des Zungenbändchens ist ein sehr simpler Eingriff, der so schnell geht und so wenig schmerzhaft ist wie das Setzen einer Spritze.

Es sieht so aus, als gäbe es eine Interaktion zwischen verkürzten Zungenbändchen und Stillposition. Säuglinge mit einer sehr beweglichen Zunge können selbst in einer schlechten Stillposition gut trinken. Babys mit einem leicht verkürzten Zungenbändchen können fast ohne Schwierigkeiten trinken, wenn die Stillposition sehr gut ist. Bei stark verkürzten Zungenbändchen hilft eine Verbesserung der Stillposition nur ein bisschen. Selbst in einer sehr sehr guten Stillposition werden diese Kinder Probleme haben.

Das Kind trinkt an der Brust mit nach außen gestülpten Lippen. Deshalb kann ganz selten auch das (obere oder untere) Lippenbändchen Stillprobleme verursachen, wenn die Lippe fest an der Kauleiste anliegt und sich nicht nach außen wenden lässt.

Brustsoor

Soor wird durch *Candida albicans* verursacht. Candida ist eine Gattung mikroskopisch kleiner Pilze, die normalerweise unsere Haut (und viele andere Stellen) besiedeln, ohne Probleme zu verursachen ... Es sei denn, sie geraten aus dem Gleichgewicht und wachsen zu stark.

Manchmal sind Pilzinfektionen die Folge eines Antibiotikums, das aus irgendeinem anderen Grund eingenommen wurde. Denn das Antibiotikum tötet nicht nur die Krankheitsverursacher ab, sondern auch viele gute Bakterien, die in unserem Verdauungstrakt, auf der Haut und überall in unserem Körper vorkommen. Dadurch wird Platz geschaffen, der rasch von anderen Mikroorganismen besetzt wird, darunter auch von Pilzen.

Bei erwachsenen Frauen rufen Pilze häufig eine *Vaginitis* hervor (Ausfluss, Juckreiz und Rötung). Bei Männern können sie gelegentlich eine *Balinitis* (Eichelentzündung) verursachen. Zudem führen sie zu Hautveränderungen, vor allem in feuchten Hautregionen (Achseln, Leisten, unter voluminösen Brüsten ...).

Säuglinge können im Mund- und Windelbereich an Soor erkranken, seltener an anderen Stellen des Körpers. Ein Mundsoor zeigt sich durch einige unregelmäßige weiße Flecken auf der Zunge, dem Zahnfleisch, der Innenseite der Lippen, der Wangen oder am Gaumen. Diese sind leicht mit geronnenen Milchresten zu verwechseln, doch Milch lässt sich mit einem Stäbchen oder Löffel leicht abschaben, Soor hingegen bleibt fest auf der Schleimhaut haften.

Im Windelbereich äußert sich Soor häufig durch einen Hautausschlag, der sich von einer einfachen Entzündung, wie sie infolge feuchter Windeln auftreten kann, unterscheidet. Es handelt sich dabei um einen roten, unregelmäßigen Bereich, der am Rand intensiver gefärbt ist als in der Mitte und dessen Grenzen genau definiert sind (das heißt, der Übergang von der Rötung zur gesunden Haut ist abrupt, bei einer normalen Entzündung wäre er fließend). Häufig treten neben dem großflächigen Ausschlag auch kleine rote Kreise auf, die an rote Farbspritzer erinnern.

Jahrelang glaubten wir, Soor sei eine häufige Ursache für schmerzende Brustwarzen. Jüngste Untersuchungen zeigen jedoch, dass ein Großteil der Brustwarzenprobleme, die wir früher dem Soor zuschrieben, in Wirklichkeit von anderen Bakterien verursacht wird. Candida-Infektionen scheinen extrem selten vorzukommen. Und es ist so, dass in vielen Fällen Antipilzmittel wirkten, solange wir daran glaubten. Einige Infektionen heilten mit der Zeit ab (nur wenige Infektionen dauern ewig, selbst wenn sie nicht behandelt werden); andere, weil die Antipilzmittel manchmal auch die entsprechenden Bakterien abtöteten oder weil es vielleicht wirklich Soor war ... Und wieder andere heilten nicht und wir sagten: »Wie schlimm doch diese Candidapilze sind, so behandlungsresistent!«

Entzündung der Brustwarze
Wenn Schmerz und Wundsein trotz einer korrigierten Stillposition andauern, könnte dies auf eine bakterielle Infektion der Brustwarze zurückzuführen sein. Eine solche kann von sehr unterschiedlichen Bakterien verursacht werden. Einige davon, wie *Staphylococcus epidermidis*, gehören zu den Tausenden von Bakterien, die unsere Haut und Schleimhaut besiedeln, uns aber nicht schaden. Gelegentlich lassen sich Rötungen, Reizungen oder eiternde Stellen im Bereich der Brustwarze beobachten; häufig jedoch ist rein gar nichts zu erkennen, weil sich die Bakterien innerhalb der Milchgänge befinden. Oft schlägt eine lokale Behandlung mit antibakteriellen Salben nicht an, sodass Antibiotika oral eingenommen werden müssen.

Häufig unterscheidet sich der Schmerz wunder Brustwarzen vom Schmerz einer Brustwarzenentzündung in einigen Merkmalen. Bei wunden Brustwarzen kann der Schmerz sehr intensiv sein, bleibt aber an der Oberfläche, die Brust schmerzt außen, nicht innen. Er beginnt, sobald das Kind ansaugt (*beim ersten Biss*); im Verlauf des Trinkens geht er in der Regel ein wenig zurück und am Ende des Stillens atmet die Mutter erleichtert auf: »Geschafft!«

Der Schmerz bei einer Entzündung, die in der Regel bakteriell bedingt ist, aber auch gelegentlich durch Pilze hervorgerufen werden kann, ist viel intensiver. Der Schmerz tritt nicht beim *ersten Biss*, sondern erst während des Trinkens auf und nimmt nach und nach an Intensität zu. Es hilft auch nicht zu denken: »Hoffentlich ist es gleich geschafft«, denn nachdem das Kind die Brust loslässt, tut es noch viel mehr weh, und dies noch eine ganze Weile. Der Schmerz scheint tief zu liegen und ist penetrant, als würde einem etwas in die Brustwarze gerammt. Einige Mütter sagen: »Als ob man einem flüssiges Feuer durch die Brustwarze injiziert«.

Dies ist ein ganz neues Feld, auf dem in den nächsten Jahren voraussichtlich zahlreiche Veränderungen bevorstehen. Geradezu ideal wäre es, im Verdachtsfall stets eine Kultur anlegen zu können, um zu wissen, welcher Keim genau der Verursacher der Entzündung ist und welche Behandlung die am besten geeignete. Es gibt immer mehr Fachkräfte, die Bakterienkulturen anlegen; ebenso ist es möglich, dass in Zukunft, wenn wir mehr Daten über die üblichen Ursachen für Infektionen haben, die Kulturen jenen Fällen vorbehalten sein könnten, in denen eine erste Behandlung keine Besserung verschafft.

Tritt Schorf oder Eiter auf, ist anzuraten, die Brustwarze mehrmals täglich mit Wasser und Seife zu waschen.

Noch ein Hinweis zur Terminologie. Früher definierte man Mastitis durch das Vorhandensein einer Entzündung (einer Schwellung) in der Brust. Ich folge diesem Kriterium nach wie vor und bezeichne deshalb jene Infektionen als Entzündung der Brustwarze, bei denen keine Schwellung erkennbar ist. Diese Unterscheidung scheint mir für die LeserInnen hilfreich: Wir haben auf der einen Seite die Ausprägungen, bei denen das Hauptsymptom der Schmerz der Brustwarze ist; auf der anderen Seite jene, bei denen das Hauptsymptom das Vorhandensein einer Schwellung ist.

Andere Autoren hingegen bezeichnen das, was ich Entzündung der Brustwarze nenne, als Mastitis, und fügen hinzu, dass eben einfach in den meisten Fällen von Mastitis keine Schwellung auftritt. Es sei erwähnt, dass es sich lediglich um eine unterschiedliche Nomenklatur handelt, wir uns aber auf das Gleiche beziehen.

Raynaud-Syndrom der Brustwarze

Beim Raynaud-Syndrom handelt es sich um eine Durchblutungsstörung in den äußersten Enden von Körperteilen, die wir ÄrztInnen als *Akren* bezeichnen: Fingerspitzen, Ohrläppchen ... und eben auch Brustwarzen. Frauen sind weitaus häufiger als Männer davon betroffen; scheinbar hat jede fünfte Frau zwischen 20 und 50 Jahren schon einmal an dem Syndrom gelitten. Manchmal hat eine Mutter schon jahrelang an anderen Körperstellen Probleme damit gehabt; es kommt aber auch vor, dass die Brustwarze zuerst betroffen ist.

In einigen Fällen kann das Raynaud-Syndrom durch eine Gewebetraumatisierung aufgrund einer schlechten Stillposition oder eines verkürzten Zungenbändchens ausgelöst werden.

Das Raynaud-Syndrom kann jederzeit auftreten und – anders als bei den Schmerzen durch eine wunde Brustwarze oder eine Entzündung – bereitet es nicht nur während des Stillens Probleme, sondern auch zwischen den einzelnen Stillzeiten. Die Blutgefäße der Brustwarze ziehen sich zusammen, sodass die Blut- und somit Sauerstoffzufuhr unterbrochen ist; es kommt zu sehr starken Schmerzen. Denken Sie daran, dass ein Sauerstoffmangel im Herzen die Ursache für *Angina pectoris* (Brustenge, Schmerz in der Herzgegend) ist. Die Brustwarze wird komplett weiß und nach einigen Sekunden blau. Manchmal färbt sie sich in einer dritten Phase noch rot. Es kann zu Blasenbildung, Wundsein oder Geschwüren kommen, die nicht abheilen (teilweise auch wegen der ursprünglichen schlechten Stillposition und verstärkt durch die fehlende Durchblutung).

Ausgelöst wird das Problem durch Kälte. Wenn es während des Stillens auftritt, liegt das vermutlich eher daran, dass die Brust an der Luft war, als am Saugen selbst. Einige Mütter empfinden starke Schmerzen, wenn sie im Winter auf die Straße gehen, den Kühlschrank öffnen oder in einem Einkaufszentrum durch den Tiefkühlbereich laufen. Rauchen verschlimmert die Symptome.

Durch eine Verbesserung der Stillposition und die Vermeidung von Kälte kann das Raynaud-Syndrom behandelt werden. Zudem sollte das Rauchen aufgegeben werden (und es sollte zu Hause niemand mehr rauchen). Wärmebehandlungen sind konsequent durchzuführen: Eine Wärmflasche oder ein Heizkissen, freilich nicht zu heiß, können auf die Brust gelegt werden, sobald das Kind sie loslässt. Verschafft dies keine Linderung, kann Ihnen Ihre Ärztin oder Ihr Arzt ein Medikament verschreiben (zum Beispiel Nifedipin). Manche Mütter müssen über Monate hinweg Nifedipin einnehmen.

Brustwarzenekzem
Zusätzlich zu den typischen Stillproblemen kann die Brust von den gleichen Erkrankungen betroffen sein wie jede andere Hautzone auch.

Bei einem Ekzem ist die Haut gerötet, rau und schuppig (auch Schuppen sind eine Art Ekzem). Es kann zu Bläschenbildung und Verletzungen durch Kratzen kommen.

Eine weitere Art wird als *atopisches Ekzem* bezeichnet, das manchmal durch eine Allergie hervorgerufen werden kann. Zuweilen hat eine Mutter, die unter einem Ekzem auf der Brustwarze leidet, bereits an anderen Körperteilen Ekzeme gehabt.

Zunächst ist zu prüfen, ob es sich nicht um eine Reaktion auf etwas handelt, womit die Haut in Kontakt gekommen ist. Meiden Sie jegliche Art von Lotion oder Creme (es sei denn, Sie wenden sie gegen ein ernsthaftes Problem wie eine Entzündung an; in diesem Fall sollten Sie mit der Person Rücksprache halten, die Ihnen dieses Mittel verschrieben hat) und verwenden Sie auch keine Feuchtigkeitscremes oder Mittel gegen Dehnungsstreifen. Vielleicht haben Sie vor Kurzem die Seife, das Deo, das Waschmittel gewechselt? Oder Sie hatten über längere Zeit eine feuchte Stilleinlage im BH?

Bessert sich das Ekzem durch einfache Maßnahmen nicht, wird Ihnen Ihr Arzt oder Ihre Ärztin vermutlich eine Kortikoid-Salbe verschreiben. Wenden Sie diese nach dem Stillen an. Es ist nicht notwendig, sie vor dem nächsten Stillen abzuwaschen.

Wenn auch nach einigen Tagen keine Besserung spürbar ist, suchen Sie wieder ärztlichen Rat. Bei der großen Mehrheit der Ekzeme auf Brustwarzen handelt es sich um einfache Ekzeme, es gibt aber auch eine spezielle Krebsart, die sehr selten ist und äußerlich einem Ekzem ähnelt. Die Rede ist von der Paget-Erkrankung der Brust, die ein bis zwei Prozent aller Brustkrebserkrankungen ausmacht und meist um das 50. Lebensjahr auftritt, aber auch vorher vorkommen und dann mit der Stillzeit zusammenfallen kann. In der Hälfte aller Fälle ist keine Schwellung in der Brust erkennbar, sondern es kommt lediglich zu entzündlichen Veränderungen der Brustwarze. Ein hartnäckiges Ekzem auf einer Brustwarze sollte man jedenfalls nie auf die leichte Schulter nehmen.

Milchbläschen

Ein Milchbläschen ist ein weißer Punkt auf der Brustwarze, der glatt und glänzend aussieht und etwa stecknadelkopfgroß ist. Er ist beim Stillen äußerst schmerzhaft und scheint manchmal anzuschwellen. Zuweilen wird ein solches Milchbläschen mit der Verstopfung eines Milchgangs in Verbindung gebracht. Es kann behandelt werden, indem eine medizinische Fachperson es mit einer sterilen Nadel öffnet, am besten nach dem Anlegen, weil es dann am größten ist. Häufig taucht es nach einiger Zeit aber wieder auf.

Nach dem Öffnen sollte der Bereich massiert werden, und manchmal gelingt es, eine zähe Substanz auszustreichen, die wie ein Pfropfen geronnener Milch aussieht.

Stillhütchen und Brustwarzenformer

Stillhütchen werden während der Stillmahlzeiten verwendet, wohingegen Brustwarzenformer zwischen den Stillmahlzeiten benutzt werden.

Brustwarzenformer wären theoretisch in der Schwangerschaft zu benutzen, um nach innen gestülpte Brustwarzen zu korrigieren. Wie wir jedoch auf Seite 146 gelesen haben, funktioniert das nicht.

Stillhütchen können scheinbar in ihrer modernen Version aus dünnem Silikon in einigen wenigen Fällen nützlich sein, beispielsweise bei den ersten Stillversuchen von Frühgeborenen mit sehr geringem Gewicht. Selten bieten sie sich auch an, wenn die Mutter unter wunden Brustwarzen leidet (Seite 152).

Eine weitere Anwendungsmöglichkeit für Stillhütchen sind Schlupfwarzen. Aber auch hier ist ihre Wirkung nicht erwiesen, in der Regel sind sie unnötig und manchmal auch kontraproduktiv. Sie können als letztes Mittel jedoch hilfreich sein.

In einigen Kliniken werden Stillhütchen überbewertet und etwa einem Drittel der Mütter – oder noch mehr – empfohlen. Manche PflegerInnen in der Klinik halten sie für sehr nützlich, weil sie in den zwei oder drei Tagen Klinikaufenthalt ein gutes Stillen ermöglichen. Viele Fachkräfte außerhalb von Kliniken hingegen lehnen sie ab, weil sie einige Tage später die Konsequenzen erleben: Ineffizientes Saugen, Saugverwirrung, geringe Gewichtszunahme und schließlich Aufgabe des Stillens ...

Erkrankungen der Brust

Fast alle zukünftigen ÄrztInnen der Welt lernen zu Beginn ihres Studiums vier lateinische Wörter, die für spanischsprachige StudentInnen glücklicherweise ohne jede Veränderung in die Sprache übergegangen sind: *calor* (Wärme), *dolor* (Schmerz), *rubor* (Rötung) und *tumor* (Schwellung). Diese Worte ergeben die präzise Definition für Entzündung, die von dem Römer Celsus, einem Zeitgenossen von Jesus Christus, stammt.

Wenn zum Beispiel Ihr Knöchel geschwollen, rot und heiß ist und Ihnen zudem wehtut, dann ist er entzündet.

Es gibt mehrere Arten von Brusterkrankungen. Am häufigsten treten die Brustdrüsenschwellung, die in der Regel beide Brüste gleichzeitig und in ihrer Gesamtheit betrifft, sowie der Milchstau und die Mastitis, die in der Regel nur einen Teil einer Brust betreffen, auf.

Brustdrüsenschwellung (initialer Milcheinschuss)

Es kommt vor, dass die Brüste zu stark anschwellen, so als würden sie gleich platzen. Sie nehmen eine enorme Größe an und schmerzen. Dies geschieht häufig in der ersten Woche nach der Geburt und ist dem Zusammenspiel mehrerer Faktoren geschuldet. Etwa drei Tage nach der Geburt erfolgt der sogenannte *Milcheinschuss*. Dabei handelt es sich aber nicht um eine plötzlich verstärkte Milchbildung, denn die Steigerung erfolgt nicht plötzlich, sondern nach und nach. Was sich allerdings von einem Moment zum anderen bemerkbar macht (sodass die Mutter zu dem Schluss kommt: »Heute Abend hatte ich den Milcheinschuss«), ist eine Brustdrüsenschwellung. Wenn die Brust aus ihrer langen Ruhezeit erwacht, zeigt sie zunächst authentische entzündliche Veränderungen: Die sekretorischen Zellen vervielfachen sich und schwellen an; die Blutgefäße verzweigen und dehnen sich, um für eine ausreichende Zufuhr von Wasser, Nährstoffen und Sauerstoff sorgen zu können; die Leukozyten aus dem Blut beziehen zwischen den sekretorischen Zellen Stellung, um das Immunglobulin der Milch zu bilden; das Wasser tritt aus den Blutgefäßen aus und durchnässt das Gewebe.

Trinkt das Kind normal, schwillt die Brust leicht an. Manchmal nur sehr leicht. Manche Mütter sind davon überzeugt, noch keinen Milcheinschuss gehabt zu haben, obwohl ihr Kind schon zwei oder drei Wochen alt ist und augenscheinlich zunimmt. Trinkt aber das Kind nicht ausreichend (weil man es nicht lässt oder weil es in einer ungünstigen Position anliegt), sammelt sich die Milch an und ergibt im Zusammenspiel mit der normalen Entzündung eine schmerzhafte pathologische Brustdrüsenschwellung. Im Extremfall ist ein Teufelskreis die Folge: Durch den Druck der angestauten Milch platzen einige Azini und Milchgänge und die Milch sickert in das dazwischenliegende Gewebe ein. Da sie dort eigentlich nichts zu suchen hat, agiert sie wie ein Fremdkörper und ruft eine noch stärkere Entzündung hervor, ähnlich wie bei einem Insektenstich oder der Reaktion auf eine Spritze. Es kann zu allgemeinen Entzündungssymptomen kommen: Unwohlsein, grippeähnlichen Symptomen, sogar Fieber (S. 94).

Die Behandlung besteht darin, dafür zu sorgen, dass die Milch aus der Brust kommt. Dies kann durch häufiges Stillen in guter Stillposition erfolgen, woraufhin die Frau versuchen sollte, die restliche Milch mit der Hand auszustreichen oder mit einer Milchpumpe abzupumpen.

Manchmal ist die Brust so groß und prall, dass es dem Säugling nicht gelingt, sie zu erfassen; in diesem Fall müsste zunächst etwas Milch ausgestrichen werden, damit die Brust weicher wird und in seinen Mund passt.

Aber wenn ich zusätzlich zum Stillen Milch ausstreiche oder abpumpe, werde ich dann nicht noch mehr Milch bilden? Ja, das werden Sie. Wenn Sie jedoch Schmerzen haben und die Milch in der Brust bleibt, wird es noch mehr wehtun. Der Trick besteht darin, die Brust nicht vollständig zu leeren (was auch gar nicht möglich ist), sondern nur so viel Milch auszustreichen oder abzupumpen, dass der Druck nachlässt. Und wenn Sie dann mehr Milch bilden, muss diese eben wieder heraus aus der Brust.

Vergessen Sie aber nicht, dass bei einer Brustdrüsenschwellung zwei Komponenten eine Rolle spielen: die angesammelte Milch und die Entzündung. Die Milch können Sie herausbekommen, die Entzündung nicht. Wenn Sie versuchen, aus einer entzündeten Brust Milch herauszubekommen, wo gar keine mehr ist, werden Sie sich nur Schaden zufügen und damit die Entzündung verstärken. Ist Ihre Brust stark gefüllt, sollten Sie versuchen, sie zu leeren, wenn dies aber nicht ohne Schwierigkeiten gelingt, probieren Sie es lieber später noch einmal.

Manchmal bewirkt die Entzündung, dass aus den zusammengedrückten Milchgängen um den Brustwarzenhof keine Milch austreten kann. Aufgrund der zurückgehaltenen Flüssigkeit ist der Bereich geschwollen (*Ödem*). Wenn mit den Fingern Druck ausgeübt wird, bleibt eine Druckstelle. Die Brust zu leeren ist dann sehr schwierig, sei es per Hand, Milchpumpe oder durch Stillen, weil die Gänge fast geschlossen sind. In diesem Fall kann es sogar kontraproduktiv sein, eine Milchpumpe zu verwenden, da sich das Ödem durch den Sog des Vakuums an der Brustwarze konzentriert und diese dann noch stärker anschwillt. Dann ist dieser Bereich zu leeren, aber nicht nach außen, sondern nach innen. Drücken Sie die Stelle mehrmals fest nach innen, entweder zwischen Daumen und Zeigefinger oder mit allen fünf Fingerspitzen, bis sie ein bisschen weicher ist. Das kann durchaus 20 bis 30 Minuten dauern (Anmerkung der Herausgeberinnen: Diese Methode wird als *reverse pressure softening* bezeichnet). Danach können Sie Ihr Kind stillen oder anderweitig versuchen, die Brust zu leeren, wobei Ausstreichen per Hand schonender ist als die Verwendung einer Milchpumpe.

Und was mache ich mit der gewonnenen Milch? Das hängt davon ab, ob das Kind bereits ausreichend getrunken hat oder noch nicht. Wenn das Problem der Milchüberschuss ist, braucht das Kind möglicherweise gar nichts mehr. In diesem Fall nimmt es zu, scheidet Urin und Stuhl aus und wirkt im Großen und Ganzen zufrieden. Ist das Problem jedoch die Entzündung oder ist die Brustdrüsenschwellung überhaupt erst darauf zurückzuführen, dass das Kind nicht gut trinkt, dann sollte die Mutter ihm die Milch mit einem kleinen Becher oder mit einer Pipette geben (eine Flasche sollte nicht verwendet werden). Im Zweifelsfall (vielleicht sind noch nicht genug Tage vergangen, um beurteilen zu können, ob das Kind zunimmt oder nicht, oder eine junge Mutter weiß bei ihrem Neugeborenen nicht genau, ob es sich normal verhält oder ob es ihm an Kraft fehlt,) sollten Sie Ihrem Kind die Milch zusätzlich zum Stillen anbieten; trinkt es, dann ist es gut, und wenn nicht, dann liegt das wahrscheinlich daran, dass es sie nicht braucht.

Doch Vorsicht mit diesem *wahrscheinlich*! Bei einem mehrere Wochen oder Monate alten Kind, das normal zunimmt und augenscheinlich gesund und glücklich ist, können wir sicher sein: Wenn es die Milch nicht möchte, dann, weil es schon genug getrunken hat. Bei einem Neugeborenen hingegen, das von sich aus schon nicht sehr aktiv ist, das aufgrund des Gewichtsverlusts geschwächt oder noch vom Anästhetikum bei der Geburt oder auch von einer traumatischen Geburt beeinträchtigt sein kann, können wir da nicht ganz so sicher sein. Manchmal liegt es nicht daran, dass das Kind keinen Hunger mehr hat, sondern es hat einfach keine Kraft zum Trinken. In diesem Fall muss die Mutter dranbleiben. Wenn Sie nicht sicher sind und das Gefühl haben, Ihr Kind ist geschwächt oder verhält sich eigenartig oder trinkt zu wenig und schläft zu viel, dann sprechen Sie mit jemandem darüber, der Erfahrung mit Säuglingen hat (beispielsweise mit der Großmutter oder einer anderen Mutter) und zögern Sie auch nicht, wenn erforderlich, stets die Kinderärztin oder den Kinderarzt oder eine Pflegekraft zu konsultieren. Dazu sind sie da.

Dies also ist die grundlegende Behandlung: Erreichen Sie, dass das Kind an der Brust trinkt. Erreichen Sie, die Brust ein wenig zu entleeren. Der Rest heißt Abwarten. Haben Sie große Schmerzen, können Sie ein Schmerzmittel mit entzündungshemmender Wirkung nehmen, beispielsweise Ibuprofen. (Ja, Sie können dieses Medikament auch in der Stillzeit einnehmen; die Ibuprofenmenge, die ein Säugling über die Muttermilch im Tagesverlauf zu sich nimmt, liegt etwa 500 Mal unter dem, was man diesem Kind bei Fieber verabreichen würde.)

Weitere Behandlungsmöglichkeiten beziehen sich auf die Symptome. Wärme und Kälte zum Beispiel. Da hat jede Methode ihre Verfechter; häufig wird eine trockene Kälteanwendung (beispielsweise ein Beutel mit gefrorenem Gemüse oder Eiswürfeln, in ein Handtuch eingeschlagen oder ein Kirschkernsäckchen) zwischen den einzelnen Stillzeiten zur Linderung der Schmerzen empfohlen. Kurz vor dem Stillen oder Ausstreichen bzw. Pumpen hingegen scheint eine feuchte Wärmebehandlung (ein warmer feuchter Lappen, ein warmes Brustbad im Waschbecken oder auch eine warme Dusche oder ein Bad) dazu beizutragen, dass die Milch besser fließt. Da diese Behandlungen jedoch rein symptomatisch sind, müssen Sie sie nur durchführen, wenn Sie sie für nützlich befinden. Lindert die trockene Kälte Ihre Schmerzen nicht, dann lassen Sie es. Und wenn Ihnen stattdessen Wärme guttut, dann führen Sie eben eine kontinuierliche Wärmebehandlung durch.

In anderen Ländern wird auch empfohlen, sich Kohlblätter in den BH zu legen. Diese sollten direkt aus dem Kühlschrank kommen, gewaschen und mit einem Loch in der Mitte für die Brustwarze versehen sein. Außerdem sind sie ein wenig zu kneten und zu quetschen, um die Nerven zu durchzutrennen (die des Blattes, nicht die der Mutter). Verschafft Ihnen dies Erleichterung, dann können Sie diese Methode gern verwenden; mir allerdings ist keine wissenschaftliche Studie bekannt, die beweist, dass Kohlblätter nützlicher sind als einfache Kühlungsmethoden.

Zum Abschluss noch ein wichtiger Hinweis zu zwei Methoden, die eine Frau keinesfalls durchführen sollte: kein Wasser mehr zu trinken und die Brüste hochzubinden. Es ist erwiesen, dass ein Hochbinden der Brüste nicht gegen Brustdrüsenschwellung hilft, sondern den Schmerz nur intensiviert. Es hilft auch überhaupt nicht, kein Wasser mehr zu trinken (da müsste die Mutter wirklich dehydriert sein, damit die Brustdrüsenschwellung zurückgeht) und sorgt keineswegs für ein besseres Wohlbefinden (wenn man Durst hat und nichts trinken darf, ist das im Gegenteil eine wahre Qual). Und es ist gefährlich: Eine Mutter, die wirklich kaum trinken würde, könnte dehydrieren.

Verstopfter Milchgang (Milchstau)

Das erklärt sich von selbst, nicht wahr? Hierbei ist einer der Gänge in der Brust verstopft – der Name sagt es schon.

Doch ganz so einfach ist es dann doch nicht. Warum sind die Dinge eigentlich nie so leicht, wie sie scheinen? In Wirklichkeit wissen wir so wenig ... Fakt ist, dass sich manchmal eine gerötete, heiße und schmerzhafte Schwellung in einem Sektor der Brust bildet (und ich verwende bewusst das Wort *Sektor* in seinem geometrischen Sinn: ein zwischen zwei Radien eingeschlossener Teil einer Kreisfläche, gleich einer portionierten Käseecke). Es handelt sich um eine Entzündung, von der nicht die gesamte Milchdrüse betroffen ist, sondern nur eines (oder mehrere) der Drüsenläppchen.

Die klassische Erklärung geht davon aus, dass der Gang verstopft ist (warum?) und die Milch dadurch zurückgehalten wird. Anfangs steigt das Volumen nur ein wenig, wird aber sehr viel Milch zurückgehalten, platzen die Azini und die austretende Milch ruft eine Entzündungsreaktion hervor. Manchmal lässt sich durch geduldiges Massieren und Ausdrücken des entzündeten Bereichs ein richtiger Pfropfen durch die Brustwarze ausdrücken, der an einen dünnen weißlichen Zylinder erinnert.

Es gibt aber auch eine andere Erklärung: Die Milch wurde zurückgehalten (warum?), das Wasser wird reabsorbiert und die festen Bestandteile sammeln sich an, trocknen und bilden eine Art Pfropfen. Was ist nun zuerst da, der Pfropfen oder die zurückgehaltene Milch? Vielleicht handelt es sich auch um eine Kombination aus beidem oder um eine Art Teufelskreis; oder aber es beginnen manche Fälle mit dem Pfropfen und andere mit dem Zurückhalten der Milch.

Vor einigen Jahrzehnten analysierte Doktor Yamanouchi in Okayama (Japan) einige solcher Pfropfen und konnte nachweisen, dass sie hauptsächlich aus gesättigten Fettsäuren bestehen. Ungesättigte Fettsäuren sind in der Regel bei normaler Umgebungstemperatur flüssig wie Öl; gesättigte Fettsäuren hingegen sind fest wie Butter. In der Muttermilch kommen mehr ungesättigte Fettsäuren vor. Durch Wasserstoff werden ungesättigte Fettsäuren gesättigt. Auf diese Weise entsteht aus Pflanzenöl Margarine und deshalb liest man auf der Verpackung so etwas wie *teilweise gehärtete Pflanzenfette*. Doktor Yamanouchi vermutete, die Milchgänge könnten verstopfen, wenn die Mutter zu viele Fette tierischen Ursprungs, wie in Fleisch oder Butter enthalten, zu sich nähme, und empfahl eine Rückkehr zur traditionellen japanischen Ernährung mit viel Gemüse und Fisch (ungesättigte Fettsäuren). Abgesehen von der Pfropfenanalyse hatte er jedoch keinerlei Beweise dafür, dass Butter Verstopfungen hervorrufen oder Fisch sie verhindern würde. Man könnte auch eine gegenteilige These aufstellen: Die Fettsäuren waren *normal* (hauptsächlich ungesättigt), weil jedoch die Milch zurückgehalten wurde und sich konzentrierte, wurden sie durch irgendeinen Mechanismus gesättigt und damit fest, wodurch der Pfropfen entstand.

Ist die Ursache des Problems das Zurückhalten der Milch, wissen wir nicht, wie es dazu kommt. In einigen Fällen war vielleicht der BH zu eng. Sie sollten keinen BH tragen, den Sie als unbequem empfinden oder der auf Ihrer Brust Abdrücke hinterlässt. Da die Kinder mit der Zunge trinken, wird der Teil der Brust, der mit der Zunge in Kontakt kommt, am besten entleert. Blockaden treten in der Regel in dem Teil der Brust auf, der am weitesten von der Zunge entfernt ist: in Richtung Achsel. (Da zudem die Brust nicht symmetrisch ist, befindet sich dort auch viel mehr Drüsengewebe als in anderen Brustbereichen).

Die Behandlung ist im Großen und Ganzen die gleiche wie bei der Brustdrüsenschwellung: Massieren, Milchausstreichen, häufiges Anlegen, zwischen dem Stillen Kälteanwendungen, wenn diese den Schmerz lindern, und Wärme vor dem Stillen, damit die Milch leichter fließt. Versuchen Sie, eine Stillposition zu finden, bei der die Zunge des Kindes mit dem verstopften Bereich in Berührung kommt ... Gelegentlich sind dabei etwas Fantasie und Sportlichkeit gefragt. Die Position der römischen Wölfin ermöglicht es, das Kind in jedem denkbaren Winkel zu positionieren: Das Kind liegt dabei mit Blick nach oben in der Mitte eines großen Bettes und die Mutter kniet im Vierfüßlerstand darüber.

Neben dem fortgesetzten Stillen ist es hilfreich, die Brust zu leeren, sei es per Hand oder mit einer Milchpumpe. Einige Mütter finden, eine Milchpumpe richte mehr Schaden an als das Kind beim Trinken; ist das bei Ihnen der Fall, können Sie die Milch aus der gesunden Brust ausstreichen, damit sich Ihr Kind auf die kranke Brust konzentriert.

Eine Mutter erzählte mir einmal von einem Trick, den sie von ihrer Großmutter hatte und der ihr bei einer Blockade sehr von Nutzen war: Sie legte das Kind an und nahm es dann während des Trinkens abrupt von der Brust (also ohne zuvor den Saugschluss mit einem Finger zu lösen). Und sofort war die Brust wieder frei.

Mastitis

Eine Mastitis ist eine Entzündung der Brustdrüse. Manche bezeichnen sie auch als *infektiöse Mastitis* und nennen das, was wir hier als blockierten Milchgang definiert haben, eine *nicht infektiöse Mastitis*.

Eine nicht rechtzeitig behandelte Blockade kann sich entzünden und zu einer Mastitis entwickeln. Wahrscheinlich gibt es aber auch Brustentzündungen, die vom ersten Moment an nichts anderes sind.

Eine Mastitis geht in der Regel mit Fieber und starkem allgemeinen Unwohlsein einher, was wir ÄrztInnen als *Grippesyndrom* bezeichnen (Erschöpfung, Unwohlsein, Schmerzen im ganzen Körper). Ein alter Aphorismus sagt: »Eine Grippe bei einer stillenden Frau ist eine Mastitis, solange nicht das Gegenteil bewiesen ist.« Und das stimmt auch; manche Mütter klagen über so starke Schmerzen in den Beinen und im Rücken und ein derartiges allgemeines Unwohlsein, dass eine Ärztin oder ein Arzt gar nicht erst auf die Idee kommen, die rote Schwellung der Brust zu beachten. Doch auch die Blockade eines Milchgangs oder eine Brustdrüsenschwellung können, wenn auch selten, mit Fieber und allgemeinem Unwohlsein einhergehen. Dies ist dann einem reinen Entzündungsprozess ohne Infektion geschuldet.

Deshalb ist es allein anhand der Symptome unmöglich, eine einfache Blockade eines Milchgangs von einer Mastitis zu unterscheiden. Es müsste eine Kultur der Milch angelegt werden – in Spanien wird dies jedoch in der Regel nicht praktiziert, sondern die Krankheit wird nach Augenmaß diagnostiziert.

Es wurde nachgewiesen, dass die Hälfte aller Mastitisfälle (der wahren, mithilfe einer Bakterienkultur erwiesenen Mastitis) ohne den Einsatz von Antibiotika geheilt werden kann, indem nur die bereits für den Milchstau genannten Methoden angewendet werden:

häufiges Anlegen des Kindes und Ausstreichen oder Abpumpen zwischen den einzelnen Stillzeiten. Deshalb ziehen es viele ÄrztInnen vor, nicht sofort Antibiotika zu verschreiben, wenn der Zustand der Mutter nicht sehr ernst ist, sondern zunächst das häufige Leeren der Brust zu empfehlen und noch 24 Stunden abzuwarten. Ist das Fieber dann weg, so ist die Mutter wieder gesund. Ist es aber noch da, bekommt sie ein Antibiotikum (denn wie gesagt, in der Hälfte aller Fälle erfolgt die Heilung von selbst ... in der anderen Hälfte jedoch nicht). Je nach Situation oder Gewohnheit der Ärztin oder des Arztes wird in einigen Fällen auch von Anfang an ein Antibiotikum verschrieben.

Das Antibiotikum muss gegen *Staphylokokken* wirken (die am häufigsten vorkommenden Keime, die gegen Penicillin und Amoxicillin resistent sind). In der Regel verschwinden Fieber und Unwohlsein bei Einnahme des Antibiotikums innerhalb von zwei oder drei Tagen. Es ist jedoch wichtig, es über den gesamten verordneten Zeitraum einzunehmen, auch wenn es Ihnen schon besser geht. Wird die Behandlung vorzeitig abgebrochen, kann es leicht zu einem Rückfall kommen. Wenn Sie jedoch das Antibiotikum drei Tage lang eingenommen haben und das Fieber trotzdem nicht zurückgeht, gehen Sie erneut zum Arzt. Möglicherweise handelt es sich dann um resistente Bakterien und Sie brauchen ein anderes Antibiotikum. Bei diesem zweiten Mal sollte eine Milchkultur angelegt werden, um wirklich sicher zu sein.

Auch mit einer Mastitis können Sie weiter stillen. Mit beiden Brüsten. Für das Kind besteht keinerlei Ansteckungsgefahr. Selbst die Antibiotika, mit denen die Mastitis behandelt wird, sprechen nicht dagegen. Wenn Ihnen jemand sagt, Sie könnten nun nicht mehr stillen, nie mehr oder auch nur einige Tage lang nicht oder nur aus der nicht betroffenen Brust, dann stimmt das nicht. Wenn die Brust nicht geleert wird, kann sich die Mastitis verschlimmern und zu einem Abszess entwickeln. Sie *können* nicht nur weiter stillen, sondern es handelt sich sogar um den einzigen Fall, in dem Sie wirklich weiter stillen *müssen*. Selbst wenn Sie vorhatten abzustillen, sollten Sie das nicht ausgerechnet jetzt tun; warten Sie lieber damit, bis Sie vollständig von der Mastitis genesen sind.

Es kann aber auch passieren, dass das Kind die kranke Brust ablehnt. Bei einer Mastitis steigt der Natriumanteil in der Milch. Das schadet dem Kind zwar nicht, aber die Milch schmeckt dann salzig und einige Kinder mögen das nicht. Ist das der Fall, bieten Sie dem Kind weiterhin beide Brüste an, ohne es jedoch zu etwas zu zwingen, und machen Sie sich keine Sorgen, wenn Ihr Kind nur an einer Seite trinkt; dann wird die Milchbildung in der gesunden Brust rasch zunehmen und das Kind wird gut satt. Allerdings müssen Sie mehrmals täglich Milch aus der kranken Brust ausstreichen bzw. abpumpen, einmal, um die Entwicklung eines Abszesses zu vermeiden, zum anderen, damit die Brust weiter Milch bildet, und zum Dritten, damit die Milch wieder normal schmeckt. Bildet eine Brust sehr wenig Milch, steigt der Natriumanteil ebenfalls. Es ist schon vorgekommen, dass sich Mütter, die nicht aufgepasst und keine Milch ausgestrichen oder abgepumpt haben, in einem Teufelskreis wiederfanden: Das Kind lehnte die Brust aufgrund der Mastitis ab und lehnte sie danach auch weiter ab, weil wenig Milch kam und diese komisch schmeckte. Sie mussten dann das Stillen mit einer einzigen Brust fortsetzen – was ohne Probleme möglich ist und weder Kind noch Mutter schadet; aber natürlich ist es etwas ungewöhnlich (siehe S. 135).

Brustabszesse

Wird eine Mastitis nicht angemessen (durch häufiges Stillen und Leeren der Brust) behandelt, kann sich eine Eiteransammlung, ein Abszess, bilden. Dieser muss geöffnet werden, um den Eiter zu entfernen. Normalerweise wird er mit einer Kanüle angesaugt. Manchmal ist jedoch ein etwas größerer Schnitt erforderlich und es wird eine Drainage gelegt, ein kleiner Gummischlauch, über den der Eiter abfließt. Trotz alledem kann das Kind weiter an beiden Brüsten trinken, solange sich die Öffnung, durch die der Eiter austritt, in ausreichender Entfernung von der Brustwarze befindet. Damit das Gesicht des Kindes nicht mit dem Eiter in Berührung kommt, bedecken Sie die Wunde mit einer Kompresse.

Liegt die Öffnung der Drainage zu nahe an der Brustwarze, darf das Kind einige Tage lang nur an der gesunden Brust trinken; in der Zwischenzeit müssen Sie die Milch aus der kranken Brust ausstreichen.

Zu viele Brüste

Viele Menschen haben mehr als zwei Brüste. In der Regel handelt es sich um nur eine verkümmerte Brustwarze, die sich an einer beliebigen Stelle zwischen Achsel und Leiste befinden kann, und die oder der Glückliche hält sie für einen Leberfleck oder eine Warze.

Manchmal befindet sich unter dieser überzähligen Brustwarze echtes Brustgewebe, das nach der Geburt anschwillt und Milch bildet. Ist die Brustdrüse normal geformt, kann Milch austreten. Es gibt Mütter, die mit drei Brüsten stillen (oder besser gesagt: mit zwei und einer Viertel; in der Regel sind sie sehr klein). Wenn aber eine Frau nicht mit einer zusätzlichen Brust durch die Welt laufen möchte, ist es besser, wenn sie gar nicht erst versucht, die Milchbildung anzuregen, und das Kind dort nicht anlegt.

In anderen Fällen ist die dritte Brustdrüse *atrophisch* (verkümmert) und die Milch kann nicht austreten. In den ersten Tagen nach der Geburt ist dies ein wenig schmerzhaft; legt die Mutter jedoch Kühlpäckchen auf (wenn ihr dies Abhilfe verschafft), drückt nicht und übt sich in Geduld, so wird die Milchbildung bald eingestellt und die überzählige Brust schwillt wieder ab.

Einige Frauen haben einen Brustdrüsenbereich, normalerweise in der Achselhöhle, der nicht mit einer Brustwarze verbunden ist und nicht geleert werden kann. Hier gilt das Gleiche: Wappnen Sie sich mit Geduld, wenden Sie Kälte gegen die Schmerzen an und warten Sie einige Tage, bis sich die Milchbildung dort einstellt, während Sie Ihr Kind ganz normal stillen.

Schlupfwarzen

Alexander JM. Grant AM, Campbell MJ. Randomised controlled trial of breast shells and Hoffman's exercises for inverted and non-protractile nipples. Br Med J 1990;304:1030

Verkürztes Zungenbändchen

Ballard JL, Auer CE, Khoury JC. Ankyloglossia: assessment, incidence, and effect of frenuloplasty on the breastfeeding dyad. Pediatrics 2002;110:e63
http://pediatrics.aappublications.org/cgi/content/full/110/5/e63

Entzündung der Brustwarze

Delgado S, Arroyo R, Jiménez E, Fernández L, Rodríguez JM. Mastitis infecciosas durante la lactancia: un problema infravalorado (I), Acta Pediatr Esp 2009;67:77.

Jiménez E, Delgado S, Arroyo R, Fernández L, Rodríguez JM. Mastitis infecciosas durante la lactancia: un problema infravalorado (II), Acta Pediatr Esp 2009;67:125.
https://www.ihan.es/cd/documentos/Mastitis%20infecciosas%20durante%20la%20lactancia%20II.pdf

Raynaud-Syndrom der Brustwarze

Lawlor-Smith L, Lawlor-Smith C. Vasospasm of the nipple-a manifestation of Raynaud's phenomenon: case reports. Br Med J 1997;314:644-645
http://bmj.bmjjournals.com/cgi/content/full/314/7081/644

Anderson JE, Held N, Wright K. Raynaud's phenomenon of the nipple: a treatable cause of painful breastfeeding. Pediatrics 2004;113:e360-4
http://pediatrics.aappublications.org/cgi/content/full/113/4/e360

Mastitis

Department of Child and Adolescent Health and Development, World Health Organisation. Mastitis: causes and management. World Health Organization 2000 WHO/FCH/CAH/00.13
http://www.who.int/maternal_child_adolescent/documents/fch_cah_00_13/en/

Kapitel acht:
Zu wenig Milch (Hypogalaktie)

Haben alle Frauen Milch? Natürlich nicht! Es gibt Frauen, die kein Insulin haben, die nicht sehen oder laufen können; warum soll es dann nicht auch Frauen ohne Milch geben? Die Brustdrüse ist ein Organ wie jedes andere auch, sie kann ebenso erkranken wie das Herz oder die Leber, sie arbeitet möglicherweise schlecht oder gar nicht.

Allerdings kann es nicht wirklich so viele Frauen ohne Milch geben, wie einige annehmen. Nur wenige Mütter hören aus freien Stücken auf zu stillen. Die meisten geben dafür Gründe an wie: »weil mir die Milch ausgegangen ist«, »weil mein Kind immer noch Hunger hatte«, »weil meine Milch nicht gut war« ... Es ist jedoch ausgeschlossen, dass die Hälfte oder drei Viertel aller Frauen keine Milch hat; es kann einfach nicht sein, dass so viele Brüste versagen. Andernfalls wären wir Zeugen der schrecklichsten Epidemie, die die Menschheit je erlebt hat.

Eigentlich müsste Hypogalaktie (Funktionsstörung der Brust, bei der nicht ausreichend Milch produziert wird) eine Krankheit sein, die so selten vorkommt wie beispielsweise Diabetes oder Bluthochdruck. Wenn wir genauer hinschauen, sollte sie sogar noch viel seltener sein. Bluthochdruck nämlich unterliegt nicht der natürlichen Selektion. Eine Frau mit Bluthochdruck kann ebenso viele lebende Kinder gebären wie eine Frau mit normalem Blutdruck. Bei Hypogalaktie hingegen kennt die natürliche Selektion keine Gnade: Wenn eine Mutter keine Milch hat, können ihre Kinder nicht überleben, es sei denn, sie werden adoptiert und von einer anderen Frau gestillt (was in der Natur extrem selten vorkommt). Erst seit etwa einem Jahrhundert können Kinder auch ohne Muttermilch überleben.

Diabetes wiederum kann jede haben: auch Mädchen, ältere Frauen, Frauen mit schweren angeborenen Missbildungen. Um aber herauszufinden, ob eine Frau an Hypogalaktie leidet, muss sie zunächst ein Kind bekommen. Betroffen sind also nur Frauen im fruchtbaren Alter (theoretisch zwischen zwölf und 55 Jahren, fast immer jedoch zwischen 18 und 40 Jahren, im besten Alter des Lebens), die körperlich und geistig ausreichend gesund sind, um schwanger zu werden und ein Kind zu gebären ... Wir sprechen somit von Frauen, die sich einer ausgezeichneten Gesundheit erfreuen. Wenn dann ausgerechnet die Brust ihre Aufgabe nicht erfüllen kann, dann ist das wirklich Pech. Es kommt natürlich vor, ist aber sehr selten. So selten, dass zuerst alle anderen Möglichkeiten ausgeschlossen werden müssen.

Das Problem ist, dass unsere Gesellschaft kein Vertrauen in das Stillen hat. Inzwischen denken wir, es sei *normal*, keine Milch zu haben, und wenn eine Frau doch Milch hat, dann ist das schon fast dem Zufall aller Zufälle zu verdanken. Fragt man eine Schwangere, wie lange sie vorhabe, ihrem Kind die Brust zu geben, bekommt man nur selten eine konkrete Antwort wie »drei Monate« oder »anderthalb Jahre«. Eher hört man: »Solange ich kann« oder »solange ich Milch habe« ... Sie geht also davon aus, dass es nicht von ihr abhinge, dass sie dazu keine Entscheidung treffen und in die Praxis umsetzen könne; sie hält sich für einen Spielball des Schicksals. Als meine Frau stillte, fragten ihre Freundinnen sie nicht: »Wie hast du das gemacht? Erkläre mir doch, wie man das macht, weil ich mein Töchterchen auch stillen möchte.« Im Gegenteil: »Was für ein Glück, dass du Milch hast! Wenn ich doch auch Milch gehabt hätte, dann hätte ich meine Tochter wirklich gern gestillt.«

Die Unsicherheit ist derart groß, dass sich eine Mutter in der Regel schon von vornherein damit abfindet, sowieso keine Milch zu haben. Wenn die Brust leer ist, dann »weil keine Milch da ist«, wenn sie aber voll ist, »dann weil das Kind nicht trinkt«, und wahrscheinlich hat es dafür einen Grund, denn »die Milch muss wohl minderwertig sein«. Wenn das Kind häufig an die Brust möchte, dann »weil es nicht satt wird«, wenn es aber viel schläft, dann »weil nichts herauskommt«... Nimmt es wenig zu, dann »braucht es eine Flasche«, nimmt es aber viel zu, wird es von »der Brust allein sicher nicht satt«. Kleine Brüste »taugen nichts«, die großen aber auch nicht. Wurde die Mutter mit Muttermilchersatznahrung großgezogen, dann »weil wir in meiner Familie keine Milch haben«; wenn aber die Großmutter oder Urgroßmutter ihre sieben Kinder gestillt hat, heißt es: »Hätte ich nur Milch wie meine Großmutter, die erst ihre sieben Kinder und danach auch noch ein Waisenkind, das sie im Krieg angenommen hat, gestillt hat ... Ach ja, aber wir Frauen von heute haben nun mal keine Milch.« Folglich gibt es kaum eine Situation, in der eine Mutter zu dem freudigen Ausruf zu bewegen ist: »Ich habe viel Milch!«

Obwohl eine Frau glaubt, keine Milch zu haben, gibt es in den allermeisten Fällen in Wirklichkeit überhaupt kein Problem. Statistisch gesehen zieht man wohl eher einen Hauptgewinn im Lotto, als an Hypogalaktie zu leiden. Weder weiche Brüste noch ein Kind, das nachts aufwacht, noch eine Gewichtszunahme, die jemand als spärlich definiert (die in Wirklichkeit aber normal ist) noch ein »es hält keine drei Stunden aus« deuten auf einen Milchmangel hin. Um ernsthaft anzunehmen, dass mit der Milch etwas nicht in Ordnung ist, müssten drei Kriterien erfüllt sein:
1. Das Kind nimmt wirklich (wirklich!) zu wenig zu.
2. Nach mehrtägigen Versuchen mit einer guten Technik und mehrmals am Tag gelingt es der Mutter nicht, mehr Milch zu bilden.
3. Durch Zufüttern wird erreicht, dass das Kind mehr zunimmt als zuvor.

Nimmt das Kind normal zu, dann bekommt es auch ausreichend Milch und Punkt. Und nimmt das Kind nicht zu und die Mutter bietet ihm Milch an, aber es möchte sie nicht trinken, dann ist vielleicht das Kind krank, Hypogalaktie liegt jedoch nicht vor.

Einige Ursachen für wirkliche Hypogalaktie

Schilddrüsenunterfunktion

In der Regel kann eine Frau mit Schilddrüsenunterfunktion ohne Behandlung nicht schwanger werden. Mütter mit einer leichten Schilddrüsenunterfunktion, die nicht diagnostiziert ist, können ein Kind gebären, dann aber beim Stillen Probleme bekommen. Eine Voraussetzung für die Milchbildung ist nämlich das Vorhandensein des Schilddrüsenhormons. Mithilfe einer substitutiven Hormontherapie jedoch kann man das Stillen aufrechterhalten.

Es wurden auch schon Fälle beschrieben, in denen Hypogalaktie mit einer Schilddrüsenüberfunktion in Zusammenhang stand. Welche Faktoren dabei eine Rolle spielen, ist aber unbekannt. Während der Schwangerschaft und nach der Geburt kommen sowohl Schilddrüsenunter- als auch -überfunktionen relativ häufig vor, sodass diese Möglichkeit bei einem Verdacht auf wirkliche Hypogalaktie stets in Betracht zu ziehen ist. Heute gibt es derart viele Schilddrüsenprobleme, weil viele während ihrer Kindheit unter chronischem Jodmangel litten: Die Schilddrüse musste wachsen, um das wenige verfügbare Jod nutzen zu können, und nun gerät sie aufgrund der zusätzlichen Anstrengung der Schwangerschaft aus dem Gleichgewicht. Deshalb empfehlen wir Schwangeren die zusätzliche Einnahme von Jod (S. 196), damit ihre Kinder später nicht von diesem Problem betroffen sind.

Plazentarückstände

Die von der Plazenta produzierten Östrogene und Gestagene hemmen die Milchbildung, sodass eine Hypogalaktie ein erster Hinweis darauf sein kann, dass ein Teil der Plazenta noch nicht ausgeschieden wurde. Interessanterweise gab es auch schon das Gegenteil: einen Milchüberschuss (Galaktorrhoe) aufgrund von Plazentarückständen.

Agenesie des Brustgewebes

In diesem Fall sind die Brustdrüsen nicht normal entwickelt (wahrscheinlich sind sie während der Schwangerschaft nicht gewachsen), der Prolaktinspiegel ist normal, aber die Milchproduktion bleibt trotz aller Bemühungen gering. Dieses Problem kommt extrem selten vor. Die ersten drei Fälle wurden 1985 in den USA entdeckt. Die drei betroffenen Mütter stillten trotzdem länger als ein Jahr (und fütterten zu). Denn wenn es wenig Milch gibt, so muss man das akzeptieren, sollte doch aber die vorhandene Milch nutzen.

Operation

Auch als Trägerin einer Silikonprothese können Sie ohne Probleme stillen, es sei denn Sie hatten vor der Operation eine Agenesie des Brustgewebes. Durch einen solchen operativen Eingriff wird die Brustdrüse nicht geschädigt. Zudem ist Silikon nicht toxisch und schädigt das Kind nicht (schließlich gibt es auch Schnuller aus Silikon!).

Wurde bei Ihnen eine Brustverkleinerung vorgenommen, dann hängt Ihre Stillfähigkeit von der Art der Operation ab. Bei einer Verfahrensweise wird die Brustwarze komplett von der Brust abgetrennt. Dann schneidet man weg, was wegzuschneiden ist, und am Ende wird die Brustwarze wieder in der Mitte aufgesetzt, wo es am besten aussieht. In einem solchen Fall können Sie mit hoher Wahrscheinlichkeit nicht stillen. Es ist aber auch schon vorgekommen, dass sich einige Gänge rein zufällig wieder verbunden haben und trotzdem etwas Milch kam. Wie beharrlich ist doch die Natur! Einige Frauen haben beobachtet, dass bei ihrem ersten Kind kaum Milch floss, aber dann beim zweiten schon viel mehr; man geht davon aus, dass der Teil der Brust, in dem der Milchfluss nicht mehr möglich ist, verkümmert, der Bereich aber, in dem sehr wohl Milch gebildet wird, wächst.

Bei einer anderen Operationstechnik zur Brustverkleinerung bleibt die Brustwarze die ganze Zeit mit den Milchgängen und Nerven verbunden. Dann können Sie stillen. Vielleicht wurden versehentlich einige Gänge durchtrennt, sodass in den ersten Tagen der Milchbildung eine schmerzhafte Schwellung entstehen könnte, weil die Milch aus einigen Läppchen nicht entweichen kann. Kühlen Sie, beißen Sie ein wenig die Zähne zusammen und nach wenigen Tagen bilden diese Läppchen keine Milch mehr und schwellen ab.

Wurden Sie wegen Brustkrebs operiert oder mit Strahlen behandelt, können Sie mit der gesunden Brust stillen, manchmal sogar auch mit der kranken Brust, wenn ein erhaltender Eingriff vorgenommen wurde.

Sheehan-Syndrom

Beim Sheehan Syndrom handelt es sich um eine Unterfunktion der Hirnanhangdrüse, die auf eine mangelnde Blutversorgung während der Geburt infolge von sehr starkem Blutverlust zurückzuführen ist. Da weder Prolaktin noch Oxytocin gebildet werden, wird auch keine Milch gebildet. Später folgen weitere gesundheitliche Probleme, weil die Hirnanhangdrüse auch für die Produktion weiterer Hormone zuständig ist. Dies ist eine ernsthafte Erkrankung.

Ein komplettes Sheehan-Syndrom tritt sehr selten auf; doch auch nachgeburtliche Blutungen wurden gelegentlich für einen Rückgang der Milchbildung verantwortlich gemacht (Gewichtsverlust und Dehydrierung beim Säugling), was vorübergehender Natur sein kann und die Bildung anderer Hormone durch die Hirnanhangsdrüse nicht beeinträchtigt. Möglicherweise lässt sich durch solche Folgen eines Blutverlusts auch der beobachtete Zusammenhang zwischen Anämie (Blutarmut) bei Müttern (Hämoglobin unter 10 mg/dl) und einem vorzeitigen Abstillen erklären (der darauf zurückgeführt wird, dass zu wenig Milch da sei oder das Kind zu häufig trinke oder zu wenig zunehme).

Allerdings wird in der Literatur der Fall einer Frau beschrieben, die ihr Kind drei Monate lang stillte, obwohl ihre Hirnanhangsdrüse wegen eines Tumors operativ entfernt worden war. Es gibt noch sehr viel, was wir über die Physiologie des Stillens nicht wissen.

Genetisch bedingter Prolaktinmangel

Ein Prolaktinmangel wird vererbt und ist extrem selten: Weltweit wurden bisher etwa ein halbes Dutzend Fälle beschrieben. Ein halbes Dutzend! Wenn ich weiter oben meinte, dass es wahrscheinlicher ist, einen Hauptgewinn im Lotto zu ziehen, als an Hypogalaktie zu leiden, so ist es wohl in diesem Fall denkbarer, einen Prinzen wahrer königlicher Abstammung zu heiraten, als von einem genetisch bedingten Prolaktinmangel betroffen zu sein. Immerhin gibt es weltweit mehr als ein halbes Dutzend Prinzen.

Es kommt deshalb so selten vor, weil bis vor nicht allzu langer Zeit die Kinder einer Mutter, die keine Milch hatte, nicht überlebten. Bei den vorhandenen Fällen handelt es sich um jüngere Mutationen. Wir wissen, dass ein solcher Mangel vererbbar ist, weil dies für eine Mutter und ihre Tochter dokumentiert wurde. Sehr wahrscheinlich hingegen ist, dass die Großmutter gesund war.

Unterernährung

In unseren Regionen kann ein Mangel an Nahrung oder Flüssigkeit bei einer Mutter KEINE Ursache für Hypogalaktie sein. Nur eine extreme Unterernährung vermag Menge oder Qualität der Milch zu beeinträchtigen. Selbst bei einer kalorienarmen Ernährung von 1765 kcal/Tag wurde nachgewiesen, dass weder Produktion noch Zusammensetzung der Milch noch die Gewichtszunahme des Säuglings beeinträchtigt werden (S. 202).

Bei einem Kind in den USA wurde eine Gewichtsstagnation beobachtet, weil seine Mutter vorsätzlich nur 20 kcal pro Kilo Körpergewicht pro Tag zu sich nahm. Das ist aber wirklich sehr wenig und die Mutter war wahrscheinlich nur noch Haut und Knochen.

Aber auch wenn Sie andersherum mehr und besser essen und ganz viel trinken, werden Sie nicht mehr Milch haben. Schlagen Sie sich diese Idee aus dem Kopf!

Galaktagoga

Zur Förderung der Milchbildung werden zahlreiche traditionelle wie auch moderne Arzneimittel empfohlen, sogenannte Galaktagoga. Zum Nachweis der Wirksamkeit bestimmter Kräuter und Gewürze (wie Bockshornklee, Kümmel ...) oder besonderer Nahrungsmittel liegen keinerlei Studien vor; es würde uns jedoch nicht überraschen, wenn einige Kräuter tatsächlich einen Effekt erzielten.

Was es sehr wohl gibt, sind Studien, in denen die Wirksamkeit von Bier nachgewiesen wurde (nicht von Alkohol, sondern von einem Bestandteil des Biers), ebenso von Domperidon und Sulpirid, alles Arzneimittel, die eine Prolaktinsekretion anregen – wie auch das Kind sie anregt, wenn es an der Brust trinkt. Warum also ein Arzneimittel einnehmen, das möglicherweise Nebenwirkungen hat, wenn das gleiche Ergebnis durch ein häufiges Anlegen des Kindes in richtiger Position erreicht werden kann? Ein Großteil solcher Studien wurde für Mütter von Frühgeborenen durchgeführt, bei denen die Milchbildung in der Regel zurückgeht, weil die Milchpumpen, die sie mehrere Wochen lang angewendet haben, die Brust nicht so gut stimulieren wie ein Säugling. Heutzutage wird dieses Problem in der Regel mithilfe der Känguru-Methode gelöst; in einigen Fällen müssen aber dennoch zusätzlich Arzneimittel eingenommen werden.

Abgesehen davon werden viele dieser Medikamente und Kräuter sowie weitere beliebte Mittel (bestimmte Nahrungsmittel beispielsweise, die *gut für die Milch* sind) ohne jeden Grund eingenommen. Einige ÄrztInnen reagieren automatisch schon auf die geringste Beschwerde (»Ich glaube, ich habe keine Milch.« »Dann nehmen Sie am besten diese Tabletten ein.«), ohne überhaupt zu prüfen, ob eine Hypogalaktie vorliegt oder nicht und wenn ja, welcher Art. Und handelt es sich wirklich um Hypogalaktie, dann sind Galaktagoga aller Wahrscheinlichkeit nach zu nichts nütze: Eine Schilddrüsenunterfunktion behandelt man mit Schilddrüsenhormonen; gibt es Plazentarückstände, müssen diese entfernt werden; bei einer Agenesie des Brustdrüsengewebes würden sie rein gar nichts bewirken und bei Prolaktinmangel wurden sie bereits ohne Erfolg erprobt. Wenn die Hirnanhangsdrüse nicht funktioniert, dann reagiert sie auch nicht auf Stimulanzien.

Es ist auch gut möglich, dass eines Tages eine Krankheit entdeckt wird, bei der diese Mittel sehr wohl helfen. Eine Krankheit, bei der die Hirnanhangsdrüse tatsächlich nur wenig Prolaktin produziert und nicht auf den natürlichen Reiz des häufigeren Anlegens reagiert, dafür aber sehr wohl auf Medikamente, und dann die Brust perfekt funktioniert und auf das Prolaktin reagiert. Allerdings ist eine derartige Krankheit bisher nicht bekannt. Und wenn man es in einem verzweifelten Fall vorsichtshalber mit einem dieser Arzneimittel probieren möchte, um zu schauen, ob es hilft? Nun gut, das müsste aber der absolute Ausnahmefall sein.

Denn wenn diese Mittel nicht dazu taugen, die wirkliche Hypogalaktie zu behandeln, wozu taugen sie dann? Genau, zur Behandlung der falschen Hypogalaktie, und zwar um jenen Müttern Vertrauen zu geben, die denken, sie hätten keine Milch, die aber sehr wohl Milch haben. Die Menschen glauben nun einmal an die Wirksamkeit von Tabletten oder Kräutern.

»Als ich X genommen habe, hat mir das sehr gut getan und ich hatte viel mehr Milch.« Nun, es fällt mir sehr schwer, das zu glauben. Was mich überzeugen könnte, wäre die Gewichtskurve eines Kindes, bei dem das Gewicht über Wochen hinweg stagniert hatte, obwohl es zu jeder Tages- und Nachtzeit trank. Und plötzlich nimmt die Mutter X und das Kind beginnt zuzunehmen, dass es eine wahre Freude ist. Ein solcher Fall ist mir noch nie untergekommen (möglicherweise gibt es ihn, aber mir selbst ist er noch nicht begegnet).

Wie kommt es dann aber, dass die Mutter denkt, sie hätte viel mehr Milch? Ich halte das für eine Frage der Wahrnehmung.

Von der Gesamtmenge der Milch, die an einem Tag gebildet wird, trinkt das Kind einen Teil, ein weiterer Teil wird wahrscheinlich resorbiert und ein winziger Teil tropft aus. Zudem verbleibt stets eine gewisse Milchmenge als Reserve in der Brust. Und mehr ist nicht da.

Was erhöht sich dann, wenn die Mutter ein Medikament oder ein paar Kräuter einnimmt, um mehr Milch zu haben? Die Milchmenge, die das Kind trinkt? Nein, denn auf der Gewichtskurve ist kein Anstieg zu erkennen, was bedeutet, dass das Kind genauso viel trinkt wie zuvor. Möglicherweise steigt die Menge der Milch, die gebildet und resorbiert wird, aber das nützt niemandem etwas. Oder die Reserve in der Brust nimmt zu. Dann verbleiben beispielsweise 75 ml statt 50 ml, was wiederum bewirken könnte, dass die Mutter ihre Brüste als voller empfindet. Aber die Reserve kann nicht mit jedem Tag ansteigen, denn dann wären es erst 75 ml, dann 100 und dann 125 ml ... und auf lange Sicht würde die Brust platzen. Nein, die Reserve stiege auf 75 ml an und dabei bliebe es, und weil das Kind sie nicht trinkt, nützt es auch nichts, dass sie überhaupt angestiegen ist. Möglicherweise steigt auch die Menge der Milch, die aus der Brust heraustropft, und da einige Milliliter ausreichen, um eine Stilleinlage komplett durchzuweichen, spielt hier der psychologische Effekt eine besondere Rolle. Und das ist alles. Reine Fassade: Es gibt scheinbar mehr Milch, aber dem ist (glücklicherweise) nicht so.

Kräuter sind zudem nicht immer unschädlich. In Italien wurden zwei Fälle von Vergiftungen bei Säuglingen dokumentiert (Hypotonie, Erbrechen und Lethargie, was eine Einweisung ins Krankenhaus erforderlich machte), nachdem ihre Mütter täglich mehr als zwei Liter einer Kräuterteemischung zu sich genommen hatten, um ihre Milchmenge zu steigern (Süßholz, Fenchel, Anis und Geißraute). »Unmöglich«, denken Sie vielleicht, »zwei Liter!«

Das ist die Folge davon, wenn einerseits gesagt wird: »Nimm Kräuter« und andererseits: »Trinke viel Wasser«. Und weil ja Kräuter *natürlich* sind und keinen Schaden anrichten können, dann nur zu. Doch Vorsicht: Einige Kräuter haben eine starke Wirkung. Und so natürlich sie auch sein mögen, sind sie nur in der richtigen Dosis und zur Behandlung einer bestimmten Krankheit anzuwenden. Gesunde Menschen müssen keine Medikamente einnehmen, weder aus der Apotheke noch aus dem Kräuterladen.

Schilddrüsenunterfunktion

Shomon M. Breastfeeding and thyroid disease, questions and answers. www.thyroid-info.com/articles/breastfeeding.htm

Plazentarückstände

Neifert MR, McDonough SL, Neville MC. Failure of lactogenesis associated with placental retention. Am J Obstet Gynecol 1981;140:477-8

Byrne E. Breastmilk oversupply despite retained placental fragment. J Hum Lact 1992;8:152-3

Agenesie des Brustgewebes

Neifert MR, Seacat JM, Jobe WE. Lactation failure due to inadequate glandular development of the breast. Pediatrics 1985;76:823-8

Operation

Hughes V, Owen J. Is breast-feeding possible after breast surgery? Am J Matern Child Nurs 1993;18:213-7

Marshall DR, Callan PP, Nicholson W. Breastfeeding after reduction mammaplasty. Br J Plast Surg. 1994;47:167-9

Berlin CM. Silicone breast implants and breast-feeding. Pediatrics 1994;94:547-9

Jordan ME, Blum RW. Should breast-feeding by women with silicone implants be recommended? Arch Pediatr Adolesc Med 1996;150:880-1

Higgins S; Haffty BG. Pregnancy and lactation after breast-conserving therapy for early stage breast cancer. Cancer 1994;73:2175-80

Sheehan-Syndrom

Sert M, Tetiker T, Kirim S, Kocak M. Clinical report of 28 patients with Sheehan's syndrome. Endocr J 2003;50:297-301

Willis CE, Livingstone V. Infant insufficient milk syndrome associated with maternal postpartum hemorrhage. J Hum Lact 1995;11:123-6

Galaktagoga

Rosti L, Nardini A, Bettinelli ME, Rosti D. Toxic effects of a herbal tea mixture in two newborns. Acta Pædiatr 1994;83:683

Kapitel neun: Ernährung der Mutter

Zu diesem Thema gibt es viele Fragen, die eine Mutter beschäftigen können: Was und wie viel muss ich essen, welche Nahrungsmittel sollte ich meiden und welche sind besonders zu empfehlen, weil sie die Milchbildung begünstigen, wie viel muss ich trinken usw.?

Glücklicherweise lautet die einfache Antwort auf all diese Fragen: Wie Sie wollen. Im Folgenden erkläre ich dies ausführlich.

Wie viel soll ich essen?

Natürlich muss die Milch irgendwo herkommen. Was die Mutter zu sich nimmt, wird zu Milch umgebildet. Bereits vor vielen Jahren wurde ausgerechnet, wie viel mehr eine stillende Frau essen müsste, um genügend Milch zu bilden. Diese Rechnung ist einfach: Soundso viele Milliliter Milch enthalten soundso viele Kalorien. Dazu kommt noch ein gewisser Anteil für den Stoffwechsel (also das, was beim Prozess der Milchbildung verbraucht wird) und es ergaben sich, wenn ich mich recht erinnere, 700 kcal pro Tag, die die Mutter zusätzlich zu dem, was sie gewöhnlich aß, aufnehmen sollte.

Hinweis: Im Volksmund und in vielen Büchern zum Thema Ernährung wird als *Kalorie* bezeichnet, was in der Wissenschaft eigentlich eine Kilokalorie ist, also 1000 Kalorien.

Soviel zur theoretischen Berechnung. Als man dann jedoch Studien mit realen Müttern durchführte, und zwar mit gesunden und gut ernährten Müttern aus Ländern der westlichen Welt, deren Kinder bei ausschließlichem Stillen normal zunahmen, stellte man fest, dass sie nicht 700 kcal pro Tag mehr zu sich nahmen, sondern nur etwa 100 bis 150 kcal (in einigen Studien sogar noch weniger). Diese Kalorien reichten aus, um ihr normales Gewicht zu halten, aktiv zu bleiben und zudem all die Milch zu bilden, die ihre Kinder brauchten. Offenbar findet während der Stillzeit (ebenso wie in der Schwangerschaft) eine Stoffwechselveränderung statt, die dazu führt, dass aufgenommene Nahrungsmittel besser umgewandelt werden. Wie beim Auto, das nach der jährlichen Wartung weniger Kraftstoff verbraucht.

Noch immer werden in zahlreichen Büchern überholte Empfehlungen aufgegriffen. Und in einigen dieser Bücher hat man sogar die besagten Kalorien auf konkrete Nahrungsmittel übertragen: Milch, Brot, Fleisch, Nudeln... Eine Mutter, die diese Empfehlungen liest, wird wohl kaum in der Lage sein, so viel zu essen, so sehr sie sich auch bemüht. Und wenn es ihr gelingt ... vielleicht ist ja auf diese Weise der Mythos entstanden, dass Stillen dick mache.

Auf keinen Fall braucht eine stillende Mutter ein Buch, das ihr vorgibt, wie viel sie essen soll. Jedes Tier ist in der Lage, das zu fressen, was es fressen muss, ohne dazu ein Buch zu lesen oder den Tierarzt zu fragen. Unser Bedarf verändert sich im Verlauf des Lebens; aber keinem Menschen kommt es in den Sinn, ÄrztInnen zu fragen, was er denn nun in der Pubertät essen solle oder nach Ende der Pubertät, oder was er braucht, weil er jetzt als Briefträger oder in der Verwaltung zu arbeiten anfängt. Wie viele Kalorien muss ein Beamter, der gern Rad fährt, im August zusätzlich zu sich nehmen? Oder wie viele Kalorien weniger ein Minenarbeiter, der seine Ferien im Sitzen mit einem Buch verbringt? Das geschieht ganz automatisch: Steigt unser Kalorienbedarf (weil wir wachsen oder aufgrund unserer körperlichen Aktivität), haben wir mehr Hunger und essen mehr; sinkt unser Bedarf, verspüren wir weniger Hunger und essen auch weniger.

Sie müssen also keiner bestimmten Diät folgen und auch keine Kalorien zählen und nichts dergleichen. Essen Sie einfach, wenn Sie Hunger haben, und hören Sie nicht auf falsche Ratschläge. Viele glauben, während der Stillzeit müsse die Mutter *für zwei essen*, und geben sich alle Mühe, das zu schaffen.

Funktioniert das wirklich immer? Und was, wenn ich mich irre und zu viel oder zu wenig esse? Bei Tieren funktioniert es nur dann nicht, wenn sie krank sind; wir Menschen hingegen sind unserer Bildung und Kultur sowie dem Druck unserer Umgebung und auch der Werbung derart unterworfen, dass wir manchmal (selten) weniger essen, als wir sollten, und häufig zu viel essen. Dies lässt sich aber leicht feststellen: Wenn Sie zu viel zunehmen, müssen Sie weniger essen, wenn Sie zu viel abnehmen, müssen Sie mehr essen. Kein Mensch nimmt 30 Kilo zu, ohne zunächst ein, zwei oder drei Kilo zuzunehmen ... Ihnen bleibt also ausreichend Zeit, um das zu bemerken und die entsprechenden Maßnahmen zu ergreifen.

Was soll ich essen?

Das gleiche wie sonst auch. Es gibt keinerlei Grund dafür, sich während der Stillzeit anders zu ernähren.

Ach so, aber sollte man sich nicht gesund und abwechslungsreich ernähren? Sag ich doch: So wie immer. Oder ernähren Sie sich vielleicht bewusst ungesund und jetzt, da Sie ein Kind haben, fällt Ihnen plötzlich ein, dass Sie etwas unternehmen sollten, um sich besser zu ernähren?

Im Grunde genommen besteht eine gesunde Ernährung aus einer Basis aus Getreide (Brot, Nudeln, Reis …) und Hülsenfrüchten (Linsen, Erbsen, Kichererbsen, Bohnen …), die täglich durch Obst, Gemüse oder beides und ab und zu durch ein tierisches Produkt (Fisch, Fleisch, Eier oder Milchprodukte) ergänzt wird.

Die Kombination von Getreide und Hülsenfrüchten ist wichtig, denn auf diese Weise ergänzen sich die Proteine. Diese setzen sich aus Aminosäuren zusammen, von denen einige von unserem Organismus nicht selbst hergestellt werden können, sodass wir sie durch die Nahrung aufnehmen müssen: Die Rede ist von den sogenannten essenziellen Aminosäuren. Proteine tierischer Herkunft enthalten eine angemessene Mischung aller essenziellen Aminosäuren, weshalb man ihnen einen hohen biologischen Wert zuspricht. Pflanzliche Proteine haben einen geringen biologischen Wert, weil ihnen einige Aminosäuren fehlen. Wenn uns nicht im gleichen Moment alle Aminosäuren zur Verfügung stehen, kann unser Körper keine neuen Proteine bilden; das ist wie bei einem zusammengesetzten Uhrwerk, bei dem ein kleines Rädchen fehlt. Wenn nur ein einziges Teil nicht da ist, sind alle anderen nicht zu gebrauchen, der Körper kann sie nicht verwenden und scheidet sie aus.

Glücklicherweise enthalten Getreide und Hülsenfrüchten unterschiedliche Aminosäuren. Die, die bei dem einen nicht vorhanden sind, gibt es bei dem anderen, und die Mischung der Proteine ist ebenso wertvoll wie tierisches Protein. Die typischen Gerichte, die unsere Vorfahren fast täglich zu sich nahmen (wenn sie nicht gerade zu den Wohlhabenden gehörten), waren eine Kombination aus Hülsenfrüchten und Getreide, wie beispielsweise in einer *Escudella*, einem mallorquinischen Eintopf, oder man aß sie mit reichlich Brot, wie den Kichererbseneintopf, den Linseneintopf, den Bohneneintopf … Und jenseits des Atlantiks waren es Maiskuchen mit Bohnen. Ab und an ein Stück Fleisch im Eintopf sowie Eier und Käse dienten als *Sicher-*

heitsmarge, indem sie für eine Zufuhr verschiedener weiterer Proteine sorgten. Heutzutage neigen wir dazu, täglich Fleisch zu essen, Hülsenfrüchte hingegen nur gelegentlich. Deshalb haben wir Proteine im Überschuss, es fehlt uns jedoch an Ballaststoffen. Die Folge sind Verstopfung und andere Probleme.

Und wenn ich mich nicht gesund ernähre, ist dann meine Milch weniger nahrhaft? Muss ich mich für das Wohl meines Kindes opfern und Gemüse essen (das ich überhaupt nicht mag) und darf keine Limonade mehr trinken und keine Süßigkeiten mehr naschen? Oder sollte ich vielleicht, da ich ja schon weiß, dass meine Ernährung nicht die beste sein wird, lieber gleich die Flasche geben, denn dann weiß man wenigstens, was drin ist?

Die Antwort ist ein klares Nein. Sie müssen sich nicht opfern, indem Sie sich (vielleicht entgegen Ihrer Gewohnheit) gesund ernähren, denn die Zusammensetzung der Milch hängt fast gar nicht von dem ab, was Sie essen. Nie wird Muttermilchersatznahrung besser sein als Ihre Milch (siehe weiter unten *Die Ernährung der Kuh*).

Die Proteine der Milch werden in der Brust selbst gebildet und stehen in keinem Zusammenhang mit dem, was Sie zu sich nehmen. Auch die Laktose der Milch wird in der Brust gebildet, und auch sie hängt nicht davon ab, wie Sie sich ernähren, ebenso wenig wie der Fettanteil der Milch. Die Fettzusammensetzung in der Milch hingegen ist sehr wohl darauf zurückzuführen, was Sie essen (wenn Sie viel Pflanzenöl und Fisch essen, weist Ihre Milch mehr ungesättigte Fettsäuren auf; essen Sie viel Fleisch, enthält sie mehr gesättigte Fettsäuren). Doch das eine bedingt das andere nur teilweise. Auch wenn Sie Unmengen gesättigter Fettsäuren zu sich nehmen, wird Ihre Milch immer noch mehr ungesättigte Fettsäuren als Kuhmilch aufweisen und sich auch weiterhin für Ihr Kind eignen. Was Vitamine und Mineralstoffe angeht, so gibt es einige, die davon abhängig sind, was die Mutter aufnimmt, beispielsweise Pantothensäure und Jod, und andere, die nicht variabel sind, wie viel die Mutter auch isst, wie Eisen, Natrium oder Vitamin C. In jedem Falle aber werden der Vitamin- und Mineralstoffanteil in der Muttermilch normal sein, es sei denn, die Mutter selbst leidet unter einem Mangel. Wenn Sie gesund sind, ist Ihre Milch normal. Wenn Sie also mehr Obst und weniger Süßigkeiten essen, stärken Sie nicht die Gesundheit Ihres Kindes, sondern Ihre eigene.

Einer stillenden Mutter kommt eine gesunde Ernährung ebenso zugute wie einer Mutter, die ihr Kind mit der Flasche ernährt, oder einer Frau, die keine Kinder hat und allen anderen Menschen auch. Deshalb wiederhole ich: Essen Sie wie immer. Und machen Sie sich keine Sorgen, wenn Ihre Ernährung nicht *perfekt* ist; erstens, weil es die *perfekte* Ernährung nicht gibt, und zweitens, weil die Gesundheit nicht der einzige Faktor ist und sein kann, an dem Sie Ihre Ernährung ausrichten. Da gibt es schließlich auch noch Ihre Gewohnheiten, Ihre persönlichen Vorlieben, Ihr Budget und die Zeit, die Ihnen zur Verfügung steht. Wenn ich mich, indem ich Sport treibe, einer gewissen Verletzungsgefahr aussetze, warum soll ich dann nicht einen Cholesterinanstieg riskieren dürfen, wenn ich gern fettig esse?

Die Ernährung der Kuh

Ich sage es noch einmal: Die Ernährung der Mutter hat nur einen sehr geringen Einfluss auf die Zusammensetzung ihrer Milch. Doch auch wenn dieser Einfluss größer wäre, so wäre es doch absurd zu denken: »Weil ich mich schlecht ernähre, wird auch meine Milch nicht gut sein, also gebe ich meinem Kind lieber die Flasche.« Ernähren sich Kühe etwa besser? Im Idealfall frisst eine Kuh ausschließlich Kräuter, was für sie eine gesunde Ernährung darstellt, ausgewogen ist aber etwas anderes. Kühe fressen weder Fleisch noch Eier noch Obst und trinken auch keine Milch ... Und ob es uns nun gefällt oder nicht: Die Mehrheit der Kühe frisst nicht einmal Kräuter. In den vergangenen Jahren sind in Europa immer wieder Fälle bekannt geworden, in denen unsere Kühe Fertigfutter bekamen, das beispielsweise Überreste von an Krankheiten verendeten Schafen und andere Leckerbissen enthielt. Glauben Sie etwa wirklich, dass Muttermilchersatznahrung nur mit der Milch ausgewählter Kühe zubereitet wird, die ausschließlich grünes Gras fressen und von Schweizer Melkerinnen mit roten Wangen gemolken werden? Diese Illusion muss ich Ihnen leider nehmen. Muttermilchersatznahrung wird aus der normalen Milch normaler Kühe hergestellt, die vermutlich in gigantischen Anlagen zusammengepfercht leben und besagte Futtermittel fressen.

Verbotene Nahrungsmittel

In jedem Land und jeder Region gibt es bestimmte Nahrungsmittel, die während der Stillzeit *verboten* sind, und das aus unterschiedlichen Gründen. In Spanien beispielsweise sind das meist Knoblauch, Zwiebeln, Artischocken, Rosenkohl und Spargel, die angeblich der Milch einen schlechten Geschmack verleihen, und außerdem Hülsenfrüchte, vor allem Bohnen, sowie Brokkoli, von denen man glaubt, sie würden beim Kind Blähungen verursachen.

Aber in anderen Ländern betrifft es wiederum andere Nahrungsmittel. In Norwegen sollen stillende Mütter zum Beispiel keine Weintrauben und keine Erdbeeren essen. Wenn eine Mutter wirklich all das nicht essen dürfte, was irgendwann irgendwo einmal jemand verboten hat, würde sie wahrscheinlich großen Hunger leiden.

Das einzige Nahrungsmittel, zu dem wirklich eine wissenschaftliche Studie durchgeführt wurde, ist Knoblauch. Es handelte sich um eine kontrollierte Doppelblindstudie, das heißt, es gab eine Versuchsgruppe, die Knoblauch einnahm und eine Kontrollgruppe, die ein Placebo einnahm.

Beide Gruppen wurden ausgelost und weder die Mütter noch die Versuchsleiter, die sie direkt betreuten, wussten, wer Knoblauch zu sich genommen hatte und wer ein Placebo. Der Knoblauch befand sich in einer Kapsel, die im Ganzen herunterzuschlucken war; die Mütter der Kontrollgruppe schluckten eine leere Kapsel. Die Versuchsleiter, die mit den Müttern in Kontakt standen, wussten nur, dass sie Mutter A Kapsel Nummer eins geben mussten, Mutter B Kapsel Nummer zwei usw. Und nur die Studienleiter selbst, die die Mütter gar nicht zu Gesicht bekamen, wussten, in welchen Kapseln sich tatsächlich Knoblauch befand und welche Kapseln leer waren. Bei medizinischen Studien sind solche Maßnahmen erforderlich, um zu vermeiden, dass die Autosuggestion (der PatientInnen oder der ÄrztInnen) die Ergebnisse beeinflusst (»Mir scheint, dass es ein bisschen weniger weh tut, seit ich die Tablette genommen habe«).

Nun, die Studie ergab, dass die Milch nach Knoblauch roch, man bei der Analyse der Milch im Labor Knoblauchessenz feststellte und die Kinder der Mütter, die Knoblauch eingenommen hatten, beim nächsten Anlegen mehr tranken. Offenbar schmeckte ihnen der Knoblauch. Was uns eigentlich nicht überraschen sollte, denn vielen Erwachsenen schmeckt Knoblauch, deshalb essen wir ihn ja auch.

Natürlich wird es das eine oder andere Kind geben, dem Knoblauch nicht schmeckt. Oder dem Artischocken nicht schmecken. Prinzipiell können alle Mütter alles essen; wenn aber eine Mutter feststellt, dass ihr Kind, nachdem sie ein bestimmtes Nahrungsmittel gegessen hat, verärgert auf die Brust reagiert und stundenlang nichts mehr trinken will, dann wird es ihm wohl nicht geschmeckt haben. Das ist nicht weiter schlimm, denn es wird schon trinken, wenn die Milch wieder anders schmeckt oder wenn es Hunger bekommt. Wahrscheinlich kommt so etwas eher vor, wenn die Frau plötzlich ein Nahrungsmittel in großer Menge zu sich nimmt, das sie lange Zeit nicht gegessen hat. Denn was die Mutter regelmäßig isst, das kennt ihr Kind. Es hatte sich über die Plazenta und das Fruchtwasser schon an den Geschmack gewöhnt, bevor es auf die Welt kam.

Sicher denkt die eine oder andere gewitzte Leserin jetzt: »Na, wenn Kinder mehr trinken, sobald die Mutter Knoblauch isst, dann esse ich ab jetzt jeden Tag Knoblauch und mein Kind wird mehr trinken und mehr zunehmen.« Wäre diese Schlussfolgerung richtig, dann wäre sie geradezu gefährlich. Übergewicht ist bei Kindern in Europa ein ernsthaftes Problem, ganz besonders in Spanien. Glücklicherweise funktioniert es so aber nicht. Beim ersten Stillen trinken die Kinder zwar mehr, beim nächsten Mal dann aber wieder weniger, um einen Ausgleich zu schaffen. Und würde die Milch bei jedem Stillen nach Knoblauch schmecken, würden sie sich logischerweise daran gewöhnen und immer gleich trinken. So geht es uns schließlich allen: Wenn Sie Seehecht lieben, essen Sie, wenn es Seehecht gibt, bestimmt ein wenig mehr als an anderen Tagen. Setzt man Ihnen aber täglich zum Frühstück, zum Mittag, zum Vesper und zum Abendbrot Seehecht vor, wird Ihr Enthusiasmus mit Sicherheit nur von kurzer Dauer sein.

Mysteriöse Blähungen
Nun könnte es also in einem konkreten Fall unter Umständen vorkommen, dass der Geschmack eines Nahrungsmittels, das die Mutter gegessen hat, das Kind stört. Wofür es aber wirklich überhaupt keine Grundlage gibt, das ist die Sache mit den Blähungen. Ob die Mutter nun grüne oder schwarze Bohnen oder Brokkoli isst, auf keine Weise kann das bei ihrem Kind Blähungen verursachen.

Solche Nahrungsmittel führen bei uns Erwachsenen zu Blähungen, weil sie bestimmte Kohlenhydrate enthalten, die der Mensch nicht verdauen und folglich auch nicht absorbieren kann. So gelangen sie im Ganzen in den Dickdarm, wo sie von Bakterien fermentiert werden. Dabei wiederum entstehen Gase.

Und weil diese Substanzen nicht absorbiert werden, können sie auch nicht in die Milch übergehen. Und auch das Gas selbst kann nicht in die Milch übergehen. Wenn vom Verdauungsapparat etwas auf die Milch übertragen werden sollte, müsste dies über das Blut geschehen. Doch weder das Blut noch die Milch haben Blasen. Folglich können Sie so viele Bohnen essen, wie Sie möchten. Vielleicht ist es Ihnen aber auch lieber, diesen Mythos aufrechtzuerhalten, damit Sie immer dann, wenn im Beisein anderer plötzlich ein verdächtiges Geräusch zu hören ist, ganz selbstsicher sagen können: »Das war das Kind, weil ich es doch stille ...«

Milchbildungsfördernde Nahrungsmittel

Dem Volksmund nach gibt es auch zahlreiche Nahrungsmittel, die dazu dienen sollen, die Milchbildung zu steigern. Da fallen mir beispielsweise Mandeln und Haselnüsse ein, aber auch Sardinen und Kuhmilch selbst. Auch von Luzernen habe ich schon gehört, die offenbar auch für den menschlichen Konsum im Handel sind. (Ich nehme an, hier wird argumentiert: »Wenn die Kühe das fressen, die so viel Milch haben ...«)

Einige dieser Nahrungsmittel sind gesund und nahrhaft. Vielleicht steckt ja hinter den Empfehlungen auch ein alter Vorwand unserer Vorfahren aus Zeiten, in denen nicht jeder alle Tage etwas zu essen hatte, damit stillende Mütter die beste Portion abbekamen. Heutzutage jedoch, da wir alle in der westlichen Welt mehr als genug essen, wirkt sich dieser Irrglaube manchmal zum Nachteil der Frauen aus, die sich dann gezwungen sehen, etwas zu essen, was sie gar nicht mögen.

Um Milch zu bilden, ist kein bestimmtes Nahrungsmittel erforderlich. Denken Sie doch nur daran, dass Säugetiere die verschiedensten Ernährungsgewohnheiten haben: Kühe fressen Luzernen, aber Löwinnen fressen Fleisch, Seehündinnen fressen Fisch, Walweibchen fressen Plankton und Ameisenbären fressen Ameisen, und alle haben Milch. Der Mensch ist von Natur aus ein Allesfresser, was bedeutet, dass Sie essen können, was Sie möchten, und trotzdem Milch haben werden. Sie mögen keine Haselnüsse? Dann seien Sie unbesorgt: Sie können über Jahre hinweg stillen, ohne auch nur eine einzige Haselnuss gegessen zu haben.

Bier

Der Volksglauben, dass Bier die Milchbildung steigere, hat sich als richtig erwiesen. Ein bestimmter Inhaltsstoff von Bier erhöht den Prolaktinspiegel. Um diesen Anstieg nachzuweisen, musste die Milch zweier Frauengruppen analysiert werden: Die eine Gruppe trank Bier und die andere trank kein Bier. Die einzige Möglichkeit, mehr Milch zu bilden, besteht – Sie erinnern sich – darin, ihr Kind mehr trinken zu lassen. Wäre dem nicht so, dann müsste man kinderlosen Frauen (oder Müttern von bereits abgestillten Kindern) das Biertrinken wohl verbieten, denn stellen Sie sich doch nur einmal vor, welche Probleme es verursachen würde, wenn sie plötzlich mehr Milch hätten. Und selbst wenn es mehr Milch gibt, trinkt das Kind deswegen nicht auch mehr (vgl. S. 27); die überschüssige Milch enthält einen Hemmstoff für die Milchbildung, sodass diese dann wieder nachlässt. Sie reguliert sich selbst.

Vielleicht hat zu jenen Zeiten, als die Vorgabe lautete, dass eine Mutter alle vier Stunden zehn Minuten zu stillen habe, der einen oder anderen Bier dabei geholfen. Beim Stillen nach Bedarf hingegen gibt es eine viel einfachere Möglichkeit zur Steigerung der Prolaktinausschüttung: häufigeres Anlegen. Dabei muss die Mutter keine bewusste Entscheidung treffen: »Ich werde mein Kind häufiger anlegen, um mehr Milch zu haben«; das Kind selbst wird, wenn es mehr Hunger hat, mehr trinken wollen. Und wenn es nicht mehr trinken möchte, dann weil es keinen Hunger hat, und Punkt.

Die Wirkung des Biers hängt nicht vom Alkohol ab. Mit Wein, Cognac oder Schnaps funktioniert das nicht, nur mit Bier.

Unternehmen Sie nichts dergleichen. Trinken Sie nicht extra Bier, um mehr Milch zu haben. Und wenn Sie eines Tages vielleicht doch Lust auf ein Bier bekommen, dann sollte es zumindest alkoholfrei sein (S. 285).

Kuhmilch

Ein Nahrungsmittel, das vielen Müttern Probleme bereitet, ist Kuhmilch. Oft bekommen sie zu hören, dass sie, um stillen zu können, unbedingt einen Liter Milch pro Tag trinken müssten. Einigen werden sogar zwei Liter empfohlen, denn »besser zu viel als zu wenig«.

Das ist absurd. Es kann gar nicht sein, dass Säugetiere Milch trinken müssen, um Milch bilden zu können. Keine Kuh trinkt Milch. Wenn eine Frau einen Liter Kuhmilch trinken müsste, um auf den dreiviertel Liter Milch zu kommen, den eine stillende Mutter im Durchschnitt täglich bildet, dann müsste eine Kuh, um 30 Liter zu produzieren, 40 Liter trinken. Das rentiert sich beim besten Willen nicht. Wenn Kühe mehr Milch trinken würden, als sie geben, dann würde sich keiner Kühe halten.

Der Mensch ist das einzige *Lebewesen*, das die Milch eines anderen Tieres trinkt. Der Mensch trinkt auch als einziges Wesen über das Abstillen hinaus weiter Milch. Tatsächlich gibt es eigentlich einen empfindlichen Mechanismus, der verhindert, dass Erwachsene Milch trinken. Milch enthält einen speziellen Zucker, die Laktose, die in keinem anderen Nahrungsmittel tierischer oder pflanzlicher Herkunft vorkommt. Laktose wird in der Brust selbst gebildet; sie ist nicht im Blut der Mutter enthalten. Die Laktose lässt sich nur mithilfe von Laktase gut verdauen, einem bestimmten Verdauungsenzym, das nur im Darm der Jungen von Säugetieren vorkommt. Nach Ende der Stillzeit verschwindet die Laktase und die problemlose Verdauung der Milch ist somit nicht mehr möglich. Dann führt Milch zu Blähungen, Durchfall, Bauchschmerzen – den Symptomen von Laktoseintoleranz. Man hält dies für einen weisen Trick der Natur, um zu garantieren, dass die Milch auch wirklich bei ihrem Empfänger ankommt. Könnten ausgewachsene Tiere Milch trinken, würde es wohl häufig vorkommen, dass das Männchen (oder ein dominantes Weibchen) seine Jungen bösartig verschrecken und sich an deren Stelle die Milch einverleiben würde. Das geschieht aber nicht, weil sie ihm schlecht bekommt.

Allem Anschein nach entwickelte sich vor einigen tausend Jahren bei weißen Menschen (vor allem im Norden) und bei einigen schwarzen Stämmen eine Mutation, die das Verdauen von Milch ermöglichte: Die Laktase blieb das ganze Leben lang enthalten. Der Großteil der Menschheit aber (AsiatInnen, amerikanische UreinwohnerInnen und die Mehrheit der AfrikanerInnen) kann keine Milch trinken. Laktoseintoleranz bei Erwachsenen ist keine Krankheit, sondern der Normalzustand. Die Ausnahmen, die MutantInnen, sind wir, die wir Milch trinken können.

Es gibt Menschen, die diese Mutation verteidigen, indem sie argumentieren, sie sei nützlich, weil sie uns eine neue Nahrungsquelle erschlossen hat. Andere entgegnen mit treffender Ironie, dass die Mutation so nützlich nicht gewesen sein kann, wo es doch auf diesem Planeten viel mehr ChinesInnen als SchwedInnen gibt.

In China hat man Studien durchgeführt, um herauszufinden, in welchem Alter die Laktase aus dem Darm verschwindet. Bei einigen Kindern ist dies mit drei Jahren der Fall, bei anderen ist Laktase bis zum zwölften Lebensjahr vorhanden. Nach dem zwölften Lebensjahr aber vertragen praktisch kein Chinese und keine Chinesin mehr Milch. Dies scheint ein weiterer Hinweis dafür zu sein, bis zu welchem Alter Stillen bei der menschlichen Spezies normal ist.

In Spanien ist die Bevölkerung derart gemischt, dass sie Milch nicht ganz so gut verträgt wie beispielsweise die SchwedInnen. Man geht davon aus, dass etwa 15 % der erwachsenen SpanierInnen eine Laktoseintoleranz aufweisen. Im Normalfall wissen sie das nicht, sie haben keine medizinischen Tests durchführen lassen und die Laktoseintoleranz wurde bei ihnen auch nicht *diagnostiziert* (wie kann sie diagnostiziert werden, wenn es sich nicht um eine Krankheit handelt?), aber sie trinken eben keine Milch. Es geht dabei auch nicht um alles oder nichts; viele vertragen ein bisschen Laktose, aber zu viel bekommt ihnen schlecht. Das sind dann die Leute, die sich zwar einen Schuss Milch in den Espresso kippen, einen Milchkaffee jedoch ablehnen mit der Begründung: »Dann grummelt mir wieder den ganzen Nachmittag der Magen.« Einige vertragen Milchprodukte, die weniger Laktose enthalten, beispielsweise Joghurt oder Käse. In Südamerika ist der Anteil der Bevölkerung mit Laktoseintoleranz möglicherweise je nach Land um einiges höher.

Und wie angenehm ist es dann wohl, wenn man mit einer Laktoseintoleranz dazu gezwungen wird, täglich einen Liter Milch zu trinken? Das grenzt schon an Folter.

Vegetarische Ernährung

Eine ausgewogene Ovo-Lakto-Vegetarische Ernährung (die Eier und Milchprodukte einschließt, aber ohne Fleisch und Fisch auskommt) eignet sich perfekt für Erwachsene wie Kinder, für Schwangere wie für stillende Mütter. Allerdings muss sie wirklich ausgewogen sein. Hülsenfrüchte und Getreide sollten miteinander kombiniert werden, damit ihre Aminosäuren einander ergänzen und ein Protein mit einem hohen biologischen Wert bilden. Das Eisen aus Hülsenfrüchten und Getreide wird fast nicht absorbiert, wenn nicht auch genügend Vitamin C aus Obst zur Verfügung steht. Die omnivore Ernährung (enthält sowohl pflanzliche als auch tierische Lebensmittel) erfordert weniger Kenntnisse, weil dabei Nährstoffe in der Regel im Überfluss vorhanden sind. Um sich vegetarisch zu ernähren, reicht es nicht aus, einfach nur mehr Salat zu essen und die Hauptspeise zu überspringen; man muss gute Kenntnisse über Ernährung haben und seine Nahrungsmittel mit einer gewissen Sorgfalt auswählen.

Die meisten VegetarierInnen sind gebildete Menschen, die sich häufig besser mit Ernährung auskennen als ihre Ärztin oder ihr Arzt. Es gibt aber auch einige skurrile philosophische oder religiöse Gruppen, die für sonderbare, ungeeignete Ernährungsweisen eintreten, beispielsweise für die Makrobiotik. Eine makrobiotische Ernährung verläuft progressiv und ist auf den höheren Stufen für einen Erwachsenen nicht mehr ausreichend und für ein Kind, eine Schwangere oder eine stillende Mutter sogar sehr gefährlich.

Es gibt auch Menschen, die sich für einen ganz eigenen Weg entscheiden. Vor Jahren lernte ich mal jemanden kennen, der zu dem Schluss gekommen war, das einzige gesunde Nahrungsmittel sei der Apfel. Und nur der Apfel. Äpfel tagein, tagaus. Auch seine Frau und sein zweijähriges Kind verpflichtete er zu dieser Ernährungsweise. Zum Glück gab man dem Kind im Kindergarten heimlich auch andere Dinge zu essen ...

Sie müssen lernen, seriöse Informationen von anderen zu unterscheiden. Geht es um Proteine und Nährstoffe, um Kalzium und Eisen? Oder eher doch um kosmische Energien, die sich in den Nahrungsmitteln konzentrieren, um Heilkräfte oder Toxine, die nie genau benannt werden ...?

Vegane Ernährung
Eine streng vegetarische Ernährung ohne Eier und Milch, auch als vegan bezeichnet, birgt ein ernstes Problem: Es fehlt das Vitamin B12.

Weder Tiere noch Pflanzen sind in der Lage, selbst Vitamin B12 zu bilden. Nur Bakterien können das. Pflanzenfresser nehmen das lebensnotwendige Vitamin unbemerkt über die Bakterien und Insekten auf, die sie zusammen mit ihrer pflanzlichen Nahrung zu sich nehmen. Das Gleiche geschieht bei einigen traditionellen Gemeinschaften, die sich zwar fast ausschließlich vegan ernähren, doch in der Regel mit dem Vitamin B12 keine Probleme haben.

Wir hingegen waschen unser Gemüse vor dem Essen gründlich und sollten das auch weiterhin tun, um Infektionen vorzubeugen. Und wenn im Reis oder in den Kichererbsen kleine Tierchen krabbeln, verzichten wir lieber darauf.

Pflanzen enthalten kein Vitamin B12. Keine einzige Pflanze der Welt. Fleisch, Fisch, Milch und Eier aber sehr wohl. In Joghurt und einigen Käsesorten ist der B12-Gehalt aufgrund von Bakterien sogar noch höher als in Milch.

In Spanien sind die einzigen weit verbreiteten Nahrungsmittel, die häufig mit Vitamin B12 angereichert sind, Frühstückscerealien. Schauen Sie einfach auf dem Etikett nach. Dort sehen Sie auch, wie viel Gramm Sie zu sich nehmen müssten, um Ihren Tagesbedarf zu decken. Tofu, Miso und Tempeh enthalten kein Vitamin B12, und auch Bierhefe nicht, es sei denn, sie wurde angereichert, das heißt, man hat ihr das Vitamin in der Fabrik zugesetzt.

Auch die Algenart *Spirulina* enthält kein Vitamin B12, selbst wenn das von denen, die sie vertreiben, immer wieder behauptet wird. Zwar enthält sie ein Molekül, das dem B12 derart ähnlich ist, dass es in Analysen ein positives Ergebnis hervorbringt, auf den Organismus hingegen hat es keinerlei Auswirkung. Im Gegenteil: Dieses Molekül steht sogar im Verdacht, Zellrezeptoren zu blockieren und damit die Wirksamkeit des wahren Vitamins zu verhindern.

Da Vitamin B12 so wichtig ist, hat unser Organismus die Methoden zu seiner Speicherung perfektioniert. Ein gesunder Mensch verfügt in der Regel über B12-Reserven für drei oder vier Jahre. Er muss nicht täglich Fleisch essen, ab und zu ist völlig ausreichend.

Auch ein Veganer, der nicht ergänzend Vitamin B12 einnimmt, würde erst nach mehreren Jahren erkranken.

VeganerInnen sowie Ovo-Lakto-VegetarierInnen, die sehr wenig Eier und Milchprodukte zu sich nehmen, müssen ihr ganzes Leben lang ergänzend Vitamin B12 einnehmen. Alle, Männer wie Frauen. Die meisten wissen das und tun es auch.

Nimmt man viel Vitamin B12 auf einmal auf, weiß der Organismus nicht, was er damit anfangen soll, und absorbiert es schlechter. Daher hängt die erforderliche Menge von der Häufigkeit der Einnahme ab.

Ein Vitamin-B12-Mangel führt zu *megaloblastärer Anämie*, die so bezeichnet wird, weil es nur wenige rote Blutkörperchen gibt, die allerdings sehr groß sind (anders als bei einer Anämie wegen Eisenmangels, bei der die roten Blutkörperchen sehr klein sind). Er kann aber auch neurologische Probleme verursachen und zum Koma führen. Dies tritt häufiger bei kleinen Kindern auf.

In Europa und den USA sind schon Kinder, deren Mütter sich vegan oder makrobiotisch ernährten, wegen Vitamin-B12-Mangels gestorben. Normalerweise verfügen Neugeborene über Reserven für Monate oder Jahre, wenn aber die Mutter bereits einen B12-Mangel aufweist, wird das Kind schon ohne Reserven und krank geboren. Normalerweise enthält auch die Muttermilch reichlich Vitamin B12; wenn aber natürlich die Mutter keines hat ... Wo nichts ist, kann auch nichts herauskommen.

Sollten Sie sich vegan ernähren und regelmäßig ergänzend B12 einnehmen, so gibt es natürlich kein Problem. Ihr Kind wird dann mit ausreichenden Reserven auf die Welt kommen und Ihre Milch wird Vitamin B12 enthalten wie die jeder anderen Mutter auch. Wenn Sie stillen, muss Ihr Kind das Vitamin nicht extra verabreicht bekommen.

Falls Sie sich vegan ernähren, aber bisher kein B12 eingenommen haben, und diese Information während der Schwangerschaft erhalten, dann sollten Sie unverzüglich in Absprache mit ihrem Arzt beginnen B12 zu substituieren und danach regelmäßig auf Ergänzungsmittel zurückgreifen. Wenn Ihnen noch mehrere Wochen bis zur Geburt bleiben, wird Ihr Kind ausreichend Zeit haben, Reserven anzulegen. Dann müssen Sie sich keine Sorgen machen.

Wenn Sie aber erst kurz vor oder gar erst nach der Geburt mit der Einnahme von Vitamin B12 beginnen, hat Ihr Kind keinerlei Reserven und ist möglicherweise bereits krank. Es müsste dann eine starke B12-Dosis bekommen. Wenn Sie das Vitamin weiter einnehmen, kann das Kind normal und ohne Ergänzungsmittel gestillt werden.

Denken Sie daran, dass Sie, falls Sie sich bereits seit Jahren vegan ernähren und bisher kein B12 eingenommen haben, jetzt sofort eine starke Dosis des Vitamins benötigen. Selbst wenn Sie wieder Fleisch essen würden, würde es Monate dauern, bis Sie den Rückstand aufgeholt hätten.

Und eine Ovo-Lakto-Vegetarierin? Wie viel Milch und wie viele Eier braucht sie? Notwendig wären ungefähr drei Gläser Milch pro Tag oder etwa vier Eier. Mit einem Glas Milch und einem Ei pro Tag sowie einem Joghurt und Müsli zum Frühstück sind Sie wahrscheinlich ausreichend versorgt. Wenn Sie aber normalerweise weniger davon essen, sollten Sie besser ein Ergänzungsmittel einnehmen, insbesondere während der Schwangerschaft und Stillzeit.

Vitamine und Mineralstoffe

Es gibt nur zwei Ergänzungsmittel, die stillende Mütter wirklich einnehmen müssen: Jod und bei veganer Ernährung Vitamin B12.

Jod

Jod ist ein Grundbestandteil von Thyroxin, dem von der Schilddrüse gebildeten Hormon, das unseren Stoffwechsel reguliert.

Ein großer Teil der Erdkruste ist jodarm, weil der Regen über Millionen von Jahren hinweg das Jod aufgelöst und ins Meer geschwemmt hat. Folglich verfügen auf dem Land lebende Pflanzen und Tiere (einschließlich der Fische im Fluss) über wenig Jod. Seefisch hingegen enthält viel Jod.

Früher glaubte man, dass Jodmangel lediglich vor mehr als einem Jahrhundert die Bewohner entlegener Bergregionen wie Las Hurdes oder die Schweizer Alpen betraf, wo es keinen Fisch gab. In jenen Gegenden waren Menschen mit *Kropf* (einer Schwellung am Hals, die auf eine vergrößerte Schilddrüse zurückzuführen ist und versucht, jeden Krümel Jod zu ergattern, den sie finden kann) und *Kretinismus* (einer stark verzögerten geistigen Entwicklung aufgrund von Thyroxinmangel in der Kindheit) keine Seltenheit.

Doch das war noch nicht einmal die Spitze des Eisbergs. In den letzten Jahren haben verschiedene Studien gezeigt, dass in ganz Spanien, selbst in den Küstenregionen, ein bedeutender Teil der Bevölkerung (etwa ein Drittel) ein Joddefizit aufweist; und das betrifft gleichermaßen Erwachsene, Kinder, Schwangere ... Auch im Vereinigten Königreich wiesen einer 2011 veröffentlichten Studie zufolge 69 % der Schülerinnen im Alter von 14 bis 15 Jahren einen (meist leichten) Jodmangel auf. Der Mangel war zwar gering, aber eine andere britische Studie stellte einen Zusammenhang mit einer nachteiligen Auswirkung auf die kognitive Entwicklung von Kindern fest. Zudem ergeben sich viele leichte Fälle einer Kropfbildung, wenn sich die Schilddrüse zum Wachstum gezwungen sieht und deshalb kurz vor dem Kollaps steht. Viele Schilddrüsenprobleme bei Erwachsenen (die Schilddrüsenüber- wie auch die Schilddrüsenunterfunktion) sind auf einen Jodmangel in der Kindheit zurückzuführen.

Um dem vorzubeugen, sollte man immer Jodsalz verwenden. Jederzeit, die ganze Familie, Kinder wie Erwachsene. Kaufen Sie kein Salz, das nicht jodiert ist (in einigen Ländern ist jodfreies Salz nur auf Rezept in der Apotheke erhältlich und damit den extrem wenigen Fällen vorbehalten, bei denen wirklich von einer Jodeinnahme abzuraten ist, wie bei bestimmten Schilddrüsenentzündungen). Meersalz enthält kein Jod, es sei denn, auf der Verpackung steht *jodiertes Meersalz*.

Doch während der Schwangerschaft und Stillzeit braucht eine Frau mehr Jod als sonst. Darüber wird Sie Ihr Arzt/Ihre Ärztin informieren.

So wie andere öffentliche Gesundheitsmaßnahmen auch gilt dies für die ganze Bevölkerung, selbst wenn in Wirklichkeit zwei Drittel der Schwangeren dies nicht nötig hätten. Doch um genau herauszufinden, wer Jod braucht und wer nicht, müssten lästige und kostenintensive Analysen durchgeführt werden. Ein Jodergänzungsmittel hingegen ist kostengünstig und komplett unschädlich. Und wenn Sie über noch so viel Jod im Überschuss verfügen, eine kleine Tablette mehr schadet Ihnen nicht. Deshalb ist es besser, wenn alle Frauen in dieser Phase Jod einnehmen.

Zwar empfiehlt das spanische Gesundheitsministerium bereits seit dem Jahr 2004 die Einnahme von Jodergänzungsmitteln, es ist jedoch möglich, dass diese Information noch immer nicht bei allen spanischen ÄrztInnen angekommen ist. Es kann durchaus vorkommen, dass Sie von einer Ärztin oder einem Arzt hören, eine Jodeinnahme sei nicht erforderlich. Das kommt daher, weil spanische ÄrztInnen häufig übersetzte Bücher aus den USA lesen. Denn in den USA sind seit vielen Jahren zahlreiche Nahrungsmittel, auch Salz, mit Jod angereichert. Dort gibt es keinerlei Probleme durch Jodmangel, weil die Gesamtbevölkerung bereits Ergänzungsmittel einnimmt, wenn auch nicht bewusst.

Trotzdem empfiehlt die *American Thyroid Association* 150 Mikrogramm pro Tag für schwangere und stillende Mütter in den USA und Kanada. Es gibt ähnliche Empfehlungen in Australien und Neuseeland, sowie auch im Vereinigten Königreich von der *British Thyroid Foundation*.

In den meisten Teilen Europas ist Jodmangel ein gravierenderes Problem als in den USA und eine Substituierung ist wichtiger. Fragen Sie Ihren Arzt. Die meisten (aber nicht alle) Vitaminpräparate für Schwangere enthalten bereits Jod. Seetang und Meeresalgen hingegen enthalten einen großen Überschuss an Jod, der besonders während Schwangerschaft und Stillzeit schädlich sein kann.

Eisen

Anders als der Jodbedarf, der sich während der Stillzeit verdreifacht, geht der Eisenbedarf um die Hälfte zurück. Anämie bei Frauen ist in erster Linie auf den sich wiederholenden Blutverlust bei der Monatsblutung zurückzuführen; da diese aber einen guten Teil der Stillzeit über nicht eintritt, geht nicht so viel Eisen verloren.

Wenn Sie also vor der Schwangerschaft keine Eisentabletten einnehmen mussten, brauchen Sie diese während der Stillzeit erst recht nicht.

Fallen Ihnen die Haare aus, dann nicht wegen des Eisenmangels. Das hat andere Gründe (siehe S. 350).

Sollten Sie an Anämie leiden, können Sie nicht nur weiter stillen, sondern das Stillen ist dann für Sie sogar von Vorteil. Stillend werden Sie die Anämie schneller los. Leiden Sie an Anämie, dann werden Sie natürlich Eisentabletten einnehmen müssen. In welcher Menge, wird Ihnen Ihre Ärztin oder Ihr Arzt sagen.

Kalzium

Während der Stillzeit steigt der Kalziumbedarf nicht an. Allen Frauen wird die gleiche Kalziummenge zur Aufnahme empfohlen, ob sie nun stillen oder nicht. Entweder müssen Sie Ihr ganzes Leben lang Kalziumergänzungsmittel einnehmen oder niemals.

In den ersten sechs Monaten der Stillzeit verlieren mehr oder weniger alle Frauen Kalzium, und zwar etwa fünf Prozent des Kalziums ihrer Knochen. Dies wurde mithilfe von Knochendichtemessungen festgestellt, einem Verfahren, bei dem der Kalziumgehalt der Knochen gemessen wird. So sehr Sie auch kalziumreiche Nahrungsmittel essen oder Kalziumtabletten einnehmen: Sie werden Kalzium aus Ihren Knochen verlieren. Kalziumtabletten tragen lediglich zur Erhöhung der Menge bei, die mit dem Kot und dem Urin ausgeschieden wird. Diese Knochenentkalkung ist also weder einem Kalziummangel in der Ernährung noch dem Kalziumverlust beim Stillen geschuldet, sondern auf eine Veränderung des hormonellen Gleichgewichts und des Stoffwechsels der Mutter zurückzuführen.

Etwa ab dem sechsten Stillmonat wird das Kalzium bei allen Frauen dann wieder in den Knochen angereichert. Dies steht aber ebenso wenig mit der Kalziumaufnahme in Zusammenhang; Sie müssen dafür weder Tabletten noch Ergänzungsmittel einnehmen. Eine normale Ernährung, selbst wenn sie nicht besonders kalziumreich ist, genügt. Frauen, die ein Jahr lang gestillt haben, weisen in etwa die gleiche Kalziummenge in ihren Knochen auf wie Frauen, die gar nicht gestillt haben. Es ist nicht genau bekannt, was nach dem Jahr geschieht, sicher ist jedoch, dass Stillen langfristig vor Osteoporose schützt (auch wenn Ihnen noch so viele NachbarInnen und sogar manche ÄrztInnen aus Unkenntnis genau das Gegenteil erzählen werden).

Über einen längeren Zeitraum durchgeführte Studien haben unterschiedliche Ergebnisse hervorgebracht: Bei einigen fand man heraus, dass Frauen, die länger gestillt hatten, mehr Kalzium in den Knochen aufwiesen; bei anderen, dass sie weniger aufwiesen, und wieder andere zeigten einen unveränderten Kalziumanteil. Allerdings stimmen praktisch alle Studien in einer Sache überein: im Vergleich des Risikos von Frakturen, das durch Fall-Kontroll-Studien bewertet wird. ÄrztInnen suchen sich in Krankenhäusern ältere Frauen mit osteoporosebedingten Brüchen (Frakturen der Oberarmknochen, Stauchungen der Wirbelsäule und vor allem der gefürchteten Oberschenkelknochenfraktur ...) und vergleichen sie mit anderen Frauen des gleichen Alters, die keine solche Fraktur erlitten haben. Das Ergebnis: Die Frauen ohne Frakturen haben länger gestillt.

Es ist kurios, dass offenbar langes Stillen nicht so sehr gegen Osteoporose selbst, sondern vielmehr gegen osteoporosebedingte Frakturen schützt (die ja auch das eigentliche Problem sind; Osteoporose hätte keinerlei Bedeutung, wenn nicht das Risiko, Brüche zu erleiden, steigen würde). Anscheinend hängt das Frakturrisiko nicht allein von der Menge des Kalziums im Knochen ab, sondern auch von der Art, wie es dort eingelagert ist, von der Struktur der *Trabekel* (mikroskopisch kleiner mineralischer Balken, aus denen sich der Knochen zusammensetzt). Das ist wie bei der Konstruktion einer Brücke: Es reicht nicht, irgendwie viel Eisen zu verwenden, sondern ein Ingenieur entscheidet, wo jeder Balken sitzen muss. Möglicherweise funktioniert das im menschlichen Körper so, dass bei jeder Stillzeit ein kleiner Teil des Knochens aufgelöst wird und sich wieder neu bildet, wie eine Art Verjüngung oder Modernisierung der Struktur, bei der beschädigte Balken durch neue ersetzt werden.

Zusammenfassend lässt sich also sagen, dass Stillen die Knochen nicht schwächt, sondern stärkt. Und je länger, desto besser. Eine Mutter, die zwei oder drei Jahre lang stillt, wird dadurch nicht *abgenutzt*, sondern das Gegenteil ist der Fall.

Und wenn zwei Schwangerschaften und damit auch Stillzeiten sehr dicht aufeinanderfolgen, schadet auch das den Knochen nicht? Nein. Es wurde nachgewiesen, dass sich das Kalzium der Knochen bei Müttern, die innerhalb von weniger als 18 Monaten seit der letzten Schwangerschaft erneut schwanger werden, gleichermaßen erholt.

Die Referenzmenge für die Kalziumaufnahme (die man früher als empfohlene Tagesdosis bezeichnete) ist für stillende wie nicht stillende Frauen genau gleich. Kein Experte empfiehlt, während der Stillzeit mehr Kalzium einzunehmen als in anderen Lebensphasen. Folglich ist es absurd, darauf zu bestehen, eine stillende Mutter müsse mehr Milch trinken oder mehr kalziumreiche Nahrungsmittel oder Kalziumtabletten zu sich nehmen.

Machen Sie sich keine Sorgen, falls Sie keine Milch trinken. Die meisten Frauen der Welt trinken keine Milch (S. 191). Es gibt viele andere kalziumreiche Nahrungsmittel: blattgrünes Gemüse, Brokkoli, diese kleinen Fischchen, die man mitsamt Gräten verspeist ... Auch Löwinnen, die sich ausschließlich von Fleisch ernähren, haben ein Skelett, werden trächtig und säugen ihre Jungen. Gleiches gilt für Hirschkühe, die nur Kräuter kauen, und Fledermausweibchen, die nur Insekten fressen. Man müsste sich wirklich sehr ungewöhnlich ernähren, um unter Kalziummangel zu leiden, und wäre dies der Fall, dann sollte man wohl nicht nur während der Stillzeit über eine andere Ernährungsweise nachdenken (oder Ergänzungsmittel einnehmen), sondern das ganze Leben lang.

Tun Ihnen Rücken oder Beine weh oder fühlen Sie sich erschöpft, dann nicht aus Kalziummangel und nicht, weil Sie stillen. Durch Abstillen werden Sie keine Besserung erreichen. Osteoporose verursacht keine Schmerzen, solange kein Bruch vorliegt; die Rückenschmerzen, unter denen einige ältere Frauen leiden, sind auf eine Stauchung der Wirbelsäule zurückzuführen. Da müsste es schon eine sehr starke Osteoporose sein; dass jedenfalls jene fünf Prozent, die zu Beginn der Stillzeit verloren gehen, einen Bruch verursachen, ist ausgeschlossen. Ihre Schmerzen und Beschwerden könnten auch andere Ursachen haben; einige hängen vielleicht mit Ihren Aufgaben als Mutter zusammen (der Hausarbeit, der Anstrengung des ständigen Tragens, dem Schlafmangel ...), andere nicht.

Wie viel muss ich trinken?

Es versteht sich von selbst, dass eine stillende Mutter mehr Flüssigkeit braucht. Deshalb hat sie mehr Durst und trinkt mehr. Sie müssen sich allerdings nicht bemühen, eine vorgegebene Menge zu trinken; Sie werden automatisch das trinken, was Sie brauchen, wie jeder andere gesunde Mensch auch. Sollten Sie neben dem Stillen auch Sport treiben und es ist ein heißer Tag, werden Sie natürlich noch mehr Durst haben.

Manchmal wird Müttern empfohlen, viel Wasser zu trinken, um mehr Milch zu haben. Das funktioniert aber nicht. Viehzüchter versuchen das schon seit Jahrhunderten: Sie geben sich alle Mühe, dass ihre Kühe mehr trinken – mehr Milch geben sie deshalb jedoch nicht. Es funktioniert nur in einer anderen Reihenfolge: Wird erst die Kuh gemolken und fügt man dann der Milch Wasser hinzu, hat man am Ende tatsächlich mehr. Bevor jetzt jemand einwendet, »wir Frauen sind doch aber keine Kühe«, sollten Sie wissen, dass man wissenschaftliche Experimente durchgeführt hat, bei denen Frauen wochenlang mehrere Liter Wasser pro Tag trinken mussten. Eine Steigerung der Milchmenge wurde dadurch aber nicht verzeichnet.

In einigen Gegenden besagt eine Volksweisheit, dass, wenn die Mutter genau in dem Moment, in dem das Kind an der Brust saugt, Wasser trinkt, das Wasser dann durch irgendeinen Gang, den die WissenschaftlerInnen bisher noch nicht gefunden haben, direkt in die Brust gelangt und das Kind so statt Milch Wasser trinkt. Natürlich stimmt das nicht. Und dieser Irrglaube kann sogar recht unangenehme Folgen haben, denn das Hormon Oxytocin macht durstig und viele Mütter verspüren genau in dem Moment, in dem das Kind trinkt, starken Durst (ebenso wie bei der Geburt). Sie können ohne Bedenken so viel trinken, wie Sie möchten, während Sie Ihr Kind stillen.

Allergien vorbeugen

Stillen mindert das Risiko für mehrere atopische Krankheiten.

Die Amerikanische Akademie für Pädiatrie empfahl früher bei einer starken atopischen Familiengeschichte, dass die Mutter während der Schwangerschaft besser auf Milch, Eier, Fisch und Nüsse verzichten sollte. Ob dies allerdings wirklich das Allergierisiko senkt, ist nicht eindeutig erwiesen.

Im Rahmen einer Studie verzichteten Mütter komplett auf Milch und Eier, ohne dass sich ein Vorteil daraus ergeben hätte. In einer anderen Studie verzichteten die Mütter in den ersten drei Monaten auf Milch, Eier und Fisch. Ihre Kinder litten in den ersten sechs Monaten seltener an atopischer Dermatitis (11 % gegenüber 28 %), mit vier Jahren jedoch fiel diese Differenz schon geringer aus und mit zehn Jahren gab es gar keinen Unterschied mehr. Und auch für andere Allergiearten ließ sich kein Rückgang verzeichnen. Lohnt es sich dann wirklich, eine derart restriktive Diät einzuhalten, um (vielleicht) die Dermatitisinzidenz für einige Monate zu senken? Das können nur Sie allein entscheiden. Doch denken Sie dabei auch daran, dass eine Ernährung ohne Milch und Eier sehr schwer einzuhalten ist: Wie viele Kochrezepte und Fertigprodukte enthalten Milch oder Eier: Kekse, Biskuit, Cannelloni, Panaden, Pizza ... Und diese Diät nicht konsequent durchzuführen, hilft höchstwahrscheinlich gar nichts.

Abnehmen

Einer der Vorteile, die dem Stillen zugeschrieben werden, ist, dass die Mutter abnimmt. Das stimmt auch. Manchmal werden die Erwartungen jedoch zu hoch gesteckt, sodass eine gewisse Enttäuschung folgt.

Die Gewichtszunahme in der Schwangerschaft setzt sich aus mehreren Bausteinen zusammen: dem Gewicht des Kindes, dem der Plazenta, des Fruchtwassers, der größeren Gebärmutter, dem höheren Blutvolumen ... und etwas gespeichertem Fett als Reserve für die Stillzeit. Die Natur hat vorausgesehen, dass es der Mutter schwerer fallen wird, auf die Jagd zu gehen oder Nahrung zu sammeln (oder was auch immer unsere Vorfahren taten, um sich ihr täglich Brot zu verdienen), wenn sie die ganze Zeit das Kind im Arm halten muss. Sicher wird es einer Mutter, die nicht stillt, etwas schwerer fallen, das unnötige Fett wieder loszuwerden. Wahrscheinlich gelingt es im Fitnessstudio am besten. Stillen können Sie hingegen gemütlich in einem Sessel. Das ist wie Fettabsaugen auf natürliche Art.

Tatsächlich hat man festgestellt, dass stillende Mütter in den ersten sechs Monaten durchschnittlich ein halbes Kilo pro Monat abnehmen. Doch Vorsicht: Bei vielen Müttern setzt dieser Effekt erst nach dem dritten Stillmonat ein. Und erwarten Sie nicht, dass es ein Kinderspiel wird.

War die Gewichtszunahme während der Schwangerschaft sehr hoch, dann wird Stillen allein nicht ausreichen, um wieder zur Normalität zurückzukehren. Sie werden Sport treiben und auf Ihre

Ernährung achten müssen. Natürlich ist es keine gute Idee, während der Stillzeit (und auch sonst) absurde, unausgewogene Wunderdiäten auszuprobieren, Mahlzeiten zu überspringen, zu versuchen, sich eine Woche lang nur von Pampelmusen zu ernähren oder sich vorzunehmen, bis Montag fünf Kilo weniger auf die Waage zu bringen. Es ist jedoch erwiesen, dass eine kontrollierte und ausgewogene Ernährung, mit deren Hilfe in zehn Wochen eine Gewichtsabnahme von fünf Kilo möglich ist, weder Menge noch Zusammensetzung der Milch irgendwie beeinflusst. Das Kind nimmt weiter zu, während die Mutter abnimmt.

Manchmal wird auf die theoretische Gefahr verwiesen, dass beim Abnehmen der Mutter während der Stillzeit die in ihrem Körperfett gespeicherten Pestizide (die wir alle in uns tragen, das ist die traurige Wahrheit) auf die Milch übergehen und das Kind kontaminieren können. Das passiert aber nicht. In einer Studie wurde gezeigt, dass der Pestizidanteil in der Milch nicht steigt, wenn die Mutter abnimmt.

Wie in jeder anderen Lebensphase auch müssen Sie, um den Effekt des Abnehmens aufrechtzuerhalten, neben der Diät Sport treiben. Bei einer Diät allein wird Muskelmasse abgebaut. Bei einer Kombination aus Diät und Sport bleibt die Muskelmasse erhalten (oder wird sogar aufgebaut), aber das Fett verschwindet. Der alleinige Abbau von Muskelmasse hingegen ist von Nachteil und der Organismus baut sie tendenziell wieder auf, sobald er kann. Deshalb nehmen all jene, die mit einer Diät, aber ohne Sport abnehmen, auch schnell wieder zu. Zudem ist Muskelgewebe äußerst aktiv und verbrennt selbst im Ruhezustand Kalorien, Fettgewebe hingegen ist inaktiv und verbraucht gar nichts.

Nach der Geburt ist eine gute Rückbildungsgymnastik zu empfehlen. Ihre Hebamme kann Ihnen Übungen für den Beckenboden zeigen. Es ist ratsam, den Unterleib zu stärken, bevor Unannehmlichkeiten (wie Inkontinenz) auftreten.

Verbotene Nahrungsmittel

Mennella JA, Beauchamp GK. Maternal diet alters the sensory qualities of human milk and the nursling's behavior. Pediatrics 1991;88:737-44

Bier

Koletzko B, Lehner F. Beer and breastfeeding. Adv Exp Med Biol 2000;478:23-8

Kuhmilch

Yang Y, He M, Cui H, Bian L, Wang Z. The prevalence of lactase deficiency and lactose intolerance in Chinese children of different ages. Chin Med J 2000; 113:1129-32

Vegane Ernährung

La vitamina B12 www.unionvegetariana.org/b12.html

Neurologic impairment in children associated with maternal dietary deficiency of cobalamin-Georgia, 2001. MMWR Morb Mortal Wkly Rep 2003;52:61-4 www.cdc.gov/mmwr/preview/mmwrhtml/mm5204a1.htm

Jod

Morreale de Escobar G. El yodo durante la gestación, lactancia y primera infancia. Cantidades mínimas y máximas: de microgramos a gramos. An Es Pediatr 2000;53:1-5
http://digital.csic.es/bitstream/10261/79673/1/El%20yodo.pdf

Domínguez I, Reviriego S, Rojo-Martínez G, Valdés MJ, Carrasco R, Coronas I y cols. Déficit de yodo y función tiroidea en una población de mujeres embarazadas sanas. Med Clin (Barc) 2004;122:449-53

Dunn JT, Delange F. Damaged Reproduction: The most important consequence of Iodine defciency. J Clin Endocrinol Metab 2001;86:2360-3 http://jcem.endojournals.org/cgi/content/full/86/6/2360

Zimmermann M, Delange F. Iodine supplementation of pregnant women in Europe: a review and recommendations. Eur J Clin Nutr 2004;58:979-84

Vanderpump MP, Lazarus JH, Smyth PP, Laurberg P, Holder RL, Boelaert K, Franklyn JA; British Thyroid Association UK Iodine Survey Group. Iodine status of UK schoolgirls: a cross-sectional study. Lancet 2011;377:2007-12

Vanderpump MPJ. Iodine deficiency as a new challenge for industrialised countries: a UK perspective. Int J Epidemiol 2012;41:601-4 http://ije.oxfordjournals.org/content/41/3/601

Bath SC, Steer CD, Golding J, Emmett P, Rayman MP; Effect of inadequate iodine status in UK pregnant women on cognitive outcomes in their children: results from the Avon Longtitudinal Study of Parents and Children (ALSPAC) Lancet. 2013;382:331-7

Public Health Committee of the American Thyroid Association, Becker DV, Braverman LE, Delange F, Dunn JT, Franklyn JA, Hollowell JG, Lamm SH, Mitchell ML, Pearce E, Robbins J, Rovet JF. Iodine supplementation for pregnancy and lactation – United States and Canada: recommendations of the American Thyroid Association. Thyroid. 200;16:949-51

Mackerras DE, Eastman CJ, Estimating the iodine supplementation level to recommend for pregnant and breastfeeding women in Australia. Med J Aust 2012;197:238-42

Kalzium

Sowers M; Randolph J; Shapiro B; Jannausch M. A prospective study of bone density and pregnancy after an extended period of lactation with bone loss. Obstet Gynecol 1995;85:285-9

Melton LJ 3rd, Bryant SC, Wahner HW, O'Fallon WM, Malkasian GD, Judd HL, Riggs BL Influence of breastfeeding and other reproductive factors on bone mass later in life. Osteoporos Int. 1993;3:76-83

Cumming RG, Klineberg RJ. Breastfeeding and other reproductive factors and the risk of hip fractures in elderly women. Int J Epidemiol 1993;22:684-91

Prentice A. Maternal calcium metabolism and bone mineral status. Am J Clin Nutr. 2000;71:1312S-6S
http://www.ajcn.org/cgi/content/full/71/5/1312S

Allergien vorbeugen

Zeiger RS. Food Allergen Avoidance in the Prevention of Food Allergy in Infants and Children. Pediatrics 2003;111:1662-71
http://pediatrics.aappublications.org/cgi/reprint/111/6/S2/1662

Abnehmen

Lovelady CA, Whitehead RA, McCrory MA, Nommsen-Rivers LA, Mabury S, Dewey KG. Weight change during lactation does not alter the concentrarions of chlorinated organic contaminants in breast milk of women with low exposure. J Hum Lact 1999;15:307-15

McCrory MA, Nommsen-Rivers LA, Mole PA, Lonnerdal B, Dewey KG. Randomized trial of the short-term effects of dieting compared with dieting plus aerobic exercise on lactation performance. Am J Clin Nutr 1999;69:959-67
www.ajcn.org/cgi/content/full/69/5/959

Kapitel zehn: Zurück zur Arbeit

Wenn für eine berufstätige Mutter die Zeit gekommen ist, zur Arbeit zurückzukehren, gibt es verschiedene Möglichkeiten. Weil zahlreiche Faktoren dabei eine Rolle spielen, lässt sich nicht eindeutig sagen, welche am geeignetsten ist. Natürlich wollen wir alle das Beste für das Kind; aber auch das Beste für die Mutter, für die ganze Familie, ihr Budget ... Die Entscheidung kann Ihnen letztlich niemand abnehmen, da keiner Ihre genaue Situation besser kennt als Sie selbst.

Der Besuch einer Stillgruppe ist zu empfehlen (S. 82) und Sie sollten sich auch mit anderen Müttern außerhalb dieser Gruppe unterhalten. Fragen Sie, wie andere es gemacht haben, mit welchem Ergebnis und was sie jetzt tun würden, könnten sie die Zeit zurückdrehen. Denken Sie darüber nach, besprechen Sie sich mit Ihrem Mann und treffen Sie eine Entscheidung.

Praktische Aspekte

Mutterschutz

Anmerkung: Meine Ausführungen in diesem Kapitel beziehen sich auf die Unterstützung der Mütter in meinem Heimatland, Spanien. Regelungen zum Mutterschutz sind von Land zu Land sehr unterschiedlich. Vielleicht ist es für deutschsprachige LeserInnen interessant, die spanischen Regelungen mit denen ihres eigenen Landes zu vergleichen. Aktuelle Informationen für deutschsprachige Länder entnehmen Sie bitte den entsprechenden Websites. Die meisten Aussagen werden jedoch auf alle Länder zutreffen.

Momentan beträgt der Mutterschutz in Spanien nur 16 Wochen. Bei Zwillingen wird er auf 18, bei Drillingen auf 20 Wochen ausgeweitet. Ich selbst hätte eine simple Festlegung von 16 Wochen pro Kind für sinnvoller erachtet, denn weder gibt es so viele Zwillinge noch bekommen Mütter mit Absicht Zwillinge, um nicht arbeiten zu müssen.

Galt für Sie während der Schwangerschaft aus medizinischen Gründen ein Beschäftigungsverbot, bleiben Ihnen dennoch nach der Geburt 16 Wochen.

Das Gesetz sieht vor, dass der Vater zehn dieser 16 Wochen anstelle der Mutter übernehmen kann. Von einigen Ausnahmen einmal abgesehen, glaube ich nicht, dass dies dem Stillen besonders zuträglich wäre, und halte es auch nicht für die beste Lösung für das Kind.

Die *Stillstunde*

Bis zum neunten Lebensmonat Ihres Kindes haben Sie das Recht, bei vollem Gehalt eine Stunde weniger pro Tag zu arbeiten, was entweder in Form einer ganzen Stunde oder von zwei halben Stunden erfolgen kann. Zwar wird diese Stunde in Spanien als *hora de lactancia*, also als *Stillstunde* bezeichnet, doch das Stillen ist dafür freilich keine Voraussetzung; auch eine Mutter, die die Flasche gibt, hat ein Anrecht darauf. Sie können sich auch dafür entscheiden, den Arbeitstag später zu beginnen oder eher zu beenden. Dann steht Ihnen jedoch – aus Gründen, die mir bisher noch niemand erklären konnte – nur eine halbe statt einer ganzen Stunde zu. Da es aber für Ihre Chefin oder Ihren Chef wahrscheinlich ungünstiger ist, wenn Sie mitten am Tag eine Stunde fehlen, als wenn Sie etwas später kommen oder etwas eher gehen, und wenn Ihnen letztere Variante auch mehr entgegenkommt, können Sie wahrscheinlich sogar verhandeln: »Wenn Sie mir die ganze Stunde zugestehen, gehe ich eine Stunde früher. Und wenn nicht, dann nehme ich die *Stillstunde* von 11.00 bis 12.00 Uhr, wenn es die meiste Arbeit gibt, nur um Sie zu ärgern.« (Letzteres denken Sie natürlich nur und Ihre Chefin oder Ihr Chef denkt, dass Sie das denken. Aber natürlich werden Sie sich etwas diplomatischer ausdrücken.)

Sie haben das Recht zu entscheiden, wann die *Stillstunde* für Sie am günstigsten ist; eine Lehrerin, die man dazu zwingen wollte, ihre *Stillstunde* auf die Pausenzeiten zu legen, ging vor Gericht und bekam Recht. In einem anderen Urteil wurde einer Ärztin anerkannt, dass die *Stillstunde* für einen Arbeitstag von acht Stunden vorgesehen ist und sie folglich bei einem 24-stündigen Bereitschaftsdienst das Recht auf drei *Stillstunden* hat.

Die *Stillstunde*, die manchmal auch im Anschluss an die Frühstückspause erfolgt, lässt sich auf verschiedene Weise nutzen. Haben Sie es zur Arbeit nicht weit, können Sie nach Hause gehen und Ihr Kind stillen. Arbeiten Sie weiter entfernt, können Sie eine Kinderkrippe in der Nähe Ihrer Arbeitsstätte suchen, die dann folglich nicht so nah bei Ihnen zu Hause ist; so können Sie auf dem Weg zur und von der Arbeit Ihr Kind im Bus stillen und verbringen weniger Zeit von ihm getrennt. Sie können sich auch mit der Großmutter Ihres

Kindes oder einer anderen Person, die auf Ihr Kind aufpasst, um eine bestimmte Uhrzeit in einem Park oder Café in der Nähe Ihrer Arbeitsstätte verabreden; damit nutzen Sie die Zeit zum Ausruhen und können gleichzeitig ein Schwätzchen mit Ihrer Mutter halten, während Sie stillen ... Oder aber Ihre Mutter erledigt, solange Sie stillen, Ihren Einkauf. Andere Mütter nutzen die *Stillstunde*, um Milch abzupumpen. Es besteht auch die Möglichkeit, *Stillstunden* zu sammeln und gegen weitere vier Wochen Mutterschaftsurlaub einzutauschen.

Verkürzte Arbeitszeit

Bis zum sechsten Geburtstag des Kindes können Vater oder Mutter (oder beide) eine Arbeitszeitverkürzung um ein Drittel bis die Hälfte (mit entsprechender Lohnkürzung) beantragen. Sie haben das Recht, selbst zu entscheiden, wie das aussehen soll: Einige Mütter arbeiten zwei oder drei Stunden weniger pro Tag, andere nehmen sich lieber einen ganzen Tag pro Woche frei (wenn es beispielsweise einen bestimmten Tag gibt, an dem niemand anders beim Kind bleiben kann). Vergessen Sie nicht: Damit tut man Ihnen keinen Gefallen, sondern Sie haben ein Recht darauf und bezahlen schließlich auch teuer dafür, indem Sie einen Teil Ihres Gehalts einbüßen. Dadurch, dass Sie weniger Geld bekommen, hat Ihre Vorgesetzte oder Ihr Vorgesetzter die Möglichkeit, jemanden zu bezahlen, der Sie in diesen Stunden bei der Arbeit vertritt. Folglich lassen Sie niemanden im Stich und müssen sich auch nicht nach Kräften darum bemühen, die Arbeit von acht Stunden in nur sechs Stunden zu schaffen. Zudem muss die Arbeitszeitverkürzung wirklich die effektive Arbeitszeit betreffen und darf nicht nur für Weiterbildungsstunden, Koordinationsbesprechungen oder Pausenzeiten gelten.

Unbezahlte Freistellung

Bis zum Alter von drei Jahren können Vater oder Mutter oder beide eine unbezahlte Freistellung von variabler Dauer beantragen. Im ersten Jahr bleibt dabei Ihr Anspruch auf Ihren Arbeitsplatz und Ihre Arbeitszeit gesichert; später jedoch hängt es vom Wohlwollen Ihrer Vorgesetzten ab, und wenn diese Ihnen das Leben schwer machen wollen, dann werden sie ohne Zweifel einen Weg finden.

Die Dauer der Freistellung muss nicht im Vorfeld festgelegt werden. Wenn Sie zur Arbeit zurückkehren möchten, müssen Sie einfach zwei Wochen vorher Bescheid geben.

Ein großer Nachteil ist es natürlich, kein Geld mehr zu bekommen. Manchmal scheidet diese Option deshalb direkt aus. Doch sehen Sie es nicht als verlorenes Geld an, sondern als eine Investition. Viele Menschen investieren ein Monatsgehalt in ihren Urlaub oder 15 Monatsgehälter in ein Auto oder 200 Monatsgehälter in eine Wohnung. Wie wäre es dann, zwei, zehn oder 20 Monatsgehälter in die Betreuung Ihres Kindes zu investieren? Schließlich kommt diese Gelegenheit nur ein- oder zweimal im Leben, denn die wenigsten Spanierinnen bekommen heutzutage ein drittes Kind.

Eine solche Rechnung muss jedoch auch weitere Faktoren in Betracht ziehen, denn Sie kaufen nicht nur die Zeit, die Sie mit Ihrem Kind verbringen, sondern auch für andere Dinge: Zeit für sich selbst, für die Familie, für die Freunde, zum Lesen, zum Spazierengehen, zum Nachdenken, zum Leben ...»Zum Lesen werde ich wohl kaum kommen mit einem kleinen Kind«, denken Sie jetzt sicher. Das stimmt, kaum. Doch wenn Sie täglich acht Stunden arbeiten und nur in Ihrer Freizeit mit Ihrem Kind zusammen sind, werden Sie noch weniger lesen. Sie kaufen sich die Beruhigung, bei Ihrem Kind sein zu können. (Stellen Sie sich im Gegensatz dazu vor, welche Sorgen Sie sich machen würden, wenn Ihr Kind nicht bei Ihnen wäre: »Was wird es jetzt gerade tun? Ob es viel weint? Ob es sich noch einmal übergeben hat? Hätte ich ihm doch heute Morgen lieber noch einmal Fieber gemessen ...«). In vielen Fällen kaufen Sie sich auch geistige Gesundheit (oder wie es früher hieß: Seelenfrieden), da Sie die Arbeit nicht vor Augen haben, die Vorgesetzte oder den Vorgesetzten, die KollegInnen, den Neid, die Leistungsziele, die Überstunden, die bösen Blicke, wenn Sie mal einen Tag fehlen, weil das Kind krank ist usw. Und nicht nur die Einkünfte gehen zurück, sondern auch die Ausgaben: Kinderkrippe, Babysitterin, Transport, Essen (der Unterschied, den es ausmacht, täglich auswärts zu essen oder zu Hause zu kochen) ...

Es wäre wunderbar, wenn alle Kinder (gestillte ebenso wie flaschenernährte Kinder) bis mehr oder weniger zum dritten Lebensjahr bei ihren Eltern sein könnten. In diesem Alter (mit individuellen Unterschieden freilich) weinen die meisten Kinder bei einer vorübergehenden Trennung von den Eltern nicht mehr und beginnen, guten Mutes in den Kindergarten zu gehen. Und bevor sich jetzt die Feministinnen aufregen, beachten Sie bitte, dass ich nicht gesagt habe: *bei ihrer Mutter*, sondern *bei ihren Eltern*. Ich meine damit nicht, dass die Mutter drei Jahre lang nicht arbeiten gehen soll. Auch der Vater hat ein gutes Recht darauf, sich von der Tyrannei der Arbeit zu erholen und seine Kinder zu genießen. Ab einem oder anderthalb Jahren (mit etwas Glück auch ein bisschen früher) bleiben Kinder sehr gern bei ihrem Vater. Und das Stillen stellt auch kein Hindernis mehr dar, sobald das Kind beginnt, andere Dinge zu essen. Viele Familien wechseln sich ab, die Mutter nimmt ein Jahr unbezahlt frei und dann tut es der Vater (oder länger oder kürzer, je nach den jeweiligen finanziellen Möglichkeiten). Ein Jahr für beide Elternteile ist freilich nicht vergleichbar mit zwei Monaten für jeden. In den ersten neun bis zehn Monaten brauchen Kinder ihre Mutter sehr. Später brauchen sie bis etwa drei Jahre eines ihrer Elternteile sehr, Mutter oder Vater. Und dann zwischen drei und 30 Jahren brauchen sie auch weiterhin ihre Eltern, aber nicht mehr ganz so *sehr*.

Wenn Ihr Geldbeutel keine drei Jahre ohne Einkommen zulässt und auch nicht eines oder ein halbes, sollten Sie darüber nachdenken, ob Sie sich zumindest einen oder zwei Monate erlauben können. Die vier Monate Mutterschutz sind wirklich ziemlich kurz, wenn man davon ausgeht, dass das Kind bis zum sechsten Lebensmonat keinen Brei bekommt. Mit einem Kind, das Brei isst, wird alles einfacher; man muss keine Milch mehr abpumpen oder ausstreichen, sie im Kühlschrank aufbewahren, sie dann erwärmen usw., sondern das Kind isst, wenn die Mutter nicht da ist, einfach Reis, Banane, Huhn ...

Das Kind mit zur Arbeit nehmen

In Spanien haben wir ein Gesetz mit dem grandiosen Titel »zur *Vereinbarkeit* des Familien- und Arbeitslebens«. Doch so sehr ich dieses Gesetz auch durchforste, ich finde diese Vereinbarkeit nirgends. Im Grunde genommen muss man sich entscheiden: Familienleben oder Arbeitsleben. Entscheidet man sich für das Familienleben, kann man sich unbezahlt freistellen lassen; entscheidet man sich für das Arbeitsleben, kann man das Kind in eine Krippe bringen.

Unter *Vereinbarkeit* verstehe ich jedoch, dass eigentlich beides gleichzeitig möglich sein müsste, wie es auch schon die ganze Menschheitsgeschichte über praktiziert wurde. Denn wenn wir davon ausgehen, dass berufstätige Frauen ein neues Phänomen sind, täuschen wir uns; Frauen haben schon immer gearbeitet. »Ja«, sagen jetzt vielleicht manche, »sie haben die Hausarbeit gemacht, aber sie haben nicht außerhalb gearbeitet und sind keiner bezahlten Beschäftigung nachgegangen.« Es mag sein, dass das Arbeiten außer Haus gegen Bezahlung eine relativ neue Erscheinung ist. Im Zuge der industriellen Revolution ging der Mann zur Arbeit in die Fabrik oder ins Büro und die Frau blieb zu Hause, putzte und kochte. Doch vorher arbeiteten Bauern und Handwerker jahrhundertelang zu Hause oder in der unmittelbaren Umgebung und die Aufgaben für Männer und Frauen waren keinesfalls klar getrennt. Weder Mutter noch Vater trennten sich von ihren Kindern, um zur Arbeit zu gehen. Erst vor knapp zwei Jahrhunderten musste sich die Mehrheit der Väter von ihren Heimen entfernen; und erst seit einem halben Jahrhundert zwingt das Produktionssystem auch die Mütter dazu, ihr Kind in einer Krippe betreuen zu lassen.

Auch heute noch kann in vielen Teilen der Welt eine Frau auf dem Feld arbeiten, viele Kilometer mit Wasser oder Brennholz beladen zurücklegen, Waren auf einem Markt verkaufen (oder kaufen), weben oder kochen und dabei ihr Kind auf dem Rücken tragen. Freilich ist eine Mutter, die ihr Kind trägt, langsamer und muss häufiger Pausen einlegen, um sich um das Kind zu kümmern. Ihre Produktivität leidet darunter. In vielen Gesellschaften ist das allerdings kein Problem, weil dort die Prioritäten klar gesetzt sind: Ein Kind braucht 100-prozentige Aufmerksamkeit und von der Arbeit wird erledigt, was eben geht. In unserer Gesellschaft hingegen scheint das Motto zu sein: Bei der Arbeit sind 100 Prozent zu geben und das Kind wird betreut, wie es eben geht.

Wir können das wieder ändern. Ich bin sogar davon überzeugt, dass wir das wieder ändern werden. Unser derzeitiges wirtschaftliches System ist zu fordernd und widerspricht zu stark unseren biologischen Bedürfnissen. Natürlich gibt es auch viele Arbeitsplätze, wo es viel zu gefährlich oder einfach nicht machbar wäre, ein Kind mitzunehmen. An vielen anderen Orten jedoch sind Kinder einfach nur aus Gewohnheit *verboten* und nicht, weil es dafür einen vernünftigen Grund gäbe. Eines Tages wird uns die Rezeptionistin im Hotel, die Beamtin im Finanzamt, die Kassiererin im Kino oder die Reisebüromitarbeiterin mit einem Kind im Arm bedienen. Wenn dann eine Mutter zu hören bekommt: »Hier können Sie zwar herein, aber nur ohne Ihr Kind«, wird das so absurd sein, wie einer Schwangeren zu sagen: »Hier können Sie zwar herein, aber nur ohne Ihre Gebärmutter.« Eines Tages werden sich unsere Enkel wundern, dass die Menschen in alten Filmen so viele Orte ohne ihre Kinder aufsuchten. Und das wird nur der Anfang sein, denn eines Tages werden auch Eltern wirklich das Recht haben, Arbeit und Familienleben miteinander zu vereinbaren. Eines Tages werden Kinder in den Büros und Geschäften herumtollen, wie sie es früher auf dem Feld und in den Werkstätten der Handwerker taten.

Wer passt auf mein Kind auf?
Ob Sie nun Vollzeit oder reduziert arbeiten und ob schon nach vier oder erst nach 20 Monaten: Jemand wird auf Ihr Kind aufpassen müssen, wenn Sie nicht bei ihm sein können. Wer das sein wird, ist eine sehr wichtige Entscheidung, noch viel wichtiger beispielsweise als die Schulwahl für ein größeres Kind.

Zunächst einmal haben Säuglinge und Kleinkinder viel stärkere emotionale Bedürfnisse. Es reicht nicht, wenn jemand nur auf das Kind *aufpasst* oder es *bewacht*; es muss mit dieser Person eine enge emotionale Beziehung aufbauen. Zweitens ist das Vertrauen, das Sie dieser Person entgegenbringen müssen, viel größer, weil Ihre Möglichkeiten, sie zu überwachen oder zu kontrollieren, viel geringer sind. Ein sechsjähriges Kind kann Ihnen erzählen, dass es geschlagen wurde; ein zweijähriges kann das nicht.

Ich denke, wir Eltern sind uns allesamt darin einig, dass unsere Kinder unser größter Schatz sind. Verhalten Sie sich entsprechend. Würden Sie dieser Person auch Ihren Autoschlüssel oder Ihren Wohnungsschlüssel überlassen? Würden Sie ihr Ihre Kreditkarte und Ihre Geheimzahl geben? Und wenn nicht, wie können Sie es dann wagen, ihr Ihr Kind anzuvertrauen?

Im Idealfall ist es freilich der Vater, der sich um das Kind kümmert, wenn die Mutter nicht da ist. Wenn sich der Vater von Beginn an engagiert an der Betreuung des Kindes beteiligt (ihm Zeit und Aufmerksamkeit schenkt), kann sich eine so starke Bindung entwickeln, dass das Kind ihn in jeder Hinsicht als Mutterersatz akzeptiert. Es wird dann bei einer vorübergehenden Abwesenheit der Mutter weder weinen noch ängstlich reagieren. Einigen Paaren gelingt es, sich bei der Kinderbetreuung abzuwechseln, indem sie zu unterschiedlichen Tageszeiten und gegebenenfalls mit einer gewissen Arbeitszeitverkürzung arbeiten.

Die zweitbeste Möglichkeit sind weitere Angehörige (in der Regel die Großmutter). Dies sind Personen, die Ihr volles Vertrauen genießen, die das Kind wahrscheinlich schon kennt und die nachweislich Erfahrung auf diesem Gebiet haben. (Sie selbst sind der beste Beweis dafür, dass es die Großmutter nicht so schlecht gemacht haben kann ...) Außerdem bleiben Ihnen Angehörige das ganze Leben lang erhalten; die emotionale Beziehung, die Ihr Kind zu ihnen aufbaut, wird für immer bleiben und sie werden nicht aus seinem Leben verschwinden wie die MitarbeiterInnen einer Kinderkrippe.

Einige Mütter wagen nicht, die Großmutter zu fragen, um sie nicht auszunutzen. Freilich gibt es Fälle, in denen jemand ausgenutzt wird. Einige Großmütter werden automatisch ausgenutzt. Möchte sie das Kind wirklich betreuen und muss sie dafür nicht auf eigene Steckenpferde verzichten oder andere Verpflichtungen vernachlässigen? Lassen ihr Alter und ihr Gesundheitszustand es wirklich zu, dass sie diese Aufgabe übernimmt? Das eine Extrem sind ausgenutzte Großmütter, das andere sind Großmütter, die sich liebend gern um ihren Enkel kümmern und das wirklich genießen, die sich fröhlicher, nützlicher, lebendiger fühlen würden ... und Kinder, die in einer Krippe untergebracht werden, weil die Mutter Skrupel hat, weil sie nicht den Anschein erwecken möchte, jemanden auszunutzen, weil sie die Beziehung zu ihren Geschwistern nicht gefährden möchte. Vielleicht würde sich die Mutter besser fühlen, wenn sie das Geld, das sie die Krippe kosten würde, der Großmutter zahlt; damit nutzt sie diese nicht aus, sondern unterstützt sie sogar finanziell, ohne sie in Verlegenheit zu bringen (einige Renten sind wirklich derart knapp ...). Natürlich wäre es in anderen Familien wieder eine Beleidigung, Geld anzubieten oder anzunehmen; solche mit persönlichem Stolz verbundenen Dinge sind ganz verschieden.

Ein weiterer vermeintlicher Nachteil von Großmüttern ist der Mythos, sie würden die Kinder *verziehen* und *rundum verwöhnen*. Hören Sie nicht darauf. Keine Großmutter (keine Mutter, kein Vater) kann ein Kind rundum verwöhnen. Natürlich wird eine Großmutter es nicht zulassen, dass ihr Enkelkind das Haus anzündet, sich aus dem Fenster stürzt oder mit einem Messer spielt. Und es wird auch niemand zulassen, dass ein Kind Vasen zerschmettert, die Wände bemalt oder Bücher zerreißt. Was meinen also jene damit, die von *verwöhnen* und *verziehen* sprechen? Dass die Großmutter ihrem Enkelkind *zu viel* Aufmerksamkeit schenken wird, ihm *zu viele* Geschichten vorlesen und *zu viele* Lieder vorsingen wird, *zu viel* mit ihm spielen, es anlächeln, es kitzeln wird ...? Genau das ist es doch aber, was Ihr Kind braucht. Einem Baby kann man gar nicht zu viel Aufmerksamkeit schenken, denn es braucht ständige Aufmerksamkeit.

»Wenn es sich aber daran gewöhnt, dass immer jemand da ist, und wir ihm dann später nicht so viel Aufmerksamkeit schenken können, wird es unzufrieden sein«, sagen einige Eltern. Eine doppelt falsche Annahme. Was meinen sie denn erstens damit, dass sie ihm keine Aufmerksamkeit schenken können? Wenn das Problem ist, dass beide Eltern arbeiten (und es deshalb bei der Großmutter lassen), dann werden sie ganz sicher mit ihrem Kind spielen wollen, wenn sie nach Hause kommen. Und zweitens, wenn sie ihm nachmittags wirklich keine Aufmerksamkeit schenken können, dann umso besser, dass es die Großmutter vormittags tun konnte, denn was diesem armen Kind noch fehlen würde, ist, dass ihm den ganzen Tag über niemand Aufmerksamkeit schenkt.

Zwar sind es meistens Großmütter, die die Betreuung ihrer Enkel übernehmen, doch auch immer mehr Großväter schrecken vor einer Windel nicht zurück. Und denken Sie auch an andere Angehörige: eine Schwester oder einen Cousin, die vielleicht arbeitslos sind, oder eine Schwägerin, die gerade ihr eigenes Kind betreut ...

Manchmal finden auch zwei oder drei Freundinnen gemeinsam eine Lösung: Eine lässt sich unbezahlt von der Arbeit freistellen und betreut die Kinder von allen dreien, während die anderen arbeiten und ihr Einkommen dann untereinander aufteilen.

In anderen Fällen ergibt sich innerhalb der Familie oder des Freundeskreises keine Betreuungsmöglichkeit. Dann kommt eine Kinderkrippe infrage oder eine Kinderfrau, die das Kind zu Hause betreut. Auch bei Tageseltern kann das Kind unterkommen.

Die Amerikanische Akademie für Pädiatrie (AAP) schlägt folgende Betreuungsschlüssel für Kinderkrippen vor:

    bis 12 Monate: drei Kinder pro BetreuerIn
    13-30 Monate: vier Kinder pro BetreuerIn
    31-35 Monate: fünf Kinder pro BetreuerIn
    4-5 Jahre: acht Kinder pro BetreuerIn

In Spanien beispielsweise sind pro BetreuerIn acht Kinder unter zwölf Monaten gesetzlich zugelassen. Glauben Sie wirklich, dass eine einzige Person acht Babys betreuen kann? Wenn Sie schon mit einem alle Hände voll zu tun haben! Da reicht die Zeit gerade zum

Windelwechseln und Füttern und ist man mit dem letzten fertig, kann man mit dem ersten wieder anfangen. Und der Witz ist, dass viele Menschen empfehlen, Kinder in die Krippe zu geben, weil sie dort *Anreize* bekommen oder *etwas lernen* würden. Dabei haben sie Glück, wenn sie überhaupt ab und zu mal aus dem Babybett herauskommen!

Ein weiteres Qualitätskriterium der AAP sieht vor, dass die Eltern die Betreuung, die ihren Kindern zuteilwird, selbst beobachten können sollten. In diesem Zusammenhang wundert mich die Geheimniskrämerei von Krippen. In wenigen spanischen Kinderkrippen haben die Eltern überhaupt Zutritt, manchmal nicht einmal, um die Kinder abzugeben oder abzuholen. Da kommt ein freundliches Fräulein und nimmt das Kind entgegen, die Eltern aber bleiben draußen. Also bitte, die Eltern sind schließlich immer noch Sie und Ihr Kind ist noch keine drei Jahre alt! Schließlich ist es doch auch nicht bei der Armee! Normal wäre es, wenn die Eltern ohne vorherige Ankündigung jederzeit Zutritt hätten und so lange bei ihrem Kind in der Krippe bleiben könnten, wie sie es wünschen. Dieses grundlegende Recht wird mithilfe absurder Argumente verweigert: Das Kind würde nervös, die Arbeit in der Gruppe würde gestört ... In Krankenhäusern hingegen ist es sehr wohl zulässig, dass Eltern jederzeit kommen und gehen können, und dort ist die Arbeit um einiges sensibler und das Kind hat viel mehr Gründe, nervös zu werden. Selbst auf der Intensivstation hat eine Mutter Zutritt, wenn auch mit einigen Einschränkungen; aus der Kinderkrippe hingegen wird sie verbannt. Und nun soll mir bloß keiner mit Horrorszenarien von acht Vätern und acht Müttern und sechzehn Großmüttern kommen, die den lieben langen Morgen den engen Raum der acht Kinder belagern. Wenn Sie Ihr Kind in eine Krippe geben, dann doch genau deshalb, weil Sie es nicht die ganze Zeit selbst betreuen können; was ist dann schlecht daran, dass Sie, wenn Sie einmal Zeit haben, einige Minuten vorbeischauen, um Ihr Kind zu besuchen? Bei einer Krippe, die den Eltern den Zutritt verwehrt, frage ich mich immer: Was wollen sie wohl vor uns verbergen?

Was sollte man nun bei der Entscheidung für eine Krippe beachten? Ganz wichtig ist die Information, wie viele Kinder einer Betreuungskraft zugeteilt sind, und noch wichtiger ist es zu wissen, wie Ihr Kind betreut wird. Dies hängt letztlich vom Charakter der Betreuungsperson ab. Besuchen Sie die Einrichtungen, die für Sie infrage kommen. Haben die Kinder zwischen einem und drei Jahren ausreichend Raum für Bewegung und stehen ihnen abwechslungsreiche Spielsachen zur Verfügung oder sieht es eher danach aus, als ob sie größtenteils sitzend an Aufgaben *arbeiten*, die ihrer *Bildung* förderlich sind? Kinder in diesem Alter müssen weder Formen noch Farben lernen; was sie brauchen, ist Aufmerksamkeit und Zuneigung. Wirken die KrippenerzieherInnen freundlich und herzlich? Erhalten Sie die Gelegenheit, auch während der Betreuungszeit vorbeizukommen und die Erzieherin mit den Kindern in Aktion zu erleben, und sei es nur aus der Ferne und durch eine Glasscheibe? In vielen Krippen ist es auch üblich, jeden Tag mit den Kindern rauszugehen. Dies könnte eine Möglichkeit für Sie sein, den Umgang der ErzieherInnen mit den Kindern zu beobachten.

Eine Kinderfrau hingegen kümmert sich ausschließlich um Ihr Kind (oder wenn es Tageseltern sind, die Kinder bei sich zu Hause betreuen, sind es vielleicht zwei oder drei), aber das kostet eventuell mehr Geld. In einigen Gemeinden in Spanien wird diese Form der Dienstleistung gefördert, indem Frauen, die als Tagesmütter Kinder zu Hause betreuen, ausgebildet und kontrolliert werden. In vielen anderen Fällen bleibt die Auswahl und Kontrolle ausschließlich den Eltern überlassen – keine leichte Aufgabe. Seien Sie dabei guten Gewissens unnachgiebig und bestimmt, bitten Sie um Berichte und Referenzen, sprechen Sie mit den Müttern anderer Kinder, die von der entsprechenden Person betreut wurden.

Es ist wichtig, mit der Betreuungsperson Ihres Kindes einen längeren Zeitraum zu vereinbaren, mindestens ein Jahr. Natürlich kann auch etwas dazwischenkommen und nicht in jedem Fall lässt sich das so umsetzen. Sie sollten sich jedoch vergewissern, dass diese Person zumindest die Absicht hat, Ihr Kind eine Zeitlang zu betreuen. Gerade für ein Baby ist es ungünstig, wenn es alle paar Monate woanders landet. Jemand, der nur für drei Monate eine Beschäftigung sucht, während er nach einer besseren Arbeit Ausschau hält, sollte größere Kinder betreuen, aber keine Babys.

Gegenseitiges Kennenlernen

Ebenso wichtig ist es, dass Ihr Kind die Betreuungsperson bereits im Vorfeld kennenlernt. Wenn das die Großmutter oder eine andere Person aus der Familie ist, dann ist diese Voraussetzung im Normalfall bereits gegeben. Doch nicht immer, denn bedenken Sie, dass auch die *Blutsbande* nicht alles sind. Wenn Ihr Kind seine Großmutter bisher kaum zu Gesicht bekommen hat, dann empfindet es sie genauso als fremd wie jede andere Person.

Versuchen Sie, eine Übergangszeit einzurichten, bevor Sie wieder zu arbeiten beginnen. Wenn Sie eine Kinderfrau oder Tagespflegeeltern beschäftigen wollen, sollten Sie einige Wochen Eingewöhnungszeit einplanen. Gleiches gilt für die Kinderkrippe. Doch Achtung, dabei geht es nicht darum, das Kind eine halbe Stunde bei Tagespflegeeltern oder in der Krippe zu lassen und zu gehen, und am nächsten Tag eine Stunde und dann immer länger. Dies wäre nicht mehr als eine graduelle Veränderung, die zwar ein bisschen weniger schlecht als eine abrupte Veränderung sein kann, aber vom Idealfall noch weit entfernt ist. Und wenn Sie für einen schrittweisen Übergang die Trennung zwei Wochen vorziehen müssen, haben Sie auch nichts gewonnen.

Vielmehr geht es darum, dass alle drei eine gewisse Zeit zusammen verbringen, Mutter, Kind und BetreuerIn. Dass Sie jeden Tag einige Stunden mit Ihrem Kind in der Krippe verbringen oder die Kinderfrau jeden Tag einige Stunden zu Ihnen nach Hause kommt oder Sie mit Ihrem Kind in den Park begleitet. Es gibt bereits Kinderkrippen, die Müttern in dieser Zeit den Zutritt gestatten, und es bleibt zu hoffen, dass auch alle anderen die Vorteile, die ein solcher Ansatz bietet, bald erkennen.

Wenn das Kind seine zukünftige Betreuerin zusammen mit seiner Mutter sieht, ordnet es sie in gewisser Weise als *Freundin von Mama* ein und überträgt ihr einen Teil seines Vertrauens. Weil es außerdem glücklich und zufrieden ist (da es bei seiner Mutter sein kann), ist es auch offen dafür, neue Menschen und Umgebungen kennenzulernen, und das macht die Erfahrung für das Kind angenehm. Ein Kind hingegen, das gleich am ersten Tag allein in der Krippe gelassen wird, fängt an zu weinen. Es lernt neue Personen und Orte weinend und verängstigt kennen. Eine Abneigung ist damit vorprogrammiert. Natürlich wird es sich am Ende auch daran gewöhnen, aber mit großer Mühe. In seiner Erinnerung wird die erste Zeit in einer Einrichtung für immer mit Weinen und Kummer verknüpft sein.

Wenn dann mit drei Jahren die Kindergartenzeit beginnt, weinen in der Regel die Kinder am wenigsten, die vorher noch keine andere Einrichtung besucht haben, denn in diesem Alter sind Kinder normalerweise für eine mehrstündige Trennung von ihrer Mutter bereit. Dann leiden sie nicht; doch viele von denen, die eine Kinderkrippe besucht haben, erinnern sich noch daran, wie sie dort am ersten Tag gelitten haben.

Davon abgesehen dient Ihnen eine Übergangszeit dazu, sich zu vergewissern, ob Sie mit der Betreuungsperson die richtige Entscheidung getroffen haben. Fällt Ihnen etwas auf, das Sie stört, dann haben Sie immer noch Zeit, nach anderen Möglichkeiten zu suchen.

Was wird es essen, wenn ich nicht da bin?
Da gibt es die verschiedensten Varianten. Beispielsweise könnte es eine Flasche mit Muttermilchersatznahrung bekommen. Achtung, ich erwähne dies nicht an erster Stelle, weil ich es für die beste Option halte, sondern ich möchte Sie darauf hinweisen, dass diese Möglichkeit besteht. Mir sind nämlich schon etliche Mütter begegnet, die abgestillt haben, bevor sie wieder zur Arbeit gingen (manchmal schon einen Monat davor), und zwar mit der Begründung: »Wenn ich bei der Arbeit bin, kann ich es schließlich nicht stillen.« Ich habe sogar Mütter kennengelernt, die nicht einen einzigen Tag lang gestillt haben, weil sie der Ansicht waren, dass sich dies für die vier Monate, bis sie wieder zur Arbeit müssten, einfach nicht lohne ... Es stimmt schon: Während Sie arbeiten, werden Sie nicht stillen können (bis man Ihnen eines Tages endlich gestatten wird, Ihr Kind mit zur Arbeit zu bringen); aber für den Rest des Tages können Sie Ihr Kind sehr wohl stillen und ebenso nachts und an den Wochenenden. Und auch wenn Sie sowieso darüber nachdenken, Ersatznahrung zu geben – warum stillen Sie nicht einfach nachmittags? Damit ersparen Sie Ihrem Kind zumindest eine Unannehmlichkeit. Kein Kind mag es, wenn seine Mama weggeht, und auch über das Abstillen wird es nicht glücklich sein. Abstillen und Arbeiten gehen sind dann gleich zwei Unannehmlichkeiten auf einmal. Muttermilch sorgt für eine bessere Immunabwehr (zwar nicht gegen alles, das wäre unmöglich, doch insgesamt ist Ihr Kind etwas resistenter) gegen viele Viren, die in Krippen lauern. Und Sie selbst werden sich besser fühlen, wenn Sie Ihr Kind, nachdem Sie den ganzen Morgen abwesend waren, bei Ihrer Rückkehr nach Hause stillen können.

Sie können Milch ausstreichen oder abpumpen. Weil die Erklärung dazu etwas länger ausfällt, heben wir sie uns für den nächsten Abschnitt auf.

Sie können Ihrem Kind andere Dinge als Milch geben. Denken Sie daran, Nahrung ist zu jeder Tageszeit gleichermaßen nahrhaft. Ich sage das deshalb, weil es in Spanien eine derart verbreitete Angewohnheit ist, Kindern nachmittags Obst und abends Gemüse zu geben, dass viele Mütter Milch abpumpen und in den Kühlschrank packen, damit die Großmutter sie dem Kind gibt, und Sie selbst Ihrem Kind, wenn Sie nach Hause kommen, Obst geben. Dabei wäre es doch so einfach, wenn die Großmutter Obst oder Hühnchen, Linsen, Fleischklößchen und was auch immer erforderlich ist, füttert und die Mutter, wenn sie dann zu Hause ist, stillen und nochmals stillen würde. Deshalb meinte ich zuvor, dass einige Monate in unbezahlter Freistellung sehr nützlich sind, denn mit sechs Monaten kann das Kind bereits andere Dinge essen und alles wird viel einfacher.

Wenn Sie aber bereits zwischen dem vierten und dem sechsten Monat wieder zur Arbeit müssen und entweder keine Milch ausstreichen bzw. abpumpen möchten oder dies nicht können oder es Ihnen einfach nicht praktisch erscheint, dann ist es besser, das Füttern von Brei ein wenig vorzuziehen. Greifen Sie lieber darauf zurück als auf Ersatznahrung, denn Milch (und Milchprodukte, ebenso Getreide mit Milch und Joghurt) sind die Hauptursache für Nahrungsmittelallergien bei Kleinkindern. Da ist es weniger gefährlich, warmen Reis oder zerdrückte Banane zu füttern. (Diese zwei Beispiele nenne ich, weil es sich um recht kalorienhaltige Nahrungsmittel handelt; wenn es darum geht, dass ein Kind mehrere Stunden ohne die Brust auskommen muss, dann ist das nicht auf der Grundlage gegarter Gemüse oder auf Apfelbasis möglich, da beide fast ausschließlich aus Wasser bestehen.) Geben Sie Ihrem Kind bis zum sechsten Lebensmonat, an Sonntagen und Feiertagen ausschließlich die Brust; füttern Sie nur Brei, wenn es unbedingt nötig ist.

Und jetzt kommt das Allerbeste: Nachdem Sie sich nun das Gehirn zermartert haben, ob das Kind dies oder jenes oder vielleicht doch etwas ganz anderes isst, muss ich Ihnen leider mitteilen, dass Ihr Kind mit hoher Wahrscheinlichkeit gar nichts essen wird.

Größere Kinder, die schon eine gute Menge Brei am Tag essen, tun dies sicherlich auch weiter, wenn ihre Mutter zur Arbeit geht. Doch Kinder im Alter von vier bis sechs Monaten (und auch viele zwischen acht und zehn Monaten), die (fast) nur gestillt werden, verweigern mit hoher Wahrscheinlichkeit jede andere Nahrung. Sie wollen keine Flasche, weder mit Muttermilch noch mit Ersatznahrung. Sie nehmen die Milch weder im Becher noch aus der Pipette. Sie wollen auch keine Banane und keinen Reis. Sie wollen überhaupt nichts. Wenn Sie verkürzt arbeiten und nur fünf oder sechs Stunden außer Haus sind, wird Ihr Kind höchstwahrscheinlich in dieser Zeit nichts zu sich nehmen. Aber auch wenn die Mutter acht Stunden arbeitet (und inklusive des Arbeitsweges eigentlich neun), möchten viele Kinder in dieser Zeit nicht essen. Sie verbringen einfach den Vormittag, ohne etwas zu sich zu nehmen, schlafen einen großen Teil der Zeit und holen dann in den Nachmittags-, Abend- und Nachtstunden alles nach, indem sie wie die Raubtiere trinken. Deshalb entscheiden sich auch viele berufstätige Mütter dafür, ihr Kind bei sich im Bett schlafen zu lassen; das ist die einzige Möglichkeit, selbst weiterschlafen zu können, während das Kind solange trinkt, wie es möchte.

Bevor Sie zur Arbeit gehen, bietet es sich an, den Tank Ihres Kindes aufzufüllen. Stellen Sie sich den Wecker früh genug, um Ihr Kind gleich im Bett noch zu stillen; und wenn Sie dann angezogen sind und gefrühstückt haben, legen Sie es noch einmal an, bevor Sie sich auf den Weg machen. Oder suchen Sie, wenn Sie Ihr Kind in die Krippe bringen, einen Krippenplatz in der Nähe Ihrer Arbeit und stillen Sie Ihr Kind im Bus auf dem Weg dorthin.

Andere Kinder hingegen essen freilich sehr wohl, während die Mutter bei der Arbeit ist. Sie essen Brei, trinken Milch, nehmen die Flasche an und sind absolut nicht wählerisch. Leider lässt sich im Vorfeld nicht absehen, welches Kind essen wird und welches nicht. Deshalb sollte immer mit allem gerechnet werden. Die Betreuungsperson muss klare Anweisungen bekommen: wie sie die Milch aufwärmen soll, wie sie die Banane zerdrücken soll ... Sie ist jedoch auch darauf hinzuweisen, dass das Kind unter Umständen nicht essen möchte oder vielleicht auch nur zwei Löffelchen nimmt und dass sie sich keine Sorgen machen muss, nicht erschrecken soll und nicht versuchen darf, das Kind zur Nahrungsaufnahme zu zwingen.

Gewöhnung ans Essen

Zwar ist es empfehlenswert, das Kind an die Betreuungsperson zu gewöhnen – es aber an die Flasche oder an den Löffel gewöhnen zu wollen, bevor Sie zur Arbeit zurückkehren, ist verlorene Zeit.

Und wenn die Flasche zudem Muttermilchersatznahrung enthält oder Sie das Füttern von Brei noch weiter vorziehen, als Sie es ohnehin schon tun, dann ist dies für die Ernährung Ihres Kindes nicht günstig, denn es könnte nach wie vor ausschließlich Muttermilch bekommen.

Doch selbst wenn die Flasche Muttermilch enthält oder Sie versuchen, Muttermilch mit einem Becher zu füttern, ist es die Mühe nicht wert und sogar von Nachteil (weil es allen Beteiligten großes Unbehagen beschert).

Wenn ein Kind zum ersten Mal eine Flasche bekommt, gibt es zwei Möglichkeiten: Es nimmt sie an oder es lehnt sie ab. Und die Wahrscheinlichkeit, dass es die Flasche annimmt, ist übrigens größer, wenn Sie nicht zu Hause sind. Wenn Sie Ihrem Kind einen Monat oder zwei Wochen vor Ihrer Rückkehr zur Arbeit eine Flasche geben und es nimmt sie mit Freuden an, was haben Sie damit gewonnen? Es hätte sie dann wahrscheinlich auch zwei Wochen später angenommen. Das Einzige, was Sie erreicht haben, ist der Ersatz einer angenehmen und entspannenden Stillmahlzeit durch etwas ziemlich Umständliches: Milch abzupumpen und in eine Flasche abzufüllen.

Wenn Sie ihm jedoch die erste Flasche geben und das Kind verweigert sie, spuckt und reagiert verärgert, was wollen Sie dann tun? Ihm die Nase zuhalten, damit es den Mund öffnet, und sie ihm aufzwingen? Damit werden Sie nur erreichen, dass Ihre letzten beiden Wochen zu Hause für Sie und Ihr Kind zur Hölle werden, anstatt sie gemeinsam zu genießen. Und es führt dazu, dass das Kind die Flasche prinzipiell ablehnt. Wenn Sie aber acht Stunden aus dem Haus gehen, damit das Kind merkt, dass es keine Brust gibt, und so die Flasche von der Großmutter annimmt? – Nun, wozu ist es dann gut, 16 Wochen Mutterschutz zu haben, wenn Sie zum Üben nach 14 oder nach 12 Wochen aus dem Haus gehen und Ihr Kind bei der Großmutter lassen? Anstatt acht Stunden lang auf der Straße Ihre Zeit zu vertrödeln, können Sie auch arbeiten gehen, dann tun Sie wenigstens etwas Nützliches.

Versuchen Sie also gar nicht erst, Ihr Kind im Vorfeld an andere Nahrung zu gewöhnen. Wenn Sie dann zur Arbeit zurückkehren, wird sich schon zeigen, was geschieht. Wenn Ihr Kind friedlich schläft, soll es in Ruhe gelassen werden. Wacht es auf und ist fröhlich, dann soll mit ihm gespielt werden. Wacht es auf und scheint Hunger zu haben, dann sollte versucht werden, ihm das zu geben, was für diesen Fall vorgesehen ist: den Becher, die Flasche oder den

Löffel. Wenn es gut isst, wunderbar – und wenn nicht, dann ist das auch gut; es zeigt, dass das Kind keinen großen Hunger hat und lieber wartet, bis die Mutter zurückkommt.

Muttermilch gewinnen

Muttermilch zu gewinnen ist eine Kunst. Glauben Sie, Sie wären in der Lage, eine Kuh zu melken? Eine Frauenbrust zu melken (selbst wenn es die eigene ist), ist auch nicht einfacher. Es lässt sich schnell und bequem durchführen, wenn man weiß wie, allerdings muss das gelernt sein. Sie sollten mindestens einige Wochen vor dem Tag X damit beginnen.

Sie können Milch per Hand ausstreichen oder mit einer Milchpumpe abpumpen. Das Ausstreichen mit der Hand bietet große Vorteile: Sie müssen weder eine Milchpumpe kaufen noch diese reinigen. Und Sie können es überall durchführen. Mütter, die mit beiden Methoden vertraut sind, sagen meist, dass es mit der Hand einfacher sei und weniger schmerze als mit der Milchpumpe. Dagegen spricht eigentlich nur, dass man das Handausstreichen erst lernen muss, und in unserer technisierten Gesellschaft wirkt ein Apparat wohl irgendwie *seriöser*. Viele Menschen zeigen sich dem Ausstreichen per Hand gegenüber skeptisch.

Wenn Sie über das Ausstreichen oder Abpumpen von Milch und alles, was damit in Verbindung steht, lesen, erscheint es Ihnen wahrscheinlich ziemlich kompliziert. Denken Sie auch daran, dass es einfacher sein wird, wenn Sie sich eine Zeitlang unbezahlt freistellen lassen und erst dann zur Arbeit zurückkehren, wenn Ihr Kind schon etwas größer ist und andere Dinge zu sich nehmen kann.

Wir sprechen hier von Müttern, die zur Arbeit gehen, und von gesunden Kindern im Alter von mehreren Monaten, die auch dann weiterhin einen Großteil ihrer Mahlzeiten direkt an der Brust trinken werden. Für ein Frühgeborenes oder ein krankes Kind im Krankenhaus stellt sich die Situation freilich etwas anders dar. In diesem Fall sollten Sie die Anweisungen des Personals in Ihrer Klinik befolgen.

Ausstreichen und Abpumpen
Waschen Sie sich die Hände. Die Brust müssen Sie nicht extra waschen, es sei denn, sie ist aus irgendeinem Grund besonders schmutzig.

Zunächst empfiehlt sich eine sanfte Massage der gesamten Brust vom Brustansatz bis zur Brustwarze. Einige Frauen, die große Brüste haben, neigen sich nach vorn und schütteln sie sanft mit der Hand. Durch die Berührung der Brustwarze (am besten über der Kleidung, weil sich auf dem Finger, auch wenn er gerade gewaschen ist, viel mehr Mikroorganismen befinden als auf der Brustwarze) wird der Milchspendereflex ausgelöst. Wenn Ihr Kind nicht in der Nähe ist, kann es hilfreich sein, ein Foto oder Kleidungsstück von ihm anzuschauen; dies unterstützt das Auslösen des Milchspendereflexes.

Um per Hand Milch auszustreichen, legen Sie den Daumen und alle anderen Finger einige Zentimeter vom Brustansatz entfernt C-förmig auf (bei vielen Frauen heißt das, außerhalb des Brustwarzenhofes, bei anderen, die einen sehr großen Brustwarzenhof haben, muss das nicht der Fall sein). Üben Sie nun mit den Fingern Druck aus, zunächst nach hinten (zu den Rippen hin), dann führen Sie die Finger zusammen und drücken so die Brust sanft zwischen Daumen und Zeigefinger aus. Um Verletzungen zu vermeiden, ist es besser, wenn die Finger nicht auf der Brust reiben. Wandern Sie lieber mit den Fingern um die Brust herum und wiederholen Sie diesen Vorgang, solange Milch fließt. Kommt nur noch sehr wenig Milch, wechseln Sie die Brust. Über Ihre Stillgruppe oder Ihre Hebamme können Sie sicher andere Mütter kennenlernen, die bereits mit dem Ausstreichen vertraut sind und Ihnen dies zeigen können.

Sie möchten lieber eine Milchpumpe benutzen? Davon gibt es verschiedene Arten: Handmilchpumpen, batteriebetriebene Pumpen und elektrische Pumpen, die man in Apotheken bekommen kann. Und für jede Art gibt es verschiedene Hersteller. Fragen Sie andere Mütter, welche sie benutzt haben und welche Pumpe bei ihnen gut funktioniert hat. Lesen Sie sich die Anweisungen durch, die der Milchpumpe beiliegen; es ist außerdem zu empfehlen, mit einer Mutter zu sprechen, die das gleiche Modell verwendet hat.

Ein Milchpumpen-Modell gibt es, von dem ich unbedingt abraten möchte: Es sieht wie eine Trompete oder Fahrradhupe aus, ist mit einem Gummiball versehen und wird durch Drücken und Loslassen bedient. Fast alle Mütter sind sich darin einig, dass diese Milchpumpe mehr Schaden anrichtet, als dass sie Milch hervorbringt.

Doch sowohl mit der Hand als auch mit der Milchpumpe gelingt die Milchgewinnung meist am ersten Tag noch nicht. Verfallen Sie aber nicht gleich in Panik. Ich habe schon mehr als eine Mutter sagen gehört: »Ich habe keine Milch, denn ich habe es mit der Milchpumpe probiert und es kam nichts raus«, und neben ihr rollt sich das Baby wie ein kleiner Buddha und ist der lebende Beweis dafür, dass die Muttermilch, die es bekommt, nicht die schlechteste sein kann. Wenn keine Milch herauskommt, heißt das nicht, dass Sie keine haben, sondern dass Sie noch nicht wissen, wie Sie sie gewinnen können; deshalb sollten Sie einige Wochen im Vorfeld mit dem Üben beginnen.

Quetschen Sie Ihre Brust nicht. Am besten versuchen Sie es mehrmals täglich (fünfmal, achtmal, so oft Sie können), dann aber immer nur fünf oder zehn Minuten lang. Das ist besser, als es eine Stunde lang zu versuchen (was wahrscheinlich wäre, wenn eine Mutter am ersten Tag sagen würde: »Ich stehe hier nicht auf, bevor ich nicht 100 ml abgepumpt habe« ... und wenn die Stunde um ist, hätte sie es auch noch nicht geschafft). Nein, am ersten Tag kann das einzige vernünftige Ziel sein, der Brust einige Tropfen Milch zu entlocken, mit etwas Glück vielleicht einige Milliliter; wenn es Ihnen gleich gelingt, dass viel Milch kommt und dies ohne große Mühen, dann umso besser, Sie haben wirklich Glück. Wie leicht es einer Frau fällt, Milch auszustreichen oder abzupumpen, hat nichts mit der Milchmenge zu tun, über die sie verfügt, und auch nichts damit, wie leicht es ihrem Kind fällt, Milch aus der Brust zu trinken (Ihrem Kind gelingt dies tausendmal besser als Ihnen, daran besteht kein Zweifel).

In den ersten Tagen können Sie die vier Tropfen, die herauskommen werden, wegschütten (oder sich in den Kaffee geben). Sobald dann eine ansehnliche Menge fließt, sagen wir jedes Mal 20 ml oder 30 ml, können Sie dazu übergehen, die Milch einzufrieren.

In der Regel verwendet man die ausgestrichene oder abgepumpte Muttermilch am nächsten Tag. Verbrauchen Sie sie in diesem Zeitraum, ist es nicht erforderlich, sie einzufrieren. Milch hingegen, die nicht am nächsten Tag verwendet wird, kann für Notfälle eingefroren werden (falls es Ihnen einmal nicht gelingt, ausreichend Milch zu gewinnen, oder Ihr Kind mit einem Bärenhunger aufwacht und alles auf einmal trinkt). Und wenn Sie auf die eingefrorenen Reserven zurückgreifen müssen, können Sie diese später wieder auffüllen.

Wann sollten Sie die Milch ausstreichen oder abpumpen? Dann, wenn es am besten passt. Einige Mütter tun dies am Arbeitsplatz und nehmen sie dann täglich mit nach Hause. Sie brauchen dafür einen sauberen und angenehmen Ort, Zeit (Sie können Ihre Stillpause nutzen, die Sie auf zwei halbe Stunden aufteilen), einen Kühlschrank, um die abgepumpte Milch aufzubewahren (mit Hygienegarantie, das heißt, es sollte kein Kühlschrank sein, der von Dutzenden anderen benutzt wird oder in dem Dinge aufbewahrt werden, die Sie nicht gern mit Essen vermischen würden), und eine Kühltasche mit Kühlelementen, um die Milch nach Hause zu transportieren.

Andere Mütter können oder wollen am Arbeitsplatz keine Milch ausstreichen oder abpumpen und verschaffen sich lediglich ein wenig Erleichterung, wenn die Brüste zu sehr anschwellen, indem sie sie über dem Waschbecken ausstreichen... Machen Sie sich keine Gedanken, Sie können die Milch auch täglich zu Hause ausstreichen oder abpumpen. Grundsätzlich ist es gleich, ob das vor oder nach dem Anlegen des Kindes oder zwischen den einzelnen Stillmahlzeiten erfolgt. Machen Sie es so, wie es sich für Sie effizienter und bequemer gestaltet. Wenn Sie die Technik bereits beherrschen und die Milch per Hand ausstreichen, kann es am einfachsten sein, die Milch aus einer Brust zu streichen, während das Kind an der anderen trinkt; so nutzen Sie gleich den Milchspendereflex und die Milch fließt schneller. Dann wechseln Sie die Seite; Sie können Ihrem Kind die Brust geben, aus der Sie gerade Milch ausgestrichen haben (es bleibt immer etwas übrig, und zwar in dem Fall genau die kalorienreichere Milch), und versuchen, Milch aus der Brust auszustreichen, an der Ihr Kind gerade getrunken hat (normalerweise kommt auch dort noch etwas heraus).

Wenn Sie direkt, nachdem Ihr Kind an der Brust getrunken hat, Milch ausstreichen, sollten Sie zunächst den Speichel abwischen.

Einigen Frauen gelingt es, auf einen Schlag die gesamte Milch, die sie brauchen, auszustreichen oder abzupumpen. Andere müssen den Vorgang zwei-, drei- oder mehrmals im Laufe des Nachmittags wiederholen. Denken Sie daran, Milch abzupumpen funktioniert genau wie stillen: Je öfter Sie es tun, desto mehr Milch wird kommen. Wenn Sie beispielsweise leicht 50 ml auf einmal, aber 100 ml nur unter großem Druck und hohem Zeitaufwand gewinnen können, dann wäre es einfacher, 50 ml abzupumpen und nach einer oder zwei Stunden weitere 50 ml.

Die Milchpumpe und die Gefäße, in denen Sie die Milch aufbewahren, müssen weder erhitzt noch sterilisiert werden. Es reicht aus, sie normal zu reinigen, wie Sie auch Ihr Geschirr, Ihre Gläser und Ihr

Besteck reinigen, mit denen Ihr Kind und der Rest der Familie essen und trinken. Ist die Milchpumpe mit Schläuchen ausgestattet oder hat Stellen, die sich nicht leicht reinigen lassen, ist es wichtig, sie sofort nach jeder Benutzung mit reichlich Wasser zu spülen, damit keine Milchreste eintrocknen.

Die Aufbewahrung der Milch

Es wurde schon viel darüber debattiert, ob es besser sei, Muttermilch in Kunststoff- oder in Glasbehältern aufzubewahren. In der Literatur lesen Sie, dass sich die Zellen hier und die Antikörper da anlagern. In Wirklichkeit hat das jedoch keinerlei Bedeutung; selbst wenn die Muttermilch einen Teil ihrer Antikörper einbüßen würde, wäre sie noch immer viel besser als Ersatznahrung, die von vornherein keine Antikörper enthält. Verwenden Sie Glas oder Kunststoff, je nachdem, was Sie zur Hand haben. Wichtig ist, dass die Behälter gut zu reinigen, verschließbar und im Fall von Kunststoff lebensmittelecht sind (dann sind sie mit dem Glas-Gabel-Symbol versehen). Es bietet sich eine Größe für die Menge einer Stillmahlzeit an. Sie können auch kleinere Behältnisse verwenden und dann mehrere miteinander kombinieren; sind die Behälter jedoch zu groß, werden sie nicht voll und nehmen im Kühlschrank viel Platz weg. Beschriften Sie die Behälter mit dem Datum, an dem Sie die Milch abgepumpt haben.

Im Kühlschrank ist Muttermilch je nach Temperatur bis zu fünf Tage haltbar. Für diesen Zeitraum ist es besser, sie nicht einzufrieren, denn auf diese Weise wirken die Antikörper und weitere Faktoren gegen Mikroorganismen, sodass sich diese in der Milch nicht vermehren, sondern zurückgehen. In der Regel wird sie jedoch nur einen oder zwei Tage aufbewahrt. Das übliche Vorgehen besteht darin, von Sonntag bis Donnerstag täglich die Milch für den Folgetag abzupumpen und eine kleinere, tiefgekühlte Reserve bereitzuhalten, falls Sie eines Tages nicht ausreichend Milch ausstreichen oder abpumpen können oder das Kind hungriger als erwartet sein sollte. Diese Reserve können Sie während des Übungszeitraums anlegen, bevor Sie wieder zu arbeiten beginnen. Ist sie aufgebraucht, können Sie sie mit der Milch auffüllen, die Sie freitags und samstags ausstreichen oder abpumpen.

Wenn Sie mehrmals am Tag Milch ausstreichen bzw. abpumpen, können Sie diese in einem einzigen Behälter sammeln, indem Sie sie jeweils der Milch zugeben, die sich bereits im Kühlschrank oder Tiefkühlfach befindet. Aber bitte wirklich nur am selben Tag; Sie sollten täglich ein neues Behältnis benutzen. Wenn Sie die Milch einfrieren möchten, bietet es sich an, kleinere Gefäße zu wählen, die weniger als 100 ml fassen, auch wenn Sie dann zwei oder mehr pro Tag füllen müssen. Und zwar genau deshalb, weil diese Milch für den Notfall gedacht ist, sodass man davon ausgehen kann, dass nicht auf einen Schlag eine große Menge benötigt wird. Trinkt Ihr Kind zum Beispiel 150 ml und ist danach noch hungrig, wird es nicht noch einmal 150 ml trinken, sondern lediglich ein bisschen mehr. Wenn Sie dafür eine größere Menge auftauen, müssen Sie die übrige Milch wegschütten (oder selbst trinken).

Wie lange tiefgekühlte Milch haltbar ist, hängt von der Leistung Ihres Tiefkühlschranks oder Tiefkühlfachs ab. In der Regel ist sie länger haltbar als ein eingefrorenes Rindersteak, denn das Fleisch ist tot und dies schon seit mehreren Tagen, und auf dem Schlachthof, beim Transport, im Lager und im Geschäft waren viele Menschen damit in Kontakt ... Wenn Sie es dann einfrieren, ist es bereits voller Mikroorganismen. Ihre Milch hingegen wird gleich eingefroren und beinhaltet zudem jede Menge Antikörper.

Bei einigen Frauen verändert sich die eingefrorene Milch nach einigen Tagen und nimmt dann einen eigenartigen Geruch nach ranzigem Fett an. Schuld daran sind die Lipasen (Verdauungsenzyme, die in der Milch enthalten sind, um das Kind bei der Verdauung zu unterstützen), die auf die in der Milch enthaltenen Fette wirken und mit deren Verdauung beginnen. Das ist nicht schlimm, schmeckt aber dem Kind möglicherweise nicht. Sie können dem vorbeugen, indem Sie die Milch gleich nach dem Ausstreichen bzw. Abpumpen erhitzen: Stellen Sie sie so lange auf den Herd, bis sich am Topfrand kleine Blasen bilden, ohne sie jedoch zum Kochen zu bringen. Sie haben die Milch damit auf etwa 80 °C erhitzt. Kühlen Sie die Milch ab und frieren Sie sie danach sofort ein.

Milch erwärmen
In einigen Büchern wird empfohlen, die Milch langsam aufzutauen, indem man sie am Vortag aus dem Tiefkühlfach nimmt und in den Kühlschrank stellt. Ich halte das nicht für sehr vernünftig; erstens sorgt dieses Vorgehen dafür, dass die Milch einen ganzen Tag lang halb aufgetaut ist und damit nicht perfekt konserviert wird; und

zweitens dient die tiefgekühlte Milch schließlich für Notfälle – wie können Sie einen solchen Notfall am Vortag absehen?

Zum schnellen Auftauen der Milch empfehlen einige AutorInnen, das Behältnis mit der Milch unter den offenen Wasserhahn zu halten, aus dem zunächst kaltes und nach und nach immer wärmeres Wasser kommt. Diese Methode erfordert aber, dass man das Wasser sehr lange laufen lässt und somit eine nicht unerhebliche Gas- vor allem Wassermenge verbraucht wird, was ökologisch absolut nicht sinnvoll ist.

Eine weitere Empfehlung ist das Auftauen im Wasserbad, aber nicht auf dem Herd. Das heißt, Wasser wird in einem Topf erhitzt, und wenn es heiß ist, aber nicht zu heiß (sodass Sie den Finger eintauchen können, ohne sich zu verbrennen), sollten Sie den Topf vom Herd nehmen und das Behältnis mit der Milch hineingeben. Wäre das Wasser zu heiß, könnte ein Glasgefäß aufgrund der großen Temperaturveränderung springen. Diese Methode ist zwar effizient, schnell und ökologisch, allerdings empfehle ich sie nicht mehr, weil es dabei zu Unfällen kommen kann. Da die Mutter nicht anwesend ist, übernehmen das Auftauen in der Regel die Großmutter (die nicht mehr die gleichen Reflexe hat) oder der Vater (der in der Küche ein *besonderes Geschick* an den Tag legt) und das häufig, während das Kind vor Hunger weint und die jeweilige Person nervös macht. Manche versuchen dann, das Kind mit einer Hand zu trösten und mit der anderen die Milch aufzuwärmen, und es besteht die Gefahr, dass sich das Kind mit heißem Wasser verbrüht oder am noch nicht abgekühlten Herd verbrennt ...

Aus diesem Grund ist die Methode, die heute empfohlen wird und schnell, ökologisch sowie unfallsicher ist, das Auftauen mit heißem Wasser aus dem Wasserhahn, ohne dass auf den Herd zurückgegriffen wird. Füllen Sie ein großes Gefäß mit heißem Wasser, tauchen Sie das Gefäß mit der Muttermilch ein und warten Sie. Wird das Wasser kalt, wechseln Sie es so oft wie erforderlich.

Auch in der Mikrowelle können Sie Muttermilch auftauen oder erwärmen. Einige AutorInnen raten davon ab, weil dabei Antikörper zerstört werden; allerdings betrifft dies nicht alle und Fakt ist, dass auch Muttermilchersatznahrung keine Antikörper hat. Es macht überhaupt nichts, wenn ein größeres Kind bei einer Stillmahlzeit am Tag etwas weniger davon abbekommt. (Anders wäre das bei einem Frühgeborenen, das viele dieser Antikörper benötigt und immer aufgetaute Milchmahlzeiten einnimmt.) Wird die Milch bei einer angemessenen Temperatur nur erwärmt und nicht aufgekocht, findet auch nur eine sehr geringfügige Veränderung statt. In Wirklichkeit ist das Hauptproblem bei Mikrowellen nicht die Veränderung der Milch, sondern dass es zu Verbrennungen kommen kann.

Die Mikrowelle ist die einzige Erwärmungsmethode, bei der ein Objekt im Inneren stärker als an der Oberfläche erwärmt wird und zudem unregelmäßig, sodass ein Teil viel heißer sein kann als ein anderer. Konkret heißt das, dass sich eine Flasche in der Hand vielleicht lauwarm anfühlt, ein Teil der Milch darin jedoch kochend heiß sein kann. Als Mikrowellen neu auf dem Markt waren und noch niemand so genau wusste, wie sie funktionieren, kam es zu einigen Fällen von Verbrennungen im Mund- und Speiseröhrenbereich. Deshalb empfehlen die Fachleute, niemals eine Flasche in der Mikrowelle zu erwärmen, ganz gleich ob künstliche oder Muttermilch.

Wenn Sie jedoch die Mikrowelle nutzen wollen, seien Sie besonders vorsichtig. Denken Sie stets daran, dass sich bei gleicher Einstellung und Zeit eine größere Flüssigkeitsmenge weniger erwärmt. Es ist besser, eine mittlere oder niedrige Stufe zu wählen, denn damit ist die Zeit länger und die Temperatur lässt sich besser regulieren. Erwärmen Sie die Milch erst ein bisschen, prüfen Sie die Temperatur und stellen Sie das Gefäß dann gegebenenfalls noch ein kleines Weilchen länger in die Mikrowelle. Vor allem ist es wichtig, es einen Moment gut zu schütteln, bevor Sie dem Kind die Milch geben, damit sie überall gleich warm wird. Prüfen Sie die Temperatur, indem Sie sich einige Tropfen auf den Handrücken geben, so wie man schon immer die Temperatur von Flaschen getestet hat.

Aufgetaute Milch muss innerhalb von 24 Stunden verbraucht werden.

Milch füttern

Es ist ganz normal, dass sich bei Muttermilch der Rahm oben absetzt. Es reicht aus, die Flasche gut zu schwenken.

Einige Kinder trinken die Milch ihrer Mutter aus der Flasche und trinken auch an der Brust und alles geht gut und problemlos. Andere jedoch, auch wenn sie schon einige Monate an der Brust getrunken haben, gewöhnen sich mit der Flasche eine ungünstige Trinkposition an, was zu Brustverweigerung, schmerzenden oder wunden Brustwarzen führen kann. Es gibt auch viele Kinder, die, weil sie an die Brust gewöhnt sind, gar keine Flasche annehmen, sondern sie von vornherein ablehnen.

Es gibt mehrere Gründe, warum die Flasche meist nicht die beste Option ist. Wenn Sie wollen, können Sie sie natürlich verwenden, wahrscheinlich wird es aber einfacher sein, dem Kind die Milch in einem kleinen Becher zu geben. Sie werden auch Empfehlungen hören, ein Löffelchen, eine Spritze oder eine Pipette zu verwenden; solche Methoden können sich für die Gabe kleiner ergänzender Mengen für ein Neugeborenes eignen; wenn Sie aber versuchen, einem größeren Kind 150 ml Milch oder mehr mit einem Löffelchen zu füttern, kann das sehr nervenaufreibend werden.

In unserer Kultur mag es ungewöhnlich erscheinen, einem Baby mit einem kleinen Becher zu trinken zu geben, und Freundinnen und Großmütter reagieren wahrscheinlich verdutzt. Es ist aber möglich. In einigen Ländern wird die Milch in Kliniken allen Kindern in einem Becher gegeben, selbst den Frühgeborenen. Einige Studien zeigen, dass Frühgeborene die Milch schneller und besser aufnehmen, wenn sie aus einem kleinen Becher anstatt aus einer Flasche trinken, vorausgesetzt, das Pflegepersonal ist gut mit der entsprechenden Technik vertraut. Andere Studien zeigen das Gegenteil und ich habe den Verdacht, dass das Pflegepersonal in diesen Fällen möglicherweise die Methode nicht beherrsche.

Ideal wäre eine kleine Tasse mit einer Tülle, wie bei einer Schöpfkelle oder einer Zitronenpresse, nur kleiner. In Indien wird ein traditionelles Gefäß dieser Art verwendet, das als *paladai* bezeichnet wird (Abb. 14).

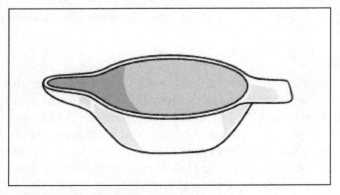

Abbildung 14: Paladai

Vielleicht finden Sie ein ähnliches Gefäß im Handel, möglicherweise eine Schöpfkelle für Puppen. Wenn nicht, tut es auch ein einfaches kleines Glas für Wein oder Likör.

Halten Sie das Baby in einer senkrechten Position. Wenn Sie Rechtshänderin sind, ist es wahrscheinlich am praktischsten, es auf den linken Oberschenkel zu setzen und mit dem linken Arm zu halten, während Sie ihm mit der rechten Hand die Milch geben. Der halbvolle Becher wird so am Mund des Kindes positioniert, dass er die Mundwinkel berührt. Es reicht nicht aus, dass der Gefäßrand die Lippen berührt, denn so kann leichter alles danebengehen. Wenn sich das Gefäß in der richtigen Position befindet, kippen Sie es, bis die Milch den Gefäßrand erreicht. Einige Kinder trinken wie Erwachsene, andere wie die Katzen mit der Zunge.

Ich habe dieses Vorgehen jetzt beschrieben, als würden Sie es selbst tun. In Wirklichkeit ist es aber eine andere Person, die dies durchführen wird, während Sie bei der Arbeit sind. Hier gilt das Gleiche, wie oben für die Flasche gesagt wurde: Es ist weder erforderlich noch hilfreich, Ihr Kind an den Becher zu gewöhnen, bevor Sie wieder zur Arbeit gehen, aber Sie sollten diese Fütterungstechnik der Betreuungsperson genau erklären.

Über die zu trinkende Milchmenge entscheidet das Kind. Die in der Flasche oder im Becher verbleibende Milch ist mit Speichel vermischt und Mikroorganismen können sich darin leicht vermehren. Deshalb ist es besser, sie nicht aufzuheben. Folglich sollte auch nicht mehr Milch angeboten werden, als das Kind normalerweise trinkt. Es ist sinnvoller, wenn es erst 50 ml bekommt und dann, wenn es damit fertig ist, noch einmal 50 ml, als gleich 200 ml anzubieten, von denen es nur 50 ml trinkt, dann einschläft und nach zwei Stunden mehr will, wenn Sie die restliche Milch schon weggeschüttet haben.

Scheint ein Kind, das bereits im Beikostalter ist, Hunger zu haben, lässt sich aber weder mit dem Becher noch mit der Flasche leicht füttern, können Sie versuchen, die Milch mit Getreide anzudicken und ihm mit einem kleinen Löffel zu geben. Nimmt das Kind weder Becher noch Flasche und scheint auch nicht hungrig zu sein, vergessen Sie nicht: Das ist normal. Sie müssen sich keine Sorgen machen und es auch zu nichts zwingen.

Politische Fragen

In Spanien dauert der Mutterschutz nur 16 Wochen. Gesetzlich sind sogar nur sechs Wochen vorgeschrieben. Das Übereinkommen C103 der Internationalen Arbeitsorganisation von 1952 empfahl einen Mutterschutz von 12 Wochen, sodass 16 gar nicht so schlecht sind. Das Übereinkommen C183 von 2000 hingegen (das von der spanischen Regierung bisher noch nicht ratifiziert worden ist – ich weiß gar nicht, worauf man da noch wartet) empfiehlt 14 Wochen, und die angehängte Empfehlung R191 sah vor, dass sich die Mitglieder darum bemühen sollten, »die Dauer des in Artikel 4 des Übereinkommens erwähnten Mutterschaftsurlaubs auf mindestens 18 Wochen auszudehnen.« In Spanien jedoch wurde mit dem Gesetz zur Vereinbarung des Familien- und Arbeitslebens von 1999 festgelegt, dass nur sechs von 16 Wochen *obligatorisch* sind und die restlichen 10 Wochen vom Vater anstelle der Mutter in Anspruch genommen werden könnten. Folglich erreichen wir nicht nur die in fast allen europäischen Ländern weit überschrittenen 18 Wochen nicht, sondern es sind auch nur sechs Wochen Mutterschutz wirklich gesetzlich verankert.

Natürlich wurde uns diese Erfindung als großer Fortschritt zur Befreiung der Frau präsentiert (und offenbar auch als solcher angenommen). Schließlich sind wir ja alle gleich und die Eltern können sich somit in die Betreuung der Kinder teilen.

Wie kann man aber von einer Befreiung sprechen, wenn einem die Rechte gekürzt werden? Denn diese Gleichberechtigung bestand nicht darin, dem Vater 16 Wochen zu geben, damit er das gleiche Recht hätte wie die Mutter, sondern der Mutter etwas zu nehmen, um es ihrem Partner zu geben. Damit wurde eine ähnliche Maßnahme imitiert, die einige Jahre zuvor in Schweden umgesetzt worden war, allerdings unter ganz anderen Umständen. In Schweden beträgt der Mutterschutz 22 Monate, sodass seine Aufteilung durchaus möglich ist!

Dass die 16 Wochen nicht mehr *obligatorisch* sind, bedeutet keinerlei Fortschritt und auch keinerlei Befreiung. Arbeitnehmer und Arbeitgeber verhandeln nicht unter gleichen Voraussetzungen, sondern einem Arbeitgeber stehen viel mehr Mittel zur Verfügung, um seine Wünsche durchzusetzen. Deshalb müssen alle Rechte von Arbeitnehmern *obligatorische* Rechte sein, die per Gesetz oder Übereinkommen festgeschrieben sind: Die Arbeitszeiten sind obligatorisch, der Lohn ist obligatorisch, der Urlaub ist obligatorisch und Sonderzahlungen sind es auch. Wären die 40-Stundenwoche oder der Urlaubsmonat nicht gesetzlich festgeschrieben und könnte sich der Arbeitnehmer freiwillig für eine 50-Stundenwoche (bei gleichem Lohn) oder einen Urlaub von nur zwei Wochen entscheiden, können Sie sich vorstellen, welchem Druck er ausgesetzt wäre? Und einige Frauen bekommen diesen Druck bereits zu spüren: »Du willst doch nicht wirklich die ganzen 16 Wochen nehmen. Du weißt doch, wie es bei uns aussieht, ich finde keinen Ersatz für dich. Du kannst doch auch nach zwei Monaten zurückkommen und den Rest nimmt dein Mann. Vergiss nicht, wir wollten doch auch noch über deine mögliche Beförderung sprechen ...« Der Vater seinerseits kann dem gleichen Druck ausgesetzt sein: »Wie, einen Monat Vaterschaftsurlaub? Komm mir nicht mit dem Unsinn, das ist doch was für Frauen! Ich weiß schon, das Gesetz sieht das vor – aber komm mir dann nicht und frage nach Gefälligkeiten ...«

Vor einigen Jahren gab es in Spanien eine Unterschriftensammlung, um sechs Monate Mutterschutz einzufordern (sechs Monate als ersten Schritt, um dem europäischen Maßstab näherzukommen). Dies konnte nicht durchgesetzt werden.

Ich habe erklärt, wie man vorschriftsgemäß Milch ausstreicht oder abpumpt, sie im Kühlschrank aufbewahrt, sie einfriert und auftaut ... Doch ich selbst bin nicht komplett davon überzeugt.

Manchmal scheint das Ausstreichen oder Abpumpen von Milch *die Lösung* zu sein, um Arbeit und Stillen miteinander kombinieren zu können, die Lösung, die möglich macht, dass eine Mutter, die arbeitet, ihr Kind weiter stillt. So oft habe ich das schon gelesen und so oft habe ich es selbst wiederholt ... Wie wichtig es ist, stillenden Müttern auf der Arbeit einen Raum zur Verfügung zu stellen, eine Kühlmöglichkeit, eine Kinderbetreuung am Arbeitsplatz.

Aber eines Tages nahm meine Entrüstung überhand. Was für eine Lösung ist das denn eigentlich? Vielmehr scheint es mir ein Hohn zu sein. Als würde man der Mutter sagen: »Sie lassen bitte Ihre Milch im Kühlschank, denn das ist es, was zählt, und dann können Sie gehen und Ihrem Kind wird es an nichts mangeln, wo es doch Muttermilch bekommt.« Als wäre die Milch das Einzige (und das Wichtigste), was eine Mutter ihrem Kind gibt.

Aber so ist das nicht. Ich gelte als *Stillfanatiker*; wenn ich aber das Kind wäre, wäre es mir viel lieber, wenn Mama zu Hause bliebe und mir die Flasche geben würde, als wenn Mama zur Arbeit ginge und mir eine andere Person Muttermilch gäbe. Milch abzupumpen bzw. auszustreichen ist keine Lösung, sondern nur ein kleiner Flicken für ein großes sozioökonomisches Problem, für eine komplett zerrüttete Organisation des Arbeitslebens, in der die Bedürfnisse von Kindern und ihren Müttern in der Liste von Prioritäten die letzte Stelle einnehmen.

Natürlich bleibt in vielen Fällen nichts anderes übrig, als dass Mutter und Kind den Tag getrennt verbringen, und natürlich kann es in solchen Fällen nützlich sein, Milch abzupumpen oder auszustreichen. Wir dürfen dann allerdings nicht von einer *Lösung* sprechen, denn dann würden wir (und unsere Regierenden) damit aufhören, eine wirkliche Lösung zu suchen. Denn warum sollte der Mutterschutz ausgeweitet werden, wo es doch viel billiger ist, kleine Broschüren zu verteilen, in denen erklärt wird, wie man Milch ausstreicht oder abpumpt?

Wer passt auf mein Kind auf?

American Academy of Pediatrics Committee on Early Childhood, Adoption, and Dependent Care. Quality early education and child care from birth to kindergarten. Pediatrics 2005;115:187-191

Die Aufbewahrung der Milch

Pardou A, Serruys E, Mascart-Lemone F, Dramaix M, Vis HL. Human milk banking: influence of storage processes and of bacterial contamination on some milk constituents. Biol Neonate. 1994;65:302-9

Kapitel elf: Beikost

Praktische Zusammenfassung

Wahrscheinlich haben Sie schon gemerkt, dass ich Dinge nicht *einfach nur* sage, sondern gern auch eine Erklärung dazu gebe. Und je *eigentümlicher* das ist, was ich sage, und je mehr es von dem abweicht, was normalerweise *alle Welt* sagt, desto länger fällt auch die Erklärung aus.

Und so geriet mir dieses Kapitel über Beikost zunächst derart lang, dass der Praxisaspekt darunter litt. Deshalb habe ich mich entschlossen, erst einmal einige Dinge zu erläutern, die von praktischem Nutzen sind, und wer sich für die Erklärungen dazu interessiert, findet sie in den darauffolgenden Abschnitten.

Einige wichtige Details, die aber auch kein Dogma sein sollen:

- Zwingen Sie ein Kind niemals zum Essen.
- Geben Sie Ihrem Kind bis zum sechsten Lebensmonat nichts außer Muttermilch: keinen Brei, keinen Saft, kein Wasser, keinen Tee. Auch keine natürlichen oder frisch gepressten Säfte. Ausnahmen: Wenn Ihr Kind im Alter von vier bis sechs Monaten essen möchte, weil es seine Eltern essen sieht, können Sie dazu übergehen, ihm nach und nach etwas zu geben.
- Ab dem Alter von sechs Monaten können Sie anfangen, Ihrem Kind (ohne Zwang) weitere Nahrungsmittel anzubieten, und zwar immer nach dem Stillen. (Das Kind selbst wird zu geeigneter Zeit von allein damit beginnen, vor der Stillmahlzeit zu essen.)
- Es sollten keine Stillmahlzeiten durch Breimahlzeiten komplett ersetzt werden; bis zum ersten Lebensjahr sollte das Kind weiterhin mindestens fünf- bis siebenmal täglich an der Brust trinken, je öfter, desto besser. Das Kind wird von allein seltener trinken, wenn die Zeit dafür reif ist, bis es dann zu einer oder zwei Stillmahlzeiten pro Tag gelangt ... was aber nicht vor seinem ersten Geburtstag eintreten sollte. Logischerweise wird es

einige Stillmahlzeiten überspringen, wenn Sie bei der Arbeit sind. Dies wird es aber dadurch ausgleichen, dass es nachmittags, abends und in der Nacht mehr trinkt.
- Bieten Sie ihm zu Beginn neue Nahrungsmittel einzeln und mit mehreren Tagen Abstand an. Beginnen Sie mit kleinen Mengen.
- Fangen Sie langsam mit glutenhaltigen Nahrungsmitteln (Weizen, Gerste, Roggen oder Hafer) an, solange Sie Ihr Kind noch stillen; geben Sie ihm mindestens einen Monat lang sehr kleine Mengen (das heißt, die meisten Getreidesorten, die es zu sich nimmt, sollten nach wie vor glutenfrei sein).
- Wenn Sie nach Bedarf stillen, hat das Kind ausreichend Milch und noch dazu von allerbester Qualität. Weder braucht es eine andere Milch, Milchprodukte wie Joghurt oder Milchbrei (auch wenn auf der Verpackung steht, dass sie speziell für Säuglinge hergestellt sind), noch sind diese Produkte wirklich für Säuglinge geeignet. Wenn Sie Getreidebrei in Pulverform für Säuglinge verwenden, vergewissern Sie sich, dass keine Milch enthalten ist, und fügen Sie auch selbst keine Milch hinzu (Sie können das Pulver auch in Wasser auflösen). Das sage ich nicht aus reinem *Muttermilchfanatismus*; es kommt immer wieder vor, dass Milch in Babybrei Allergien hervorruft.
- Lassen Sie gegarte Nahrungsmittel gut abtropfen, damit sich Ihr Kind den Bauch nicht mit dem Kochwasser füllt.
- Allergieauslösende Nahrungsmittel (insbesondere Milch und Milchprodukte, Eier, Fisch, Erdnüsse und andere Nüsse): Jahrelang wurde empfohlen, sie so spät wie möglich anzubieten, insbesondere wenn in der Familie bereits Allergien vorkommen. In letzter Zeit jedoch hört man von Expertenseite immer wieder, in Wirklichkeit gebe es keine hinreichenden Beweise dafür, dass die verzögerte Einführung dieser Nahrungsmittel Allergien verhindere, auch nicht bei Kindern mit familiärer Vorbelastung. Aber da wir nun einmal mit etwas beginnen müssen und dem Kind auch nicht alles auf einmal geben können, scheint mir, dass es auch weiterhin vernünftig ist, mit den weniger allergenen Nahrungsmitteln anzufangen.
- Fügen Sie Nahrungsmitteln für Säuglinge keinen Zucker hinzu. Auch kein Salz (oder so wenig wie möglich und wenn, dann immer jodiertes).
- Stillen Sie bis zum zweiten Geburtstag oder länger.

- In welcher Reihenfolge Sie verschiedene Nahrungsmittel einführen, ist gleich. Es gibt kein bestimmtes Alter für Fleisch, Obst usw.
- Ab dem ersten Lebensjahr kann das Kind alles essen, es sei denn, es gibt bestimmte medizinische Vorbehalte (und freilich mit Bedacht: Es sollte auch nicht gleich am ersten Geburtstag 50 neue Nahrungsmittel angeboten bekommen).

Einige praktische Tricks

Was folgt, sind einige sehr persönliche Vorlieben. Wenn sie Ihnen nicht zusagen, steht es Ihnen natürlich frei, anders zu verfahren.

Stillkinder mögen in der Regel, was auch ihre Mutter isst. Sie brauchen keine speziell für sie zubereiteten Mahlzeiten.

Es ist nicht notwendig, die Nahrungsmittel zu pürieren. Elektrische Püriergeräte gibt es erst seit einigen Jahrzehnten und ich bin sicher, dass infolge fehlender Pürierstäbe noch kein Kind an Unterernährung gelitten hat. Mit ein wenig Geschick können Sie einfach einen Teil von Ihrer eigenen Mahlzeit nehmen und Ihrem Kind anbieten:

- Apfel oder Birne, gerieben (nicht zu fein) oder in sehr dünne Scheiben geschnitten
- Banane in sehr feinen Scheiben oder mit der Gabel zerdrückt; oder Sie helfen Ihrem Kind dabei, an der Spitze der Banane herumzubeißen
- Orange oder Mandarine; Ihr Kind kann an einem Stück lutschen, während Sie es aufrecht auf dem Schoß halten und stützen (damit es sich nicht verschluckt)
- Gegartes Gemüse, mit der Gabel zerdrückt oder in kleinen Portionen, die es mit den Fingern fassen kann.
- Geflügel oder Fleisch (gekocht, gegrillt, gebraten, frittiert ... allerdings nicht paniert, wenn das Kind noch kein Ei bekommen hat): Sie können es quer zu den Fasern in sehr feine Streifen schneiden. Sie können auch kleingeschnittenes Fleisch mit etwas Öl in einer Pfanne anbraten (ohne Salz und Pfeffer), damit das Kind die entstehenden Fleischbällchen mit den Fingern fassen kann.
- Ganz normaler gekochter Reis. Vielleicht schmeckt er Ihrem Kind mit einem Schuss Olivenöl besser, zudem ist er so nahrhafter. Nach einigen Tagen können Sie z. B. Tomate hinzufügen.

- Brot: Ihr Kind kann an einem Stück Rinde nagen.
- Pasta: Damit Sie die Makkaroni und die Spaghetti nicht kleinschneiden müssen, können Sie Suppennudeln oder Ähnliches verwenden. Aber abgetropft, ohne Wasser. Anstelle von Makkaroni mit Tomate vielleicht Buchstabennudeln mit Tomate ...
- Hülsenfrüchte: gekocht und mit der Gabel zerdrückt
- An den meisten Tagen brauchen Sie also nicht extra etwas für Ihr Baby zu kochen. Es reicht aus, die Mahlzeiten für die Erwachsenen mit etwas Geschick zu planen und dann eine Portion zur Seite zu tun, bevor Sie den Rest salzen und würzen und Zutaten beifügen, die Ihr Kind jetzt noch nicht essen kann. Zum Beispiel macht es nichts, wenn Linsen zusammen mit Chorizo (Paprikawurst) gekocht werden oder Reis mit Kaninchen; lassen Sie dann einfach diese Zutaten weg (Chorizo-Wurst schmeckt dem Kind möglicherweise nicht, weil sie so würzig ist ... oder wer weiß; und das Kaninchen hat zu viele kleine Knochen). Wenn das Kind aber noch keinen Fisch isst, sollten Sie ihm auch keinen Reis geben, den Sie mit Fisch gekocht haben (wie beispielsweise in einer Paella); auch wenn Sie den Fisch dann herausnehmen, ist der Reis damit durchsetzt und das Kind könnte allergisch reagieren.

Vergessen Sie nicht: Eine Allergie hat nichts mit der Menge des Lebensmittels zu tun. Sie kann durch eine winzige Portion ausgelöst werden. Ich habe schon Kinder mit Nesselausschlag gesehen, weil sie an einem Milcheis geleckt haben. Manche Nudeln enthalten nur Weizen, andere hingegen auch Ei. Gebäck und Kekse enthalten häufig Eier und Milch; lesen Sie sich die Zutatenliste genau durch.

In Spanien war es früher üblich, neue Nahrungsmittel monatsweise einzuführen: »Mit soundso viel Monaten das Obst, mit soundso viel das Getreide, mit soundso viel das Gemüse usw.« Damals gab man dem Kind Mischungen: vier Obstsorten zusammen, vier Gemüsesorten, Getreide untereinander kombiniert. Wahrscheinlich ist es jedoch besser, Nahrungsmittel einzeln einzuführen, insbesondere am Anfang. Viele empfehlen einen wöchentlichen Abstand, aber es muss auch nicht ganz genau eine Woche sein. Einige Mütter versuchen, alte Traditionen mit Neuem zu kombinieren: Zum Beispiel geben sie zuerst Apfel und dann nach einigen Tagen Banane, dann Birne, etwas später Orange ... Es ist aber auch nicht notwendig, *reine* Obstmonate durchzuführen. Wahrscheinlich ist es besser, innerhalb kurzer Zeit eine so abwechslungsreiche Ernährung wie möglich zu erreichen. Zum Beispiel zuerst Reis, dann Huhn, dann Erbsen und später Banane. Das ist nur ein Beispiel, es kann auch Huhn-Apfel-Karotte-Reis oder Birne-Reis-Linsen-Huhn sein. Tatsächlich hat ein Kind im Alter von sieben Monaten bereits eine Vielzahl an Nahrungsmitteln zur Auswahl.

Das Vitamin C aus Früchten oder Tomaten unterstützt die Absorption von Eisen aus Getreide, Gemüse und Hülsenfrüchten. Ohne Vitamin C wird das Eisen pflanzlichen Ursprungs sehr schlecht aufgenommen. Dafür müssen beide Nahrungsmittel gleichzeitig im Magen sein; deshalb hat es wenig Sinn, Kinder mit isolierten Mahlzeiten zu ernähren (Getreide am Morgen, Gemüse am Mittag, Obst am Nachmittag ...), und es liegt viel näher, das zu tun, was auch wir Erwachsenen tun: Ein Stück Obst zum Nachtisch hilft uns, das Eisen aus der Hauptspeise zu absorbieren.

Eine Mutter schrieb mir von dem, was ihre Tochter Nuria aß (neben der Muttermilch, die der Mutter zufolge 95 % der Ernährung ausmachte). Das ist so beispielhaft, dass ich es an dieser Stelle ungekürzt wiedergeben möchte:

Mit den Händen isst sie:

- *Orangen- und Mandarinenstücke (anfangs spuckte sie diese nach dem Auslutschen aus; jetzt schluckt sie fast alles; sie isst mehr oder weniger eine halbe Orange oder anderthalb Mandarinen pro Tag, auf zwei Mahlzeiten verteilt und fast immer zusammen mit anderen Dingen);*
- *ganz wenige Stückchen anderer Früchte, die sie nach und nach annimmt*
- *Brotstückchen, normal oder getoastet: die greift sie schon und schluckt sie*
- *gekochten Reis mit einem Schuss Olivenöl: sie isst praktisch Korn für Korn, aber pro Mahlzeit können das schon um die 20 sein; manchmal enthält der Reis Erbsen oder kleine Bohnenstückchen und ab und zu isst sie auch davon etwas*
- *Huhn: sie nagt den Schenkelknochen ab und isst außerdem Fleischstückchen*
- *Nudeln, etwa vier oder fünf pro Mahlzeit*
- *kleine Stückchen Kochschinken, pro Mahlzeit isst sie etwa 1/6 einer Scheibe*

- seit Kurzem auch kleine, weiche Stückchen rohen Schinkens
- ab und zu hat sie auch schon auf hausgemachten Pommes frites herumgekaut oder eine oder zwei gekochte Kichererbsen gegessen

Mit dem Löffel (ich halte ihn an einem Ende und sie selbst bewegt ihn, indem sie ihn in der Mitte greift; sie hat bisher noch nie zugelassen, dass ich ihr den Löffel allein in den Mund stecke, auch mit Brei nicht):
- gelegentlich Hühnerbrühe mit Stückchen von Zwiebel, Tomate, Paprika und Zucchini, insgesamt vier Löffelchen
- ab und zu unzerkleinerte Linsen

All die verzweifelten Mütter von Tausenden von Zwei- bis Dreijährigen, die alles nur zerdrückt essen oder nur von der Mutter gefüttert werden, und »wenn noch ein Stück unzerdrückt ist, muss es würgen« – sie würden wohl voller Neid auf die Mutter von Nuria schauen, deren Tochter mit ihren zehn Monaten *echtes Essen* isst, und zwar von allem und noch dazu ganz allein. Und dennoch schreibt sie mir voller Sorge, weil ihre Tochter seit Wochen jeden *Brei* verweigert.

Wie schlau Kinder doch sind! Nuria zieht dem Brei eine gesunde, ausgewogene Ernährung vor, die der von Erwachsenen ähnelt. Lieber isst sie mit ihren eigenen Händen, als sich von der Mutter füttern zu lassen. Und sie isst so viel, wie sie braucht: vier Löffelchen Gemüse oder fünf Nudeln oder 20 Reiskörner und dazu wie immer Muttermilch. Denn das Hauptanliegen der Beikost besteht darin, dass sich die Kinder nach und nach an die normale Ernährung der Erwachsenen gewöhnen sollen. Wer eine halbe Nudel isst, diese jedoch glücklich und zufrieden und mit den eigenen Händen, hat einen wichtigen Schritt in die richtige Richtung gemacht; einige Monate später wird dieses Kind dann fünf Nudeln essen und ein paar Jahre später einen ganzen Teller voll. Ein Kind aber, das zwar eine ganze Schüssel Brei mit neun verschiedenen Getreidesorten schafft, der ihm allerdings von der Mutter gefüttert wird, indem diese viel Geduld aufwendet und es ablenkt, hat nicht einen einzigen Schritt getan. Weder lernt es, allein zu essen, noch lernt es zu kauen und es lernt auch nicht, das Essen zu genießen. Und noch viel weniger lernt es, das zu essen, was wir Erwachsenen essen (denn wir essen schließlich keinen *Neunkornbrei*). Dazu kommt, dass das Kind weniger Muttermilch trinkt, wenn es viel Getreide (oder Obst oder Gemüse oder was auch immer) isst. Dies wiederum ist für seine Ernährung ungünstig, weil Muttermilch viel gesünder und nahrhafter ist als jede Ersatznahrung.

Fast alle Kinder würden wie Nuria essen, wenn sie von Anfang an dazu Gelegenheit bekämen. Denn in dem Alter möchten sie die Dinge selbst tun und das kosten, was sie ihre Eltern essen sehen. Lässt man sie aber nicht kosten und experimentieren, sei es aus Eile oder damit sie mehr essen und sich nicht schmutzig machen, und halten wir ihnen die Händchen fest (damit sie nicht im Weg sind) und stecken ihnen selbst den Löffel in den Mund, dann wird es wahrscheinlich Jahre dauern, bis sie selbst essen können.

Wenn Sie in eine Suchmaschine *baby-led weaning* eingeben, finden Sie zahlreiche Informationen zu diesem Thema.

Befreien Sie sich vom Pürieren!

Begriffe

Alle Nahrungsmittel, die ein Säugling zusätzlich zur Milch (Muttermilch oder Muttermilchersatznahrung) bekommt, werden als Beikost bezeichnet. Dazu gehören Brei, Säfte, gezuckertes Wasser, gezuckerter Tee, Kekse oder Flaschen, denen ein Löffel Getreide beigefügt ist. Vielleicht scheint Ihnen der Begriff *Kost* für Wasser mit Zucker etwas übertrieben, allerdings sind darin viele Kalorien enthalten. Es wäre schlechte (sehr schlechte) Beikost, aber es ist eben kein reines Wasser.

Ich mag die Bezeichnung *Bei*kost, weil sie sehr klar impliziert, dass es eine *Haupt*kost gibt (welche wohl?) und alles weitere lediglich eine Beigabe oder Ergänzung ist. Allerdings verwende ich im Verlauf dieses Buches gelegentlich die Bezeichnung *Brei* im Sinne von *Beikost*, als eine Art Gattungsbezeichnung. Das heißt, dann beziehe ich mich nicht ausschließlich auf *zerkleinertes Essen, das mit einem Löffel gegessen wird*, sondern auch auf feste Nahrung, die das Kind mit seinen Fingern greifen kann, bzw. auf alles, was es trinken kann, was aber keine Milch ist. Weil ich eigentlich der Ansicht bin, dass es besser ist, wenn das Kind von Anfang an unzerkleinerte Nahrung bekommt, werde ich versuchen, diese jahrelange Gewohnheit abzulegen und nicht mehr von »Brei« zu sprechen.

Im Englischen wird Beikost als *solids* oder *solid foods* bezeichnet. In vielen übersetzten Büchern (oder Texten von VerfasserInnen, die häufig englischsprachige Bücher lesen) ist die Rede von *festen Nahrungsmitteln*, doch aufgepasst: Sie meinen damit das Gleiche wie ich mit *Brei* (als Oberbegriff für Beikost). Auch Säfte und Flaschen mit Milchbrei sind dann *feste Nahrung*. Ich bestehe auf diesem Detail, weil einige ganz Schlaue, die lesen, man solle *mit der festen Nahrung erst ab sechs Monaten beginnen*, argumentieren, dass Säfte und Flaschen mit Getreide nicht fest sind, sondern flüssig, und sie diese deshalb schon mit zwei oder drei Monaten geben. Das ist falsch. Bis zum sechsten Lebensmonat wird empfohlen, ausschließlich Muttermilch zu geben: nichts Festes, nichts Flüssiges, nichts Gasförmiges. Nur Muttermilch. Das andere Extrem ist, dass einige Mütter *fest* in einem sehr engen Sinn definieren und damit Brei gänzlich ausschließen; einmal hat mir jemand von einem zweijährigen Kind erzählt, das »noch immer keine feste Nahrung zu sich nimmt«.

Und da wir gerade von Flaschen mit Getreidebrei sprechen: Das ist keine gute Idee. Ein Stillkind sollte überhaupt keine Flaschen bekommen. Und ein mit der Flasche aufgezogenes Kind sollte weder Getreide noch etwas anderes mit der Flasche bekommen. Die Flasche ist nur für die Milch da und das auch nur im ersten Lebensjahr. Ab sechs Monaten sollte man dazu übergehen, einem flaschenernährten Baby einige Milchmahlzeiten in einem Becher anzubieten, sodass das Kind mit einem Jahr bereits aus dem Becher trinken kann und keine Flaschen mehr braucht.

Natürlich trinken Kinder Getreidebrei aus der Flasche in größerer Menge und schneller ... Aber, wie oben gesagt, wollen wir ja gar nicht, dass sie zuviel Beikost bekommen. Das Hauptnahrungsmittel für einen Säugling ist die Milch; und wenn er zu viel Mehl, zu viel Obst oder zu viel Gemüse zu sich nimmt, wird er weniger Milch trinken. Milch und im Idealfall Muttermilch sollte bis zum zweiten Lebensjahr oder darüber hinaus die Grundlage der Ernährung sein. Wir wollen, dass ein Kind lernt, normal zu essen, und wer sein Essen aus der Flasche bekommt, lernt dies nicht. Immer häufiger sehen wir Zwei- oder Dreijährige, die daran gewöhnt sind, Nahrung nur über die Flasche aufzunehmen. Selbst Flaschen mit Gemüse und Fisch habe ich schon gesehen!

Ein wenig Geschichte

Im Verlauf des 20. Jahrhunderts haben sich die Empfehlungen hinsichtlich des Alters, in dem man mit dem Zufüttern von Beikost beginnen sollte, wiederholt erheblich geändert. Abbildung 15 zeigt die Empfehlungen aus verschiedenen von spanischen ÄrztInnen verfassten Büchern (wobei es sich bei den AutorInnen keinesfalls um verschrobene WissenschaftlerInnen handelte, sondern sie das Gleiche empfahlen wie ihre englischen, französischen oder deutschen KollegInnen jener Zeit).

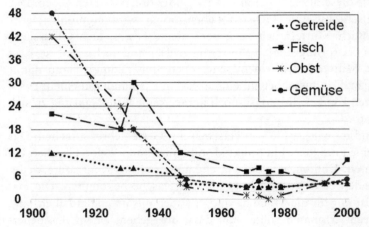

Abbildung 15: Empfohlenes Alter (in Monaten) für die Einführung einzelner Nahrungsmittel aus verschiedenen spanischen Kinderkrankenpflegebüchern

Anfang des vergangenen Jahrhunderts wurde der erste Brei nach dem vollendeten zwölften Lebensmonat gegeben. Bis zum ersten Geburtstag gab es nur Muttermilch und nichts als Muttermilch. Denn zu jener Zeit tranken praktisch alle Kinder Muttermilch: die armen die ihrer Mutter und die reichen die der Amme. Lediglich in Waisenhäusern (in den schlechter organisierten, denn in den besseren Waisenhäusern beschäftigte man Ammen) wurden die Kinder mit Ersatznahrung gefüttert, und dies mit verheerenden Folgen. Die Sterblichkeitsrate war enorm hoch.

Kuhmilch hat viel zu viele Proteine und Mineralstoffe, die von der Kinderniere nicht ausgeschieden werden können. Man musste sie daher mit Wasser verdünnen. Andererseits enthält Kuhmilch weniger Laktose und weniger Fette als Muttermilch, und verdünnt man sie zudem noch mit Wasser, wird deren Anteil noch geringer. Da man der Milch aber kein Fett beimischen konnte (weil es oben schwamm), versuchte man, durch die Zugabe von reichlich Zucker einen Ausgleich zu schaffen. Und so wurden dann die Flaschen zubereitet: *Einen Anteil Milch, einen Anteil Wasser, einen Anteil Zucker*, und mit der Zeit kamen noch weitere Zutaten hinzu, bis es derart kompliziert wurde, dass die Zubereitung nicht mehr zu Hause, sondern in der Apotheke stattfinden musste. Noch heute lautet die englische Bezeichnung für Muttermilchersatznahrung *formula* – Rezeptur.

Mit derartigen Mixturen konnten einige Kinder zwar überleben, allerdings nicht ohne Probleme. Die Milch ließ sich nicht industriell pasteurisieren, um durch geringstmögliche Temperatur die Bakterien zu zerstören und gleichzeitig die Vitamine zu erhalten, sondern sie wurde zu Hause *schonungslos* erhitzt (frische Milch konnte verschiedene Krankheiten übertragen, beispielsweise Tuberkulose) und das Vitamin C dabei zerstört. Kinder, die ausschließlich mit diesen primitiven hausgemachten *Rezepturen* ernährt wurden, litten wegen des Vitamin-C-Mangels an Skorbut. Das Eisen in der Kuhmilch wird vom Menschen schlecht absorbiert und durch das Verdünnen mit Wasser sank der Eisenspiegel zudem, sodass jene Kinder unter Anämie litten. Die wichtigste Vitamin-D-Quelle ist nicht die Ernährung, sondern die Sonne; unsere Haut bildet Vitamin D, wenn sie dem Sonnenlicht ausgesetzt ist. Doch die Kinder in den Waisenhäusern kamen auch nicht viel an die frische Luft, sodass sie zudem an Rachitis erkrankten. Wie konnten all diese Probleme gelöst werden? Skorbut lässt sich durch die Einnahme von Obst, vor allem Orangensaft, vorbeugen. Eisenreiche Nahrungsmittel wie Fleisch, vor allem Leber, helfen bei Anämie. Und Vitamin-D-reiche Nahrungsmittel, Leber und Fisch, schützen vor Rachitis. Im Jahr 1920 wurde eine wissenschaftliche Studie über die Ernährung von Kindern eines Waisenhauses veröffentlicht, die im frühen Alter von sechs Monaten bereits verschiedene feste Nahrungsmittel zu sich nahmen und dies anscheinend mit beachtlichem Erfolg.

Im Zuge des Ersten und noch viel mehr des Zweiten Weltkriegs öffneten sich die Tore von Fabriken und Büros für Frauen, während die Männer damit beschäftigt waren, sich gegenseitig umzubringen. Das läutete das Ende für den alten und ehrbaren Ammenberuf ein, der bis zu diesem Zeitpunkt eine der wenigen Verdienstmöglichkeiten für eine Frau gewesen war. Eine Amme kann nicht am Freitagnachmittag nach Hause gehen und am Montagmorgen wiederkommen und das Kind lutscht derweil am Daumen. Eine Amme arbeitete 24 Stunden am Tag, sieben Tage die Woche, 365 Tage im Jahr, auch zu Weihnachten. Natürlich schlief die Amme auch bei ihrem *Kunden* und stillte ihn auch nachts. Die Babys der Reichen schliefen nicht bei ihren Eltern (bei den Armen schliefen alle zusammen, weil es keinen weiteren Raum gab); doch Sie sollten nicht denken, dass sie deshalb allein schliefen. Kleine Kinder allein in einem anderen Zimmer schlafen zu lassen, ist eine sehr, sehr moderne Erfindung. Im Englischen wird das Kinderzimmer auch als *nursery*, das Zimmer der *nurse*, der *nourrice* im Französischen, also der Amme bezeichnet. Immer wenn das Kind mitten in der Nacht aufwachte, wurde es von der Amme gestillt, da gab es gar keine Frage, oder meinen Sie vielleicht, sie wurde dafür bezahlt, das Kind weinen zu lassen? (Übrigens ist im heutigen Englisch die *nurse* eine Krankenpflegerin oder ein Krankenpfleger. Als es noch keine Krankenpflegeschulen gab, gehörte es auch zu den Aufgaben der Amme, die Kranken im Haus zu betreuen.)

Der Beruf der Amme ist also einer der anspruchsvollsten, die es gibt. Wer wird so eine Aufgabe übernehmen wollen, und das für ein Kind, das noch nicht einmal das eigene ist? Wer wird Amme sein wollen, wenn man doch als Arbeiterin, Sekretärin, Telefonistin usw. tätig sein kann? Und so kam der Moment, dass sich nur noch Frauen, die keine andere Arbeit finden konnten, einfältige, kranke oder moralisch zweifelhafte Frauen, als Ammen anboten. In den zwanziger und dreißiger Jahren warnten die KinderärztInnen vor den Gefahren, die es mit sich brachte, sein Kind einer Amme anzuvertrauen, und im Spanischen etablierte sich sogar ein negativ konnotierter Begriff: *lactancia mercenaria* [etwa: Söldnerstillen]. Nur die Reichsten der Reichen konnten sich, wenn sie genügend bezahlten, die Dienste einer vertrauenswürdigen Amme sichern. Die Frauen der oberen Schichten, die aber keine Millionärinnen waren, konnten hingegen keine gute Amme finden, aber selbst stillen konnten sie auch nicht. Gegen eine stillende *Dame* gab es starke gesellschaftliche Vorbehalte. Und auch heute noch haben sich viele meiner Leserinnen sicher schon Vorwürfe aus den Reihen der eigenen Familie anhören müssen: »Das gibt's doch gar nicht, den ganzen Tag die Brust draußen hängen lassen!« Und wenn es jemand wagt, im 21. Jahrhundert so etwas zu sagen, dann stellen Sie sich nur vor, was man um 1930 zu hören bekommen konnte. Und so kam es, dass Frauen eines gewissen gesellschaftlichen Standes (die Ehefrau des Architekten oder des Anwalts ... und natürlich die des Arztes!) dazu übergingen, ihre Kinder mit der Flasche aufzuziehen. Und die reichen Kinder (die einzigen, die KinderärztInnen aufsuchten, denn damals gab es noch kein Sozialversicherungssystem) begannen, an Skorbut, Rachitis, Anämie usw. zu leiden.

Die freilich besorgten KinderärztInnen griffen dann zu dem in diesem Fall geeignetsten Mittel: dem schrittweisen Vorziehen der Beikost. Auf vier Monate, zwei, einen Monat ... In den vierziger Jahren empfahl ein nordamerikanischer Experte für wenige Wochen alte Säuglinge sogar Sardinen, Thunfisch und Scampi, und zu jener Zeit lautete in Spanien die Empfehlung, ab der dritten Lebenswoche Orangensaft zu geben.

Gleichzeitig jedoch geriet die zu Hause oder in der Apotheke hergestellte *Rezeptur* nach und nach in Vergessenheit und in die Flaschen kam nun industriell hergestellte künstliche Milch. Die Industrie bemühte sich, ihr Produkt durch Forschungen zu perfektionieren, man fügte Vitamin C, Vitamin D, Eisen und Dutzende weitere Zutaten hinzu; wenn Sie zufällig gerade eine solche Milchpackung zur Hand haben, schauen Sie sich doch einmal die Zutatenliste an. Noch heute konzentriert sich die Werbung für Säuglingsmilch auf die neuesten Zusätze: *angereichert*, *plus*, *forte*, Nukleotide, langkettige Fettsäuren ... Und je mehr Nährstoffe man der Flaschennahrung zufügte, desto weniger andere Nahrungsmittel mussten durch Beikost ergänzt werden. Denn die Gefahren einer zu frühen Beikosteinführung wurden zunehmend erkennbar, insbesondere das Allergierisiko (das zwar schon immer bestanden hatte, in Relation zu den Vorteilen jedoch früher ein kleineres Übel darstellte. Denn was sind schon einige Fälle von Fischallergie, wenn Hunderte Fälle von Rachitis vermieden werden können?). Und so wurde die Einführung des ersten Breis wieder auf einen späteren Zeitraum verlegt, auf drei Monate, vier, zwischen vier und sechs, sechs ...

Seit einigen Jahren empfehlen WHO, UNICEF, die Amerikanische Akademie für Pädiatrie AAP und die spanische Kinderärztevereinigung, die ersten sechs Monate ausschließlich zu stillen und ab diesem Alter zusätzlich zur Muttermilch weitere Nahrungsmittel anzubieten.

Der Mensch ist ein Gewohnheitstier und stellt seine Verhaltensweisen nicht gern um. Das Beikostalter wurde nicht vorgezogen, als die Ammen verschwanden, und dann auch nicht wieder nach hinten verlagert, als Vitamine in die Flaschennahrung kamen. In beiden Fällen dauerte es etwa 20 Jahre, bis die Empfehlungen in den Ratgebern für Mütter angepasst wurden. Doch abgesehen von diesen ach so menschlichen Verzögerungen waren die spektakulären Veränderungen, die aus Abbildung 16 ersichtlich werden, keine Moden oder Macken ignoranter ÄrztInnen, sondern rationale Reaktionen ernstzunehmender und kompetenter WissenschaftlerInnen auf die Bedürfnisse der Kinder zum jeweiligen Zeitpunkt.

Nachteilig ist, dass dieser Wandel, der auch die Veränderungen der künstlichen Milch widerspiegelt, ebenso auf Stillkinder angewendet wurde, obwohl sich an der Muttermilch nichts geändert hatte. Muttermilch ist auch heute noch so, wie sie unsere Vorfahren getrunken haben, und das ausschließlich und ein ganzes Jahr lang. Und es ging ihnen gar nicht so schlecht.

Vor einem Jahrhundert wurden wissenschaftliche Studien noch nicht so detailliert durchgeführt wie heute. Vielleicht waren unsere Urgroßeltern, die ein Jahr lang ausschließlich gestillt wurden, auch nicht hundertprozentig gesund. Sie waren gesünder als die Kinder, die andere Dinge aßen, soviel ist sicher und die KinderärztInnen jener Zeit haben das bestätigt. Denn natürlich war nicht immer Trinkwasser zur Hand, die Milch war nicht pasteurisiert, Fleisch und Fisch wurden nicht im Kühlschrank aufbewahrt ... Die Beikost heute ist sicherlich nicht so gefährlich wie vor einem Jahrhundert.

Wir können deshalb nicht bestätigen, dass ausschließliches Stillen bis zum ersten Geburtstag das Beste ist. Vielleicht haben sich die WissenschaftlerInnen jener Zeit geirrt. Vielleicht aber auch nicht, und die zwölf Monate waren unter jenen Umständen die bestmögliche Empfehlung. Doch das entspricht nicht mehr der heutigen Zeit. Wenn ich mir jedenfalls Abbildung 15 anschaue, bin ich nicht endgültig davon überzeugt, dass wir nun die Wahrheit, die Wahrheit und nichts als die Wahrheit über die Ernährung des Kindes herausgefunden haben. Wenn die ExpertInnen von heute nicht mehr das bestätigen, was die vor 20 Jahren vertreten haben, was werden dann die Fachleute in 20 oder 50 Jahren sagen? Ich bezweifle, dass wir bereits das Ende der Geschichte kennen, und bin persönlich der Ansicht, dass die Altersempfehlung für die Einführung von Beikost noch weiter nach hinten verlegt werden sollte. Doch das ist nur meine persönliche Meinung; für den Moment gehen wir für alle Fälle von sechs Monaten aus.

Warum sechs Monate?

Um zu entscheiden, in welchem Alter mit Beikost begonnen werden sollte, können zwei unterschiedliche Ansätze verfolgt werden: ein theoretischer und ein empirischer.

Die theoretische Argumentation könnte etwa so lauten: »Kinder mit X Monaten brauchen soundso viele Milligramm des Vitamin Y, und weil Muttermilch nur soundso viele Milligramm hat, müssen Kinder ab X Monaten auch andere Dinge essen.«

Der empirische Ansatz könnte folgendermaßen lauten: »Wir haben 100 Kinder, die X Monate lang ausschließlich gestillt wurden, mit 100 Kindern, die Y Monate lang ausschließlich gestillt wurden, verglichen. Wir haben ihr Gewicht, ihre Größe, ihre psychomotorische Entwicklung, die Infektionsrate, den Anämieanteil usw. beobachtet und können schlussfolgern, dass X Monate bessere Ergebnisse liefern als Y Monate.«

Theoretischer Nährstoffbedarf

Das Problem einer theoretischen Argumentation ist, dass uns dafür nicht genügend Daten zur Verfügung stehen. Man könnte fast sagen: Eigentlich haben wir überhaupt keine Ahnung. Nehmen wir einmal die grundlegende Frage: Wie viele Kalorien braucht ein Säugling pro Tag? In Tabelle 2 können Sie sich eine Antwort aussuchen.

Tabelle 2

EMPFOHLENE NAHRUNGSAUFNAHME (KCAL/TAG), DATEN VERSCHIEDENER AUTOREN IM VERGLEICH VON DEWEY UND BROWN (2003)

Alter (Monate)	FAO/WHO/UNU, 1985	WHO/UNICEF, 1998	BUTTE, 2000
6 – 8	784	682	615
9 – 11	949	830	684
12 – 23	1170	1092	894

Und wir vergleichen hier nur die Zahlen aus vertrauenswürdigen Quellen. Ich mag mir gar nicht vorstellen, welche Ergebnisse wir finden würden, wenn wir die Bücher der letzten 50 Jahre durchforsten. Aufgrund der verwendeten Methodologie scheinen die Zahlen von Butte am vertrauenswürdigsten. Wird es dabei bleiben, oder werden sie in einigen Jahren wieder anders lauten? Werden sie weiter nach unten gehen oder wieder nach oben? Wenn die Zahlen von Butte stimmen, welche Folgen hatte es dann, dass ExpertInnen jahrelang eine Nahrungsmenge empfohlen haben, die 25 % über dem eigentlich notwendigen Maß lag? (Lassen Sie mich eine der Folgen vorwegnehmen: Die Kinder weigerten sich, so viel zu essen, und die Sprechstunden von Kinderarztpraxen füllten sich mit *Kindern, die nicht aßen*.)

Aber natürlich ist auch klar, dass nicht alle Kinder gleichermaßen essen. Bei diesen Zahlen handelt es sich nur um einen Durchschnitt in Zeit und Raum. In Zeit deshalb, weil natürlich ein Kind nicht an einem Tag 648 kcal braucht und am nächsten Tag 894 kcal. Ein solcher Übergang würde sicher schrittweise erfolgen und aller Wahrscheinlichkeit nach auch nicht linear verlaufen; das heißt, die Bedürfnisse können zeitweilig rasch ansteigen, dann aber auch wieder eine Weile nicht, oder sie können sogar zurückgehen. In Raum deshalb, weil der (angenommene) Kalorienbedarf per definitionem dem Durchschnittsbedarf der Bevölkerung entspricht. Statistisch (nicht medizinisch) gilt als normal, was zwischen -2 und +2 Standardabweichungen liegt; in dieses Intervall fallen 95 % der gesunden Bevölkerung. Etwa 5 % der gesunden Menschen (sowie viele Kranke) liegen außerhalb dieser ±2 Standardabweichungen.

Tabelle 3

VARIABILITÄT DES ENERGIEBEDARFS
(ZWEI STANDARDABWEICHUNGEN UNTERHALB ODER OBERHALB
DES DURCHSCHNITTS) ENTSPRECHEND ALTER UND GESCHLECHT
BEIM STILLEN (DATEN VON BUTTE, 2000)

ALTER	ENERGIEBEDARF (KCAL)	
	JUNGEN	MÄDCHEN
3 Monate	328 – 728	341 – 685
6 Monate	491 – 779	351 – 819
9 Monate	504 – 924	459 – 859
12 Monate	479 – 1159	505 – 1013
18 Monate	804 – 1112	508 – 1168
24 Monate	729 – 1301	661 – 1273

In Tabelle 3 lässt sich erkennen, dass ein Kind täglich zweimal so viel Nahrung benötigen kann wie ein anderes und beides völlig normal ist. Würden wir beiden das Gleiche geben, wäre entweder eines unterernährt oder das andere übergewichtig. Und vergessen Sie nicht, dass zudem rund zwei Prozent aller Kinder noch etwas weniger Nahrung brauchen und rund zwei Prozent noch etwas mehr benötigen.

Und wenn es mit den Kalorien so einen *Zahlentanz* gibt, lässt sich die Situation für die einzelnen Nährstoffe (Proteine, Vitamine, Mineralstoffe ...) fast schon mit einem Varieté vergleichen. Der Nährstoffbedarf entspricht per definitionem nicht dem Durchschnitt der Bevölkerung, sondern zwei Standardabweichungen oberhalb des Durchschnitts, die gerundet sind (normalerweise aufgerundet), damit sich eine schöne Zahl ergibt. Wenn es also heißt, ein Mensch braucht 300 mg Vitamin X am Tag, dann weil die ExpertInnen meinen (denn in der Regel *wissen* sie es nicht, sondern sie *glauben* es), dass 97,5 % der Bevölkerung weniger als diese Menge benötigen. Dabei ist nicht immer von *Bedarf* die Rede, sondern die Begrifflichkeiten variieren je nach Epoche und Land. In Großbritannien sagt man RNI, *Reference Nutrient Intakes*; in Spanien CDR, *cantidad diaria recomendada* [die empfohlene Tagesmenge], in den USA lautete die Bezeichnung früher RDA, *Recommended Dietary Allowance*, heute jedoch RDI, *Reference Daily Intake*. Im alltäglichen Sprachgebrauch sprechen wir aber von einem Bedarf: »Ein Erwachsener braucht 300 mg Vitamin X pro Tag«, so als würde es sich um das Minimum handeln. Eigentlich müsste man richtig sagen: »Die große Mehrheit der Erwachsenen braucht weniger als 300 mg.«

Schauen wir uns als Beispiel die Empfehlungen für ein Vitamin an, von dem wir glaubten, es sei gut erforscht, das Vitamin C:

Tabelle 4

EMPFOHLENER TAGESBEDARF AN VITAMIN C (MG/TAG) NACH UNTERSCHIEDLICHEN EXPERTINNEN

ALTER	ENGLAND 1991	USA 1997	FAO/WHO 2002
6 – 8 Monate	25	50	30
9 – 11 Monate	25	50	30
12 – 23 Monate	30	15	30

Nicht nur die Zahlen sind unterschiedlich, sondern die BritInnen und NordamerikanerInnen haben sich noch nicht einmal darauf einigen können, ob Kinder ab einem Jahr mehr Vitamin C als zuvor benötigen oder weniger.

Bei einem weiteren Vitamin, dem Niacin (Vitamin B3), stellt sich die Angelegenheit noch kurioser dar. Hier liegt die empfohlene Tagesdosis den NordamerikanerInnen zufolge bei 2 mg bis sechs Monate und 4 mg von sieben bis zwölf Monaten. Ein Liter Muttermilch enthält nur 1,5 mg Niacin und ein Säugling trinkt weniger als einen Liter pro Tag, sodass, glaubte man diesen Zahlen, alle Stillkinder von Geburt an unter einem Niacindefizit leiden müssten. Sie nehmen gerade mal die Hälfte von dem auf, was sie brauchen. Hätten wir diese Empfehlungen wörtlich genommen, benötigten alle Stillkinder täglich ergänzend 1mg Niacin. Was ist da los? Nun, es war so, dass die ExpertInnen einfach keine Ahnung hatten, wie viel Niacin ein Säugling braucht, und deshalb festlegten, der Normalwert müsse der sein, den ein Stillkind zu sich nimmt, da es Stillkindern nicht an Nährstoffen mangelt. Für die meisten Vitamine und Mineralstoffe entspricht die empfohlene Tagesdosis in den ersten sechs Monaten per definitionem der Menge, die ein Säugling ausschließlich durch Muttermilch aufnimmt. Bei der Berechnung gingen sie allerdings von einer anderen Zahl aus (die Analyse von Muttermilch ergibt nie das gleiche Ergebnis), und zwar nahmen sie an, dass die Milch

1,8 mg/Liter enthält. Damit würde das Kind 1,4 mg pro Tag aufnehmen, was großzügig aufgerundet 2 mg ergibt. Die 4 mg pro Tag im Alter von sieben bis zwölf Monaten ergeben sich durch ebenso großzügiges Aufrunden der durchschnittlichen Niacinmenge, die ein Kind durch Milch und Brei aufnimmt.

Doch lassen wir das Runden und kehren zurück zu unserer ursprünglichen Argumentation: Kinder brauchen 1 mg Niacin pro Tag, denn das ist es, was ein Stillkind aufnimmt. Aber woher wissen wir, dass das Kind wirklich dieses ganze Milligramm braucht? Wäre es nicht eher logisch, dass die Muttermilch zu viel Niacin beinhaltet, nur für alle Fälle? Wäre es nicht denkbar, dass dem Kind schon 0,8 mg oder 0,5 mg oder sogar nur 0,1 mg ausreichen? Nun, wir wissen es einfach nicht. Um es herauszufinden, müsste man eine Reihe von Experimenten mit Kindern durchführen, indem man ihnen schrittweise weniger Niacin gibt, um festzustellen, bei welcher Mindestmenge sie nicht erkranken; aber natürlich ist ein solches Experiment unmöglich und deshalb werden wir es nie ganz genau wissen.

Und nach den sechs Monaten? Ab diesem Zeitpunkt steigt die empfohlene Tagesdosis von zwei auf vier Milligramm und das schafft die Muttermilch nicht einmal durch großzügiges Aufrunden. Ist das der Beweis dafür, dass ab sechs Monaten das Stillen allein nicht mehr ausreichend Niacin liefert und das Kind deshalb noch andere Dinge zu sich nehmen muss? – Auch dies ist nicht der Fall. Die Empfehlungen werden auf der Grundlage berechnet, dass mit sechs Monaten die Beikost beginnt. Wäre der Beginn der Beikost auf acht Monate festgelegt, würden die Empfehlungen lauten: von null bis acht Monate 2 mg; von acht bis zwölf Monate 4 mg. Das ist eine *Petitio principii*, ein Zirkelbeweis: Wir füttern Brei, weil die Kinder Vitamine *brauchen*, und sie *brauchen* Vitamine, weil sie Brei essen.

Das sind nur zwei Beispiele; zu nahezu jedem weiteren Vitamin und fast jedem Mineralstoff könnten wir ähnliche Geschichten erzählen. Daraus lässt sich schlussfolgern, dass der *theoretische* Nährstoffbedarf nicht bei der Entscheidung hilft, welches das beste Alter ist, um mit der Beikost zu beginnen.

Eisen

Eisen ist ein Sonderfall. Anders als bei anderen Nährstoffen, zu denen uns nur theoretische Berechnungen vorliegen, über die sich streiten lässt, haben wir für Eisen etwas konkretere Daten. Es leidet zwar kein Stillkind an Skorbut (aus Vitamin-C-Mangel) oder an Pellagra (aus Niacinmangel), aber es gibt Stillkinder, die aufgrund von Eisenmangel an Anämie leiden.

Muttermilch ist nicht sehr eisenreich, das darin enthaltene Eisen wird jedoch sehr gut absorbiert, besser als das Eisen aus anderen Nahrungsmitteln. Auch Kuhmilch enthält wenig Eisen, das aber zudem sehr schlecht absorbiert wird. Und auch die Milch aller anderen Säugetiere, die man untersucht hat, ist eisenarm. Wenn eine Mutter ergänzend Eisen einnimmt, steigt die Eisenmenge in ihrer Milch nicht an. Das ist recht auffällig, denn wenn wir dieser Mutter ein Aspirin geben, dann steigt die Aspirinmenge in der Milch sehr wohl an. Offenbar gibt es einen biologischen Mechanismus, der aktiv verhindert, dass in der Milch zu viel Eisen enthalten ist. Ist vielleicht zu viel Eisen gar nicht gut für den Nachwuchs? Man sagt (allerdings gibt es dafür, soweit ich weiß, keine Belege), dass zu viel Eisen im Verdauungssystem des Kindes Durchfall begünstigen könnte, weil einige der *schlechten* Mikroorganismen, die Durchfall verursachen, viel Eisen benötigen, während die *guten* Mikroorganismen, die Laktobazillen, die bei Stillkindern die Darmflora bilden, mit sehr wenig Eisen auskommen. In Studien wurde die Nahrung von gesunden Kindern, die keine Anämie aufwiesen, präventiv durch Eisengaben ergänzt. Als sie mit einem Jahr gewogen und gemessen wurden, waren sie ein wenig leichter und kleiner als die Kontrollgruppe, die keine Eisenergänzung bekommen hatte. Es scheint also auch nicht ganz unschädlich zu sein, wenn ein Säugling, der das nicht braucht, viel Eisen bekommt. Folglich sollte das besser vermieden werden. (Ich spreche von denen, die es nicht brauchen. Wenn Ihr Kind Anämie hat und Sie ihm Eisen geben sollen, dann müssen Sie dies natürlich tun.)

Und wenn die Milch so wenig Eisen enthält, warum leiden dann nicht alle Kinder von Geburt an unter Anämie? Woher nehmen sie das Eisen? – Nirgendwoher; Kinder kommen bereits mit Eisenvorräten auf die Welt.

Eisen ist Teil des Hämoglobins, des Moleküls, das Sauerstoff über das Blut transportiert. Der Fötus bekommt den Sauerstoff aus dem Blut seiner Mutter über die Plazenta. Die Plazenta können Sie sich wie ein Netz vorstellen und auf beiden Seiten steht jeweils eine Mannschaft, die sich gegenseitig den Ball zuspielen. Wer den Ball behält, gewinnt. Würde die Mutter den Sauerstoff behalten, könnte ihr Kind nicht überleben. Doch die Natur kann nicht zulassen, dass die Mutter dieses Match gewinnt. Deshalb hat sie sich einige Tricks überlegt. Die Mannschaft auf Fötusseite hat mehr Spieler, und zwar allesamt Profis. Der Fötus verfügt über eine besondere Hämoglobinart, dass fetale Hämoglobin, das Sauerstoff besser bindet als normales Hämoglobin. Zudem hat es viele rote Blutkörperchen, mehr (pro Milliliter) als seine Mutter und sogar mehr als sein Vater (männliche Erwachsene haben mehr rote Blutkörperchen als Frauen, ein Fötus aber verfügt über noch mehr).

Folglich hat ein Kind bei der Geburt rote Blutkörperchen im Überfluss. Und es werden nicht nur die rasch abgebaut, die nicht mehr benötigt werden, sondern alle, denn das fetale Hämoglobin wird nun nicht mehr gebraucht. Gleichzeitig werden neue rote Blutkörperchen mit dem normalen Hämoglobin gebildet. Das abgebaute Hämoglobin wird zu Bilirubin; deshalb steigt der Bilirubinspiegel bei Neugeborenen ein wenig an und sie können einen Neugeborenenikterus (Neugeborenengelbsucht) entwickeln. Zwischen einem und zwei Monaten ist das niedrigste Niveau erreicht, wenn nur noch sehr wenige fetale rote Blutkörperchen vorhanden sind, aber noch nicht ausreichend viele normale Blutkörperchen gebildet wurden, und das Kind leidet an einer vorübergehenden physiologischen Säuglingsanämie (*physiologisch* heißt, dass das normal ist und keine Krankheit).

Das Eisen der überschüssigen roten Blutkörperchen wird gespeichert und nach und nach für die Bildung neuer Blutkörperchen verwendet. Die große Frage ist nun: Wie lange halten die Vorräte? Wenn die Eisenreserven aufgebraucht sind, reicht das wenige Eisen aus der Muttermilch nicht aus und das Kind muss andere eisenreiche Nahrungsmittel aufnehmen.

Bereits vor einigen Jahrzehnten wurden sorgfältige Berechnungen angestellt und man kam zu dem Schluss, dass diese Vorräte zwischen sechs und zwölf Monaten aufgebraucht sein können. Und das trifft die Realität ziemlich genau: Die ersten Kinder mit Anämie sind um die sechs Monate alt, mit acht Monaten werden es einige mehr und mit zehn Monaten noch mehr ... Auf der Grundlage dieser Daten heißt es dann häufig, dass »ab sechs Monaten das Eisen der Muttermilch nicht mehr ausreicht, weshalb Beikost eingeführt werden muss«. Aber natürlich ist das eine starke Vereinfachung. Eigentlich müsste man richtig sagen: »Ab sechs Monaten können einige Kinder Beikost brauchen, während andere Kinder allein mit Muttermilch bis zum Alter von zwölf Monaten (oder sogar noch länger) ausreichend Eisen bekommen.« Schwierig ist es allerdings, herauszufinden, wer Eisen braucht und wer nicht.

Diese Berechnungen stammen aus einer Zeit, in der es üblich war, die Nabelschnur unmittelbar nach der Geburt abzuklemmen und durchzuschneiden. Heute wissen wir, dass damit besser einige Minuten gewartet werden sollte (S. 86), weil auf diese Weise die Anämiehäufigkeit im Alter von einem Jahr reduziert wird.

Das mögliche Eisendefizit ab sechs Monaten ist eines der Hauptargumente für die Einführung der Beikost in diesem Alter. Viele Stillkinder jedoch wollen einfach bis zum achten oder zehnten Lebensmonat *absolut* nichts anderes als Muttermilch zu sich nehmen, nicht ein Löffelchen Brei. Und viele andere essen vielleicht drei oder vier Löffelchen Brei, und hier scheiden sich dann wieder die Geister zu den Definitionen. Denn wenn ein Kind drei Löffel Brei isst, sagen Mütter häufig: »Es isst nichts«; ich hingegen sage: »Doch, es isst«.

Ich persönlich glaube, dass Kinder, die Beikost verweigern, bereits über ausreichend Eisen verfügen, und wenn sie dann Eisen brauchen (oder etwas anderes), dann machen sie sich ganz schnell daran, etwas zu essen. Das Einzige, was Eltern also tun müssen, ist, ihrem Kind eisenreiche Nahrungsmittel anzubieten, und sie können ganz beruhigt sein, ob das Kind diese nun annimmt oder nicht. Dies ist allerdings nur eine Annahme von mir und ich kenne keine wissenschaftliche Studie, die das belegt.

Andere gehen vom Gegenteil aus: Dass nämlich Kinder durch Eisenmangel den Appetit verlieren und deshalb keinen Brei wollen und es ihnen dadurch noch stärker an Eisen mangelt, sie also in einen Teufelskreis geraten. Und in einer solchen Situation sollten die Eltern alles andere als beruhigt sein. Aber auch das ist nur eine Annahme und ich kenne auch dafür keinen wissenschaftlichen Beweis.

Sei es, wie es will: Wenn ein Kind nicht essen möchte, kann man es nicht dazu zwingen. Das widerspricht nicht nur ethischen Grundsätzen (ein menschliches Wesen kann nicht zum Essen gezwungen werden), sondern ist auch völlig unnütz. Zehntausende Mütter verwenden Stunden für den Versuch, ihre Kinder zum Essen zu bewegen, und erreichen nichts. Der (so oft gehörte) Rat, »dem Kind nicht die Brust zu geben, denn dann wird es schon Hunger bekommen und etwas anderes essen«, ist absurd und unsinnig: Muttermilch ist das beste Nahrungsmittel, das es gibt, sie enthält Hunderte an Zutaten; es ergibt absolut keinen Sinn, Ihrem Kind all diese Zutaten zu entziehen, nur damit es etwas mehr Eisen aufnimmt.

Es gibt eine viel einfachere Möglichkeit. Wenn das Kind jede Beikost ablehnt und nur Muttermilch möchte und die Eltern oder der Kinderarzt bzw. die Kinderärztin besorgt sind, dass es ihm an Eisen mangeln könnte, kann eine einfacher Bluttest Gewissheit verschaffen. Bei guten Werten sind alle beruhigt und das Kind kann weiter ohne Beikost auskommen. Fehlt ihm aber wirklich Eisen, dann kann es Eisentropfen bekommen und fertig. Und mit der Muttermilch und dem zusätzlichen Eisen darf es so lange ohne Brei auskommen, wie es möchte.

Empirische Daten

Wir haben gesehen, dass sich das ideale Alter für den Einstieg in die Beikost auf der Grundlage des Nährstoffbedarfs von Kindern nicht angeben lässt, weil dieser Nährstoffbedarf nicht bekannt ist. Die entscheidenden Argumente sind folglich praktischer Natur: Bis zu welchem Alter sind Kinder, die ausschließlich gestillt werden, gesund?

Doktor Hijazi veröffentlichte 1989 eine Studie unter der Überschrift *The duration for which exclusive breastfeeding is adequate*. Sein Team beobachtete 131 jordanische Kinder aus der Mittelschicht, die im ersten Monat Muttermilch getrunken hatten und deren Mütter entschlossen waren, bis auf Weiteres ausschließlich zu stillen. Alle zwei Wochen wurden die Kinder zuhause besucht und gewogen. Von einer Gewichts*stagnation* ging man aus, wenn ein Kind in zwei aufeinanderfolgenden zweiwöchigen Intervallen weniger als das *Minimum* zugenommen hatte, das es den Gewichtstabellen zufolge hätte zunehmen müssen. Die Teilnahme eines Babys an der Studie endete, wenn das Gewicht *stagnierte* oder wenn die Mutter nicht mehr ausschließlich stillte.

Eine Studie dieser Art unterliegt zahlreichen Einschränkungen. Zunächst einmal nehmen erklärtermaßen drei Prozent aller Kinder weniger als das *Minimum* (das der dritten Perzentile entspricht) zu. Zum Zweiten basieren diese Tabellen auf den Daten von Kindern, die sehr wohl Beikost bekommen haben. Und zum Dritten scheint es, als hätte in dieser Studie niemand den Müttern dabei geholfen, die Stillposition zu verbessern, oder ihnen dazu geraten, häufiger zu stillen, und als wäre auch nicht beachtet worden, ob die Gewichtsstagnation auf einen Durchfall oder eine andere Erkrankung zurückzuführen war. Viertens ging uns, wenn die Mutter von sich aus mit Beikost begann, obwohl ihr Kind perfekt zunahm, das Ende der Geschichte verloren: Wie viele Monate lang wäre es noch weiter ohne Beikost ausgekommen?

Ein besonders delikates Problem stellt die Angemessenheit der Tabellen dar. Nehmen wir einmal an, Kinder nehmen mehr zu, wenn sie Muttermilch und Brei bekommen, als wenn sie nur Muttermilch bekommen. Davon gehen die meisten Menschen aus. In Wirklichkeit gibt es dafür jedoch keinerlei Belege (siehe oben). Stellen wir uns vor, dass Kinder, die ausschließlich Muttermilch bekommen, mit zehn Monaten im Durchschnitt 7 kg wiegen, und die, die zusätzlich Brei bekommen, 7,2 kg. Was ist besser? Das wissen wir nach wie vor nicht. Die Entscheidung, was besser ist, müsste auf weiteren objektiven Daten beruhen, beispielsweise welche Kinder gesünder sind oder eine bessere psychomotorische Entwicklung aufweisen, und zwar sowohl zum aktuellen Zeitpunkt als auch auf lange Sicht. Solange solche Daten nicht vorliegen, fällt die Beurteilung rein willkürlich aus: Wenn ich entscheide, dass es normal ist, mit zehn Monaten Brei zu essen, dann liegt das Normalgewicht bei 7,2 kg und den Kindern, die keinen Brei essen, fehlen 200 g. Wenn ich jedoch entscheide, dass mit zehn Monaten ausschließliches Stillen normal ist, dann wiegen die Kinder, die Brei essen, 200 g zu viel. Die Theorie basiert nicht auf Tatsachen, sondern es handelt sich um Tatsachen, die je nach Theorie interpretiert werden.

Mit all diesen Einschränkungen ergab die Studie von Hijazi, dass 53 Kinder länger als sechs Monate durch ausschließliches Stillen normal zunahmen. Davon brachten es 13 Kinder auf über neun Monate, ein Kind auf ein Jahr und ein weiteres auf 14 Monate. Das ist ein Minimalwert. Die Studie zeigt, dass einige Kinder normal zunehmen können, wenn sie ein Jahr oder länger ausschließlich Muttermilch zu sich nehmen. Wir können nicht wissen, ob dieselben Kinder mehr oder weniger zugenommen hätten oder mehr oder weniger gesund gewesen wären, wenn sie zusätzlich andere Dinge gegessen hätten.

Wenn wir konkretere Ergebnisse wollen, brauchen wir eine experimentelle Studie. Kinder müssten nach dem Zufallsprinzip in zwei

Gruppen unterteilt werden, die in einem unterschiedlichen Alter mit dem ersten Brei beginnen, und dann würde man schauen, was geschieht: welche Kinder mehr zunehmen, welche gesünder sind ... Leider wurden bisher nur zwei solcher Studien durchgeführt, beide vom selben Team nordamerikanischer WissenschaftlerInnen Mitte der Neunzigerjahre in Honduras. Einige Kinder bekamen den ersten Brei mit vier Monaten, andere mit sechs. Es ließen sich keinerlei Unterschiede bezüglich Gewicht und Größe, Zinkspiegel im Blut, Auftreten von Durchfall oder Erkrankungen der Atemwege oder Anämie und auch nicht hinsichtlich der psychomotorischen Entwicklung feststellen. Die Mütter, die später mit der Beikost begannen, nahmen nach der Geburt stärker ab. Zwischen vier und sechs Monaten nahmen die Kinder, die Brei bekamen, ebenso zu wie jene, die keinen Brei bekamen; das zeigt, dass sie nicht mehr aßen, sondern dass sie weniger Milch tranken, um Platz für den Brei zu schaffen. Da Muttermilch nährstoffreicher ist als jedes andere Nahrungsmittel, nahmen sie mit der Umstellung weniger Nährstoffe (und weniger Abwehrkräfte) zu sich. Auf der Grundlage dieser beiden einzigen Studien (denn in keinem Land wurden jemals andere durchgeführt) haben die wichtigsten ExpertInnen der Welt (WHO, UNICEF, die Amerikanische Akademie für Pädiatrie und ähnliche Verbände fast aller Länder) ihre Empfehlungen geändert; vor 20 Jahren hieß es, *mit Beikost solle zwischen vier und sechs Monaten begonnen werden*; jetzt heißt es: *um die sechs Monate*.

In zwei Studien werden also vier Monate mit sechs Monaten verglichen und die Ergebnisse zeigen, dass sechs Monate besser sind. Es gibt jedoch keine einzige Studie, die sechs Monate mit acht, zehn oder zwölf Monaten vergleicht. Es gibt keine und es hat auch nie eine gegeben, denn früher wurden Empfehlungen nach Augenmaß über den Daumen gepeilt und ohne jede Studie geändert. Wenn Eltern oder Fachkräfte davon ausgingen, dass die Empfehlungen über die Ernährung von Kindern auf wissenschaftlichen Daten und logischen Prozessen basierten, hatten sie sich geirrt. In Wirklichkeit war alles ein wenig wie bei der *Reise nach Jerusalem*: Alle waren unterwegs, bis die Musik ausging, und dann blieben sie, wo sie waren, und von dort bekommt sie nun keiner mehr weg. Zufällig ging die Musik aus (das heißt, man erkannte die Notwendigkeit, ernsthafte Studien durchzuführen, bevor man Dinge veränderte), als die Norm bei vier Monaten lag, und dann war es kein Leichtes, von vier auf sechs umzuschwenken. Und wäre die Musik vor einem Jahrhundert ausgegangen, als die Norm noch vorgab, der erste Brei sei mit zwölf Monaten zu geben, hätten die Befürworter der Einführung von Beikost mit zehn Monaten stichhaltige Beweise liefern müssen, um eine Veränderung zu bewirken.

Theoretischer Nährstoffbedarf

Dewey KG, Brown KH. Update on technical issues concerning complementary feeding of young children in developing countries and implications for intervention programs. Food Nut Bull 2003;24:2-28

Butte NF, Wong WW, Hopkinson JM, Heinz CJ, Mehta NR, Smith EOB. Energy requirements derived from total energy expenditure and energy deposition during the first 2 years of life. Am J Clin Nutr 2000;72:1558-69

Eisen

Griffin IJ, Abrams SA. Iron and Breastfeeding. Pediatr Clin N Amer 2001;48: 401-13

Makrides M, Leeson R, Gibson RA, Simmer K. A randomized controlled clinical trial of increased dietary iron in breast-fed infants. J Pediatr 1998;133:559-62

Idjradinata P, Watkins WE, Pollitt E. Adverse effect of iron supplementation on weight gain of iron-replete young children. Lancet 1994;343:1252-4

Pisacane A, De Vizia B, Valiante A, Vaccaro F, Russo M, Grillo G, Giustardi A. Iron status in breast-fed infants. J Pediatr 1995;127:429-31

Empirische Daten

Hijazi SS, Abulaban A, Waterlow JC. The duration for which exclusive breastfeeding is adequate. A study in Jordan. Acta Pædiatr Scand 1989;78:23-8

Cohen RJ, Brown KH, Canahuati J y cols. Effects of age of introduction of complementary foods on infant breast milk intake, total energy intake, and growth: a randomised intervention study in Honduras. Lancet 1994;343:288-293

Dewey KG, Cohen RJ, Brown KH, Landa Rivera L. Age of introduction of complementary foods and growth of term, low-birth-weight, breast-fed infants: a randomized intervention study in Honduras. Am J Clin Nutr 1999;69:679-86

Kapitel zwölf: Abstillen

Das Wort Abstillen unterliegt einem gravierenden Übersetzungsproblem.

Das spanische Wort dafür ist *destetar* und bedeutet wörtlich *die Brust entziehen*. Im Wörterbuch steht: »das Stillen eines Säuglings beenden«. Damit kann ein abruptes Abstillen gemeint sein (»gestern habe ich meine Tochter abgestillt«), doch ist ein schrittweises Abstillen (»seit zwei Wochen bin ich dabei, meine Tochter abzustillen«) natürlich immer vorzuziehen.

Theoretisch lautet die englische Entsprechung für Abstillen *to wean*. Das hat aber nicht die gleiche Bedeutung, denn *to wean* bedeutete ursprünglich *gewöhnen*, und in Wörterbüchern findet man die Definition: »Ein Kind an andere Nahrungsmittel als die Milch seiner Mutter gewöhnen«. Damit kann Abstillen nicht an einem Tag oder innerhalb eines Monats erfolgen, sondern braucht mehrere Monate oder Jahre. Das englische *weaning* entspricht somit nicht dem spanischen *destete* und dem deutschen *Abstillen*, sondern beschreibt den langen Zeitraum ab dem ersten Brei bis zum definitiv letzten Trinken an der Brust.

Wenn wir sagen *mit dem Brei anfangen*, wird im Englischen manchmal *to start weaning* gesagt. Wird das übersetzt als *mit dem Abstillen beginnen*, würden die LeserInnen davon ausgehen, dass das Kind vor Ablauf eines Monats wohl abgestillt sein muss. Gleichermaßen werden Brei *bzw. Beikost* gelegentlich als *weaning foods* bezeichnet. Und wenn dies nun noch als *Abstillkost* übersetzt würde, dann wäre die Katastrophe perfekt! Wörtlich müsste die Übersetzung *Gewöhnungskost* lauten, ein schrecklicher Ausdruck; die elegantere Übersetzung wäre Beikost, Brei, erste Nahrungsmittel ..., aber all diese haben freilich nichts mit dem Abstillen zu tun.

Wenn eine britische Mutter sagt: »I started weaning a month ago«, hat sie möglicherweise vor, noch drei weitere Jahre zu stillen.

Spontanes Abstillen

Alle Kinder hören früher oder später selbst auf, an der Brust zu trinken. Ob Sie es glauben oder nicht: Ihr Kind wird eines Tages abgestillt sein. Wenn mir eine Mutter sagen würde: »Ich möchte es ins

Guinness-Buch der Rekorde schaffen und würde deshalb gern 15 Jahre lang stillen, wie kann ich das anstellen?«, dann müsste ich ihr antworten: »Es tut mir leid, aber ich glaube nicht, dass es dafür eine Methode gibt. Sie können machen, was Sie wollen, aber Ihr Kind wird viel eher aufhören, an der Brust zu trinken.«

Über das Alter, in dem sich Kinder spontan selbst abstillen, gibt es keine zuverlässigen Studien. Die meisten Kinder hören offenbar zwischen zwei und vier Jahren auf, an der Brust zu trinken. Manche trinken noch bis zum Alter von sechs oder sieben Jahren weiter. Mir persönlich ist bisher kein Kind über sieben Jahren begegnet, das noch gestillt wurde. Einmal habe ich eine der Gründermütter von La Leche Liga gefragt, eine Frau, die im Verlauf von 40 Jahren Tausenden von stillenden Müttern begegnet ist; sie sagte mir, sie habe zwei Kinder gesehen, die bis zum Alter von acht Jahren an der Brust tranken. Álvar Núñez Cabeza de Vaca beschreibt in seinem Reisebericht *Naufragios* einen Stamm im heutigen Florida, bei dem die Kinder in der Regel bis zum zwölften Lebensjahr gestillt wurden; allerdings herrschten dort außergewöhnliche Zustände: Die Menschen lebten in einer gefährlichen Umwelt, litten häufig unter Hungersnöten, und Núñez zeigte sich davon überzeugt, dass die Kinder ohne diese lange Stillzeit nicht überlebt hätten.

Es gibt auch Kinder, die sich noch vor dem zweiten Lebensjahr spontan abstillen; insbesondere dann, wenn Brei von Anfang an in großen Mengen zugefüttert wird und damit *Stillmahlzeiten ersetzt werden*.

Frauen, die länger als ein Jahr stillen, sehen sich gelegentlich dem Unverständnis und Anfeindungen von Familienmitgliedern, FreundInnen und Gesundheitsfachkräften ausgesetzt. Gleiches erlebten die ersten Frauen, die Hosen trugen. Geduld, die anderen werden sich schon noch daran gewöhnen.

Dem Stillen ist keine zeitliche Grenze gesetzt. Es gibt keinerlei medizinische, ernährungstechnische oder psychologische Gründe, die ein obligatorisches Abstillen in einem bestimmten Alter erfordern. Zwar gibt es ÄrztInnen, ErnährungsberaterInnen und PsychologInnen, die solche Grenzen etablieren wollen: »Deine Milch macht nicht mehr satt«; »Du schaffst Abhängigkeiten« ... Diese Aussagen entbehren jedoch jeder wissenschaftlichen Grundlage; es handelt sich um Vorurteile. Sie sind nicht verpflichtet, die Meinung Ihrer Ärztin oder Ihres Arztes zum Stillen zu teilen, so wie Sie auch nicht

Fan der selben Fußballmannschaft sein oder die selbe Partei wählen müssen.

Einige Mütter entscheiden sich dafür, ihr Kind so lange zu stillen, bis es das nicht mehr möchte und spontan aufhört, an der Brust zu trinken. Andere ergreifen lieber selbst die Initiative und stillen vorher ab. Die Entscheidung liegt bei Ihnen.

Von der Mutter gelenktes Abstillen

Wenn Sie Ihr Kind abstillen möchten, sollten Sie das nach und nach tun, indem Sie das Stillen über mehrere Wochen oder zumindest über mehrere Tage hinweg reduzieren. Ein abruptes Abstillen ist für das Kind, die Mutter und die ganze Familie sehr schwer.

Denken Sie daran: Das Trinken an der Brust ist nicht nur für die Ernährung Ihres Kindes da, sondern bedeutet auch Zuneigung, Kontakt, Trost, zwischenmenschliche Beziehung ... Und genau aus diesem Grund widme ich der Form des Abstillens ein ganzes Kapitel. Wäre die Brust allein zur Nahrungsaufnahme da, dann ließe sich die Frage »Wie kann ich abstillen?« lächerlich einfach beantworten: »Nun, immer wenn es an die Brust möchte, gibst du ihm stattdessen ein Glas Milch oder ein Schinkenbrot.« Aber so einfach ist das nicht.

Um ein Kind abzustillen, muss man ihm Zuneigung, Kontakt, Trost usw. anderweitig vermitteln. Sie sollten keineswegs davon ausgehen, dass Sie nach dem Abstillen Ihre Ruhe haben werden. Viele Mütter kommen zu dem Schluss, dass die Brust in Wirklichkeit eine der bequemsten Möglichkeiten ist, die Bedürfnisse ihres Kindes zu erfüllen. Um es abzustillen, müssen Sie mehr mit Ihrem Kind spielen, ihm mehr vorlesen, ihm mehr Lieder vorsingen, öfter seine Bilder bestaunen, ihm geduldiger zuhören, es häufiger kitzeln, ihm mehr Küsschen geben ... Ein Kind gibt die Brust nicht auf, wenn es nicht etwas anderes dafür bekommt. Natürlich stimmt es, dass all das, anders als das Stillen, auch der Vater übernehmen kann; doch trotzdem müssen die Mütter nicht weniger tun als zuvor.

Und all diese Zuwendung sollte das Kind bekommen, bevor es überhaupt erst an die Brust möchte. Sie müssen die Initiative ergreifen und auf das Kind achten, auch wenn es eigentlich gerade *beschäftigt und ruhig* ist. Denn wird ihm langweilig und möchte es Aufmerksamkeit, dann wird es wahrscheinlich nicht erwarten, dass Sie mit ihm spielen oder ihm ein Märchen erzählen; es wird nach der Brust verlangen, weil es daran gewöhnt ist. Wenn aber zum Beispiel

Papa mit dem Kind in den Park geht und dort mit ihm spielt (und nicht einfach nur die Zeitung liest, während sich das Kind langweilt), dann wird das Kind wohl kaum sagen: »Lass uns nach Hause gehen, Papa, weil ich die Brust möchte.« Ist dem Kind allerdings zu Hause langweilig, während seine Eltern mit anderen Dingen beschäftigt sind, und es möchte an die Brust, dann ist es das Beste, sie ihm gleich zu geben. Zu spät für ein: »Schatz, geh mal eben mit dem Kleinen auf den Spielplatz, weil er schon wieder an die Brust will.« Ein Kind würde das schnell merken und mit neuem Enthusiasmus die Brust fordern.

Ein Kind, das vor dem ersten Geburtstag abgestillt wird, sollte stattdessen Muttermilchersatznahrung bekommen. Nach dem ersten Geburtstag kann es auch Vollmilch trinken. Muttermilch enthält mehr Fett als Kuhvollmilch. Deshalb wäre es unlogisch, einem Kleinkind entrahmte oder fettarme Milch zu geben.

Spontanes Abstillen

Dettwyler KA. A time to wean: The hominid blueprint for the natural age of weaning in modern human populations. En Stuart-Macadam P, Dettwyler KA, eds.: Breastfeeding. Biocultural perspectives. New York: Aldine de Gruyter, 1995 Deutsche Übersetzung: Das natürliche Alter zum Abstillen. http://www.ueberstillen.org/kdsvezzd.htm

Sugarman, M, Kendall-Tackett, K. Weaning ages in a sample of American women who practice extended breastfeeding. Clinical Pediatrics 1995; 34:642-7

Kapitel dreizehn:
Medikamente und andere Substanzen

Wäre die Welt jener runde und stimmige Ort, den man uns versprochen hatte, dann müsste ein Buch für Mütter über das Stillen kein Kapitel zu Medikamenten beinhalten. Das Thema wäre nicht einmal eine Erwähnung wert. Die Möglichkeit, dass ein von einer Mutter eingenommenes Medikament ihrem Kind schaden könnte, wäre derart abwegig, dass man eigentlich gar nicht darüber sprechen müsste. Eher würde man im Lotto gewinnen (– und bei jeder Ziehung gewinnt jemand!), als während der Stillzeit Probleme mit einem Medikament zu haben. Und in solchen absoluten Ausnahmefällen müsste der Arzt oder die Ärztin, der/die das fragliche Medikament verschreibt, wissen, was zu tun ist.

Aber die Welt steht Kopf. Medikamente während der Stillzeit einzunehmen, ist unproblematisch, die Angst vor Medikamenten jedoch (die Angst der ÄrztInnen und die Angst der Mütter) führt zu massiven Problemen. Das geht so weit, dass ich mich gezwungen sah, dieses Kapitel zu schreiben.

Wir erleben eine Situation, die schon an kollektive Hysterie grenzt. ÄrztInnen, die einem Säugling ein Medikament verschreiben, ohne zweimal darüber nachzudenken, fühlen sich verpflichtet, fette Bücher zu wälzen und das Pro und Contra abzuwägen, bevor sie einer stillenden Mutter eine Behandlung zuteilwerden lassen. Dieselbe Mutter, die ihrem Kind ohne Zögern jedes ihm verschriebene Medikament gibt (und sogar solche, die ihm nicht verschrieben wurden), misstraut allem, was sie selbst einnehmen soll, liest im Internet nach, ob es mit dem Stillen *vereinbar* ist, fragt noch zwei oder drei andere ÄrztInnen, bevor sie eine Entscheidung trifft … Wo liegt das Problem? Ist ein Medikament vielleicht in Milch aufgelöst toxischer als in Tablettenform? In den Packungsbeilagen zahlreicher Medikamente wird vor falschen oder imaginären Gefahren gewarnt. Viele Fachkräfte raten Müttern, schon wenn sie ein unbedeutendes Medikament einnehmen müssen, zum Abstillen. (Einige, die sich für besonders modern halten, empfehlen nicht das Abstillen, sondern nur eine Stillunterbrechung während der Behandlung und daraufhin eine Wiederaufnahme des Stillens, als ob das so einfach wäre.) Viele Mütter ertragen Schmerzen und Krankheiten ohne medikamentö-

se Behandlung, nur weil sie stillen. Schauen wir uns ein paar Beispiele an:
- Amaya muss abstillen, weil sie ein *sehr starkes* Antibiotikum einnehmen muss. Eine Woche später bekommt ihr Kind Fieber ... und man verschreibt ihm das gleiche Antibiotikum.
- Silvia hat einen Bandscheibenvorfall und leidet unter schrecklichen Schmerzen. Von ihrer Ärztin bekommt sie nur zu hören: »Ich kann Ihnen nichts verschreiben, weil Sie doch stillen.« Nach qualvollen Wochen erklärt ihr die Ärztin, dass sie jetzt nicht mehr stillen muss, weil ihre Milch das Kind »nicht mehr ernährt«, und verschreibt ihr endlich ein entzündungshemmendes Mittel. Als sie die Packungsbeilage durchliest, erkennt Silvia, dass es sich um das gleiche Medikament handelt, das man auch ihrem Kind nach einer Impfung verschrieben hatte für den Fall, dass es Fieber bekommen sollte.
- Bei Lola wurde eine Röntgenaufnahme des Brustkorbes angefertigt und man sagte ihr, sie könne danach 24 Stunden nicht stillen. Ja, glaubte dieser Arzt etwa, die Patientin würde sich nach dem Röntgen phosphorgrün verfärben wie in einem Trickfilm?
- Lucia leidet an Asthma. In den letzten Monaten hatte sie einige leichtere Anfälle, man ließ jedoch nicht zu, dass sie deshalb eine Medizin nahm. Nun stellen Sie sich einmal vor, wie es sich anfühlt, wenn das Laufen ermüdet, wenn man nicht schlafen kann, wenn man kaum Luft bekommt, wenn man sich jedes einzelnen Atemzuges bewusst ist und dabei weiß, dass mit einmaligem Inhalieren alles gut wäre, dies aber nicht darf? Vor vier Tagen hielt sie es dann nicht mehr aus: »Sie müssen das Kind sofort abstillen und alle vier Stunden die Inhalationslösung anwenden.« Was meinen Sie, wie sich ein derart abruptes Abstillen von einem Tag auf den anderen für ein Mädchen von sieben Monaten anfühlt; das untröstliche Weinen, die durchwachten Nächte? Nach mehreren Monaten asthmatischer Qualen und vier Tagen herzzerreißenden Abstillens erfährt Lucia, dass die Inhalationslösung während der Stillzeit problemlos eingesetzt werden kann und dass sie sie von Anfang an hätte anwenden können, ohne sich oder ihre Tochter einer Gefahr auszusetzen.
- Maria hat eine Harnwegsinfektion. Zwar versichert ihr die Ärztin, sie könne das Antibiotikum bedenkenlos einnehmen, in der Packungsbeilage liest sie jedoch, dass »die Sicherheit während

der Stillzeit nicht belegt ist«. Deshalb hat sie sicherheitshalber nur zwei statt drei Tabletten pro Tag eingenommen. Schade, dass die Infektion davon nicht weggegangen ist.

Woher der Mythos kommt

Ich glaube, dass diese ganze Hysterie in Bezug auf Medikamente auf eine Verwechslung von Schwangerschaft und Stillzeit zurückzuführen ist. Kann man das denn verwechseln? Eigentlich nicht: In der Schwangerschaft ist das Kind drin, in der Stillzeit ist das Kind draußen; das kann jeder sehen. In den Packungsbeilagen von Medikamenten finden Sie jedoch einen Abschnitt mit der Überschrift »Schwangerschaft und Stillzeit«. Alle weiteren Aspekte werden separat erklärt; an keiner Stelle heißt es »Kinder und alte Menschen« oder »Verkehrstüchtigkeit und Niereninsuffizienz«. Doch Schwangerschaft und Stillzeit werden stets zusammen genannt, als seien sie das Gleiche.

Aber das sind sie nicht. Zwischen Schwangerschaft und Stillzeit gibt es gewaltige Unterschiede, und zwar nicht nur, was die Einnahme von Medikamenten betrifft.

Während der Schwangerschaft befindet sich das Baby sozusagen in der Fertigungsphase. Da könnten einige Medikamente ganz andere Nebenwirkungen als bei einem Erwachsenen haben. Ein deutlicher Beweis dafür ist der schreckliche Contergan-Skandal. Eigentlich war Contergan ein gutes Beruhigungsmittel mit sehr wenigen Nebenwirkungen, weshalb es bei Schwangeren unbesorgt angewendet wurde. Doch schon bald kamen Kinder ohne Arme oder mit stark missgebildeten Armen auf die Welt. Es gab weltweit Tausende Betroffene. Das Problem trat nur auf, wenn die Mutter das Medikament genau zu dem Zeitpunkt eingenommen hatte, während sich die Arme ihres Kindes entwickelten. Wird es aber bei einem Erwachsenen oder einem älteren Kind oder einem Säugling und selbst bei einem etwas größeren Fötus, dessen Arme bereits komplett ausgebildet sind, verwendet, passiert nichts. Contergan bewirkt nicht, dass einem die Arme abfallen.

Welche Auswirkungen ein Medikament während der Schwangerschaft hat, lässt sich absolut nicht vorhersehen und hat nichts mit seinen eigentlichen Nebenwirkungen bei Erwachsenen zu tun. Auch wenn es sich um das harmloseste Medikament der Welt handelt und auf dem Beipackzettel nur steht: »Nebenwirkungen: selten, leichte

Kopfschmerzen, die unvermittelt nachlassen«, weiß niemand, ob es beim Fötus nicht eine Missbildung verursachen kann. Im Labor werden Tierversuche mit trächtigen Rattenweibchen, Hündinnen und Kaninchenweibchen durchgeführt, aber auch das bietet keine Garantie, weil jede Tierart anders reagiert. Einige Medikamente sind für Hundeföten sehr gefährlich, haben aber auf einen Kaninchenfötus keine Wirkung.

Und so ist die Erstanwendung eines Medikaments bei Schwangeren stets ein Sprung ins Leere. Niemand weiß genau, was geschehen kann. Es wird einer Schwangeren nur dann verschrieben, wenn sie sehr krank ist und nicht mit einem bereits besser bekannten Medikament behandelt werden kann. Nur wenn ein Medikament Hunderten, Tausenden von Schwangeren verabreicht wurde, ohne dass etwas passiert ist, können wir sicher sein, dass keinerlei Risiko besteht.

Wenn man hingegen einem Säugling ein Medikament gibt, sind die Nebenwirkungen im Prinzip mehr oder weniger wie bei Erwachsenen. Es kann einige Abweichungen geben; kleine Kinder können auf einige konkrete Wirkungen empfindlicher (oder weniger empfindlich) reagieren oder möglicherweise dauert es länger, bis Leber und Nieren einige Produkte ausgeschieden haben. Auf jeden Fall geben wir aber einem Säugling ohne jede Angst ein Medikament, dessen schlimmste Nebenwirkungen »Übelkeit, Kopfschmerzen, Schwindel« sind; ein Medikament hingegen, das zu »fulminanter Hepatitis, Niereninsuffizienz, Krämpfen, Koma« führen kann, wird uns sowohl bei einem Säugling als auch bei einem Erwachsenen derart Angst einflößen, dass wir es nur zur Behandlung wirklich gravierender Krankheiten einsetzen werden.

Ein weiterer wichtiger Unterschied zwischen Schwangerschaft und Stillzeit ist die Dosis des Medikaments, die das Kind erhält. Fast alle Medikamente passieren problemlos die Plazenta und die Konzentration des Wirkstoffs im Blut des Kindes ist genauso hoch wie die im Blut der Mutter. Das bedeutet, wenn das Medikament auf das Herz der Mutter wirkt, wirkt es auch genauso auf das Herz des Fötus (soweit sein Herz ausgebildet und in der Lage ist, darauf zu reagieren). Wenn ein Fötus eine Infektion hätte, könnte er behandelt werden, indem seine Mutter ein Antibiotikum einnimmt.

Die Wirkstoffmenge eines Medikaments, die das Kind hingegen über die Muttermilch aufnimmt, ist sehr gering. Einige Wirkstoffe schaffen es kaum bis in die Muttermilch und ihre Konzentration in der Milch liegt deutlich unter der Konzentration im Blut der Mutter. Andere gelangen problemlos in die Muttermilch und sammeln sich dort sogar, sodass die Milch deutlich höhere Konzentrationen als das Blut aufweisen kann. Dies wird mithilfe des Milch/Plasma-Quotienten bewertet (das Blutplasma ist der flüssige Anteil des Blutes, den man erhält, wenn man die roten und weißen Blutkörperchen und die Blutplättchen durch Zentrifugation entfernt):

$$\text{Milch/Plasma-Quotient} = \frac{\text{Konzentration in der Milch}}{\text{Konzentration im Plasma}}$$

Ein Beispiel für ein Medikament, das kaum auf die Milch übergeht, ist Amocizillin, ein sehr häufig (in Spanien zu häufig) eingesetztes Antibiotikum. Der Milch/Plasma-Quotient beträgt rund 0,03. Das heißt, die Konzentration im Blutplasma der Mutter ist 33-mal höher als in ihrer Milch. Die Konzentration im Blut beträgt etwas weniger als 1 mg/l. Während die Mutter am Tag 1500 mg einnimmt (25 mg/kg, wenn sie 60 kg wiegt), nimmt ihr Kind weniger als 1 mg/Tag ein, nämlich 0,3 mg/kg, wenn es drei Kilo wiegt. Amocizillin wird beispielsweise bei Säuglingen zur Behandlung von Mittelohrentzündung eingesetzt. Die Dosierung beträgt hier 80 mg pro Kilogramm Körpergewicht. Würde also ein fünf Kilogramm schwerer Säugling unter Mittelohrentzündung leiden, müsste er mehr als 400 Liter Milch am Tag trinken, um das Antibiotikum in ausreichender Menge zu erhalten.

Ein Beispiel für ein Medikament, das wiederum stark auf die Milch übergeht, ist Ranitidin, das zur Behandlung bei Magengeschwüren eingesetzt wird. Der Milch/Plasma-Quotient beträgt hier 10 (ungefähr, da der wirkliche Quotient im Verlauf der Zeit schwankt); das Medikament befindet sich in der Milch also zehnmal stärker konzentriert als im Plasma der Mutter. Doch sogar dabei liegt die Konzentration in der Milch unter 3 mg/l. Selbst wenn die Mutter also 300 mg/Tag einnimmt (etwa 5 mg/kg), bekommt das Kind deutlich weniger als 1 mg/kg. Ranitidin ist ein sicheres Medikament (es hat sehr wenige Nebenwirkungen) und wird Säuglingen gelegentlich in einer Dosis von 2-4 mg/kg verabreicht (um eine refluxbedingte Speiseröhrenentzündung zu behandeln). Eine stillende Mutter kann Ranitidin bedenkenlos einnehmen.

Es ist eines der Medikamente, die sich am stärksten in der Milch konzentrieren; tatsächlich gibt es nur wenige Fälle, in denen der Milch/Plasma-Quotient über 1 liegt.

Anhand all dieser Zahlen und Berechnungen lässt sich eine recht weit verbreitete Idee widerlegen.

Wenn es heißt, *konzentriert sich in der Muttermilch* oder *zehnmal mehr in der Milch als im Plasma*, erschrecken viele: »Aber dann nimmt ja das Kind mehr von dem Medikament ein als die Mutter!« Doch Sie sehen, dass das nicht so ist. Das Kind kann niemals mehr von einem Medikament einnehmen als die Mutter. Das ist völlig unmöglich. Offensichtlich wird das, wenn wir uns einmal die absoluten Zahlen anschauen: Nimmt die Mutter *zehn* ein, kann die Milch nicht *elf* enthalten. Was auf die Milch übergeht, ist nur ein Bruchteil dessen, was die Mutter eingenommen hat. Doch auch in relativen Zahlen lässt sich die Unmöglichkeit dieser Behauptung demonstrieren: Die Dosis des Medikaments pro Kilogramm Körpergewicht, die das Kind über die Milch aufnimmt, liegt immer unter der Dosis, die die Mutter erhält. Selbst wenn ein Medikament *stark* auf die Milch übergeht, ist die Dosis für das Kind stets geringer (bei Ranitidin unter einem Sechstel). Wenn ein Medikament *kaum* auf die Milch übergeht (in den allermeisten Fällen), ist die Dosis geradezu lächerlich gering.

Daraus ergibt sich eine wichtige Konsequenz: Ein Stillkind kann nicht behandelt werden, indem seine Mutter ein Medikament einnimmt. Leiden Mutter und Kind an der gleichen Krankheit und benötigen das gleiche Medikament, muss das Kind seine komplette Dosis separat bekommen. Mit dem, was es über die Milch erhält, kann es nichts anfangen. Oder umgekehrt: Wollte man erreichen, dass das Medikament in ausreichender Konzentration auf die Milch und damit auf das Kind übergeht, müsste die Mutter so viel davon einnehmen, dass es wahrscheinlich zu einer Vergiftung käme.

Einige grundlegende Gedanken

- Wenn man einem Kind etwas bedenkenlos verabreichen kann, dann kann man es auch der Mutter geben. Es gibt Medikamente, die Hunderte von Säuglingen täglich aus banalen Gründen bekommen, beispielsweise gegen Husten, Schnupfen oder Mittelohrentzündung. Andere Medikamente kommen bei Säuglingen seltener zum Einsatz, beispielsweise zur Behandlung von Tuberkulose, Herzinsuffizienz oder Epilepsie; wenn wir sie aber

verordnen, erschrickt sich niemand und in der Regel gibt es keine Nebenwirkungen. Im Allgemeinen sind solche Medikamente auch mit dem Stillen absolut vereinbar. Wenn hingegen bei einem Medikament formal von der Anwendung bei kleinen Kindern abgeraten wird oder dieses Medikament nur bei sehr schweren Erkrankungen (wie Krebs) eingesetzt wird, weil es starke Nebenwirkungen haben kann, dann muss man natürlich nach weiteren Informationen suchen. Selbst ein gefährliches Medikament kann mit dem Stillen vereinbar sein, wenn es nur in sehr kleinen Dosen auf die Milch übergeht; gelangen aber große Mengen in die Milch, könnte dies problematisch werden.
- Was man während der Schwangerschaft gefahrlos einnehmen kann, darf man auch während der Stillzeit nehmen. Es gibt Medikamente, die in der Schwangerschaft nur dann eingesetzt werden, wenn es um Leben oder Tod geht, weil es kein anderes Mittel gibt. Medikamente hingegen, die während der Schwangerschaft keine Bedenken oder Vorbehalte auslösen, können umso mehr während der Stillzeit angewendet werden. Einige Fachleute halten dagegen; theoretisch mag ein Medikament für einen Säugling, nicht aber für den Fötus gefährlich sein, zum Beispiel, wenn es zu respiratorischer Depression führen kann: Da ein Fötus nicht atmet, würde ihn das nicht betreffen. Dies ist theoretisch zwar möglich, ich kenne aber nicht ein einziges reales Medikament, das gefahrlos in der Schwangerschaft angewendet werden könnte (»keine Sorge, da passiert nichts«), aber während der Stillzeit riskant wäre.
- Wenn ein Medikament nicht oral absorbiert werden kann, kann es dem Säugling auch nicht schaden. Manche Medikamente gibt es nicht in Tablettenform, sondern nur als Injektionen. Es ist also egal, ob sie auf die Milch übergehen oder nicht, da Ihr Kind die Milch nicht direkt ins Blut sondern in das Verdauungssystem bekommt. Andere Medikamente werden oral eingenommen, der Grund dafür ist jedoch genau der, dass sie nicht absorbiert werden, weil sie direkt im Verdauungssystem wirken: Mittel gegen Sodbrennen, viele Abführmittel, einige (in der Regel schlecht) eingesetzte Antibiotika zur Behandlung von Durchfall ...
- Wenn die Nebenwirkungen leicht sind, ist es egal, ob das Medikament in die Milch übergeht oder nicht. Zum Beispiel lesen wir im Beipackzettel für Omeprazol (zur Behandlung von Magenge-

schwüren): »Gut verträglich; gelegentlich wurde von Schwindel, Kopfschmerzen, Durchfall, Verstopfung und Blähungen berichtet. Bei einigen Patienten ist Hautausschlag aufgetreten. Im Allgemeinen waren diese Symptome leicht und vorübergehender Art.« Selbst wenn man davon ausginge, dass dieses Medikament in großen Mengen auf die Milch überginge (was nicht geschieht), was wäre so schlimm daran, wenn das Kind einen leichten Durchfall bekäme? Erhält es jedoch keine Muttermilch mehr, wird es nicht nur weinen, sondern kann sich auch rasch einen schwereren Durchfall zuziehen.

- Zu geläufigen Medikamenten liegen schon Daten vor. Wenn ein Arzneimittel aber neu auf den Markt kommt, weiß noch niemand, ob es in die Milch übergeht oder nicht, ganz einfach deshalb, weil es bisher noch keine stillende Mutter eingenommen hat. Bei zwei ähnlichen Medikamenten entscheidet man sich folglich in der Regel für das besser bekannte. In einigen Fällen wird es dennoch angebracht sein, das neuere Arzneimittel zu verwenden, auch wenn es dazu noch nicht so viele Erfahrungen gibt, zum Beispiel wenn es sicherer scheint (viel weniger Nebenwirkungen hat) als das ältere.

- Alle Arzneimittel mit *topischer Wirkung* können während der Stillzeit eingesetzt werden. Unter topischer Wirkung versteht man, dass sie nur an der Körperstelle wirken, an der sie angewendet werden. Beispielsweise ist Penicillin, das ins Gesäß injiziert wird, damit es absorbiert wird, auf das Blut übergeht und einen Effekt auf den ganzen Körper hat, etwas anderes als eine lokale Betäubung, die nur in einem kleinen Bereich um die Injektionsstelle herum wirkt. Wenn nicht die ganze Mutter *einschläft*, sondern nur diese kleine Stelle, dann bedeutet dies, dass das Betäubungsmittel nicht auf das Blut übergeht und folglich auch nicht auf die Milch. Und auch eine Salbe zur Behandlung einer Hautkrankheit ist nicht mit einem Nikotinpflaster oder einem Nitroglyzerinpflaster gleichzusetzen, das auf der Haut platziert wird, damit das Mittel absorbiert wird und sich im ganzen Körper verteilt. (Apropos: Penicillin, Nikotin und Nitroglycerin sind sehr wohl mit dem Stillen kompatibel ... Allerdings nicht, weil ihre Wirkung topisch wäre, sondern aus anderen Gründen.) Sämtliche Salben, Augentropfen, Ohrentropfen, Nasensprays, Inhalationslösungen für Nase und Bronchien,

Scheidenzäpfchen und vieles mehr können bedenkenlos während der Stillzeit angewendet werden. Es stimmt, dass immer eine kleine Menge dieser Produkte absorbiert wird; aber schon der Anteil, der auf das Blut übergeht, ist sehr gering, was also in der Milch ankommt, ist folglich noch weniger. Kurz gesagt werden Asthma oder allergische Rhinitis nach Möglichkeit immer mit Inhalationslösungen behandelt, die viel sicherer sind als jedes oral eingenommene Medikament.

- Je größer das Kind ist, desto geringer ist auch das Risiko. Ein Neugeborenes kann einige Wirkstoffe noch nicht in dem Maße ausscheiden wie ein größerer Säugling oder ein Erwachsener, weil seine Nieren und seine Leber noch nicht voll funktionstüchtig sind. Zudem nimmt ein Neugeborenes immer eine höhere Dosis auf. Ein sechs Kilogramm schweres Kind nimmt mehr Milch zu sich als ein drei Kilogramm schweres Kind, allerdings aber nicht das Doppelte der Milch, und deshalb geht die Milchdosis (und damit alles, was in der Milch aufgelöst ist, wie beispielsweise Medikamente) pro Kilogramm Körpergewicht zurück. Und ein neun Kilogramm schweres Kind trinkt dann wieder weniger Milch als eines mit sechs Kilogramm Körpergewicht, weil es zudem bereits andere Nahrungsmittel zu sich nimmt. Und ein zwölf Kilogramm schweres Kind trinkt weniger Milch als eines mit drei Kilogramm Körpergewicht. Alles, was in Büchern zu Arzneimitteln und Stillen steht, ist für den *schlimmsten* Fall berechnet, für ein Neugeborenes. Wenn gesagt wird, dass ein bestimmtes Medikament *mit Vorsicht* zu verabreichen ist (falls beispielsweise die Mutter Barbiturate einnimmt, muss man aufpassen, weil das Kind mit Schläfrigkeit reagieren könnte), so bezieht man sich auf ein Neugeborenes. Bei größeren Kindern sind in der Regel keine Vorsichtsmaßnahmen geboten. Außer vielleicht bei dem extrem seltenen Ausnahmefall eines stark toxischen Medikaments wäre es absurd, einer Mutter, weil sie ein Medikament einnehmen muss, zum Abstillen ihres zweijährigen Kindes zu raten, das nur noch wenige Male am Tag trinkt; wer so etwas empfiehlt, hat möglicherweise dem Stillen von Zweijährigen gegenüber starke Vorbehalte und nutzt das Medikament als einfachen Vorwand.

- Aus dem gleichen Grund sinkt das Risiko mit der Zeit, wenn die Mutter das Medikament fortwährend einnimmt. Beispiels-

weise raten einige Fachleute zur Kontrolle der Schilddrüsenhormone von Stillkindern, wenn ihre Mutter Thyreostatika nimmt. Wenn wir aber nach einem Monat eine solche Kontrolle durchführen, bei der alles normal ausfällt, und auch bei einer weiteren Prüfung nach drei Monaten alles unauffällig ist, sind keine Kontrollen mehr erforderlich. Würden Nebenwirkungen eintreten, dann am Anfang. Daher ist es kaum sinnvoll, einer Mutter mit einer chronischen Behandlung zu sagen: »Am besten stillst du nur drei Monate wegen der Abwehrkräfte, danach solltest du aber abstillen.« Wenn wirklich eine Gefahr bestünde, dann genau in diesen ersten Monaten; geschieht in dieser Zeit nichts, dann wird auch danach nichts mehr passieren.
- Im Allgemeinen hat die Uhrzeit, zu der ein Medikament eingenommen wird, in Bezug auf das Stillen keinerlei Bedeutung. Lediglich in jenen Sonderfällen von Medikamenten, die nur mit großer Vorsicht eingenommen werden können, wird Ihnen Ihre Ärztin oder Ihr Arzt einen speziellen Zeitplan empfehlen. Ziel wäre dabei, den Zeitpunkt mit der höchsten Konzentration im Blut (der für jedes Arzneimittel anders ist) auf den längsten Zeitraum abzustimmen, in dem Ihr Kind in der Regel nicht trinkt (was nachts sein kann, aber nicht muss). Aber bei der großen Mehrheit von Arzneimitteln, die bedenkenlos während der Stillzeit eingesetzt werden können, muss absolut nicht auf die Uhrzeit geachtet werden. Was macht es schon, wenn etwas mehr oder etwas weniger von einem solchen Medikament auf das Kind übergeht? Das Doppelte *einer lächerlichen Menge* ist immer noch *eine lächerliche Menge*.
- Es ist unverantwortlich, einer kranken Mutter die Behandlung zu verwehren, nur weil sie stillt. Und Sie sollten auch keinesfalls in Betracht ziehen, ein Medikament in einer geringeren Dosierung oder über einen kürzeren Zeitraum anzuwenden, als man Ihnen empfohlen hat. Ihrem Kind wird es weder besser noch schlechter gehen, wenn es etwas mehr oder weniger von einem Medikament bekommt; andererseits wird es sowohl Ihnen als auch Ihrem Kind viel schlechter gehen, wenn Sie nicht gesund werden.

Nach Informationen suchen

Es kommt vor, dass eine Mutter die Kinderärztin oder den Kinderarzt etwas fragt wie: »Ich habe eine chronische Dickdarmentzündung (oder Schuppenflechte oder Bluthochdruck oder Lupus ...), was kann ich nehmen?« Häufig wissen das jedoch KinderärztInnen nicht auf Anhieb, denn solche Krankheiten werden in der Regel von ÄrztInnen für Erwachsene und in vielen Fällen von SpezialistInnen behandelt. Letztere sind es, die eine Behandlung vorschlagen können (oder besser noch mehrere alternative Behandlungen). Doch auch KinderärztInnen haben aller Wahrscheinlichkeit nach ein Nachschlagewerk, in dem sie nach geeigneten Medikamenten suchen können.

In einer perfekten Welt wäre es die Ärztin oder der Arzt der Mutter, die/der sich darum bemüht, nach einer Behandlung zu suchen, die mit dem Stillen gut vereinbar ist. In einigen Fällen würde sie/er mit der Kinderärztin oder dem Kinderarzt Rücksprache halten oder ihr/ihm eine Mitteilung schicken, um sich über die Behandlung abzustimmen. Doch noch immer gibt es zahlreiche ÄrztInnen, die ohne jeden Grund das Stillen untersagen oder einer Mutter eine Behandlung, die sie benötigt, nicht zuteilwerden lassen.

Fragen Sie in einem solchen Fall: »Welches Medikament würden Sie mir verschreiben, wenn ich nicht stillen würde? Gibt es andere, ähnliche Medikamente, die in meinem Fall ebenfalls angewendet werden können?« Fragen Sie stets nach mehreren Optionen und notieren Sie sich die Namen der Medikamente. Dann kann Ihnen eine andere Ärztin oder ein anderer Arzt, die/der möglicherweise dem Stillen gegenüber positiver eingestellt ist, bei der Entscheidung helfen. Manchmal aber bleibt es auch der Mutter überlassen, selbst nach Informationen zu suchen und sie ihrer Ärztin oder ihrem Arzt zu vermitteln.

Beipackzettel und Arzneimittelverzeichnis

Am wenigsten geeignet für die Suche nach stillspezifischen Informationen ist die Packungsbeilage des Medikaments. Eine wahre Katastrophe. Bei fast allen Medikamenten wird vor Gefahren gewarnt und von der Anwendung abgeraten. Auf vielen Beipackzetteln finden sich vage Warnungen, etwa in dem Stil: »Eine Anwendung während der Stillzeit sollte nur erfolgen, wenn nach Ansicht des Arztes die möglichen Vorteile die potenziellen Risiken überwiegen.« Dieser Satz, der viele Mütter beunruhigt, ist aber letztlich nichts anderes als eine Binsenweisheit. (Nicht nur während des Stillens, sondern das ganze Leben lang werden Medikamente selbstverständlich nur dann eingesetzt, wenn die Vorteile die Risiken überwiegen.)

Häufig kommt es vor, dass eine Ärztin oder ein Arzt sorgfältig prüft, ob ein Medikament während der Stillzeit angewendet werden kann, und zu dem Schluss kommt, dass dem nichts entgegensteht. Sie/er verschreibt es der Mutter ... und wenn diese sich dann zu Hause die Packungsbeilage durchliest, bekommt sie einen solchen Schreck, dass sie es in einer geringeren Dosierung oder über einen kürzeren Zeitraum oder auch gar nicht einnimmt. Tun Sie das bloß nicht! Wenn Sie nicht die erforderliche Dosis einnehmen, werden Sie wahrscheinlich auch nicht gesund. Im Zweifelsfall können Sie Ihre Ärztin oder Ihren Arzt anrufen und mit ihr/ihm über das, was im Beipackzettel steht, sprechen. Wenn dies nicht unmittelbar möglich ist, nehmen Sie das Medikament erst einmal, stillen Sie normal weiter und rufen Sie am nächsten Tag an. Dann bleibt immer noch genug Zeit, das Kind abzustillen oder das Medikament abzusetzen. Es gibt kein Medikament, das so giftig ist, dass dem Kind etwas Schlimmes passieren würde, wenn es noch einige Tage weiter gestillt wird. (Denken Sie daran, dass jedes Medikament für die Mutter, die es einnimmt, gefährlicher ist als für das Kind, das nur die Milch trinkt; wenn im Beipackzettel nicht steht: »Vor der Einnahme dieses Medikaments sollten Sie Ihr Testament machen«, dann wird es so schlimm schon nicht sein.)

Auf den Schreibtischen spanischer ÄrztInnen liegt häufig ein dickes rotes Buch, das Arzneimittelverzeichnis (in Deutschland *Rote Liste*). Im Grunde genommen enthält es die Packungsbeilagen aller Medikamente. Folglich steckt es voller Fehler.

Informationen im Internet

Die Amerikanische Akademie für Pädiatrie veröffentlicht regelmäßig eine Liste zu Medikamenten in Verbindung mit dem Stillen. Darin erscheinen nicht alle Medikamente, die es gibt. Folglich reicht es nicht aus, wenn das gesuchte Medikament nicht unter den für die Stillzeit ungeeigneten Medikamenten aufgelistet ist; es ist ebenso erforderlich, in der Liste der mit dem Stillen kompatiblen Medikamente nachzuschauen und sicherzustellen, dass es dort aufgeführt ist. Wenn das Medikament in keiner der Listen auftaucht, heißt das, dass Sie andernorts nach Informationen suchen müssen.

Diese hervorragende Website bietet ausführlichste Informationen zu Hunderten von Medikamenten:
www.e-lactancia.org

Vollständige Monografien auf Englisch zu vielen Arzneimitteln finden Sie unter
http://toxnet.nlm.nih.gov/cgi-bin/sis/htmlgen?LACT

In Deutschland können Sie sich auch informieren unter
www.embryotox.de

Medline, die Mutter aller Informationen

Häufig werden Sie keine Informationen zu einem bestimmten Medikament finden und auch Ihre Ärztin oder Ihr Arzt entdeckt nichts darüber in den Büchern oder aber die Informationen sind nicht ausreichend bzw. Sie wollen ganz sicher sein. Für solche Fälle gibt es eine ausgezeichnete Quelle: Medline.

Medline ist eine riesige Datenbank, die Informationen über Millionen von Artikeln enthält, die seit den fünfziger Jahren in Ärztezeitschriften veröffentlicht wurden. Und zwar in Hunderten von Ärztezeitschriften in zahlreichen Sprachen. Für die meisten Artikel gibt es Zusammenfassungen in englischer Sprache. Manchmal lässt sich auch der komplette Text des Artikels über das Internet abrufen. Der einzige Haken: Alles ist auf Englisch.

Auf Medline können Sie über PubMed zugreifen:
www.pubmed.gov

Schauen wir es uns an einem praktischen Beispiel an. Nehmen wir einmal an, Sie leiden unter einer starken postnatalen Depression und man hat Ihnen das Antidepressivum Paroxetin verschrieben. Die erste Frage lautet nun: Wie zum Teufel lautet der Name auf Englisch? Solche Bezeichnungen stehen meist nicht im Wörterbuch. Glücklicherweise ähneln sich die Medikamentennamen auf Deutsch und Englisch oft sehr, sodass sich ein Versuch aufs Geratewohl lohnt: Schreiben Sie *Paroxetin* und klicken Sie auf *Search*.

Es erscheint ein einziger Artikel, der ursprünglich auf Italienisch verfasst wurde (hier wird ersichtlich, dass die Bezeichnung gleich ist). Freundlicherweise fragt uns aber Medline, ob wir nicht vielleicht eigentlich *paroxetine* suchen wollten, das 3199 Suchergebnisse bringt (und während Sie dieses Buch lesen, sind es sicher noch mehr geworden). Nun können Sie den Begriff korrekt eingeben oder einfach auf *paroxetine* klicken und es erscheinen die ersten 20 dieser mehr als 3000 Artikel.

Nicht immer ist es so einfach, die englische Bezeichnung eines Medikaments zu finden. Probieren Sie *f* statt *ph*, *i* statt *y* oder fügen Sie vielleicht ein *h* nach dem *c* oder *t* ein. Sie können auch den Handelsnamen in eine Suchmaschine eingeben; aller Wahrscheinlichkeit nach ist er auf Englisch identisch.

Natürlich wird man nicht alle 3000 Artikel lesen können. Also suchen wir lieber nach denen, die sich mit Paroxetin und Stillen befassen. Schreiben Sie in das kleine Suchfenster oben *breastfeeding* (das englische Wort für Stillen) hinter Paroxetin. Sie können beide Wörter durch ein Komma trennen, müssen dies aber nicht tun. Sie können auch das Wort AND in Großbuchstaben dazwischen schreiben und kommen zum gleichen Ergebnis. Klicken Sie auf *Search*, und dann erscheinen nur 20 Artikel, die gleichzeitig beide Suchbegriffe beinhalten, sei es im Titel, in der Zusammenfassung oder sogar im Namen der AutorInnen.

Gehen Sie die Überschriften durch und klicken Sie die an, die Sie interessieren, um eine Zusammenfassung zu lesen. Der erste Artikel (möglicherweise ist er, wenn Sie es versuchen, nicht mehr der erste) heißt »The safety of newer antidepressants in pregnancy and breastfeeding« und ist eine Überarbeitung (*review*). Auf den ersten Blick scheint er interessant zu sein, beim Lesen der Zusammenfassung stellen wir jedoch fest, dass er keine konkreten Angaben enthält. Entweder suchen wir in einer Bibliothek nach dem kompletten Artikel und schauen, ob wir dort genauere Informationen finden, oder wir fahren mit weiteren Zusammenfassungen fort.

Auch Artikel Nummer sieben sieht gut aus: »Paroxetine during breast-feeding: infant weight gain and maternal adherence to counsel«. Hier bietet schon die Zusammenfassung klare Angaben: 27 Mütter haben während der Stillzeit Paroxetin eingenommen und es gab keinerlei Probleme.

Artikel Nummer zehn, »Use of sertraline, paroxetine and fluvoxamine by nursing women«, sieht sogar noch vielversprechender aus. Dort lesen wir »Free article«, was bedeutet, dass der gesamte Artikel, nicht nur dessen Zusammenfassung, kostenlos abrufbar ist.

Die Informationen in diesem Text sind noch deutlicher: Hier wurde das Blut von Stillkindern untersucht. Von Paroxetin keine Spur. Also alles kein Problem. Mit einem Klick an der richtigen Stelle können Sie sich den kompletten Artikel anschauen, ihn ausdrucken und, falls erforderlich, mit zu Ihrer Ärztin oder Ihrem Arzt nehmen.

Um es abzukürzen: Sie werden noch einige weitere Artikel finden, von denen Sie manche auch komplett lesen können. Alle stimmen darin überein, dass Paroxetin während der Stillzeit eingenommen werden kann (auch wenn es nicht überall explizit steht; häufig lauten die Formulierungen »... es lassen sich keine Nebenwirkungen beobachten«, »... geringe Konzentration in der Milch« oder so ähnlich).

Doch selbst auf diese Weise haben wir wahrscheinlich noch immer nicht alle Informationen zum Thema gefunden. Im Englischen wird *breastfeeding* manchmal zusammen, manchmal getrennt geschrieben, also *breast feeding*, und auch die Schreibweise mit Bindestrich findet man: *breast-feeding*. Medline unterscheidet nicht zwischen der Schreibweise mit und ohne Bindestrich, sodass Sie nicht beide ausprobieren müssen. Es ist auch möglich, dass der gesuchte Artikel das Wort *breastfeeding* gar nicht enthält, zumindest nicht in der Überschrift und auch nicht in der Zusammenfassung, weil er sich nicht auf die Zeit bezieht, in der Kinder an der Brust trinken, sondern auf die Laktation (*lactation*) der Mutter. Dieser Begriff wird auch im Zusammenhang mit der Tierwelt verwendet. Und es kann sogar sein, dass jemand weder von der Laktation noch vom Stillen spricht, sondern vom »Paroxetin in der Muttermilch« (*human milk* oder *breast milk*). Damit uns also auf keinen Fall etwas entgeht, können wir in das Suchfenster Folgendes schreiben (wortwörtlich einschließlich der Klammern):

paroxetine AND (breastfeeding OR breast feeding OR lactation OR milk)

Dann werden alle Artikel aufgerufen, in denen Paroxetin und zumindest eines der darauffolgenden Wörter vorkommen. Derzeit sind es 31 Texte. Sucht man nach *Milch*, ohne zu spezifizieren, ob es sich um Muttermilch handelt oder nicht, erscheint möglicherweise auch ein Artikel zu der Frage, ob man die Tablette mit einem Glas Milch einnehmen kann. Wie dem auch sei, 31 sind nicht zu viele Artikel, sodass wir auf jeden einen Blick werfen können.

Noch ein Tipp: Wie auch bei anderen Suchmaschinen müssen Sie, wenn Sie zwei oder mehr Wörter suchen möchten, die eine Formulierung bilden, diese in Anführungszeichen setzen. Bei *breast feeding* ist das nicht erforderlich, weil Medline über ein internes Wörterbuch verfügt und erkennt, dass diese beiden Wörter einen Ausdruck bilden; würden Sie nach diesen Wörtern einzeln suchen wollen, müssten Sie sie durch ein Komma trennen. *Paroxetine levels* (Paroxetinspiegel) hingegen ist nicht als Begriff im Wörterbuch verzeichnet; suchen Sie die Wörter einzeln, dann erscheinen 388 Artikel; fügen Sie beide zu einem Begriff mit Anführungszeichen zusammen, sind es nur neun.

Und wenn nun kein einziger Artikel bei der Suche gefunden wird? Selbst wenn wir nicht wissen, ob das Medikament auf die Milch übergeht oder nicht, lassen sich nützliche Informationen finden. Suchen wir zum Beispiel:

indomethacin infant

Es erscheinen mehr als 1000 Artikel. Man muss nur die ersten überfliegen, um zu erkennen, dass Indometacin häufig nicht nur bei Säuglingen, sondern sogar bei Frühgeborenen angewendet wird. In diesem Fall liegt es auf der Hand, dass Sie dieses Mittel sehr wohl während der Stillzeit einnehmen können.

Wie viele Tage für eine Tablette?

Manchmal sind die Daten zu Arzneimittelwirkstoffen in der Muttermilch schwer verständlich, selbst für Leute vom Fach. Beispielsweise fand man in Muttermilch eine Digoxinkonzentration von 0,00096 mg/l. Das entspricht 0,00096 µg/ml bzw. 0,000096 mg/ 10 ml bzw. 0,000096 mg/dl bzw. 0,96 µg/l bzw. 0,096 µg/dl bzw. 96 ng/dl usw. ... und in unterschiedlichen Büchern finden Sie jeweils unterschiedliche Erklärungen. Wozu dieser Wahnsinn? Wir können uns ein Kilogramm Reis oder 100 Gramm Schinken vorstellen, aber kein Mensch hat eine Vorstellung von 96 Nanogramm pro Deziliter. Ist das viel? Oder wenig?

Nehmen wir mal an, Ihnen fällt eine der Tabletten, die Sie einnehmen müssen, herunter und Ihr Kind findet und verschluckt sie. Glauben Sie, dass eine einzige Tablette ausreicht, um bei Ihrem Kind eine Vergiftung hervorzurufen? Und nun stellen Sie sich vor, Ihr Kind verschluckt sie nicht, sondern Sie lassen es daran lecken, dann verstecken Sie die Tablette und lassen es am nächsten Tag wieder daran lecken usw. Was meinen Sie, wie viele Tage würde Ihr Kind brauchen, um auf diese Weise die ganze Tablette einzunehmen?

Wenn ich mit der Maximalkonzentration des Wirkstoffs in der Milch rechne (was eine Übertreibung ist, denn sie wird nur in einem bestimmten Moment erreicht, für den Rest des Tages ist die Konzentration geringer) und davon ausgehe, dass der Säugling täglich 750 ml Muttermilch zu sich nimmt (einige trinken im Alter von vier bis fünf Monaten etwas mehr, aber sowohl Neugeborene als auch größere Kinder, die schon andere Nahrung zu sich nehmen, trinken in Wirklichkeit viel weniger), dann komme ich für einige Arzneimittelwirkstoffe zu den in der folgenden Tabelle dargestellten Ergebnissen. Die Konzentrationen in der Milch stammen aus dem Buch *Medications and Mothers Milk* von Thomas W. Hale.

Tabelle 5
EINIGE ARZNEIMITTELWIRKSTOFFE IN MUTTERMILCH

WIRKSTOFF	KONZENTRATION IN DER MILCH (MG/L)	TABLETTE (MG)	TAGE FÜR EINNAHME EINER TABLETTE
Alprazolam	0,0037	0,5	180
Amoxizillin	1,3	500	513
Atenolol	1,8	50	37
Carbamazepin	2,5	400	213
Cloxacillin	0,4	500	1667
Digoxin	0,00096	0,25	347
Naproxen	2,37	550	309
Nifedipin	0,046	10	290
Paroxetin	0,1	20	267
Pyrazinamid	1,5	250	222
Ranitidin	2,6	150	77

Wie man sehen kann, braucht ein Säugling länger als einen Monat, um eine einzige Atenolol-Tablette einzunehmen (besser Propanolol, Labetalol oder Metapronol verwenden); er braucht zweieinhalb Monate für eine Ranitidin-Tablette, fast ein Jahr für eine Digoxin-Tablette und viereinhalb Jahre für eine einzige Cloxacillin-Tablette (vorausgesetzt, seine Mutter nimmt über diesen gesamten Zeitraum hinweg täglich Cloxacillin ein). Und dennoch kommt es immer wieder vor, dass bei einer Mastitis vom Stillen abgeraten wird, weil Cloxacillin *in die Milch übergeht*!

Wenn das Medikament auch bei Säuglingen angewendet werden kann, schauen Sie ruhig nach, welche Dosierung Ihr Kind bekommen würde, wenn es behandelt werden müsste, und wie viele Tage lang es Muttermilch trinken müsste, um diese Menge zu erreichen. Die übliche Digoxindosis liegt beispielsweise bei 0,015 mg/kg/Tag; ein fünf Kilogramm schwerer Säugling müsste also 0,075 mg einnehmen. Um diese Menge über die Muttermilch einzunehmen, bräuchte er 78 Liter, wofür er 104 Tage trinken müsste. Da ist es wahrscheinlicher, dass er in der Milch ertrinkt oder von seinem eigenen Gewicht erdrückt wird, als dass er eine Digoxinvergiftung erleidet.

Alkohol

Alkohol geht problemlos und schnell vom Blut der Mutter auf ihre Milch über und umgekehrt, sodass die Konzentration in beiden Flüssigkeiten gleich ist. Der Milch/Plasma-Quotient beträgt 1.

In Spanien liegt die rechtlich vorgeschriebene Grenze für die Blutalkoholkonzentration beim Autofahren bei 0,5 g/Liter, was 0,05 g pro 10 ml oder 0,5 Promille entspricht. Vor einigen Jahrzehnten waren es noch 0,8 Promille. Bei einer Konzentration über 1,5 Promille ist ein Mensch klar und deutlich erkennbar betrunken. Bei mehr als 5,5 Promille stirbt er. Er fällt ganz einfach um und ist tot. Viele sterben auch schon kurz vorher.

Selbst Menschen, die Alkoholkonsum gewöhnt sind, reagieren auf die unterschiedlichen Alkoholkonzentrationen genauso. Gewohnheitstrinker scheiden Alkohol schneller aus und brauchen länger, bis sie eine hohe Konzentration erreichen; wenn sie jedoch auf 1,5 Promille kommen, sind sie betrunken, und bei 5,5 Promille sterben sie wie alle anderen auch.

Aus diesem Grund ist es absolut unmöglich, dass Muttermilch mehr als 5,5 Promille Alkohol enthalten kann. Mit dieser Konzentration wäre die Mutter bereits wegen einer akuten Alkoholvergiftung im Krankenhaus. Tatsächlich könnte eine betrunkene Mutter 2 bis 3 Promille Alkohol in der Milch haben; eine Mutter, die in Maßen trinkt, wird wohl keine 0,5 Promille erreichen.

Wein enthält 10-12 % Alkohol. Liköre enthalten 30-40 % (einige noch mehr). Bier enthält zwischen 4 und 6 % Alkohol. Alkoholfreies Bier kann laut Gesetz bis zu 1 % Alkohol enthalten. Wenn ein Mensch 1 % Alkohol im Blut hätte, wäre er schon längst tot. Folglich könnte man selbst die Milch einer angetrunken Mutter, selbst wenn sie auf 0,4 Promille käme und der Test bei einer Polizeikontrolle positiv ausfiele, noch mit dem Etikett alkoholfreie Milch versehen, weil 0,04 auf 0,0 abgerundet wird (wenn wir Puristen sind, wird 0,06 auf 0,1 aufgerundet; ob Bierhersteller auch so streng sind, ist mir nicht bekannt).

Somit ist Muttermilch im schlimmsten Falle ein sehr, aber wirklich sehr leichtes alkoholisches Getränk, und es ist nahezu unmöglich, dass Alkoholkonsum während der Stillzeit dem Kind schadet.

Ich sage *nahezu*, denn Neugeborene reagieren sehr sensibel auf Alkohol, ihr Stoffwechsel verarbeitet ihn äußerst langsam und sie trinken außerdem wie verrückt, mehr als einen halben Liter Milch pro Tag, und das bei einem Körpergewicht von ungefähr drei Kilogramm – im Verhältnis dazu würde ein 60 Kilogramm schwerer Erwachsener zehn Liter Milch am Tag trinken. Eine befreundete Hebamme erzählte mir einmal, dass man in ihrem Krankenhaus in Barcelona ein äußerst benommenes Neugeborenes mit sehr niedrigem Blutdruck in die Notaufnahme brachte; die einzige Ursache war offenbar, dass die Mutter vor jedem Anlegen eine kleine Flasche Bier trank. Das Traurige an dieser Geschichte ist, dass die Mutter Abstinenzlerin war; sie überwand sich, so viel Bier zu trinken, weil sie gehört hatte, das sei gut, um mehr Milch zu haben.

Alkoholkonsum wird in g/Tag gemessen; aus praktischen Gründen zählt man jedoch in der Regel *Gläser*. Traditionell ist *ein Glas* umso kleiner, je höher der Alkoholanteil im Getränk ist: Bier trinkt man aus dem Bierglas, Wein aus dem Weinglas, Dessertwein aus dem Dessertweinglas, Cognac aus dem Cognacglas und Tequila aus winzigen Tequilagläsern. Jedes *Glas* enthält mehr oder weniger die gleiche Alkoholmenge. Die Schlussfolgerung, Tequila sei gefährlicher als Bier, stimmt folglich nicht, wenn man sich mit einem *kleinen Schlückchen* zufriedengibt. Doch freilich wäre ein Bierglas voller Tequila wirklich sehr sehr gefährlich.

In einer Studie wurde eine leichte Verzögerung der psychomotorischen Entwicklung von Kindern festgestellt, wenn ihre Mütter mehr als zwei Gläser pro Tag tranken. Auf der Grundlage dieser Daten empfehlen zahlreiche Bücher, sich während der Stillzeit auf »maximal zwei alkoholische Getränke pro Tag« zu beschränken. Freilich ist es nicht nur während der Stillzeit vernünftig, sich an diese Norm zu halten, sondern das ganze Leben lang. Alkohol schadet der Gesundheit, und zwar sowohl der der Mutter als auch der des Vaters, und es ist durchaus empfehlenswert, niemals mehr als zwei Gläser zu trinken.

Wenn Sie aber zu jenen gehören, die drei oder vier Gläser am Tag trinken und das nicht lassen können oder wollen – selbst dann glaube ich nicht, dass Sie damit Ihrem Kind schaden. Sie schaden sich selbst, Ihrem Kind aber nicht. Wenn eine Mutter drei Gläser pro Tag trinkt, ist ihre Muttermilch immer noch besser als ein Muttermilchersatznahrung. Es ist kaum möglich, dass diese Alkoholmengen den Säugling beeinträchtigen, und dieselben WissenschaftlerInnen konnten, als sie einige Jahre später ihre Studie wiederholten, den Zusammenhang zwischen Alkohol und psychomotorischer Entwicklung nicht erneut nachweisen. Wahrscheinlich hatten viele der untersuchten Mütter, die während der Stillzeit tranken, auch schon während der Schwangerschaft getrunken, und das war es, was die Entwicklung ihrer Kinder beeinträchtigt hatte.

Denn während der Schwangerschaft ist Alkohol sehr wohl gefährlich. Sehr gefährlich. Es gibt keine Alkoholmenge, die während der Schwangerschaft als *sicher* gelten kann. Hier muss das Ziel sein: null Konsum, nicht einen Tropfen Alkohol. Natürlich wäre ein Bier pro Woche weniger schlimm als ein Bier pro Tag, es kann jedoch niemand gewährleisten, dass »ein Bier pro Woche nichts ausmacht«.

Wenn Sie eines Tages, vielleicht bei einer Party, zu viel getrunken haben, könnte es vernünftig sein, Ihr Kind nicht zu stillen, solange Sie sichtbar betrunken sind, vor allem wenn es erst wenige Wochen alt ist. Wenn Sie dann wieder nüchtern sind, heißt das auch, dass Ihr Alkoholspiegel im Plasma und damit in der Milch wieder unter 0,15 Promille gesunken ist. Denken Sie daran, Alkohol geht leicht in beide Richtungen über und bleibt nicht in der Brust. Deshalb ist es auch nicht erforderlich, die Milch abzupumpen oder auszustreichen und wegzuschütten (es sei denn, Ihre Brüste sind zu voll und stören Sie); die Milch *reinigt* sich selbst.

Tabak

Hier gilt dasselbe wie beim Alkohol: Tabak schädigt die Gesundheit. Es wäre besser, wenn eine stillende Mutter nicht raucht. Auch eine Mutter, die die Flasche gibt, sollte nicht rauchen, ebenso wenig der Vater und auch Menschen, die keine Kinder haben. Rauchen ist für alle schlecht.

Sollten Sie aber dennoch rauchen, so gilt das Gleiche wie für Alkohol: Es ist besser, wenn Sie trotzdem weiter stillen. Zwar ist Tabak schädlich, aber auch nicht so schädlich, dass er aus Muttermilch etwas machen könnte, was Muttermilchersatznahrung unterlegen wäre.

Kinder rauchender Eltern leiden häufiger an Infekten der Atemwege; Bronchitis, Lungenentzündung, Mittelohrentzündung. Es ist belegt, dass Stillen teilweise vor diesen Erkrankungen schützt. Tabakrauch und Nichtstillen sind folglich die ungünstigste Kombination für die Gesundheit des Kindes. Wenn Sie das Rauchen schon nicht lassen können, so sollten Sie doch wenigstens stillen.

Leider setzen viele (Angehörige, Bekannte und vielleicht sogar einige ÄrztInnen) rauchende Mütter unter Druck, vom Stillen abzusehen. Vielleicht ist das der Grund dafür, warum rauchende Mütter statistisch gesehen früher abstillen als nicht rauchende.

Nikotin geht in die Milch über. Selbst in der Milch einiger nicht rauchender Mütter lässt sich Nikotin nachweisen, weil sie passiv rauchen. Doch vergessen Sie nicht, dass das Nikotin im Tabak noch das geringste Problem darstellt. Krebs, Bronchitis und Emphyseme werden nicht von Nikotin hervorgerufen, sondern von Teer und anderen Bestandteilen des Rauchs. Deshalb werden Nikotinpflaster verwendet, wenn jemand mit dem Rauchen aufhören möchte: Der Rauch des Tabaks ist viel gefährlicher als das Nikotin des Pflasters.

Folglich liegt für ein Stillkind einer rauchenden Mutter die Gefahr nicht in der *kontaminierten* Milch, sondern im Rauch. Wenn sie niemals in der Wohnung raucht, ist das Kind dem Rauch nicht ausgesetzt und das Nikotin in der Milch wird keinerlei Schaden anrichten. Raucht die Mutter aber innerhalb der Wohnung, atmet das Kind den gleichen Rauch ein, ob es nun gestillt wird oder die Flasche bekommt.

Natürlich ist der Rauch, den der Vater oder eine beliebige andere Person produzieren, ebenso gefährlich wie der der Mutter. Rauchen am Arbeitsplatz ist gesetzlich verboten, um die Gesundheit unserer nicht rauchenden ArbeitskollegInnen zu schützen. Meinen Sie nicht, der Gesundheit Ihres Kindes gebührt ein ebensolcher Schutz? Es reicht nicht aus, nicht im gleichen Raum zu rauchen; Wohnungen sind meist nicht sehr groß und der Rauch dringt überall ein. Setzen Sie durch, dass niemand irgendwo bei Ihnen zu Hause raucht. Geraucht wird draußen.

Und wenn Sie, um mit dem Rauchen aufzuhören, Nikotinpflaster oder Kaugummis benötigen, dann nur zu. Sie können problemlos weiter stillen. Die Nikotinmenge dieser Pflaster ist so berechnet, dass sie in ungefähr der beim Rauchen entspricht; damit besteht für das Kind keine Gefahr.

Kaffee

Koffein geht auf die Milch über, allerdings in einer sehr geringen Menge. Bei einer Studie tranken Mütter täglich fünf Tassen Kaffee mit 100 mg Koffein pro Tasse. Weder Schlaf noch Herzschlag ihrer Kinder, die weniger als 1 mg Koffein pro Kilo und Tag mit der Milch erhielten, wurden davon beeinträchtigt.

Sie können also ganz beruhigt Kaffee trinken. Sicher besteht die Möglichkeit, dass ein übertriebener Konsum von Kaffee nebst Cola, Schokolade und Tee das eine oder andere besonders sensible Kind in Unruhe versetzen kann. Wenn Sie den Eindruck haben, Ihr Kind schläft wenig oder ist reichlich nervös, versuchen Sie, entkoffeinierten Kaffee zu trinken oder andere Koffeinquellen einzuschränken.

Radioaktive Isotope

Sollten Sie eine Szintigrafie mit radioaktiven Isotopen durchführen müssen, dürfen Sie unter Umständen mehrere Stunden lang nicht stillen. Die US-amerikanische Atomenergiebehörde hat ganz konkrete Normen vorgegeben, wie viele Stunden lang je nach Isotop-Art und Dosis nicht gestillt werden darf. Sie sind zu finden unter

http://pbadupws.nrc.gov/docs/ML0734/ML073400289.pdf

Dieses Dokument ist recht lang; um das Stillen geht es auf den Seiten 403 f. Ist hier in Spalte drei nichts aufgeführt, so heißt das, dass Sie ohne jede Unterbrechung weiter stillen können. Und die Normen berücksichtigen einen großzügigen Sicherheitspuffer, sodass es keinerlei Grund gibt, noch länger zu warten. In vielen Krankenhäusern scheinen diese Normen nicht bekannt zu sein. Dort wird empfohlen, mehrere Tage lang nicht zu stillen. Dafür gibt es aber überhaupt keinen Grund. Sie können die Seiten auch ausdrucken und Ihrer Ärztin oder Ihrem Arzt mitnehmen.

Anders jedoch verhält es sich mit radioaktivem Jod, das nicht für eine Szintigrafie eingesetzt wird, sondern zur Zerstörung von Schilddrüsengewebe bei einer Schilddrüsenüberfunktion. Hier ist die Dosierung deutlich höher und das Kind muss tatsächlich abgestillt werden.

Umweltschadstoffe

Hin und wieder warnen uns Schlagzeilen in der Presse (die teils von Umweltorganisationen initiiert sind) vor Pestiziden in der Muttermilch und erzeugen Panik unter den Müttern.

Warum suchen WissenschaftlerInnen nach Schadstoffen in der Muttermilch? Ist das vielleicht ein besorgniserregendes Thema? Nicht wirklich. Es ist aber so, dass einige Schadstoffe wie DDT, Dioxine oder PCB im Fettgewebe gespeichert werden. Daher trägt eine Blutuntersuchung nur wenig zu der Erkenntnis bei, wie stark ein Individuum kontaminiert ist; hier müsste eine Biopsie durchgeführt werden. Muttermilch aber spiegelt die Kontamination des Fettgewebes wider und bietet eine viel einfachere Möglichkeit, das Kontaminationsniveau einer bestimmten Bevölkerungsgruppe zu bewerten. Deshalb wurden auf der ganzen Welt Dutzende von Studien über Schadstoffe in der Muttermilch durchgeführt; sie ist ein einfacher epidemiologischer Marker, ein Mittel, um herauszufinden, wie es um das Problem der Kontamination in einem bestimmten Land steht.

Die Kontamination der Muttermilch ist nichts Neues, seit Jahrzehnten werden Studien zum Thema veröffentlicht. Tatsächlich sind die Anteile der meisten Schadstoffe (PCB, DDT ...) in den letzten Jahrzehnten zurückgegangen, was den rechtlichen Maßnahmen zu verdanken ist, die deren Verwendung eingeschränkt oder verboten haben.

Hunderte von Studien, die in den letzten Jahrzehnten veröffentlicht wurden und die besagen, dass Muttermilch die Inzidenz von Infektionen, Allergien, Diabetes, Zöliakie, Leukämie und sogar die Gesamtmortalität in den USA gesenkt hat (S. 366), wurden mit Müttern durchgeführt, deren Milch kontaminiert war, und zwar noch stärker, als es heute der Fall ist. Selbst wenn sie also kontaminiert ist, bleibt Muttermilch viel besser für die Gesundheit des Kindes als Muttermilchersatznahrung.

Mehrere Studien aus den Niederlanden (Koopman-Esseboom, Boersma, Patandin) zeigen, dass eine PCB-Exposition, vor allem über die Plazenta, mittelfristig die psychomotorische Entwicklung und die Intelligenz des Kindes beeinträchtigt. Muttermilch jedoch wirkt diesem Effekt teilweise entgegen und die Entwicklung von Kindern, die Muttermilch trinken, selbst wenn sie kontaminiert ist, verläuft besser als die von nicht gestillten Kindern.

Wenn eine Mutter nicht gerade unfallbedingt einer extremen Kontamination ausgesetzt war, spiegelt ihr Schadstoffniveau die Exposition jeder Person ihres Alters in der gleichen Gemeinschaft wider. Wenn ihr Kind die gleiche Luft atmet, die gleiche Nahrung zu sich nimmt und das gleiche Wasser trinkt, wird es, wenn es ihr Alter erreicht hat, ebenso kontaminiert sein. Erhält es zusätzlich einen kleinen Teil der Schadstoffe seiner Mutter, steigt sein eigener Spiegel nur minimal an. Die einzige Art und Weise, wie wir wirklich erreichen können, dass die Kontamination unserer Kinder sinken wird, ist, uns für eine weniger kontaminierte Umwelt einzusetzen.

Wenn eine Mutter mit Nitraten belastetes Wasser trinkt, steigt die Nitratkonzentration in der Muttermilch nicht. Einem großen Risiko ist der Säugling hingegen ausgesetzt, wenn man ihm mit diesem kontaminierten Wasser eine Flasche zubereitet.

Einige Mütter sind sehr besorgt, weil sie bei der Arbeit mit chemischen Produkten zu tun haben und man ihnen gesagt hat, sie könnten nicht stillen. Was für ein Unsinn! Wie auch bei jedem Medikament ist die Menge, die das Kind über die Milch bekommt, nur ein winzig kleiner Bruchteil dessen, was die Mutter eingenommen hat.

Wenn Sie selbst derart hohen Dosen einer so toxischen Substanz ausgesetzt sind, dass Ihre Milch Ihr Kind vergiften würde, dann sollten Sie nicht auf das Stillen verzichten, sondern sich schnellstmöglich eine neue Arbeit suchen. Über Jahre hinweg an einem solch gefährlichen Ort zu arbeiten, kommt schon einem Selbstmord gleich. Sind Sie aber keiner Gefahr ausgesetzt und werden alle Sicherheitsmaßnahmen eingehalten, damit Sie bis zu Ihrem 65. Lebensjahr arbeiten und sich perfekter Gesundheit erfreuen können, dann können Sie auch problemlos stillen.

Wie viele Tage für eine Tablette?

Hale TW. Medications and mothers' Milk. 11th ed. Amarillo, Texas. Pharmasoft Publishing; 2004

Alkohol

Little RE, Northstone K, Golding J; ALSPAC Study Team. Alcohol, breastfeeding, and development at 18 months. Pediatrics 2002;109:E72-2

Tabak

DiFranza JR, Aligne CA, Weitzman M. Prenatal and postnatal environmental tobacco smoke exposure and children's health. Pediatrics 2004;113:1007-15

Kaffee

Ryu JE. Effect of maternal caffeine consumption on heart rate and sleep time of breast-fed infants. Dev Pharmacol Ther 1985;8:355-63

Umweltschadstoffe

Solomon GM, Weiss PM. Chemical contaminants in breast milk: time trends and regional variability. Environ Health Perspect 2002;110:A339-47

Landrigan PJ, Sonawane B, Mattison D, McCally M, Garg A. Chemical contaminants in breast milk and their impacts on children's health: an overview. Environ Health Perspect. 2002;110:A313-5

Pronczuk J, Akre J, Moy G, Vallenas C. Global perspectives in breast milk contamination: infectious and toxic hazards. Environ Health Perspect 2002;110:A349-51

Koopman-Esseboom C, Weisglas-Kuperus N, de Ridder MA, Van der Paauw CG, Tuinstra LG, Sauer PJ. Effects of polychlorinated biphenyl/dioxin exposure and feeding type on infants' mental and psychomotor development. Pediatrics 1996;97:700-6

Boersma ER, Lanting CI. Environmental exposure to polychlorinated biphenyls (PCBs) and dioxins. Consequences for longterm neurological and cognitive development of the child lactation. Adv Exp Med Biol 2000;478:271-87

Patandin S, Lanting CI, Mulder PG, Boersma ER, Sauer PJ, Weisglas-Kuperus N. Effects of environmental exposure to polychlorinated biphenyls and dioxins on cognitive abilities in Dutch children at 42 months of age. J Pediatr 1999;134:33-41

Dusdieker LB, Stumbo PJ, Kross BC, Dungy CI. Does increased nitrate ingestion elevate nitrate levels in human milk? Arch Pediatr Adolesc Med 1996;150:311-4

Kapitel vierzehn:
Erkrankungen der Mutter

In den meisten Fällen einer Erkrankung der Mutter und deren Behandlung schadet das Stillen weder dem Kind noch der Mutter selbst. Anders verhält es sich, wenn die Mutter körperlich nicht zum Stillen in der Lage ist oder es ihr so schlecht geht, dass sie nicht stillen möchte. Das muss jede Mutter selbst wissen. Diese Entscheidung sollte ihr keine Ärztin oder kein Arzt abnehmen.

Anämie

Häufig kommt es nach der Geburt aufgrund des Blutverlustes zu einer Anämie. Es gibt verschiedene Formen von Anämie. Wenn eine Mutter an Anämie leidet, muss sie diese natürlich entsprechend behandeln (in der Regel durch Einnahme von Eisen). In diesem Fall *kann* sie nicht nur weiter stillen, sondern es ist sogar von Vorteil für sie, wenn sie ihrem Kind so lange wie möglich die Brust gibt. Je länger sie stillt, desto später wird sie wieder ihre Regelblutung bekommen. Frauen verlieren Eisen hauptsächlich durch die Menstruation.

Das von der Mutter eingenommene Eisen geht nicht in die Milch über; der Eisenspiegel in der Milch bleibt konstant.

Stillen im Kreißsaal trägt dazu bei, einer Anämie bei der Mutter vorzubeugen, da die Oxytocinausschüttung das Zusammenziehen der Gebärmutter bewirkt und damit den Blutverlust verringert.

Es wurde beobachtet, dass eine starke Anämie nach der Geburt (unter 10 mg/dl Hämoglobin) mit frühzeitigem Abstillen in Zusammenhang steht, was auf eine Verringerung der Milchmenge zurückzuführen sein könnte. Wenn während der Schwangerschaft alles normal war, nach der Geburt aber eine starke Anämie auftritt, dann heißt das, dass die Mutter bei der Geburt viel Blut verloren hat. Man glaubt, dass der Blutverlust die Hirnanhangsdrüse beeinträchtigt, sodass diese wie benommen ist und einige Tage lang nicht ausreichend Prolaktin produzieren kann. Doch wahrscheinlich ist das Problem vorübergehender Art und lässt sich durch einen angemessenen Umgang mit dem Stillen überwinden (richtige Position, Stillen nach Bedarf, gegebenenfalls Ausstreichen oder Abpumpen der Milch).

Asthma

Sie können während der Stillzeit jede mögliche Inhalationslösung verwenden (Salbutamol, Terbutalin, Kortikoide, Ipratropium ...). Die Dosis beim Inhalieren ist sehr gering und nur wenig geht in das Blut über, sodass eine Inhalation sowohl für Sie als auch für Ihr Kind besser ist (vor allem für Sie, für Ihr Kind macht das keinen großen Unterschied). Wenn Sie Kortikoidtabletten einnehmen müssen, ist das auch kein Problem. Selbst in sehr hohen Dosen (wie sie zum Beispiel für Autoimmunerkrankungen zum Einsatz kommen) liegt die Kortikoidmenge in der Milch deutlich unter dem, was das Kind selbst täglich produziert.

Allergien

Gerade für Kinder mit familiärer Vorbelastung durch Allergien wird empfohlen, so lange wie möglich zu stillen. Während der Stillzeit können verschiedene Antihistaminika (Prometazin, Loratadin, Dexclorfeniramin, Cetirizin ...) eingenommen werden. Bei einigen anderen Antihistaminika wurden Fälle von Schläfrigkeit beim Säugling beobachtet. Bei Rhinitis (Niesen und Schnupfen) jedenfalls sind Kortikoid-Nasensprays deutlich effektiver und haben weniger Nebenwirkungen für Mutter und für Kind.

Kurzsichtigkeit

Für den eigenartigen Mythos, dass kurzsichtige Frauen nicht stillen sollten, ist mir noch kein Beleg untergekommen. Von den mehr als 8000 Artikeln zu Kurzsichtigkeit, die Medline seit 1963 erfasst hat, bezieht sich lediglich ein einziger (aus dem Jahr 1969) auf das Stillen. In Aufsätzen aus der Augenheilkunde wird keinerlei Zusammenhang zwischen dem Stillen und der Entwicklung von Kurzsichtigkeit erwähnt.

Karies bei der Mutter

Der Glaube, dass Schwangerschaft und Stillen bei der Mutter zu Karies führen, weil die Zähne entkalken, ist weit verbreitet. Zahnschmelz wird jedoch nicht durchblutet und kann daher nicht wie das restliche Skelett von Stoffwechselveränderungen betroffen sein. Das größte Kariesrisiko, das in einigen Studien mit Schwangerschaft in

Verbindung gebracht wird, scheint auf eine Veränderung des pH-Werts (Säuregehalts) des Speichels zurückzuführen zu sein. Diesem Risiko lässt sich durch eine angemessene Zahnhygiene vorbeugen.

Epilepsie

Carbamazepin, Valproinsäure, Phenytoin und andere Medikamente sind mit dem Stillen vereinbar. Sollten Sie während der Schwangerschaft Phenobarbital eingenommen haben, dann *können* Sie nicht nur stillen, sondern *sollten* dies sogar tun, um Krämpfen bei Ihrem Neugeborenen vorzubeugen (es können Entzugssyndrome auftreten, weil das Kind das Medikament über die Gebärmutter erhalten hatte). Es ist der Fall eines Mädchens bekannt, das mit sieben Monaten Krämpfe erlitt, als die Mutter (die in einem Krankenhaus perfekt überwacht wurde) sie abrupt abstillte, weil sie von einem anderen Arzt schlecht beraten worden war. Das Kind musste noch ein ganzes Jahr Phenobarbital über die Flasche bekommen. Es ist wichtig, dass das Abstillen sehr langsam erfolgt (über Monate hinweg), so wie auch das Stillen auf natürliche Weise in dem Maße reduziert wird, in dem das Kind beginnt, andere Nahrung zu sich zu nehmen.

Setzen Sie das Medikament bloß nicht ab oder reduzieren die Dosis ohne ärztliche Kontrolle! Die meisten Antiepileptika sind für Ihr Kind nicht schädlich; wenn Sie hingegen einen Krampf bekommen, während Sie Ihr Kind auf dem Arm halten oder es gerade baden, kann das sehr wohl gefährlich werden.

Schmerzen

Sie können Paracetamol, Ibuprofen, Diclofenac, Codein, Metamizol (Nolotil®) ... und vieles mehr nach ärztlicher Absprache einnehmen.

Grippe und Erkältung

Dafür gibt es keine Behandlung. Die Beschwerden klingen nach einigen Tagen von selbst ab. Leider ist es in Spanien so, dass missbräuchlich unnütze Behandlungen durchgeführt werden, vor allem mit Antibiotika. Dabei können nur die Symptome gemildert werden. Die Krankheit wird also nicht geheilt, sondern es kann lediglich erreicht werden, dass Sie sich besser fühlen, wenn es Ihnen sehr schlecht ging. Nehmen Sie bei Fieber oder Kopfschmerzen Paracetamol oder Ibuprofen. Wenn der Husten unerträglich wird und Sie nicht schlafen können, dann Codein. Antibiotika, Antihistaminika, schleimlösende Mittel und Expektorantien helfen in diesen Fällen nicht und es nützt nichts, sie einzunehmen, sei es in der Stillzeit oder in anderen Lebenssituationen. (Sollten Sie sie dennoch einnehmen, würden sie dem Kind trotzdem nicht schaden.) Auch die Grippeimpfung kann während der Stillzeit erfolgen.

Magengeschwür

Sie können ohne Bedenken Omeprazol, Ranitidin, Famotidin ... sowie Mittel gegen Sodbrennen einnehmen. Medikamente zur Behandlung von *Helicobacter pylori* (normalerweise Omeprazol, Clarithromycin und Amoxicillin) sind mit dem Stillen absolut vereinbar.

Zahnfüllungen

Einem seltsamen Mythos zufolge sollen Zahnfüllungen toxisch sein. Folglich wäre es gefährlich, sich während der Stillzeit einen Zahn füllen zu lassen. Das ist absurd. Wäre die Füllung toxisch, wären Sie die Vergiftete, die diese für den Rest Ihres Lebens im Mund tragen müsste, nicht Ihr Kind, das nur an der Brust trinkt (und nicht an der Füllung nuckelt). Auch die lokale Betäubung bei Ihnen beeinträchtigt Ihr Kind keineswegs. Wenn Ihr Mann Sie mit dem Kind im Wartezimmer erwartet, können Sie es gleich dort stillen, sobald Sie aus der Behandlung kommen.

Diabetes

Für an Diabetes erkrankte Mütter ist Stillen von Vorteil. Es hat sich herausgestellt, dass die Wahrscheinlichkeit, mit der aus einer Gestationsdiabetes (Schwangerschaftsdiabetes) eine lebenslange Diabetes wird, um mehr als die Hälfte sinkt (um vier im Vergleich zu neun Prozent), wenn die Mutter stillt. Außerdem steigt durch das Stillen der Spiegel des *guten* Cholesterins und der des *schlechten* Cholesterins sinkt. Frauen, die bereits vor der Schwangerschaft an Diabetes litten, benötigen in der Regel, solange sie stillen, weniger Insulin. Wenn Sie die Insulindosis den Kontrollergebnissen anpassen, sollten Sie nicht überrascht sein, falls jetzt nur noch drei Viertel der Menge, die Sie sich früher injizieren mussten, erforderlich sind.

Die Milch diabetischer Mütter ist normal. Es kann leichte, unbedeutende Abweichungen geben und an den ersten Tagen bei schlechter Kontrolle eine leichte Verringerung der Menge; wird der Blutzucker aber gut kontrolliert, ist Ihre Milch völlig normal. Was Sie brauchen, ist eine gute Diabeteskontrolle, einen frühzeitigen Stillbeginn und häufiges Stillen.

Insbesondere bei diabetischen Müttern, bei denen der Blutzuckerspiegel nicht gut kontrolliert wird, kommt es scheinbar häufiger zu Mastitis und Brustsoor; um dem vorzubeugen, ist ein häufiges Stillen in guter Position entscheidend. Salben sollten auf der Brustwarze nicht angewendet werden.

Neugeborene diabetischer Mütter müssen in den ersten Tagen streng überwacht werden, indem wiederholt der Blutzuckerspiegel gemessen wird. Diese Kontrollen können jedoch durchgeführt werden, während das Kind bei seiner Mutter ist. Sowohl der Hautkontakt mit der Mutter als auch das häufige Stillen wirken einer Unterzuckerung des Kindes entgegen. Eine Einweisung des Neugeborenen und die Trennung von der Mutter sind nicht nur unnötig, sondern für Kinder diabetischer Mütter sogar gefährlich.

Brustkrebs

Während einer Chemotherapie ist das Stillen nicht zu empfehlen (fast alle tumorhemmenden Mittel sind in der Stillzeit kontraindiziert). Auch bei einer Behandlung mit Tamoxifen kann nicht gestillt werden, weil es sich hier um einen starken Hemmstoff für die Milchbildung handelt. Mütter jedoch, die die Behandlung bereits abgeschlossen haben, können sehr wohl stillen; es wurde beobachtet, dass Stillen nach einem erhaltenden Eingriff und einer Strahlentherapie mit der gesunden Brust und manchmal sogar mit der kranken Brust möglich ist.

Bei Brustkrebs spielt Vererbung eine Rolle; Frauen, deren Mütter an Brustkrebs erkrankt waren, sind häufiger betroffen. Vor Jahren gab es die Hypothese, dass dies auf einen Virus zurückzuführen sei, mit dem sich die Tochter durch das Stillen bei der Mutter anstecken würde; wäre das der Fall, dann sollten an Brustkrebs erkrankte Mütter nicht stillen. Inzwischen wurde jedoch nachgewiesen, dass an dieser Virustheorie nichts dran ist. Vererbung hängt mit den Genen zusammen und nicht mit einem Virus, und Frauen, die gestillt wurden, weisen die gleiche Inzidenz an bösartigen wie gutartigen Brusttumoren auf wie Frauen, die nicht gestillt wurden.

Für Frauen, die länger gestillt haben, besteht ein geringeres Risiko, an Brustkrebs zu erkranken (S. 368).

Zystische Fibrose (Mukoviszidose)

Immer mehr an zystischer Fibrose erkrankte Mädchen erreichen das Erwachsenenalter und bekommen selbst Kinder. Jene, die ein normales Gewicht aufweisen und deren klinische Situation stabil ist, können stillen. Die Chlor- und Natriumkonzentration in ihrer Milch ist normal. Zwar weist ihre Milch in einigen Fällen eine geringere Konzentration an essenziellen Fettsäuren auf, die meisten der von betroffenen Müttern gestillten Kinder entwickeln sich jedoch normal. Weder beeinträchtigen Schwangerschaft und Stillzeit den Ernährungszustand und den klinischen Zustand der Patientinnen noch verringern sie deren Lebenserwartung.

Infektionskrankheiten

Im Allgemeinen beeinträchtigen Infektionen der Mutter (Grippe, Erkältung, Harnwegsinfektion, Lungenentzündung, Durchfall ...) weder die Bildung noch die Zusammensetzung der Milch und werden durch das Stillen nicht übertragen, sodass Sie in aller Ruhe weiter stillen können.

In vielen Fällen weist die Milch innerhalb weniger Tage Antikörper gegen den Erreger der Krankheit auf, die das Kind ganz oder teilweise schützen können. Das Kind *kann* also nicht nur Muttermilch trinken, sondern dies *empfiehlt* sich sogar.

Hepatitis B

Hepatitis B wird nicht durch das Stillen übertragen. Selbst bevor es die Impfung gab, war bereits nachgewiesen worden, dass die Krankheit nicht auf diese Weise übertragbar ist. Auch während der Schwangerschaft wird sie, bis auf einige ganz seltene Ausnahmen, nicht übertragen, weil das Virus die Plazenta nicht durchdringen kann. Eine Übertragung von der Mutter auf das Kind findet während der Geburt statt, weil durch die Wehen kleine Risse in der Plazenta entstehen, durch die das Virus passieren kann. Deshalb lässt sich eine Ansteckung des Kindes durch eine Behandlung unmittelbar nach der Geburt verhindern: Es verfügt über nur einige wenige Viren, die eben erst in seinen Organismus eingedrungen sind und zerstört werden können, bevor sie Schaden anrichten. Hätte sich das Kind Wochen vor der Geburt angesteckt, würde es dann kein Mittel mehr geben.

Alle Schwangeren werden auf Hepatitis B getestet. Trägt die Mutter das Virus in sich, werden dem Neugeborenen Antikörper zugeführt und es wird gegen Hepatitis geimpft. Wichtig ist hierbei, dass die Behandlung innerhalb von 24 Stunden oder besser noch innerhalb von 12 Stunden nach der Geburt erfolgt. Nach diesem Zeitraum bewirkt sie nichts mehr.

Sie können Ihr Kind sowohl vor als auch nach der Impfung bedenkenlos stillen.

Hepatitis C

Zahlreiche Studien belegen, dass Hepatitis C nicht durch das Stillen übertragen wird. Überhaupt findet eine Übertragung von der Mutter auf das Kind nur sehr selten statt.

So verglichen beispielsweise Thomas et al. elf Studien aus verschiedenen Ländern. In sechs dieser Studien steckte sich nicht eines von insgesamt 227 Kindern an, von denen 168 Kinder gestillt wurden. Das heißt, sie hatten sich weder in der Schwangerschaft noch durch die Geburt noch durch das Stillen angesteckt. In weiteren fünf Studien (197 Kinder, von denen 114 gestillt wurden) traten einige Ansteckungsfälle auf, die entweder während der Schwangerschaft oder während der Geburt erfolgt sein mussten, weil die Inzidenz für gestillte und nicht gestillte Kinder gleich war.

Die Virusmenge im Blut einer Trägerperson ist messbar; bei einer hohen Viruslast besteht eine *sehr hohe Ansteckungsgefahr*. Manchmal hört man, dass Mütter mit einer hohen Viruslast nicht stillen sollen. Dafür gibt es aber keinen Grund. Bei einer kleinen Studie in Hongkong wurde keines der Kinder von elf hochansteckenden Müttern über das Stillen infiziert.

Man hört auch die Empfehlung, dass Mütter mit wunden, blutigen Brustwarzen nicht stillen sollten, weil sie dann ihr Kind anstecken könnten. Diese Argumentation ist zwar durchdacht, für ihre Richtigkeit gibt es jedoch keinerlei Belege. Im Gegenteil: Wenn wir behaupten, dass Hepatitis C nicht über das Stillen übertragen wird, legen wir keine theoretischen Argumentationen zu Grunde; wir treffen keine Aussagen wie »in der Milch sind keine Viren« oder »sie werden durch die Magensäfte zerstört« oder dergleichen. Sondern wir sagen das, weil es Studien mit Hunderten von Müttern gibt, die ihre Kinder gestillt, sie aber dabei nicht angesteckt haben. Und natürlich hatten einige dieser Mütter ganz sicher wunde Brustwarzen und trotzdem haben sie ihre Kinder nicht infiziert. Wenn Sie Hepatitis-C-Trägerin sind, sollten Sie versuchen, wunde Brustwarzen zu vermeiden (das gilt natürlich auch, wenn Sie nicht mit Hepatitis infiziert sind; keine Frau hat gern wunde Brustwarzen), und im Kapitel über die richtige Stillposition erklären wir, wie Sie das erreichen können. Doch selbst mit wunden Brustwarzen können Sie weiter stillen.

Eine Ausnahme gibt es aber: Mütter, die gleichzeitig das Hepatitis-C-Virus und das HI-Virus in sich tragen. In diesem Fall ist Hepatitis C sehr wohl übertragbar, sowohl während der Schwangerschaft als auch durch das Stillen. Es scheint fast, als seien diese zwei Viren Freunde und würden einander bei der Übertragung unterstützen.

HIV

Dieses Virus wird über die Muttermilch übertragen. Etwa 15 % der Kinder von HIV-positiven Müttern stecken sich wohl während der Schwangerschaft und Geburt an, weitere 15 % während der Stillzeit. Folglich wird vom Stillen abgeraten, sofern es angemessene Alternativen gibt (Zugang zu ausreichend Muttermilchersatznahrung, zu Trinkwasser usw.), wie es in unserem Land der Fall ist.

In einigen Gebieten der Erde ist die Sterblichkeit aufgrund von Unterernährung und Infektionskrankheiten bei Kindern, die keine Muttermilch trinken, derart hoch, dass eine Fortsetzung des Stillens das kleinere Übel darstellt.

Die Einnahme antiretroviraler Medikamente während der Stillzeit verringert das Übertragungsrisiko, kann es jedoch nicht gänzlich ausschalten. Eine Studie legt nahe, dass das Virus dann übertragen wird, wenn nicht ausschließlich gestillt wird. Es scheint, als würden die Mikroorganismen oder die fremden Proteine anderer Nahrungsmittel winzige Verletzungen in der Verdauungsschleimhaut verursachen, die ein Eindringen des Virus ermöglichen. Dies muss allerdings noch durch weitere Studien belegt werden. Auf jeden Fall sollte das Stillen ausschließlich und komplett exklusiv erfolgen: nicht eine einzige Flasche, auch keine mit Wasser, während der gesamten Stillzeit, und dann ein abruptes und komplettes Abstillen von einem Tag auf den anderen, denn ein schrittweises Abstillen oder das allmähliche Einführen von Beikost sind kein ausschließliches Stillen mehr.

Derzeit wird auch die Möglichkeit geprüft, abgepumpte Milch durch Wärmeeinwirkung oder mittels chemischer Produkte zu desinfizieren und dem Kind anschließend zu geben.

Fazit: Es gibt noch keine sichere und zuverlässige Methode, eine Ansteckung zu vermeiden. In den Industrieländern wird bei einer HIV-Infektion vehement vom Stillen abgeraten.

Tuberkulose

Tuberkulose wird nicht über die Milch übertragen. Eine mögliche Ausnahme ist die Brusttuberkulose, eine Komplikation, die in Industrieländern seit Jahrzehnten nicht aufgetreten ist. Die übliche Form der Tuberkulose, die Lungentuberkulose, wird über die Luft übertragen; das Kind kann sich, wenn es an der Brust trinkt, ebenso anstecken, wie wenn es Ersatznahrung bekommt. Die Frage ist also nicht, ob das Kind gestillt werden darf oder nicht, sondern ob es bei der Mutter bleiben kann.

Manchmal verzögert sich eine Tuberkulosediagnose, weil man während der Schwangerschaft nicht röntgen möchte. Dies ist ein großer Fehler. Eine aktive, nicht behandelte Tuberkulose stellt für Mutter und Fötus ein viel größeres Risiko dar als die geringe Strahlung bei einer Thoraxaufnahme. Wenn bei einer Schwangeren Tuberkuloseverdacht besteht, muss sie geröntgt werden, mit einer Behandlung ist unmittelbar zu beginnen.

Wird die Mutter zum Zeitpunkt der Geburt schon über mehrere Wochen behandelt, ist sie nicht mehr ansteckend. Für das Kind besteht keinerlei Risiko. Wenn aber die Tuberkulose erst einige Tage nach der Geburt diagnostiziert wird (beispielsweise wenn bei der Einweisung ins Krankenhaus jemand bemerkt, dass die Mutter stark hustet, einen Tuberkulin-Hauttest veranlasst, auf dessen Ergebnisse drei Tage gewartet werden muss, dann ein Röntgenbild anfordert, das noch ein paar Tage länger dauert ...), war das Neugeborene bereits einem Übertragungsrisiko ausgesetzt und es bringt nichts mehr, es von der Mutter zu trennen. Dieses Kind wird mindestens zehn Wochen lang Isoniazid einnehmen müssen, ob es bei seiner Mutter ist oder nicht.

Befindet sich die Mutter, wenn das Kind geboren wird, weniger als zwei Monate in Behandlung, wäre zu überlegen, zur Vermeidung einer Ansteckung das Kind von der Mutter zu trennen. Der psychologische Preis für die ganze Familie ist allerdings sehr hoch. Zudem müsste gewährleistet sein, dass sich die Personen, die die Betreuung des Kindes übernehmen, nicht angesteckt haben. (Wurden im Krankheitsfall der Mutter die erforderlichen Tests bei den Großeltern und anderen Angehörigen durchgeführt?) Aus diesen Gründen empfiehlt die WHO, das Kind bei der Mutter zu belassen und ihm Isoniazid zu geben. Dann steht völlig außer Frage, dass das Kind, wenn es bei der Mutter ist, gestillt werden kann.

Wenn es sich nicht um eine Lungentuberkulose handelt, sondern beispielsweise um eine Nierentuberkulose oder eine Knochentuberkulose, gibt es ebenfalls keinerlei Grund, das Stillen zu unterbrechen oder das Kind von der Mutter zu trennen; diese Formen sind nicht ansteckend.

Durchfall

Normalerweise braucht die Mutter kein Medikament (außer in einigen ganz konkreten Fällen, in denen, meist nach dem Anlegen einer Bakterienkultur, Antibiotika eingesetzt werden). Allerdings muss sie reichlich trinken, um den Flüssigkeitsverlust auszugleichen. Einige Frauen mit starkem Durchfall, die nicht ausreichend Flüssigkeit aufnehmen, bemerken einen Milchrückgang. Bei starkem Durchfall sollten Sie oral eine Elektrolytlösung einnehmen und weiter stillen.

Es wäre geradezu unverantwortlich, ein Kind genau dann abzustillen, wenn die Mutter Durchfall hat, denn dann ist am gefährlichsten: Woher hat die Mutter den Durchfall? Gibt es eine Epidemie, ist vielleicht das Wasser kontaminiert? Und mit welchem Wasser sollte dann die Ersatznahrung zubereitet werden?

Varizellen (Windpocken) – Herpes zoster (Gürtelrose)

Windpocken und Gürtelrose werden vom gleichen Virus verursacht. Wenn wir Windpocken hatten, bleibt der Virus in unserem Körper versteckt und kann nach vielen Jahren wieder in Erscheinung treten, wenn es uns einmal an Abwehrkräften mangelt. Dann kann es zu einer Gürtelrose kommen.

In der ersten Schwangerschaftsphase (vor der 20. Woche) können Windpocken Fehlbildungen verursachen. Deshalb werden sehr strenge Vorsichtsmaßnahmen getroffen, wenn eine Schwangere an Windpocken erkrankt. Für Neugeborene sind Windpocken eine sehr schwerwiegende Erkrankung, die häufig tödlich verläuft. Für Säuglinge im Alter von einem Monat oder älter sind Windpocken hingegen eine leichte Krankheit, ebenso wie bei größeren Kindern.

Nachfolgend erkläre ich die Normen der australischen Gesellschaft für Infektionskrankheiten. Sie sind vollständig im Internet abrufbar; gegebenenfalls können Sie sie ausdrucken und Ihrer Ärztin oder Ihrem Arzt vorlegen.

- Eine Schwangere, die noch keine Windpocken hatte und mit einem Windpockenfall in Kontakt war, muss innerhalb von 72 Stunden, nachdem sie dem Erreger ausgesetzt war, spezifische Antikörper bekommen. Beachten Sie, dass Windpocken bereits ansteckend sind, bevor sich die ersten Bläschen zeigen; wenn Sie also erfahren, dass Ihr kleiner Neffe, mit dem Sie vorgestern gespielt haben, Windpocken bekommen hat, sollten Sie sich unverzüglich an Ihre Gynäkologin oder Ihren Gynäkologen wenden. Wenn nicht sicher ist, ob Sie bereits Windpocken hatten, wird ein Test Klarheit bringen.
- In einigen Fällen müssen Sie sich möglicherweise einer antiviralen Behandlung unterziehen.
- Brechen die Windpocken bei der Schwangeren sieben oder mehr Tage vor der Geburt aus, hat sie ausreichend Zeit gehabt, Antikörper zu produzieren, die die Plazenta passieren und das Baby schützen. Dann besteht kein Problem.
- Brechen die Windpocken bei der Mutter zwischen sieben Tagen vor der Geburt und 28 Tagen danach aus, muss das Neugeborene innerhalb von 72 Stunden (besser innerhalb von 24 Stunden) ab Geburt oder Kontakt mit Windpocken-Antikörpern versorgt werden. Das ist ein Notfall. Wenn also die Geburt Ihres Kindes weniger als 28 Tage zurückliegt und Sie Windpocken bekommen, müssen Sie unverzüglich Ihre Ärztin oder Ihren Arzt anrufen oder veranlassen, dass jemand Ihr Kind in die Notaufnahme des Krankenhauses bringt, damit es eine Injektion bekommt. Sie selbst sollten allerdings keinesfalls die Notaufnahme der Geburtshilfe aufsuchen, um andere Schwangere nicht anzustecken. (Eine Erklärung zur Beruhigung: Wenn die Windpocken am 29. oder am 32. Tag nach der Geburt auftreten, erschrecken Sie nicht und versuchen Sie auch nicht zu veranlassen, dass man Ihr Kind *für alle Fälle* piekst. Wir Ärzte sind bei solchen Dingen sehr vorsichtig und dieses *für alle Fälle* ist bei den 28 Tagen schon eingerechnet. Die wirklich große Gefahr besteht in den ersten zwei Wochen. Und wenn Ihnen ein Arzt, der sich scheinbar auskennt, sagt: »Das ist nicht notwendig, hier geben wir die Antikörper nur bis 24 Tage« oder etwas in der Art, können Sie dem Glauben schenken.)

- Wenn Sie während der Schwangerschaft oder danach an Gürtelrose leiden, machen Sie sich keine Sorgen: Das bedeutet nur, dass die Windpocken bei Ihnen schon einige Jahre zurückliegen und Ihr Kind folglich über die Plazenta mit Antikörpern versorgt wurde. Weder für den Fötus noch für das Neugeborene besteht eine Gefahr.
- Wie dem auch sei, eine Trennung von Mutter und Kind ist nicht erforderlich und auch das Stillen muss nicht unterbrochen werden. Möglicherweise müssen beide zusammen im Krankenhaus isoliert untergebracht werden, um den Kontakt zu anderen Säuglingen und Müttern zu vermeiden.

Herpes simplex

Bei Neugeborenen (unter zwei Wochen) ruft Herpes simplex eine allgemeine Infektion hervor, die unter Umständen tödlich verlaufen kann. Die Ansteckung erfolgt in der Regel während der Geburt, es wurden aber auch einige Fälle einer Ansteckung über die Brust beschrieben. Wenn eine Brustwarze Verletzungen durch Herpes simplex aufweist, ist während des ersten Monats bis zum Abheilen vom Stillen an dieser Seite abzuraten. Das Stillen kann mit der anderen Brust fortgesetzt werden. Gleichermaßen sollten Menschen mit Lippenherpes Neugeborene nicht küssen. Nach dem ersten Monat birgt Herpes für den Säugling keine besonderen Risiken mehr und tatsächlich kommt es häufig vor, dass es ein infiziertes Kind ist, das seine Mutter mit Herpes ansteckt; das Stillen kann fortgesetzt werden.

Schilddrüsenüberfunktion (Hyperthyreose)

Eine Schilddrüsenüberfunktion wird in der Regel mit Thyreostatika wie Carbimazol oder Metimazol behandelt (nicht zu verwechseln mit dem Metamizol Nolotil®, einem Schmerzmittel). Während der Schwangerschaft ziehen viele ExpertInnen die Behandlung mit Propylthiouracil vor. Es sind zahlreiche Fälle von stillenden Müttern bekannt, die teilweise länger als ein Jahr mit Metimazol behandelt wurden. Die Hormonspiegel ihrer Kinder waren stets normal.

Es ist nicht ganz leicht, für jede Patientin und jeden Patienten die genaue Dosierung des Medikaments festzulegen; immer wieder müssen Kontrollen durchgeführt und der Reaktion entsprechend Anpassungen nach oben oder unten vorgenommen werden. Doch selbst wenn die Mutter zeitweilig unter einer Schilddrüsenunterfunktion litt, weil sie zu viel des Medikaments eingenommen hatte, ist dem Kind nichts geschehen.

Viele AutorInnen empfehlen eine regelmäßige Kontrolle des Hormonspiegels beim Kind. Wahrscheinlich ist diese Vorsichtsmaßnahme aber unnötig und auf jeden Fall wäre dies nur in den ersten Monaten erforderlich, da das Kind mit der Zeit immer weniger Milch (und damit weniger Arzneistoff) pro Kilogramm Körpergewicht zu sich nimmt. Wenn ihm in den ersten Monaten nichts passiert ist, wird ihm auch danach nichts geschehen.

Falls Ihnen eine Ärztin oder ein Arzt sagt, Sie könnten nicht stillen, fragen Sie eine andere Ärztin oder einen anderen Arzt. Gegebenenfalls können Sie den folgenden Artikel im Internet suchen, ausdrucken und Ihrer Ärztin oder Ihrem Arzt vorlegen:

> Azizi F, Khoshniat M, Bahrainian M, Hedayati M. «Thyroid function and intellectual development of infants nursed by mothers taking methimazole». Clin Endocrinol Metab 2000;85:3233-8
> http://jcem.endojournals.org/cgi/content/full/85/9/3233

Schilddrüsenunterfunktion (Hypothyreose)

Die Behandlung bei einer Schilddrüsenunterfunktion besteht in der Einnahme von Schilddrüsenhormonen. Damit soll der gleiche Hormonspiegel wie bei einer gesunden Person erreicht werden und somit die Milch die gleiche Hormonmenge aufweisen wie die jeder anderen Mutter auch. Sie können ohne jede Einschränkung stillen. Muttermilch enthält immer das Schilddrüsenhormon, es ist einer ihrer ganz normalen Bestandteile.

Und wenn eine Mutter aus Versehen eine Zeitlang zu viel von dem Hormon einnimmt, kann sich das nicht schädlich auf ihr Kind auswirken? – Nein. Die Hormonmenge in der Milch ist so gering, dass sie selbst dann keine Bedeutung hätte, wenn sie doppelt oder dreifach erhöht wäre. Ein Überschuss des Schilddrüsenhormons hat sehr auffällige Auswirkungen: Nervosität, Hyperaktivität, Herzrasen ... Die Mutter würde sich wie ein Motorrad fühlen, sie würde das merken und die Dosierung reduzieren, und bei all dem bliebe das Kind ganz ruhig.

Schilddrüsenunterfunktion und manchmal auch Schilddrüsenüberfunktion können eine geringere Milchbildung zur Folge haben

(S. 174), bei der richtigen Behandlung wird sich jedoch die Milchmenge normalisieren.

Bluthochdruck und Herzleiden

Hin und wieder wird auch heute noch herzkranken Müttern das Stillen untersagt, und zwar mit der Begründung, es sei für sie eine *Überlastung*.

Das ist falsch. Bereits vor vielen Jahren wurde nachgewiesen, dass stillende Mütter gegenüber nicht stillenden Müttern keinerlei Unterschiede hinsichtlich ihrer Herzfrequenz, des Herzminutenvolumens (der Blutmenge, die das Herz in einer Minute pumpt) und des Blutdrucks aufweisen. Stillen stellt keine Überlastung dar. Die in solchen Fällen eingesetzten Medikamente sind in der Regel mit dem Stillen vereinbar.

Diuretika (Thiazide, Furosemid) schaden dem Kind nicht. Manch einer ist jedoch der Ansicht, dass in bestimmten Fällen die Milchbildung reduziert werden könnte. Auch wenn dafür keine Belege vorliegen, ist Aufmerksamkeit geboten; wahrscheinlich würde das Kind reagieren, indem es häufiger trinkt, und die Milchbildung würde so wieder intensiviert.

Depression

Bei den meisten Müttern kommt es in den ersten zwei Wochen nach der Geburt zu Phasen, in denen sie Trauer empfinden, gereizt oder schnell den Tränen nahe sind. Dies ist auch als Babyblues bekannt. Eine postnatale Depression dagegen zeigt sich durch gravierende Symptome, die über einen längeren Zeitraum (mehr als zwei Wochen) hinweg auftreten.

Bei der postnatalen Depression handelt es sich um eine ernsthafte Erkrankung, die eine Behandlung erfordert. Eine erkrankte Mutter reagiert nicht angemessen auf ihr Kind: Sie spricht weniger mit ihm, lächelt es seltener an und ist nicht in der Lage, ihm Aufmerksamkeit zukommen zu lassen und Sicherheit zu geben, und das wiederum kann die Entwicklung des Kindes beeinträchtigen.

Um einer Depression vorzubeugen, ist soziale Unterstützung wichtig. Es ist nicht gut, wenn eine Mutter mit ihrem Kind den Großteil des Tages allein verbringt. Besuche durch die Großeltern oder andere Angehörige oder durch Freundinnen können eine große Hilfe sein, ebenso wie die Teilnahme an Stillgruppen oder Rückbildungskursen. Selbst die Hausbesuche der Hebamme tragen nachweislich zur Vorbeugung und Behandlung einer Depression bei.

Eine Depression ist kein Grund zum Abstillen. Es gab Fälle von Müttern, die sich das Leben nahmen, nachdem man ihnen das Stillen verboten hatte. Das kann natürlich auch Zufall sein, doch liegt es auf der Hand, dass das Abstillen dem Gemütszustand der Mutter nicht zuträglich ist. Eine Depression zeichnet sich ja gerade durch Gefühle der Nutzlosigkeit und des Scheiterns aus. Da fehlt es gerade noch, der Mutter zu sagen, sie mache das mit dem Stillen nicht gut und ihre Milch würde dem Kind Schaden zufügen ...

Es gibt zahlreiche Antidepressiva, die in ärztlicher Absprache mit dem Stillen vereinbar sind. Am besten eignen sich scheinbar Paroxetin, Sertralin und Nortriptylin. Auch Amitriptylin, Desipramin, Clomipramin und Dothiepin gelten als sicher.

Bei einigen Neugeborenen, deren Mütter Doxepin oder Fluoxetin einnahmen, wurden (leichte) Nebenwirkungen festgestellt. Die Sache mit dem Fluoxetin (Prozac) ist etwas konfus; es wurde nachgewiesen, dass die Menge, die auf die Milch übergeht, äußerst gering ist. Viele halten es für mit dem Stillen vereinbar und führen diese mutmaßlichen Nebenwirkungen darauf zurück, dass sie nur deshalb beobachtet werden konnten, weil es sich um das mit Abstand am meisten eingesetzte Antidepressivum handelt.

(Anmerkung der Herausgeberinnen: In Deutschland berät das Pharmakovigilanz- und Beratungszentrum für Embryonaltoxikologie, kurz Embryotox, Ihren Arzt bzw. Ihre Ärztin zu Medikamenten und Diagnoseverfahren in Schwangerschaft und Stillzeit. www.embryotox.de)

Prolaktinom

Ein Prolaktinom ist ein gutartiger (manchmal mikroskopisch kleiner) Tumor des Hypophysenvorderlappens, der Prolaktin produziert. Er kann eine Amennorhö (Ausbleiben der Menstruation) und eine Galaktorrhö (spontaner Milchfluss bei einer nicht stillenden Person) hervorrufen. Bei einer Amennorhö muss die Frau mit Laktationshemmern behandelt werden, damit sie einen Eisprung haben und Kinder bekommen kann.

Stillen verstärkt weder die Krankheit noch stimuliert es das Wachstum des Tumors. Und natürlich hat eine Mutter mit einem Prolaktinom Milch im Überschuss. Unglaublich, aber wahr: Einmal begegnete mir eine Mutter mit einem Prolaktinom, die man angewiesen hatte, zuzufüttern, weil sie angeblich *keine Milch hatte*. Wenn Ihnen Ihre Ärztin oder Ihr Arzt vom Stillen abrät, können Sie auf die folgenden Artikel verweisen:

> Hölmgren U, Bergstrand G, Hagenfeldt K, Werner S. Women with prolactinoma -effect of pregnancy and lactation on serum prolactin and on tumour growth. Acta Endocrinol (Copenh) 1986;111:452-9
>
> Pasinetti E, Schivardi MR, Falsetti L, Gastaldi A. Effetti della terapia e della gravidanza nella iperprolattinemia da adenoma ipofisario. Caso clinico. Minerva Ginecol 1989;41:157-60
>
> Zárate A, Canales ES, Alger M, Forsbach G. The effect of pregnancy and lactation on pituitary prolactin-secreting tumours. Acta Endocrinol (Copenh) 1979;92:407-12

Krankenhausaufenthalt

Wenn eine Mutter ins Krankenhaus muss (beispielsweise aufgrund einer Verletzung oder einer Blinddarmoperation), sollte ihr Kind sie begleiten können, ganz gleich, ob es gestillt wird oder nicht. Für ein Kind unter drei Jahren ist eine Trennung von der Mutter sehr schmerzhaft, vor allem über mehrere Tage. Dabei geht es nicht allein darum, das Stillen aufrechtzuerhalten; es reicht nicht aus, dass die Mutter Milch abpumpt oder ausstreicht, damit diese ihrem Kind gefüttert werden kann. Das Kind braucht die Milch, doch viel mehr noch braucht es seine Mutter.

Manchmal dürfen Krankenhauspatientinnen nicht von Kindern besucht werden, was mit der Gefahr, die von Krankenhauskeimen ausgeht, begründet wird. Wenn es aber schon allein gefährlich ist, ein Krankenhaus zu betreten, wie kann es dann sein, dass Kinder in Krankenhäusern geboren werden, und warum bringt man kranke Kinder ausgerechnet dorthin? Eine Trennung von der Mutter wäre nur in ganz konkreten Fällen gerechtfertigt, beispielsweise wenn diese aufgrund einer schweren Infektionskrankheit isoliert untergebracht werden muss. Andernfalls sollte es ermöglicht werden, dass Kinder ihre Mütter so lange besuchen, wie es der körperliche Zustand der Kranken erlaubt (der Zustand der Kranken, nicht die Vorurteile oder die Bequemlichkeit des Pflegepersonals).

Ein Kaiserschnitt ist ein ernstzunehmender Eingriff der Unterleibschirurgie. Wenn eine Mutter nach einem Kaiserschnitt mit ihrem Neugeborenen im selben Raum sein und es stillen kann, dann kann auch eine Frau nach einer Blinddarm-, Blasen- oder Eierstockzysten-Operation ihr Kind bei sich im Zimmer haben und es stillen.

Wahrscheinlich erholt sich die Mutter, die ihr Kind häufig sehen kann, auch besser als die, die es mehrere Tage lang gar nicht zu Gesicht bekommt.

Nach einem chirurgischen Eingriff können Sie sofort stillen, wenn Sie aus der Narkose aufgewacht sind (wenn Sie aufwachen, heißt das, dass Sie bereits fast das gesamte Betäubungsmittel ausgeschieden haben).

Lässt sich der Krankenhausaufenthalt planen, sollten Sie ihn so weit wie möglich nach hinten schieben und können zudem einige Tage vorher Milch ausstreichen oder abpumpen und für den Zeitraum, in dem Sie nicht stillen können, im Tiefkühlfach aufbewahren. Falls Ihr Kind schon größer ist und Beikost bekommt, ist es wahrscheinlich nicht erforderlich, Milch auszustreichen oder abzupumpen.

Erkundigen Sie sich bei den einzelnen Kliniken Ihrer Stadt und entscheiden Sie sich für jene, die es Ihnen am leichtesten macht, bei Ihrem Kind zu sein. Sollten ohne jede Begründung Verbote ausgesprochen werden, ist es angebracht, mit KlinikleiterInnen, StationsleiterInnen oder wem auch immer zu sprechen, um Ihre Rechte durchzusetzen. Wenn es wirklich einige Stunden lang unmöglich sein sollte, dass Sie Ihr Kind stillen, weil Sie z. B. im Operationssaal oder im Aufwachraum sind oder man Tests mit ihnen durchführt, ist es wichtig, dass Ihre Brüste entleert werden, damit sich Ihr Zustand nicht aufgrund eines Milchstaus oder einer Mastitis verschlechtert. Bitten Sie Ihre Angehörigen darum, das Pflegepersonal daran zu erinnern.

Wie finde ich Informationen im Internet am Beispiel Colitis ulcerosa?

Weil ich hier nicht auf jede einzelne Krankheit eingehen kann, die eine Mutter während der Stillzeit ereilen kann, sollten Sie lernen, selbst nach Informationen zu suchen. Nehmen wir als praktisches Beispiel die Colitis ulcerosa, eine chronisch-entzündliche Darmerkrankung.

Das Internet ist eine unendliche Informationsquelle. Leider kann hier auch jeder Mensch allen möglichen Unsinn veröffentlichen, sodass es wichtig ist, seriöse Informationen zu finden und von weniger seriösen unterscheiden zu können.

Um mehr über die Krankheit zu erfahren, ist es empfehlenswert, mit Medline Plus zu beginnen, einer Suchmaschine der US-amerikanischen Regierung für Laien. Hier finden Sie ausschließlich seriöse Informationen:

http://www.nlm.nih.gov/medlineplus/

Andere Websites bieten äußerst umfassende Informationen für ÄrztInnen. Bevor Sie jedoch beginnen, Informationen für ÄrztInnen zu recherchieren, sollten Sie bedenken, dass diese mitunter in schwer verständlicher Sprache verfasst sein können und die Texte nicht gerade darauf angelegt sind, PatientInnen zu beruhigen. Sehr leicht nimmt sich die Leserin oder der Leser die Eigenheit von MedizinstudentInnen an und stellt all die Symptome, über die geschrieben wird, an sich selbst fest.

Die Website emedicine.com beispielsweise enthält ausgezeichnete, vollständige Artikel:

www.emedicine.com/med/topic2336.htm

Wahrscheinlich haben Sie trotz alledem noch keine genaue Antwort auf die Frage gefunden: *Kann ich stillen?* Das ist wirklich eine sehr spezielle Frage, die in vielen Lehrbüchern zu Gastroenterologie wohl nicht einmal erwähnt wird. Wir müssen also zur Mutter aller Informationen gehen und in Medline recherchieren (S. 280). Suchen Sie:

ulcerative colitis AND (breastfeeding OR breast-feeding OR lactation)

Sie finden 30 Studien (oder mehr). Wenn Sie die Zusammenfassungen überfliegen, erfahren Sie, dass Sie auch mit Colitis ulcerosa stillen können und dass viele Studien zu zahlreichen Frauen, die das getan haben, veröffentlicht wurden und dass der Großteil der eingesetzten Arzneimittel mit dem Stillen vereinbar ist. Außerdem erfahren Sie, dass das Stillen das Risiko für Colitis ulcerosa und Morbus Chron beim Kind senkt – eine Tatsache, die ohne Zweifel in Betracht gezogen werden sollte, wenn man Ihnen fröhlich vom Stillen abrät. Sie können sich die interessantesten Zusammenfassungen ausdrucken und sie Ihrer Ärztin oder Ihrem Arzt zukommen lassen.

Karies bei der Mutter

Laine MA. Effect of pregnancy on periodontal and dental health. Acta Odontol Scand 2002; 60:257-64

Epilepsie

Knott C, Reynolds F, Clayden G. Infantile spasms on weaning from breast milk containing anticonvulsants. Lancet 1987;2:272-3

Diabetes

Kjos SL; Henry O; Lee RM; Buchanan TA; Mishell DR. The effect of lactation on glucose and lipid metabolism in women with recent gestational diabetes. Obstet Gynecol 1993;82:451-5

Davies HA, Clark JDA, Dalton KJ, Edwards OM. Insulin requirements of diabetic women who breast feed. Br Med J 1989;298:1357-8

Neubauer SH, Ferris AM, Chase CG, Fanelli J, Thompson CA, Lammi-Keefe Cjet al. Delayed lactogenesis in women with insulin-dependent diabetes mellitus. Am J Clin Nutr 1993;58:54-60

van Beusekom CM, Zeegers TA, Martini IA, Velvis HJR, Visser GHA, van Doormaal JJ, Muskiet FAA. Milk of patients with tightly controlled insulin-dependent diabetes mellitus has normal macronutrient and fatty acid composition. Am J Clin Nutr 1993;57:938-43

Ostrom KM, Ferris AM. Prolactin concentrations in serum and milk of mothers with and without insulin-dependent diabetes mellitus. Am J Clin Nutr 1993;58:49-53

Ferris AM, Dalidowitz CK, Ingardia CM, Reece EA, Fumia FD, Jensen RG, Allen LH. Lactation outcome in insulin-dependent diabetic women. J Am Diet Assoc 1988;88:317-22

Christensson K, Siles C, Moreno L, Belaustequi A, De La Fuente P, Lagercrantz H, Puyol P, Winberg J. Temperature, metabolic adaptation and crying in healthy fullterm newborns cared for skin-to-skin or in a cot. Acta Pædiatr 1992;81:488-93

Brustkrebs

Helewa M, Levesque P, Provencher D, Lea RH, Rosolowich V, Shapiro HM; Breast Disease Committee and Executive Committeee and Council, Society of Obstetricians and Gynaecologists of Canada. Breast cancer, pregnancy, and breastfeeding. J Obstet Gynaecol Can 2002;24:164-80

Zystische Fibrose (Mukoviszidose)

Gilljam M, Antoniou M, Shin J, Dupuis A, Corey M, Tullis DE. Pregnancy in cystic fibrosis. Fetal and maternal outcome. Chest 2000;118:85-91

Infektionskrankheiten

Zavaleta N, Lanata C, Butrón B, Brown KH, Lonnerdal B. Effect of acute maternal infection on quantity and composition of breast milk. Am J Clin Nutr 1995;62:559-63

Hepatitis B

Giles ML, Sasadeusz JJ, Garland SM, Grover SR, Hellard ME. An audit of obstetricians' management of women potentially infected with blood-borne viruses. Med J Aust 2004; 180:328-32
www.mja.com.au/public/issues/180_07_050404/gil10614_fm.html

Hepatitis C

Thomas SL, Newell M-L, Peckham CS, Ades AE, Hall AJ. »A review of hepatitis C virus (HCV) vertical transmission: risks of transmission to infants born to mothers with and without HCV viraemia or human immunodeficiency virus infection«. Internat J Epidemiol 1998;27:108-17

Lin HH, Kao JH, Hsu HY, Ni YH, Chang MH, Huang SC et al. Absence of infection in breast-fed infants born to hepatitis C virus-infected mothers. J Pediatr 1995;126:589-591g

Tuberkulose

Division of Child Health and Development. Breastfeeding and maternal tuberculosis. UPDATE 1998;23 World Health Organization 1998
http://www.who.int/maternal_child_adolescent/documents/breastfeeding_maternal_tb/en/

Varizellen (Windpocken) – Herpes zoster (Gürtelrose)

Heuchan AM, Isaacs D. The management of varicella-zoster virus exposure and infection in pregnancy and the newborn period. Australasian Subgroup in Paediatric Infectious Diseases of the Australasian Society for Infectious Diseases. Med J Aust 2001;174:288-92

Herpes Simplex

Lawrence, RA and RM, Breastfeeding: A Guide for the Medical Profession, Elsevier 2011

Parra J, Cneude F, Huin N et al. Mammary herpes: a little known mode of neonatal herpes contamination. J Perinatol 2013;33:736-7

Gupta S, Malhotra AK, Dash SS. Child to mother transmission of herpes simplex virus-1 infection at an unusual site. J Eur Acad Dermatol Venereol 2008;22:878-9

Schilddrüsenüberfunktion (Hyperthyreose)

Azizi F, Khoshniat M, Bahrainian M, Hedayati M. «Thyroid function and intellectual development of infants nursed by mothers taking methimazole«. Clin Endocrinol Metab 2000;85:3233-8

Depression

Gjerdingen D. The effectiveness of various postpartum depression treatments and the impact of antidepressant drugs on nursing infants. J Am Board Fam Pract 2003;16:372-82

Prolaktinom

Hölmgren U, Bergstrand G, Hagenfeldt K, Werner S. Women with prolactinoma-effect of pregnancy and lactation on serum prolactin and on tumour growth. Acta Endocrinol (Copenh) 1986;111:452-9

Zárate A, Canales ES, Alger M, Forsbach G. The effect of pregnancy and lactation on pituitary prolactin-secreting tumours. Acta Endocrinol (Copenh) 1979;92:407-12

Kapitel fünfzehn: Besondere Umstände

Zwillinge

Zwillinge können problemlos gestillt werden. Es sind auch zahlreiche Fälle von Drillingen und einige von Vierlingen bekannt, die ausschließlich gestillt wurden.

Jede Mutter ist in der Lage, Milch für zwei Kinder zu bilden. Das Geheimnis ist das gleiche wie bei nur einem Kind: so früh und so häufig wie möglich in guter Position stillen. Das größte Hindernis ist dabei nicht ein Mangel an Milch, sondern es sind die vielen Menschen (einschließlich Gesundheitsfachkräfte), von denen Sie zu hören bekommen werden, dass es nicht möglich sei.

Anfangs ist es wahrscheinlich einfacher, jedes Kind einzeln zu stillen, insbesondere wenn die Mutter noch keine Stillerfahrung hat. Wenn sie dann aber einmal die Technik beherrscht, kann es sogar bequemer sein, beide Kinder gleichzeitig anzulegen. Dabei können die Brüste abgewechselt werden, manchmal hat aber auch jedes Kind *seine* Lieblingsbrust; auch das stellt kein Problem dar. (In einigen alten Büchern wird davor gewarnt, dass das Kind, wenn es immer an derselben Seite trinkt, seine Mutter auch immer mit demselben Auge anschaut, welches sich deswegen besser als das andere entwickeln würde. Diese Warnung erscheint uns absurd und entbehrt jeglicher Grundlage; dem Kind bleibt schließlich der gesamte restliche Tag, um seine Mutter mit beiden Augen gleichzeitig anzuschauen.)

Natürlich ist es anstrengend, Zwillinge zu haben, ob man sie nun stillt oder ihnen Flaschen zubereitet. Zwar fänden sich leicht Freiwillige, die den Kindern die Flasche geben würden, während Sie den Einkauf erledigen, aber eigentlich brauchen Sie vielmehr jemanden, der für Sie einkauft und kocht und putzt, während Sie stillen. Insbesondere am Anfang wird Ihnen nur wenig freie Zeit bleiben. Sobald Sie wissen, dass Sie Zwillinge bekommen werden, sollten Sie versuchen, Kontakt mit Müttergruppen aufzunehmen und mit anderen Zwillingsmüttern zu sprechen. Denken Sie auch jetzt schon darüber nach, wer Ihnen zu Hause helfen wird. Wenn Ihre Angehörigen Sie nicht unterstützen können, ziehen Sie in Betracht, jemanden anzustellen. Eine bessere Investition gibt es nicht.

Für Mütter von Zwillingen, Drillingen oder überhaupt Mehrlingskindern gibt es spezielle Unterstützungsgruppen.

Frühgeburten

Nach einer Frühgeburt ist die Zusammensetzung der Milch anders. Mehrere Wochen lang enthält sie mehr Proteine, Kalzium, Natrium und andere Nährstoffe als Muttermilch für reifgeborene Säuglinge und ist damit speziell auf die Bedürfnisse eines Frühgeborenen abgestimmt.

Sobald Sie einige Stunden nach der Geburt körperlich dazu in der Lage sind, ist es sinnvoll mit dem Gewinnen von Kolostrum zu beginnen. Es ist effizienter, dies mehrmals (etwa sechs- bis achtmal) pro Tag zu tun und jeweils immer nur kurz. Wahrscheinlich haben Sie dann innerhalb weniger Tage Milch im Überfluss. Frühgeborene trinken sehr wenig. Die überschüssige Milch können Sie einfrieren und für später aufbewahren.

Früher ließ man Frühgeborene erst an der Brust trinken, wenn sie problemlos aus der Flasche trinken konnten. Heute wissen wir, dass das falsch war. Es ist viel einfacher, an der Brust zu trinken als aus der Flasche; wenn Frühgeborene an der Brust trinken, sind ihre Herz- und die Atemfrequenz sowie ihr Sauerstoffspiegel im Blut stabiler, sie sind also schon viel früher dazu in der Lage.

In vielen (und hoffentlich eines Tages in allen) Kliniken wird die Kängurumethode praktiziert: Das Kind wird aus dem Inkubator genommen und Haut an Haut auf den Oberkörper seiner Mutter gelegt. Dies wurde sogar schon mit Frühchen von weniger als 26 Wochen und mit einem Körpergewicht unter 600 g praktiziert. Haut an Haut mit ihrer Mutter halten Frühgeborene ihre Körpertemperatur besser, atmen regelmäßiger, nehmen mehr zu, bekommen weniger Infektionen und ihre psychomotorische Entwicklung wird gefördert. Die Mutter hat viel mehr Vertrauen und die Milch fließt leichter.

Wenn dies in Ihrer Klinik so noch nicht praktiziert wird, sollten Sie darauf bestehen und dem Personal entsprechende Informationen zukommen lassen. Sie könnten einfache, kurzfristige Zielstellungen vorschlagen: »Nein, ich habe nicht vor, Ihren Umgang mit allen Frühgeborenen zu ändern. Aber könnte ich nicht vielleicht heute Nachmittag mein Kind für drei Stündchen auf den Arm nehmen?«

In Deutschland haben Sontheimer et al. Frühgeborene im Hautkontakt mit der Mutter und ohne Inkubator über Entfernungen von bis zu 400 km transportiert, und dies mit ausgezeichneten Ergebnissen. Ein nicht von der Hand zu weisender Vorteil bei dieser Transportmethode ist, dass die Mutter zusammen mit dem Kind befördert wird; noch viel zu häufig kommt es vor, dass die Mutter allein und voll Sorge in einem kleinen Provinzkrankenhaus zurückbleiben muss, während ihr Kind in ein medizinisch besser ausgestattetes Gesundheitszentrum überführt wird.

Frühgeburten

Ludington-Hoe SM, Ferreira C, Swinth J, Ceccardi JJ. Safe criteria and procedure for kangaroo care with intubated preterm infants. J Obstet Gynecol Neonatal Nurs 2003;32:579-88

Ludington-Hoe SM, Anderson GC, Swinth JY, Thompson C, Hadeed AJ. Randomized controlled trial of kangaroo care: cardiorespiratory and thermal effects on healthy preterm infants. Neonatal Netw 2004;23:39-48

Feldman R, Eidelman AI, Sirota L, Weller A. Comparison of skin-to-skin (kangaroo) and traditional care: parenting outcomes and preterm infant development. Pediatrics 2002;110:16-26

Hurst NM, Valentine CJ, Renfro L, Burns P, Ferlic L. Skin-to-skin holding in the neonatal intensive care unit influences maternal milk volume. J Perinatol 1997;17:213-17

Sontheimer D, Fischer CB, Buch KE. Kangaroo transport instead of incubator transport. Pediatrics 2004;113:920-3

Cattaneo A, Davanzo R, Uxa F, Tamburlini G. Recommendations for the implementation of Kangaroo Mother Care for low birthweight infants. Acta Pædiatr 1998; 87: 440-5

Humane Neonatal Care Initiative. www.hnci.eu

Kapitel sechzehn: Krankheiten des Kindes

Ikterus (Gelbsucht)

Ikterus oder Gelbsucht geht mit einer Gelbfärbung von Haut und Schleimhäuten (besonders sichtbar im Weiß der Augen) einher, die auf eine erhöhte Bilirubinkonzentration zurückzuführen ist.

Bilirubin ist ein Abbauprodukt des Hämoglobins. Die roten Blutkörperchen (Erythrozyten), die Hämoglobin enthalten, haben eine sehr kurze Lebensdauer von nur vier Monaten. Dann sterben sie ab und werden durch neue ersetzt. Wenn sich das Hämoglobin nicht innerhalb des roten Blutkörperchens befindet, wirkt es toxisch und wird vom Organismus rasch zerstört. Der Proteinanteil wird abgespalten, das Eisen wird abgespalten (und zur Bildung neuer roter Blutkörperchen recycelt) und was übrig bleibt, wird in Bilirubin umgewandelt. Doch dieser ganze Prozess findet umsonst statt, denn auch das Bilirubin ist toxisch und muss ausgeschieden werden.

Da Bilirubin fettlöslich ist, kann es weder über den Urin noch über die Galle ausgeschieden werden, denn bei beidem handelt es sich um Wasser mit darin aufgelösten Substanzen. Glücklicherweise ist aber die Leber in der Lage, das Bilirubin mit anderen Substanzen zu konjugieren. Konjugiertes Bilirubin ist in Wasser löslich und wird mit der Galle ausgeschieden. Die typische Fäkalienfarbe ist auf das Bilirubin zurückzuführen (deshalb ist bei einigen Lebererkrankungen der Stuhlgang weiß).

Konjugiertes Bilirubin kann im Darm nicht absorbiert werden. Innerhalb des Darms jedoch wird ein Teil des Bilirubins wieder abgespalten, ist damit auch wieder fettlöslich und wird erneut aufgenommen. Dieser Vorgang wird als enterohepatischer Kreislauf des Bilirubins bezeichnet.

All das geschieht bei Kindern ebenso wie bei Erwachsenen. Nicht aber bei Föten. In der Gebärmutter setzt der Fötus keinen Stuhl ab und kann deshalb das Bilirubin nicht über die Galle ausscheiden. (In einigen Fällen tut er es am letzten Tag während der Geburt doch, was auf eine erhöhte Gesundheitsgefahr des Kindes vor oder während der Geburt [*fetal distress*] hinweist.) Das Bilirubin des Fötus muss die Plazenta passieren und wird über die Leber der Mutter ausgeschieden. Um die Plazenta passieren zu können, muss es fettlöslich sein. Die Leber des Fötus kann das Bilirubin nicht konjugieren. Überhaupt nicht, nicht ein bisschen. Ansonsten würde das ganze konjugierte Bilirubin dort verbleiben und könnte die Plazenta nicht passieren. Es würde sich anreichern und letztlich zum Tod führen.

Sobald jedoch das Kind auf die Welt kommt, ändert sich alles. Seine Lungen, die voll Wasser waren, müssen sich nun mit Luft füllen. Zuvor bekam es all seine Nahrung über die Plazenta, nun muss es trinken, verdauen und die Kost im Stoffwechsel umsetzen. Seine Nieren schieden zuvor keine toxischen Substanzen aus (im Grunde genommen ist das Fruchtwasser der Urin des Fötus ..., es enthält aber nichts Toxisches, weil es ja wieder getrunken wird), und jetzt müssen die Nieren dies tun. Zudem muss die Leber damit beginnen, das Bilirubin zu konjugieren. All diese Veränderungen finden beim Neugeborenen gleichzeitig statt. Das geht so schnell und funktioniert so gut, dass die meisten keine Probleme damit haben.

Eine Zeit lang funktioniert die Leber noch nicht hundertprozentig. Sie kommt erst langsam in Gang, und in dieser Phase sammelt sich das Bilirubin an und die Kinder werden ein bisschen gelblich. Das ist nicht schlimm. Wahrscheinlich handelt es sich bei dieser langsamen Aktivierung der Leber nicht um einen Designfehler, sondern um etwas Zweckmäßiges: Bilirubin ist für Erwachsene nicht gut, für ein Neugeborenes jedoch agiert es wie ein Antioxidans. Für ein Neugeborenes ist es in Ordnung, ein bisschen gelb zu sein, doch nicht zu sehr: Ein besonders hoher Bilirubinüberschuss kann das Gehirn ernsthaft schädigen (Kernikterus).

Allerdings hatte die Natur nicht vorgesehen, dass wir einmal Neugeborene von ihren Müttern trennen würden, dass wir ihnen Schnuller und Flasche geben und nicht zulassen würden, dass sie häufiger als alle vier Stunden an der Brust trinken. Säuglinge, die wenig trinken, setzen nur wenige Male am Tag Stuhl ab und deshalb bleibt das Bilirubin, das bereits konjugiert und mit der Galle in den Darm ausgeschieden wurde, viele Stunden dort und wird erneut aufgenommen. Die Leber schafft es noch nicht, all das Bilirubin, das vom Darm aus zurückkommt, zu konjugieren, was die Gelbsucht beim Kind verstärkt. Dies ist auch unter der Bezeichnung *Stillgelbsucht (breastfeeding jaundice)* bekannt. Einige argumentieren, dass die Bezeichnung *Gelbsucht wegen Muttermilchmangels* richtiger wäre. Am besten lässt sich einer Verschlimmerung der Gelbsucht vorbeugen, indem das Stillen gut unterstützt wird: erstes Anlegen bereits im Kreißsaal, 24-Stunden-Rooming-in im Zimmer der Mutter, Stillen nach Bedarf sowie Pflegepersonal und Hebammen, die in der Lage sind, der Mutter zu zeigen, wie sie ihr Kind gut an der Brust positioniert.

Weil Bilirubin in einem geringen Anteil für das Kind gut ist, enthält Muttermilch eine Substanz zur Erleichterung der Dekonjugation von Bilirubin im Darm. Während die Gelbsucht bei nicht gestillten Kindern innerhalb von mehr oder weniger einer Woche komplett verschwindet, können gestillte Babys mehrere Wochen oder gar zwei bis drei Monate lang sichtbar gelb sein. Das wird dann Muttermilchgelbsucht (*breast milk jaundice*) genannt. Ein schreckliches Chaos, und ich kann mir gut vorstellen, dass diese Bezeichnung in wenigen Jahren von irgendeiner amerikanischen Wissenschaftlerin oder einem Wissenschaftler wieder geändert wird, momentan ist es aber nun mal so.

Manche KinderärztInnen, die noch nicht viel Erfahrung mit normalen Stillkindern haben, sind beunruhigt, wenn sich eine Gelbsucht so lange hinzieht, und beginnen, Untersuchungen über Untersuchungen durchzuführen. Das ist nicht nötig. Wenn ein Säugling sehr gelb aussieht, ist eine Blutuntersuchung angebracht, und wenn der Wert wirklich sehr hoch ist (sagen wir 18 mg/dl), sollte nach einigen Tagen eine erneute Messung durchgeführt werden, um zu überprüfen, ob er weiter gestiegen ist. Ist er beim zweiten Messen etwas zurückgegangen, dann ist das gut. Die Untersuchungen müssen dann nicht wiederholt werden, um sicherzustellen, dass er bei 16, bei 13, bei 11, bei 8,5, bei 7 liegt ... Wir wissen bereits, dass er langsam sinkt und dass dies ein paar Wochen dauern kann.

Fast ein Drittel der gesunden Kinder, die länger als einen Monat lang gelb aussehen, haben das *Gilbert-Syndrom* (*Morbus-Meulengracht*). Dabei handelt es sich um eine erblich bedingte genetische Abweichung (keine Krankheit, Betroffene können trotzdem 100 Jahre alt werden), bei der die Verarbeitung des Bilirubins in der Leber gestört ist. Erwachsene mit Gilbert-Syndrom können zwischenzeitlich leichte Gelbsuchtattacken bekommen, die gelegentlich mit anderen Erkrankungen (beispielsweise einer Grippe) zusammenfallen. Das Problem dabei ist, dass ÄrztInnen immer wieder erschrecken und anfangen, Blutuntersuchungen anzuordnen, weil sie von einer Hepatitis ausgehen. Da ist es beruhigend, wenn Sie wissen, was Sie haben, und sich keine Sorgen mehr machen müssen. Wenn in Ihrer Familie Gilbert-Fälle bekannt sind (oder es Verdachtsfälle gibt, also Menschen, die immer mal wieder gelbsüchtig werden, bei denen aber nie etwas festgestellt wird), sagen Sie das Ihrer Kinderärztin oder Ihrem Kinderarzt.

Da Bilirubin nicht über den Urin, sondern über die Leber ausgeschieden wird, hilft es auch nicht, mehr Wasser zu trinken. Eine Glukoselösung trägt weder zur Vorbeugung noch zur Behandlung der Gelbsucht bei.

Sind die Bilirubinwerte sehr hoch, wird eine Phototherapie durchgeführt. Das Licht aus Speziallampen wirkt auf die Haut und zerstört das Bilirubin. Wenn ein Kind nur eine Phototherapie braucht, gibt es keinen Grund, es auf die Frühgeborenenstation zu verlegen; die für die Phototherapie erforderlichen Lampen sind mit Rädern ausgestattet und können ins Zimmer der Mutter gebracht werden. Bestehen Sie darauf, dass das Kind bei Ihnen im Zimmer bleibt. Erstens muss es sehr häufig gestillt werden, damit das Bilirubin zurückgeht, und zweitens wird es aufgrund der Lampenwärme mehr Flüssigkeit brauchen. (In der Regel reicht es aus, es sehr oft zu stillen, in einigen Fällen muss ihm jedoch unter Umständen Wasser verabreicht werden.) Vor Jahrzehnten glaubte man, bei Gelbsucht müsse das Stillen ein oder zwei Tage lang ausgesetzt werden. Auch heute noch gibt es ÄrztInnen, die dies empfehlen; inzwischen ist jedoch belegt, dass keine Stillunterbrechung erforderlich ist. Auch wenn die Gelbsucht auf eine andere Krankheit oder eine Rhesus-Inkompatibilität zurückzuführen ist, muss das Stillen nicht unterbrochen werden.

In ganz seltenen Fällen, wenn die Bilirubinwerte so hoch sind, dass eine ernsthafte Gefahr für das Kind besteht, ist ein Blutaustausch (*Austauschtransfusion*) notwendig: Dann wird das Blut vollständig durch neues Blut ersetzt. Bei einer *normalen* Gelbsucht, die einfach darauf zurückzuführen ist, dass das Kind wenig trinkt (was wir als *physiologische* oder *paraphysiologische*, also *fast normale*, Gelbsucht bezeichnen) kommt das sehr selten vor. Doch eine Gelbsucht kann noch viele andere Ursachen haben: Probleme mit dem Rhesus-Faktor und der Blutgruppe, Leberprobleme, Infektionen ... Im Krankenhaus werden entsprechend dem Alter des Kindes und den weiteren Symptomen die erforderlichen Untersuchungen durchgeführt, um sicherzugehen, dass dem Kind nichts Ernsthaftes fehlt.

Heutzutage werden bei gesunden Kindern im Alter von drei bis vier Tagen in der Regel keine Phototherapien mehr durchgeführt, solange der Bilirubinwert 20 nicht überschreitet; ein Blutaustausch wird erst ab einem Wert von 25 oder höher durchgeführt. Früher verordnete man die Phototherapie viel eher, stellte dann aber fest, dass dies nicht nötig ist. Bei kranken Kindern, Frühgeborenen oder Kindern, die jünger als drei Tage sind, ist eine Gelbsucht hingegen gefährlicher und muss tatsächlich eher behandelt werden.

In der heutigen Zeit verlassen Kinder das Krankenhaus derart früh, dass sie noch nicht gelb geworden sind. Schauen Sie sich deshalb, wenn Sie die Klinik verlassen, bewusst die Farbe Ihres Kindes an: die des Kopfes, der Füße, der Augen. Wenn Sie dann einige Tage zu Hause sind und feststellen, dass es eine deutlich gelbere Farbe angenommen hat, sollten Sie Ihre Kinderarztpraxis aufsuchen oder aber ins Krankenhaus zurückkehren. Wichtig für die Beurteilung ist natürliches Licht, künstliches Licht kann gelbstichig sein und arg täuschen.

Noch immer gibt es zahlreiche ÄrztInnen und Pflegekräfte, die Müttern empfehlen, ihr Kind dem Sonnenlicht auszusetzen, damit die Gelbsucht zurückgeht. Das ist ein Fehler. Wenn im Krankenhaus eine Phototherapie erforderlich ist, wird diese 24 Stunden am Tag durchgeführt (und nur zur Nahrungsaufnahme unterbrochen). Dem Sonnenlicht hingegen sollte ein Kind ohne einen Lichtschutzfaktor von mindestens 30 nicht länger als zehn Minuten ausgesetzt werden; wenn Sie Ihr Kind eine Stunde lang ungeschützt in der Sonne lassen, kann es starke Verbrennungen erleiden ... die Gelbsucht aber wird dadurch nicht zurückgehen, weil eine Stunde dafür nicht ausreicht. Hören Sie nicht auf solche Ratschläge; entweder braucht Ihr Kind eine Phototherapie, die dann in der Klinik durchgeführt werden muss oder nicht (und dann muss es auch nicht an die Sonne). Was es aber braucht, ist viel Muttermilch.

Down-Syndrom (Trisomie 21)

Kindern mit Down-Syndrom kann das Trinken an der Brust schwerfallen. Wegen ihres schwachen Muskeltonus trinken sie nur schwach und *fallen* förmlich von der Brust *ab*, wenn sie nicht gut gehalten werden. Weil ihre Zunge sehr groß ist (Makroglossie), können sie die Brust manchmal nicht gut mit dem Mund erfassen. Viele haben zudem Herzfehler und ermüden beim Trinken rasch.

Gleichzeitig kommt ihnen das Stillen aber besonders zugute: Es schützt gegen Infektionen (für die sie besonders anfällig sind) und stärkt die emotionale Bindung. Es ist nicht leicht, ein Kind mit einer Behinderung zu haben. Falls Sie eine Art Abneigung spüren, müssen Sie sich nicht schämen. Das ist normal und wird durch Umarmungen und viel Kuscheln überwunden. Kinder mit Herzfehlern sind zwar beim Stillen schnell erschöpft, sie ermüden jedoch noch mehr beim Trinken aus der Flasche und das beeinträchtigt wiederum ihre Herzfrequenz, ihre Sauerstoffsättigung ...

Es ist also besonders wichtig, eine optimale Stillposition zu finden. Die Stillmahlzeiten können sehr lange dauern. Möglicherweise können Sie Ihr Kind durch Brustkompression (S. 98) beim Trinken unterstützen. Wenn das nicht funktioniert, müssen Sie vielleicht Milch ausstreichen bzw. abpumpen und diese zusätzlich mit einem kleinen Becher oder einer Pipette geben.

Kinder mit Down-Syndrom nehmen langsamer zu, sie folgen den vorgegebenen Gewichtskurven nicht. Als Erwachsene sind sie meist kleiner als der Durchschnitt. Erschrecken Sie deshalb nicht, wenn man über Ihr Kind sagt, es nehme nur wenig zu. Das ist kein Grund, es abzustillen. Spezielle Wachstumskurven für Kinder mit Down-Syndrom finden Sie unter

http://pediatrics.aappublications.org/content/136/5/e1204

Weitere Informationen in deutscher Sprache finden Sie unter:
www.lalecheliga.de/shop/
(Infobroschüre: »Stillen eines Kindes mit Down-Syndrom«)
www.ds-infocenter.de

Lippenspalte

Eine Lippenspalte ist eine Fehlbildung der Oberlippe, die manchmal ziemlich groß sein kann. Für das Stillen ist das jedoch relativ unproblematisch. In den meisten Fällen kompensiert die Brust den Defekt, indem sie ihn während des Stillens bedeckt. Ist die Spalte so groß, dass sie von der Brust nicht gut abgedeckt werden kann, dringt möglicherweise Luft durch die Öffnung ein, was das Saugen erschwert. Das Kind schluckt die Luft und kann außerdem nicht ausreichend Druck ausüben, um die Brustwarze an ihrer Stelle zu hal-

ten. Normalerweise können Sie dieses Problem lösen, indem Sie die offene Stelle mit Ihrem Daumen zuhalten, während das Kind trinkt.
Eine Lippenspalte kann in den ersten Wochen operiert werden. Dann kann das Kind an der Brust trinken, sobald es aus der Narkose erwacht ist. Es ist nicht erforderlich und auch nicht ratsam, es mehrere Stunden lang nicht anzulegen (siehe *Gaumenspalte* weiter unten). Je eher es nach dem Eingriff beginnt, an der Brust zu trinken, desto rascher wird es zunehmen und desto schneller können Sie wieder nach Hause.

Gaumenspalte

Manchmal wachsen während der Entwicklung eines Fötus die beiden Teile, die den Gaumen formen, nicht gut in der Mitte zusammen, sodass eine mehr oder weniger große Öffnung bestehen bleibt, die Mund- und Nasenhöhle miteinander verbindet. Dies wird gelegentlich von einer Lippenspalte begleitet. Problematisch ist hierbei, dass Nahrung auch den falschen Weg nehmen und so in die Lunge gelangen kann (Aspiration), wodurch Lungenentzündungen aufgrund des Eindringens eines Fremdkörpers hervorgerufen werden können.

Es wurde nachgewiesen, dass Kinder mit einer Gaumenspalte, die Muttermilch trinken, seltener an Mittelohrentzündung leiden, für die sie sehr anfällig sind. Kommt es zudem zu einer Aspiration, führt eine fremde Substanz wie Muttermilchersatznahrung leichter zu einer Infektion, Muttermilch hingegen weist zahlreiche Antikörper und weiße Blutkörperchen auf und wird nicht so leicht eine Lungenentzündung auslösen.

Es ist also sehr wichtig, dass ein Neugeborenes mit einer Gaumenspalte Muttermilch trinkt, auf welchem Wege auch immer.

Einigen Kindern gelingt das direkte Trinken an der Brust, wenn sie in einer vertikalen Position, z. B. im Hoppe-Reiter-Sitz auf dem Oberschenkel der Mutter, gehalten werden. Das Stillen wird wesentlich erleichtert, wenn die Spalte mit einer weichen Prothese (Gaumenplatte nach Hotz) bedeckt wird; diese ähnelt einem Silikonpflaster, wird nach Maß angefertigt und passt sich an die Spalte an. Wird Ihnen eine solche Prothese nicht empfohlen, sollten Sie Ihre Ärztin oder Ihren Arzt danach fragen. Sie können den Artikel *Breastfeeding for cleft lip and palate patients, using the Hotz-type plate* unter http://www.ncbi.nlm.nih.gov/pubmed/9257027 ausdrucken und mitnehmen.

Bei anderen Kindern mit Gaumenspalte klappt das Trinken an der Brust absolut nicht; sie müssen die Milch über eine Sonde bekommen oder über eine speziell für diese Fälle entwickelte Flasche. Manchmal funktioniert auch eine normale Flasche ... Aber all diese Methoden bringen verschiedene Probleme mit sich. Wenn sich Ihr Kind mit der Flasche weniger verschluckt, dann geben Sie ihm eben die Flasche ... aber mit Muttermilch. Später, nach der Operation, können Sie Ihr Kind dann direkt an der Brust stillen.

Meist nehmen diese Kinder nur langsam zu, weil ihnen die Nahrungsaufnahme schwerfällt. Wenn Ihr Kind an der Brust trinkt, aber wenig zunimmt, streichen Sie Milch aus und versuchen Sie, sie ihm zusätzlich mit einer beliebigen Methode zu füttern. Sie werden sehen, dass Sie bald mehr Milch ausstreichen, als Ihr Kind schafft; Sie werden Milch im Überschuss haben. Folglich ist es nicht notwendig, ihm Muttermilchersatznahrung zu geben. Und nicht nur das: Einem Kind, das bereits Gewichtsprobleme hat, können Viren, Durchfälle und Mittelohrentzündung, die bei einer Ernährung mit Muttermilchersatznahrung häufiger vorkommen, stark zusetzen.

Nach einem chirurgischen Eingriff wurden diese Kinder früher meist mit einem Löffelchen oder einer Sonde ernährt. Brust und Flaschen wurden gemieden, weil man Angst hatte, die Naht könnte durch die Bewegung wieder aufgehen. Andererseits wird die Naht viel mehr bewegt, wenn das Kind weint. Folglich ist es am besten, es gleich zu stillen, nachdem es aus der Narkose aufwacht ist, damit es nicht weint. Es hat sich gezeigt, dass Kinder, die gleich nach dem Eingriff an der Brust trinken können, auf diese Weise besser zunehmen und die Naht auch nicht aufgeht.

Phenylketonurie (PKU)

Dabei handelt es sich um eine sehr seltene Stoffwechselstörung. Kinder, die daran leiden, müssen Spezialmilch ohne Phenylalanin (eine Aminosäure) trinken, gleichzeitig brauchen sie aber auch Muttermilch oder Muttermilchersatznahrung, da eine bestimmte Phenylalaninmenge lebensnotwendig ist. Muttermilch enthält weniger Phenylalanin als Kuhmilch; folglich benötigen gestillte Kinder weniger Spezialmilch als nicht gestillte.

Kleiner Kiefer

Einige Kinder kommen mit einem zu kleinen Unterkiefer (*Retrognathie* oder *Mikrognathie*) zur Welt, wie es bei der *Pierre-Robin-Sequenz* der Fall ist. Das Trinken an der Brust fällt ihnen schwer, weil sie die Brust nicht ausreichend erfassen können, um die Zunge an die richtige Stelle zu bringen. Manchmal ist es erforderlich, Milch abzupumpen und sie dem Kind in einem Becher zu geben. Es kann dem Kind auch helfen, wenn es beim Anlegen in eine vertikale Position gebracht und sein Kiefer mit Daumen und Zeigefinger gehalten wird, während die Handfläche gleichzeitig die Brust stützt (*DanCer-Haltung*). Zugleich ist es hilfreich eine Brustkompression anzuwenden.

Neurologische Probleme

Das Stillen kann sowohl durch schwachen als auch erhöhten Muskeltonus oder mangelnde Koordination erschwert werden.

Probieren Sie verschiedene Stillpositionen aus. Beginnen Sie mit Positionen, in denen das Kind aufrechter gehalten wird. Kinder mit niedrigem Muskeltonus kann es unterstützen, wenn sie zum Stillen Bauch auf Bauch auf der halb zurückgelehnten Mutter liegen (siehe Seite 66, Abb. 11). Der sichere Ganzkörperkontakt schenkt Stabilität. Es kann zudem hilfreich sein, den Kiefer des Kindes mit Daumen und Zeigefinger zu stützen sowie die Brustkompression anzuwenden.

Angeborene Herzfehler

Kinder mit angeborenen Herzfehlern können, wenn sie an der Brust trinken, eine bessere Sauerstoffsättigung erreichen, als wenn sie aus der Flasche trinken. Das Trinken aus der Flasche ermüdet sie also schneller als das Trinken an der Brust. Brustkompression kann auch hier hilfreich sein.

Durchfall

Als ich Kind war, wurde Durchfall, und zwar jeder Durchfall, mit Antibiotika behandelt. Noch heute erinnere ich mich, dass mir mein Vater dann Sulfatalidín(r) gab, was ganz fürchterlich schmeckte. Dafür war nicht einmal ein Arztbesuch erforderlich; meine Eltern hätten nie gewagt, mir bei einer Angina von sich aus ein Antibiotikum zu verabreichen, aber bei Durchfall war das einfach gang und gäbe. An eine besondere Diät bei Durchfall in meiner Kindheit erinnere ich mich hingegen nicht. Man schluckte die Tablette und das war's.

Als ÄrztInnen Jahre später versuchten, die Bevölkerung und einige ihrer eigenen, noch zögernden KollegInnen davon zu überzeugen, dass Antibiotika bei Durchfall nutzlos und manchmal sogar schädlich seien, fühlten sie sich scheinbar verpflichtet, im Gegenzug eine Alternative anzubieten: die *adstringierende Diät*. Das war keine neue Erfindung, doch die KinderärztInnen der siebziger und achtziger Jahre leisteten ohne Zweifel einen großen Beitrag zu ihrer Verbreitung. »Und verschreiben Sie ihm gegen den Durchfall kein Antibiotikum?« – »Nein, gute Frau, es ist einfach nur eine gut durchdachte Diät erforderlich und dann werden Sie sehen, wie schnell der Durchfall geheilt ist.« Das klingt doch besser als »Nein, gute Frau, der Durchfall geht von selbst weg und es ist nicht notwendig, irgendetwas zu unternehmen«, oder nicht? Ohne diese Diät wäre wohl die Hälfte der Mütter verärgert in die Apotheke gelaufen, um das Antibiotikum selbst zu kaufen. Und mit der Zeit glaubten viele ÄrztInnen selbst an die potentielle Wirkung dieser Diät.

Im Grunde genommen (es gibt durchaus Varianten) bestand die Diät darin, 24 Stunden lang nichts Festes zu sich zu nehmen (nur Reis oder Möhrenwasser) und dann mit Reis und gekochten Möhren, gekochtem oder gebratenem Huhn, gekochtem Fisch, gebackenem Apfel, reifer Banane und Toastbrot fortzufahren. Bloß keine Milch und vor allem keine Muttermilch (die ist schließlich toxisch, wie jeder Mensch weiß). Ich habe nie verstanden, warum das Huhn nicht gegrillt oder frittiert sein konnte, warum der Apfel nicht roh sein durfte und warum das Brot getoastet werden musste, aber so war es nun einmal. Wenn der Durchfall länger anhielt, musste die Diät strenger gestaltet werden, indem man auf das Huhn und den Fisch und vielleicht den Toast verzichtete.

Ergebnis: Das arme Kind war halb verhungert, weil es sehr wenig zu essen bekam, und das Wenige, das man ihm gab, enthielt kaum Fette und Proteine. Es schmeckte zudem so schrecklich, dass es schon einen gesunden Menschen Überwindung kostete, es zu essen, ganz zu schweigen von dem Zustand, in dem es ihm ohnehin nicht gut ging und es im Bauch rumorte. Das Kind nahm ab (was sich nicht vermeiden lässt, wenn man nichts isst) und paradoxerweise verschlimmerte sich der Durchfall. Der Grund dafür ist, dass die Diät auf dem bekannten Prinzip beruhte: »Wo nichts ist, kann nichts herauskommen«, oder genauer: »Wer nichts isst, hat auch keinen Stuhlgang«, aber so einfach verhält sich das nicht. Bei Durchfall werden die Zellen der Darmschleimhaut zerstört, und um sie zu regenerieren, werden Rohstoffe (Proteine und Nährstoffe) gebraucht.

Heutzutage ist die richtige Behandlung bei Durchfall die folgende:
- Wird das Kind gestillt, sollte es auch weiterhin gestillt werden. Je mehr, desto besser. Ohne jede Verzögerung und Unterbrechung. Versuchen Sie zu erreichen, dass das Kind häufiger trinkt als üblich, und bieten Sie ihm die Brust an, auch wenn es nicht danach verlangt.
- Wenn Ihr Kind die Flasche bekommt, geben Sie ihm auch die weiter und bereiten Sie sie genauso zu wie immer (keinesfalls wässriger, indem Sie mehr Wasser und weniger Pulver verwenden, und auch nicht mit Reiswasser oder anderen Flüssigkeiten statt normalen Wassers). In einigen Fällen empfehlen ÄrztInnen laktosefreie Milch; grundsätzlich bekommt es jedoch erst einmal seine gewohnte Säuglingsnahrung.
- Bei mittlerem bis schwerem Durchfall sollten Sie ihm nach ärztlicher Absprache zusätzlich zur Brust oder Flasche auch eine Elektrolytlösung zum Trinken anbieten. Es handelt sich dabei um kleine Beutel, die Sie in der Apotheke kaufen können und deren Inhalt Sie entsprechend dem Beipackzettel in Wasser auflösen. Wenn Ihr Kind das nicht trinken möchte und ansonsten einen guten Eindruck macht, braucht es die Elektrolyte wahrscheinlich nicht.
- Wenn es schon Brei und andere Nahrungsmittel isst, machen Sie damit weiter. Es ist nicht erforderlich, dass es sich von Reis ernährt; mit Nudeln oder Linsen wird es gleichermaßen gesund. Hat es Bauchschmerzen, wird es nicht viel essen wollen; bieten Sie ihm häufig kleine Mengen an. Aber geben Sie ihm weder Reis noch Reiswasser noch Karotten, wenn es diese Nahrungsmittel bisher noch nicht gegessen hat. Es ist keine gute Idee, ausgerechnet bei Durchfall ein neues Nahrungsmittel einzuführen.
- Gleiches gilt für Erbrechen. Stillen Sie weiter und geben Sie Ihrem Kind eine Elektrolytlösung. Wenn es 100 ml trinkt und 80 ml wieder ausspuckt, bleiben ihm zumindest 20 ml. Trinkt es

aber nichts, dann bleibt ihm auch nichts. Hat es viel Stuhlgang und erbricht sich häufig, sollten Sie die Ärztin oder den Arzt aufsuchen, das Kind aber dennoch unterwegs weiter stillen und ihm Elektrolytlösung geben.

Laktoseintoleranz

Eine Laktoseintoleranz hat mit einer Allergie gegen Milch nichts zu tun. Es gibt keine Laktoseallergie, das ist völlig unmöglich. Eine Milchallergie ist eine Allergie gegen die Proteine der Milch und kann eine schwere Erkrankung sein. Bei einigen Kindern, die bei Milch allergische Symptome zeigen, fällt ein entsprechender Allergietest negativ aus. Dann sprechen einige ÄrztInnen von einer *Intoleranz gegen die Proteine von Kuhmilch*, was anders ausgedrückt bedeutet: »Ich glaube, es hat eine Allergie, kann es aber nicht nachweisen.«

Eine Laktoseintoleranz ist keine Allergie. Nach Erreichen des Abstillalters ist Laktoseintoleranz schlichtweg normal; den Ausnahmefall stellen wir dar, die wir auch im Erwachsenenalter aufgrund einer Mutation Milch trinken können (S. 190). Manchmal jedoch kommt es bei Säuglingen und Kleinkindern bei Durchfall zu einer sekundären Laktoseintoleranz. Sie verschwindet innerhalb weniger Tage von selbst wieder und ist in jedem Fall eine leichte Erkrankung. Nichtgestillten Kindern gibt man dann manchmal laktosefreie Säuglingsnahrung, bei Stillkindern hingegen gibt es in der Regel keine Probleme. Stillen Sie normal weiter!

Die Laktose in der Muttermilch hat nichts damit zu tun, ob die Mutter Kuhmilch trinkt oder nicht. Laktose wird nicht absorbiert. (Das ist ja das Problem der Intoleranz: Entweder wird die Laktose verdaut und zerstört oder sie kann nicht absorbiert werden.) Selbst wenn eine Mutter literweise Kuhmilch trinkt, wird sich in ihrem Blut nicht ein Laktosemolekül finden lassen. Die Laktose der Muttermilch wird hingegen in der Brust gebildet, und zwar auch dann, wenn die Mutter keine Milch trinkt.

Ganz selten kommt es auch zu einer primären Laktoseintoleranz, einer angeborenen Krankheit, die behandelt werden kann, indem der Säugling das Enzym Laktase zusammen mit der Muttermilch bekommt.

Galaktosämie

Galaktosämie ist eine schwere angeborene Krankheit mit Symptomen wie Grauer Star, Gelbsucht, Störung der geistigen Entwicklung, Zirrhose, geringer Gewichtszunahme, Erbrechen, Hypoglykämie u. a. Im Durchschnitt ist eines von 50.000 Neugeborenen davon betroffen.

Kinder mit Galaktosämie können weder Muttermilch noch übliche Säuglingsnahrung trinken. Sie müssen komplett laktosefreie Nahrung bekommen. Diese Kontraindikation gilt ohne Einschränkung.

Galaktosämie hat nicht das Geringste mit einer sekundären Laktoseintoleranz zu tun, die ein leichtes, vorübergehendes Problem darstellt und bei der nichts gegen das Stillen spricht. Galaktosämie wird an dieser Stelle nur deshalb erwähnt, um die beiden nicht zu verwechseln und sich auch nicht von jemandem verwirren zu lassen, der beide verwechselt hat. Bei einer (sekundären) Laktoseintoleranz kann problemlos gestillt werden.

Allergien gegen Milch und andere Nahrungsmittel

Ein Säugling kann allergisch auf etwas reagieren, das seine Mutter zu sich genommen hat. Am häufigsten wird eine allergische Reaktion von Kuhmilch hervorgerufen, aber auch Eier, Fisch, Soja, Nüsse ... oder jedes andere Nahrungsmittel können die Ursache sein.

Die verschiedensten Symptome sind möglich: ein schweres atopisches Ekzem, untröstliches Weinen, Durchfall, Blut im Stuhl, Verweigerung der Brust. Manchmal scheint das Kind unersättlich: Es trinkt alle zwei Minuten, lässt dann weinend die Brust los, weil es aber noch nicht genug getrunken hat, möchte es nach kurzer Zeit wieder an die Brust, lässt wieder los ... fast könnte man meinen, es würde mit der Brust kämpfen.

Doch nicht jedes Problem des Kindes sollte auf eine Allergie zurückgeführt werden. Wir sprechen hier von starkem Weinen oder Brustverweigerung, und zwar anhaltend, also praktisch bei allen Stillmahlzeiten über Tage und Wochen hinweg, und nicht von einer vorübergehenden Erscheinung.

Besteht ein begründeter Allergieverdacht, sollte die Mutter mindestens sieben bis zehn Tage lang auf Kuhmilch und Kuhmilchprodukte verzichten. Selbst wenn eine Mutter vier Tage lang auf Kuhmilchprodukte verzichtet hat, lassen sich immer noch Kuhmilchproteine in der Muttermilch nachweisen. Verschafft dies keine Besserung beim Kind, dann kann Milchprotein als Ursache ausgeschlossen werden. Scheinen die Allergiesymptome klar zu sein, kann man das Gleiche mit anderen Nahrungsmitteln versuchen. Geht es ihm jedoch besser (manchmal sofort, manchmal dauert es jedoch ein paar Tage), dann kann es die Milch oder auch reiner Zufall gewesen sein. Das sollten Sie testen, indem Sie wieder Milch trinken. Zu viele Mütter verzichten über Monate oder Jahre hinweg auf Milch und andere Nahrungsmittel, ohne dass es dafür eine hinreichende Bestätigung oder einen gerechtfertigten Grund gäbe. Trinkt die Mutter wieder Milch und dem Kind geht es weiterhin gut, dann war es wohl Zufall; sie kann weiter Milch trinken. Treten die Symptome aber erneut auf, muss sie einige Jahre lang auf das fragliche Nahrungsmittel verzichten. Sprechen Sie mit Ihrer Kinderärztin oder Ihrem Kinderarzt (wahrscheinlich wird sie/er bei Ihrem Kind einen Allergietest durchführen wollen).

Bei Allergien gibt es keine halben Sachen. Es nützt absolut nichts, nur wenig Milch zu sich zu nehmen. Wahrscheinlich wird es damit dem Kind nicht besser gehen und Zweifel können nicht ganz ausgeräumt werden. Wenn Sie auf Milch verzichten, dann ganz. Lesen Sie die Etiketten von Nahrungsmitteln. In vielen Sorten von Keksen, Margarine, Wurstwaren, Gebäck usw. ist Milch enthalten und kann gekennzeichnet sein als *Molke, Milcheiweiß, Milcheiweißerzeugnisse, Kasein* …. Und wenn Sie dann die Probe aufs Exempel machen und wieder Milch trinken, ist es auch nicht mit vier Tropfen getan, weil diese möglicherweise nicht ausreichen, um Symptome zu verursachen. Trinken Sie dann ein oder zwei Gläser Milch pro Tag.

Einige Kinder reagieren auf mehrere Nahrungsmittel empfindlich. Deshalb kann es in vielen Fällen nützlich sein, gleichzeitig auf Milch, Eier, Fisch, Soja und Nüsse zu verzichten. Wenn Sie Kuhmilch weglassen, sollten Sie also keine Soja- oder Mandelgetränke trinken, weil auch diese häufig Allergien hervorrufen. Außerdem sollten Sie im konkreten Fall auf jedes verdächtige Nahrungsmittel verzichten, zum Beispiel wenn der Vater gegen Erdbeeren allergisch ist oder Sie den Eindruck hatten, dass es Ihrem Kind schlechter ging, nachdem Sie Pfirsiche gegessen hatten…. Sobald es Ihrem Kind besser geht, können Sie schrittweise die Nahrungsmittel, auf die Sie verzichtet haben, wieder einführen. Gehen Sie dabei im Wochenabstand vor, bis Sie herausgefunden haben, bei welchem Nahrungsmittel die Symptome auftreten.

Wenn es dem Kind durch den Verzicht der Mutter auf Kuhmilch nicht besser geht, empfehlen einige ÄrztInnen, es abzustillen und ihm hydrolisierte Säuglingsnahrung zu geben. Das ist absurd; bevor eine solch extreme Maßnahme ergriffen wird, müssten weitere mögliche Allergieursachen ausgeschlossen werden. Einige Kinder sind gegen mehrere Nahrungsmittel gleichzeitig allergisch. Einige wenige sind gegen sehr viele Nahrungsmittel allergisch. Ich habe mal einen Säugling erlebt, der gegen Milch, Eier, Fisch, Huhn, Kalb, Reis, Weizen und mehrere weitere Nahrungsmittel allergisch war. Es ging ihm erst besser, als die Mutter mehrere Tage lang die hydrolisierte Säuglingsmilch trank, die man ihrem Kind verschrieben hatte, und sonst nichts (wenn man genug davon trinkt, handelt es sich um eine vollständige Ernährung). Mehrere Monate lang nahm die Mutter nur hydrolisierte Säuglingsmilch, Karotten, Kartoffeln, Linsen und Pferdefleisch zu sich, während ihr Kind Muttermilch trank und Karotten, Kartoffeln, Linsen und Pferdefleisch aß. Nicht, dass es sich bei diesen Lebensmitteln um besonders allergenarme Nahrungsmittel handelt; es waren einfach diejenigen, die dieses Kind vertrug, bei anderen Menschen können sie jedoch durchaus Allergien hervorrufen.

Die Bezeichnung *Kuhmilchproteinintoleranz* wird gebraucht, wenn die Symptome auf eine Milchallergie hindeuten, Allergietests aber negativ ausfallen. Dies kommt häufiger bei Verdauungssyndromen vor, beispielsweise bei einer Dickdarmentzündung (Blut im Stuhl). Auch dann sollte auf Milch verzichtet werden, ebenso wie wenn der Allergietest positiv ausfällt. Mit Laktoseintoleranz ist es aber nicht zu verwechseln.

Gelegentlich ist eine chronische Verstopfung auf eine echte *IgE-vermittelte Kuhmilchallergie* zurückzuführen. Das kann sogar bei Kindern vorkommen, die ausschließlich gestillt werden.

Wenn einem Kind etwas, das seine Mutter isst, schlecht bekommt, verträgt es das natürlich noch schlechter, wenn es dies selbst zu sich nimmt. Eine Kuhmilchallergie verschwindet in der Regel zwischen dem zweiten und vierten Lebensjahr; geben Sie dem Kind kein Milchprodukt, bis es Ihnen die Ärztin oder der Arzt erlaubt. Weisen Sie in der Kindertageseinrichtung darauf hin und informieren Sie all Ihre Angehörigen. Ist ein Kind gegen ein Lebensmittel allergisch, dann muss bei der Einführung von Beikost besonders sorgsam vorgegangen werden: immer ein Nahrungsmittel nach dem anderen und beginnend mit sehr kleinen Mengen, um jedes Problem sofort bemerken zu können.

Zahlreiche ÄrztInnen wissen nicht, dass eine Kuhmilchallergie auch Verstopfungen verursachen kann; ihnen ist nur der Zusammenhang mit Durchfall bekannt. Manche von ihnen werden sogar eine allergische Reaktion eines Kindes auf etwas, das seine Mutter gegessen hat, für unmöglich halten. Nachfolgend finden Sie verschiedene wissenschaftliche Studien, falls Sie Überzeugungsarbeit leisten müssen:

> Pumberger W, Pomberger G, Geissler W. Proctocolitis in breast fed infants: a contribution to differential diagnosis of haematochezia in early childhood. Postgrad Med J 2001;77:252-4

> Clyne PS, Kulczycki A. Human breast milk contains bovine IgG. Relationship to infant colic? Pediatrics 1991;87:439-444

> Iacono G, Cavataio F, Montalto G, Florena A, Tumminello M, Soresi M et al. Intolerance of cow's milk and chronic constipation in children. N Engl J Med 1998;339:1100-4

Chirurgischer Eingriff

Vor einer Operation darf die Patientin oder der Patient viele Stunden lang nichts essen, damit der Magen leer ist und sie/er sich nicht während der Narkose nicht übergibt und daran ersticken könnte. Muttermilch wird jedoch viel schneller verdaut als Bohneneintopf, sodass es falsch ist, einem kleinen Kind vor einem Eingriff so viele Stunden lang keine Nahrung zu geben.

Der amerikanischen Gesellschaft für Anästhesie zufolge können Kinder jeden Alters bis zwei Stunden vor Beginn des Eingriffs klare Flüssigkeiten zu sich nehmen (Wasser, Saft, Kamillentee), Muttermilch bis vier Stunden vorher, künstliche Milch und leichte Nahrung (ohne Fleisch und Fett) bis sechs Stunden vorher. Zahlreiche ExpertInnen meinen, dass Muttermilch bis zwei Stunden vor der Narkose getrunken werden kann. Wenn Ihr Kind operiert werden muss, sollten Sie vorher fragen, wie viele Stunden es zuvor nichts zu sich nehmen darf. Wenn man Ihnen eine hohe Stundenzahl nennt, drucken Sie das folgende Dokument aus dem Internet aus und nehmen Sie es

der Anästhesistin oder dem Anästhesisten, der Chirurgin oder dem Chirurgen oder beiden mit:
American Society of Anesthesiologists Committee on Practice Parameters. Practice guidelines for preoperative fasting and the use of pharmacologic agents to reduce the risk of pulmonary aspiration: application to healthy patients undergoing elective procedures. Anesthesiology. 2011 Mar;114(3):495-511

Gastroösophagealer Reflux

Alle Säuglinge spucken und somit haben alle gastroösophagealen Reflux. Das Spucken erfolgt, weil der Mageninhalt in Richtung Speiseröhre fließt. Um das erste Lebensjahr herum gibt sich das nach und nach. Ist das Kind zufrieden, hat keine Schmerzen und nimmt zu, dann hat der gastroösophageale Reflux keinerlei Bedeutung und erfordert auch keine Behandlung.

In einigen wenigen Fällen ist der Reflux wirklich krankhaft und kann eine Ösophagitis (eine durch die Magensäure hervorgerufene Entzündung der Speiseröhre) oder Atemprobleme (aufgrund von Aspiration) hervorrufen. In diesen Fällen wird Stillen besonders empfohlen, weil es die Dauer der Refluxperioden verringert.

Sämige Nahrungsmittel hingegen (wie Anti-Reflux-Spezialnahrung) erweisen sich bei der Reflux-Behandlung praktisch als unnütz. Ein Kind abzustillen, um ihm stattdessen diese Milch zu geben, wäre ein gravierender Fehler.

Karies beim Kind

Die Angewohnheit, mit der Nuckelflasche im Mund einzuschlafen, insbesondere wenn diese Säfte oder gezuckerte Flüssigkeiten enthält, führt zu zahlreichen Kariesfällen an den Schneidezähnen, der sogenannten *Flaschenkaries*. 1983 zeigten sich Brams und Maloney überrascht, als sie einige Fälle von Flaschenkaries bei Kindern feststellten, die nur an der Brust tranken. Daher erhielt diese Kariesform auch den Namen *Stillkaries*. Sie wird unterschiedlich definiert; in der Regel muss eine multiple Karies vorhanden sein, bei einer *frühkindlichen Karies* hingegen reicht es, wenn nur ein Milchzahn vor dem sechsten Lebensjahr von Karies betroffen ist.

Da es sich um eine multikausale Erkrankung handelt, ist der Zusammenhang zwischen dem Stillen und der Karies nicht eindeutig. In einer Übersichtsarbeit fanden Valaitis et al. nur sehr wenige Studien dazu, die zudem keine Schlussfolgerungen zuließen. In ihren Empfehlungen von 2003 gibt die *Amerikanische Akademie für Kinderzahnmedizin* lediglich an, dass Stillen besser ist, dass häufiges nächtliches Trinken zu Karies beitragen kann und dass weitere Forschungen erforderlich sind.

Hallonsten et al. fanden unter 3000 schwedischen Kindern im Alter von 18 Monaten 61 Kinder, die gestillt wurden. 19,7 % dieser Gruppe hatten Karies. In der Gruppe der bereits abgestillten Kinder hatten 1,7 % Karies. Alle Kinder, die Karies hatten, unabhängig davon, ob sie gestillt wurden oder nicht, nahmen mehr kariogene Nahrungsmittel zu sich als die kariesfreien Kinder. Die AutorInnen gehen davon aus, dass es hier einen Zusammenhang gibt und Kinder, die länger gestillt werden, »stärker dazu neigen, ungeeignete Ernährungsgewohnheiten zu entwickeln«.

Bei einer Gruppe niederländischer Kinder (durchschnittlich 29 Monate alt), deren Mütter Stilltreffen von La Leche Liga besuchten, stellten Weerheijm et al. eine Kariesprävalenz von 14,5 % fest. Sie schlussfolgerten, dass »Stillen nach Bedarf die Kariesprävalenz nicht erhöht«, aber dass häufige Stillmahlzeiten und eine geringe Fluoraufnahme das Auftreten von Karies begünstigen.

Erickson bewahrte Zähne in Muttermilch auf und wies nach, dass Muttermilch im Laborversuch keine Karies erzeugt.

Es ist durchaus interessant, die weltweite Kariesprävalenz in verschiedenen Bevölkerungsgruppen zu vergleichen. In Tansania fanden Matee et al. unter mehr als 2000 Kindern im Alter zwischen einem und vier Jahren 6,8 % Stillkaries vor, wobei die Werte je nach Region zwischen 1,5 % und 12,8 % schwankten. Flaschen wurden dort nur sehr selten verwendet und Süßigkeiten gab es kaum. Das Schlafen mit der Brust im Mund und *lineare Hypoplasie* (ein Zahnschmelzdefekt, der wahrscheinlich auf eine interkurrente Krankheit während der Schwangerschaft in der Zeit der Zahnbildung zurückzuführen ist) wurden mit Karies in Verbindung gebracht. Beachten Sie, dass es hier nicht um die Frage geht, ob das Kind nachts trinkt (was wahrscheinlich alle Kinder in Tansania tun), sondern ob es die Brust die ganze Zeit über im Mund hat. Trotz allem ist die Stillkariesprävalenz sehr niedrig.

In Indien stellten Jose und King in einer stärker westlich geprägten Bevölkerungsgruppe, in der das Stillen aber nach wie vor universell praktiziert wird, bei Kindern im Alter von acht bis 48 Monaten eine Kariesprävalenz von 44 % fest; von diesen Kindern tranken 99 % an der Brust, in der Regel nach Bedarf. Als Risikofaktoren wurden eine schlechte Zahnhygiene, Süßigkeitenkonsum und Armut ermittelt.

Bei einer Bevölkerungsgruppe, die, was das Stillen betrifft, besorgniserregend niedrige Quoten erreicht, nämlich bei der indigenen Bevölkerung Kanadas, stellten Houde et al. bei 244 Kindern zwischen zwei und fünf Jahren in 72,2 % der Fälle eine Flaschenkaries fest.

Ein wichtiger Faktor für die Kariesprävention könnte der Speichelkontakt zwischen Mutter und Kind (zum Beispiel durch Küssen auf den Mund) vor dem Durchbrechen der Zähne sein, weil dadurch möglicherweise eine Immunität gegen *Streptococcus mutans* des Mutterspeichels erreicht wird. Aaltonene und Tenovuo teilten in einer prospektiven Studie 55 finnische Säuglinge im Alter von sieben Monaten in zwei Gruppen ein, je nachdem ob sie häufigen oder seltenen Speichelkontakt mit der Mutter hatten. Im Alter zwischen fünf und sieben Jahren hatten die Kinder mit mehr Speichelkontakt weniger Karies an den Eck- und den primären Backenzähnen (19 % gegenüber 56 %), obwohl sie mehr Süßigkeiten aßen.

Aus all diesen Studienergebnissen lässt sich schlussfolgern, dass frühkindlicher Karies vorgebeugt werden kann, indem man das Baby küsst, es stillt, Flaschen meidet (insbesondere mit Säften, Tee, Zucker oder Honig sowie Flaschen in der Nacht), Süßigkeiten umgeht, bei Erscheinen der ersten Zähne mit der Mundhygiene beginnt und ab sechs Monaten Fluor gibt, wenn dies entsprechend dem Fluorgehalt im Trinkwasser angemessen ist (Ihre Ärztin oder Ihr Arzt wird Sie darauf hinweisen). Sollte der Säugling trotzdem Karies bekommen (was auf eine besondere individuelle Sensibilität oder familiäre Neigung zurückzuführen sein kann), könnte es hilfreich sein, dass das Kind möglichst nicht die ganze Nacht die Brust im Mund hat. Es sollte vor dem Schlafengehen trinken und die Brust dann loslassen. (Das Buch von Pantley *Schlafen statt Schreien* bietet nützliche Hinweise, wie dies erreicht werden kann.)

Ikterus (Gelbsucht)

American Academy of Pediatrics Subcommittee on Hyperbilirubinemia. Management of hyperbilirubinemia in the newborn infant 35 or more weeks of gestation. Pediatrics 2004;114:297-316

Johnston RV, Anderson JN, Prentice C. Is sunlight an effective treatment for infants with jaundice? Med J Aust 2003;178:403

Down-Syndrom (Trisomie 21)

Zemel, B.S., Pipan, M., Stallings,V.A., Hall, W., Schadt, K., Freedman, D.S., Thorpe, P. Growth Charts for Children with Down Syndrome in the United States. Pediatrics November 2015 Volume 136 Issue 5
http://pediatrics.aappublications.org/content/pediatrics/136/5/e1204.full.pdf

Deutsches Down-Syndrom InfoCenter: www.ds-infocenter.de

Down-Syndrom Schweiz – insieme21: www.insieme21.ch

Down-Syndrom Österreich: www.down-syndrom.at

Afgan, J. Babys mit Down-Syndrom stillen. La Leche Liga Deutschland e.V. 2012

Lippenspalte

Weatherley-White RC, Kuehn DP, Mirrett P, Gilman JI, Weatherley-White CC. Early repair and breast-feeding for infants with cleft lip. Plast Reconstr Surg 1987;79:879-87

Childrens Hospitals and Clinics of Minnesota. Breastfeeding an infant with cleft lip.
https://www.childrensmn.org/educationmaterials/childrensmn/article/15843/breastfeeding-an-infant-with-cleft-lip/

Gaumenspalte

Roberts J, Hawk K. Cleft Lip and Palate. New Beginnings 2002; Vol. 19 No. 3 page 88
http://www.llli.org/nb/nbmayjun02p88.html

Kogo M, Okada G, Ishii S, Shikata M, Iida S, Matsuya T. Breast feeding for cleft lip and palate patients, using the Hotz-type plate. Cleft Palate Craniofac J 1997;34:351-3

Darzi MA, Chowdri NA, Bhat AN. Breast feeding or spoon feeding after cleft lip repair: a prospective, randomised study. Br J Plast Surg 1996;49:24-6

Phenylketonurie (PKU)

Cornejo V, Manríquez V, Colombo M, Mabe P, Jiménez M, De la Parra A, Valiente A, Raimann, B.E: Phenylketonuria diagnosed during the neonatal period and breast feeding. Rev Med Chil 2003;131:1280-7
www.scielo.cl/pdf/rmc/v131n11/art08.pdf

Kleiner Kiefer

Landis J. Pierre Robin Sequence. Leaven 2001 Vol. 37 No. 5 pp. 111-112
http://www.llli.org/llleaderweb/lv/lvoctnov01p111.html

Neurologische Probleme

Childrens Hospitals and Clinics of Minnesota. Breastfeeding an infant with neurological problems.
https://www.childrensmn.org/educationmaterials/childrensmn/article/15845/breastfeeding-an-infant-with-neurological-problems/

Angeborener Herzfehler

Marino BL, O'Brien P, LoRe H. Oxygen saturations during breast and bottle feedings in infants with congenital heart disease. J Pediatr Nurs 1995;10:360-4

Durchfall

Román Riechmann E, Barrio Torres J. Diarrea aguda (Protocolo de la Asociación Española de Pediatría)
www.aeped.es/protocolos/gastroentero/2.pdf

Allergien gegen Milch und andere Nahrungsmittel

Alergia e intolerancia a la proteína de la leche de vaca (Protocolo de la Asociación Española de Pediatría).
www.aeped.es/protocolos/gastroentero/1.pdf

Pumberger W, Pomberger G, Geissler W. Proctocolitis in breast fed infants: a contribution to differential diagnosis of haematochezia in early childhood. Postgrad Med J 2001;77:252-4

Clyne PS, Kulczycki A. Human breast milk contains bovine IgG. Relationship to infant colic? Pediatrics 1991;87:439-444

Iacono G, Cavataio F, Montalto G, Florena A, Tumminello M, Soresi M et al. Intolerance of cow's milk and chronic constipation in children. N Engl J Med 1998;339:1100-4

Chirurgischer Eingriff

American Society of Anesthesiologists Committee on Practice Parameters. Practice guidelines for preoperative fasting and the use of pharmacologic agents to reduce the risk of pulmonary aspiration: application to healthy patients undergoing elective procedures. Anesthesiology. 2011 Mar;114(3):495-511

Gastroösophagealer Reflux

Heacock HJ, Jeffery HE, Baker JL, Page M. Influence of breast versus formula milk on physiological gastroesophageal reflux in healthy, newborn infants. J Pediatr Gastroenterol Nutr 1992;14:41-6

Agostoni C, Goulet O, Hernell O, Koletzko B, Lafeber HL, Michaelsen KF, Milla P, Rigo J, Weaver LT. Antireflux or Antiregurgitation Milk Products for Infants and Young Children: A Commentary by the ESPGHAN Committee on Nutrition. J Pediatr Gastroenterol Nutr 2002;34:496-8

Karies beim Kind

Brams M, Maloney J. «Nursing bottle« caries in breast-fed children. J Pediatr 1983;103:415-6

Valaitis R, Hesch R, Passarelli C, Sheehan D, Sinton J. A systematic review of the relationship between breastfeeding and early childhood caries. Can J Public Health 2000;91:411-7

American Academy of Pediatric Dentistry. Policy on Dietary Recommendations for Infants, Children, and Adolescents 2012 .

Hallonsten AL, Wendt LK, Mejare I, Birkhed D, Håkansson C, Lindvall AM, Edwardsson S, Koch G. Dental caries and prolonged breast-feeding in 18-month-old Swedish children. Int J Paediatr Den. 1995;5:149-55

Weerheijm KL, Uyttendaele-Speybrouck BF, Euwe HC, Groen HJ. Prolonged demand breast-feeding and nursing caries. Caries Res 1998;32:46-50

Erickson PR, Mazhari E. Investigation of the role of human breast milk in caries development. Pediatr Dent 1999;21(2):86-90

Matee M, van't Hof M, Maselle S, Mikx F, van Palenstein Helderman W. Nursing caries, linear hypoplasia, and nursing and weaning habits in Tanzanian infants. Community Dent Oral Epidemiol 1994;22:289-93

Jose B, King NM. Early childhood caries lesions in preschool children in Kerala, India. Pediatr Dent 2003;25(6)594-600

Houde G. Gagnon PF. St Germain M. A descriptive study of early caries and oral health habits of Inuit pre-schoolers: preliminary results. Arctic Med Res 1991;Suppl:683-4

Aaltonen AS, Tenovuo J. Association between mother-infant salivary contacts and caries resistance in children: a cohort study. Pediatr Dent 1994;16(2):110-6

Pantley E. Schlafen statt schreien.TRIAS, 2009

Kapitel siebzehn:
Einige Zweifel

Ich stille und füttere Säuglingsnahrung zu. Könnte ich das Zufüttern auch wieder einstellen?
Ja. Die Milchproduktion passt sich an den Bedarf an. Wenn das Kind Flaschen bekommt, trinkt es seltener an der Brust und es wird weniger Milch gebildet. Bekommt es keine Flaschen mehr, dann trinkt es häufiger an der Brust und es kommt auch wieder mehr Milch.

Natürlich muss dabei berücksichtigt werden, warum die Ersatznahrung überhaupt eingeführt wurde. Wenn es dafür keinen gerechtfertigten Grund gab, wenn man Ihnen zum Beispiel einfach nur gesagt hat, 150 g pro Woche seien *zu wenig Gewichtszunahme* (auch wenn daran überhaupt nichts auszusetzen ist) oder wenn es mit dem Gewicht gar keine Probleme gab, sondern Sie mit Ersatznahrung beginnen sollten, *damit das Kind besser schläft*, oder weil Sie ein Medikament einnehmen mussten oder aus irgendeinem anderen seltsamen Grund, dann liegt es auf der Hand, dass Ihre Brust perfekt funktioniert hat und auch wieder perfekt funktionieren wird. Wenn Sie aber die Ersatznahrung einführen sollten, weil wirklich ein Problem vorlag, also Ihr Kind viel Gewicht verloren oder wirklich sehr, sehr wenig zugenommen hatte, sind Zweifel angebracht: Habe ich wirklich wenig Milch und bleibt mir keine Wahl, als immer zum Stillen zuzufüttern? Oder war das Problem vielleicht ein anderes, eine ungünstige Position oder zu strenge Zeitvorgaben für die Stillmahlzeiten, und jetzt könnte ich es anders machen und alles würde besser werden? In Anbetracht solcher Überlegungen kann die zusätzliche Nahrung nicht einfach so weggelassen werden. Das Gewicht ist alle paar Tage zu kontrollieren. Möglicherweise stagniert es drei oder vier Tage lang und steigt dann wieder an. Verliert Ihr Kind aber an Gewicht oder nimmt auch innerhalb mehrerer Tage nicht weiter zu, dann muss der Verzicht auf die zusätzliche Nahrung langsamer vonstattengehen oder kann möglicherweise nicht komplett erfolgen.

Ist die Menge, die Ihr Kind über die Flasche bekommt, sehr gering, sagen wir unter 100 ml pro Tag, können Sie wahrscheinlich von einem Tag auf den anderen damit aufhören. Sie geben einfach keine

Flasche mehr und das war's. Ihr Kind wird zwei oder drei Tage lang ständig nach der Brust verlangen und dann normalisiert sich alles wieder.

Sie können auch langsamer vorgehen und jeden Tag etwas weniger Ersatznahrung geben: erst 180 ml, dann 150 ml, dann 120 ml ... Manchmal kann man dann schon nach weniger als einer Woche ganz damit aufhören; in anderen Fällen aber ist ein noch langsameres Handeln erforderlich. All das wird freilich von regelmäßigen Gewichtskontrollen begleitet. Und die Flaschen müssen jederzeit korrekt nach Packungsangaben zubereitet werden. Verdünnen Sie die Nahrung nicht, denn dann würde Ihr Kind nicht ausreichend Nährstoffe aufnehmen, könnte aber auch nicht mehr trinken, weil sein Magen voller Wasser wäre.

Eine weitere Möglichkeit besteht darin, die Ersatznahrung nach Bedarf zu reduzieren. Stillen Sie Ihr Kind erst an einer Seite und unterstützen Sie es durch Brustkompression (S. 98). Geben Sie ihm dann die zweite Brust (wenn es möchte). Ist es danach mehr oder weniger ruhig und zufrieden, bieten Sie ihm keine Flasche mehr an. Und wenn es nach 20 Minuten mehr will? – Nun, dann geben Sie ihm wieder die Brust. So oft wie erforderlich. Geben Sie ihm nur dann eine Flasche, wenn es mit der zweiten Brust fertig ist und anschließend protestiert, weil es noch hungrig ist. Geben Sie ihm dann aber nicht so viel Ersatznahrung wie üblich, sondern nur ein bisschen, 60 ml oder 30 ml. Und wenn es alles austrinkt und weiter vor Hunger weint? – Dann nochmal 30 ml und weitere 30, falls nötig. Ist Ihr Kind aber mehr oder weniger ruhig, dann belassen Sie es vorerst dabei. Und wenn es nach 20 Minuten wieder trinken möchte, legen Sie es erneut an der Brust an. Das heißt also, wenn das Kind wirklich vor Hunger weint, geben Sie ihm (wenn auch zeitversetzt) die gleiche Menge, die Sie ihm zuvor in der Flasche gegeben haben. Wenn es aber mit weniger auskommt, dann weniger. Es geht dabei darum, dass Ihr Kind, anstatt alle drei Stunden Brust und Flasche zu bekommen, vielleicht stündlich oder anderthalbstündlich an der Brust trinkt, aber dann nur noch alle vier oder fünf Stunden aus der Flasche. Nach einigen Tagen wird letztere schließlich nicht mehr erforderlich sein.

Jetzt rede ich die ganze Zeit von Flaschen. Ich meine damit aber Muttermilchersatznahrung, die durch eine beliebige Methode gefüttert werden kann. Bleibt nichts anderes übrig, als ein Stillkind zuzufüttern, so sollte dafür nach Möglichkeit keine Flasche verwendet werden, weil Kinder dann häufig durcheinanderkommen und beginnen, schlechter an der Brust zu trinken. In dem Fall ist es besser, ihm die Muttermilchersatznahrung mit einem kleinen Becher oder einer Pipette zu geben. Wenn Sie ihm allerdings schon mehrere Tage lang die Flasche geben und jetzt damit aufhören wollen, müssen Sie nun auch nicht mehr umsatteln. Sie können es mit einem Becher versuchen, klappt dies aber nicht, dann brauchen Sie und Ihr Kind sich nicht anzustrengen, um das Trinken mit dem Becher zu erlernen, wollen Sie doch ohnehin in ein paar Tagen damit aufhören.

Lohnt es sich, Milch auszustreichen oder abzupumpen, um die Produktion anzukurbeln, während gleichzeitig ständig gestillt wird? Wenn das Kind dauernd trinkt, wird Ihnen dafür so gut wie keine Zeit bleiben. Und wenn es ausreichend an der Brust trinkt (oder die Brustkompression gut funktioniert), wird auch nicht mehr viel übrigbleiben, das Sie ausstreichen bzw. abpumpen können. Trinkt das Kind aber schlecht oder lehnt die Brust ab und funktioniert auch die Brustkompression nicht, dann ist es eine gute Idee, Milch auszustreichen oder abzupumpen und sie ihm ergänzend zu geben, und zwar nach dem Stillen und bevor Sie Muttermilchersatznahrung zufüttern.

Ich habe einige Wochen lang nicht gestillt. Kann ich wieder damit beginnen?

Ja. Es ist möglich, auf unnötige Flaschen zu verzichten und zum ausschließlichen Stillen zurückzukehren, selbst wenn das Kind wochen- oder monatelang nicht einen Tropfen an der Brust getrunken hat oder sogar wenn es noch nie gestillt wurde.

Vielleicht kam Ihr Kind zu früh auf die Welt oder war sehr krank und konnte nicht an der Brust trinken. Oder Sie wollten zunächst nicht stillen und haben jetzt Ihre Meinung geändert. Vielleicht hat man Ihnen auch zum Abstillen geraten, weil Ihr Kind *nicht zunahm*, und nun haben Sie festgestellt, dass es mit der Flasche ungefähr gleich gut oder gar weniger zunimmt ...

Dieser Prozess wird als *Relaktation* bezeichnet. Zwei Dinge müssen dabei erreicht werden: dass Milch produziert wird und dass das Kind an der Brust saugt. Beide Ziele stehen miteinander in Zusammenhang, sind aber gleichzeitig relativ unabhängig voneinander. Das Kind wird wahrscheinlich mehr an der Brust saugen, wenn etwas Milch kommt, aber das ist keine unbedingte Voraussetzung: Aus dem Schnuller kommt schließlich auch niemals etwas heraus und trotzdem saugen die Kinder daran; warum sollen sie dann nicht an einer leeren Brust saugen? Andererseits wird mehr Milch kommen, wenn das Kind saugt, aber auch das ist keine unbedingte Voraussetzung: Die Milchproduktion kann ebenso durch Ausstreichen oder Abpumpen stimuliert werden.

Natürlich wird anfangs sehr wenig oder gar keine Milch fließen. Es braucht Geduld und Durchhaltevermögen. Quetschen Sie Ihre Brust nicht! Es ist besser, jedes Mal fünf oder zehn Minuten lang zu probieren, ob Sie Milch ausstreichen können, und dies acht- bis zehnmal täglich oder noch öfter zu wiederholen (wann immer Sie dazu Zeit und Lust haben), als es eine halbe Stunde lang ohne Pause zu versuchen und der Brust keinen Tropfen entlocken zu können. Zur Stimulation der Milchbildung wurden verschiedene Medikamente getestet, sie scheinen jedoch keine großen Vorteile zu haben; eine Relaktation ist auch ohne Medikamente möglich.

Milch zu bilden ist relativ einfach; wenn Sie es immer wieder versuchen, werden Sie schließlich erfolgreich sein. Eine andere Sache ist es aber, das Kind zum Trinken zu bewegen, denn das können Sie natürlich weniger beeinflussen. Wenn es nicht möchte, wird es auch nicht trinken. Je jünger das Kind ist, desto höher ist die Wahrscheinlichkeit, dass es letztendlich doch an der Brust trinkt; vor dem vierten Monat sind die Chancen am größten. Bei älteren Kindern ist es nicht ganz so einfach. Einige Mütter pumpen Milch ab, erreichen aber nicht, dass das Kind an der Brust trinkt; sie geben ihm die Milch mit einem Becher oder im Brei. Doch es hat auch schon Kinder gegeben, die älter als ein Jahr waren und wieder an der Brust tranken. Einen Versuch ist es auf jeden Fall wert.

Manchmal reicht es schon aus, das Kind anzulegen, und schon trinkt es genüsslich, obwohl es das zuvor mehrere Wochen lang nicht getan hat. Doch häufig lehnt ein an die Flasche gewöhntes Kind die Brust ab und weiß nicht, was es mit ihr anfangen soll. Versuchen Sie niemals, Ihr Kind mit Hunger zu erweichen, ihm also nichts zu geben, damit ihm schließlich nichts anderes übrigbleibt, als die Brust anzunehmen. Das ist nicht nur eine Respektlosigkeit, sondern funktioniert auch nicht: Je hungriger das Kind, desto nervöser und ärgerlicher ist es auch. Wahrscheinlich wird es so noch schlechter an der Brust trinken. Dann ist es besser, ihm erst etwas zu geben (am besten die Milch in einem kleinen Becher; wenn Sie ihm aber schon wochen- oder monatelang die Flasche geben, dann kommt es auf ein paar Tage mehr auch nicht an). Wenn Ihr Kind dann wieder satt und zufrieden ist, sollten Sie ihm viel Hautkontakt gönnen. Legen Sie sich mit Ihrem Kind ins Bett, Sie mit freiem Oberkörper und Ihr Kind nur mit einer Windel bekleidet. Legen Sie es auf sich, das Köpfchen zwischen die Brüste, als ob es gerade auf die Welt gekommen wäre. Sagen Sie Koseworte, schmusen Sie mit Ihrem Kind, ruhen Sie sich aus. Viele Kinder suchen etwa nach einer halben bis einer Stunde ganz von allein die Brust und beginnen zu trinken. Und wenn nicht, haben Sie wenigstens ein Weilchen ausgeruht und eine schöne Zeit mit Ihrem Kind verbracht und können es zu einem späteren Zeitpunkt erneut probieren. Wenn Sie hingegen in dieser Zeit immer wieder versuchen, Ihrem Kind die Brust in den Mund zu stecken (und zu sagen leg dich hierhin, leg dich dorthin, mach den Mund auf, noch ein bisschen weiter, so hast du die Brust nicht gut gefasst, noch einmal raus und wieder von vorn ...), sind am Ende wahrscheinlich beide frustriert, Mutter und Kind, und zudem führt die unangenehme Erfahrung dazu, dass Ihr Kind beim nächsten Mal noch weniger Lust auf die Brust verspürt.

Vielen Müttern gelingt es, zum ausschließlichen Stillen zurückzukehren. Anderen gelingt es nicht. Einige Mütter müssen mehrere Monate lang neben dem Stillen zufüttern, weil das Gewicht des Kindes ohne Ersatznahrung stagniert oder zurückgeht. Wenn dann Beikost eingeführt wird, lässt sich die Zusatznahrung dadurch ersetzen, sodass das Kind im Alter von neun oder zehn Monaten nur noch Muttermilch und feste Nahrung zu sich nimmt, so als hätte es niemals eine Flasche getrunken.

Ich habe Abstilltabletten bekommen ...

Auch wenn Sie, um abzustillen, Medikamente eingenommen haben, können Sie wieder mit dem Stillen beginnen. Vor Jahren wendete man Bromocriptin an, davor waren es Östrogene; ihre Wirkung war stark eingeschränkt und es reichte aus, das Medikament einen Tag lang abzusetzen und normal zu stillen, um sofort wieder einen Milcheinschuss zu bekommen. Heute wird Bromocriptin kaum noch verwendet; wegen seiner Nebenwirkungen wurde es vor einigen Jahren in den USA verboten, dieses Medikament zur Unterdrückung der Laktation einzusetzen. Nun wird zum Abstillen in der Regel Cabergolin eingesetzt; leider wirkt es sehr langanhaltend. Uns sind Fälle von Müttern bekannt, die ihre Meinung geändert haben und erreichen konnten, dass ihre Kinder wieder an der Brust tranken, wobei es aber zwei Wochen oder länger dauerte, bis sie etwas mehr als einige Tropfen Milch hatten. Genau aus dem Grund, weil fast keine Milch kommt, können Sie das Kind auch unmittelbar an die Brust nehmen: Da soll Ihnen keiner erzählen, dass das Medikament *in die Milch übergeht* und dem Kind schaden kann, denn in welche Milch sollte es übergehen?

Ein adoptiertes Kind stillen

In einigen Kulturen übernimmt, wenn die Mutter bei der Geburt stirbt, die Großmutter oder eine Tante das Stillen des Kindes. Es gibt auch in unseren Kreisen viele Mütter, die ihre Adoptivkinder stillen.

Der Trick ist der gleiche wie bei der Relaktation des eigenen Kindes. Je jünger das Kind, desto leichter saugt es an der Brust. Es muss häufig gestillt bzw. muss häufig Milch abgepumpt oder ausgestrichen werden, und zwar zehnmal täglich oder noch öfter. Wenn Sie vorher wissen, wann Sie das Kind bekommen, können Sie einige Monate im Voraus beginnen, die Milchbildung anzuregen. Sollten Sie von null anfangen, können die ersten Milchtropfen nach vier bis sieben Tagen erscheinen, und nach drei bis vier Wochen können Sie erreichen, Ihr Kind ausschließlich zu stillen, wenn das möglich ist. Einfacher ist es, wenn die Adoptivmutter bereits eigene Kinder geboren und diese auch gestillt hat. Sollte sie allerdings aufgrund einer Hormonstörung keine Kinder bekommen können, mag dies unter Umständen auch das Stillen erschweren.

Wie dem auch sei, selbst unter den günstigsten Umständen gelingt es nicht allen Müttern, ausschließlich zu stillen. Viele müssen neben dem Stillen zufüttern und einige schaffen es lediglich auf ein paar symbolische Tropfen Milch. Versteifen Sie sich nicht zu sehr auf die Milchmenge; wichtiger an diesem Abenteuer ist die besondere Beziehung zu Ihrem Kind, das unglaubliche Gefühl, es auf Ihrer Haut zu spüren.

Kaiserschnitt

In der Regel stillen Mütter, die per Kaiserschnitt entbunden haben, kürzer als Mütter, die vaginal entbunden haben. Das müsste nicht so sein. Bei einem Kaiserschnitt wird der Bauch aufgeschnitten, nicht die Brust; sie funktioniert trotzdem perfekt. Fakt ist aber, dass in vielen Kliniken der Stillbeginn nach einem Kaiserschnitt ganz anders aussieht. Es gibt Kliniken, in denen Kaiserschnittkinder vor Ablauf einer Stunde an der Brust der Mutter trinken können; es gibt Kliniken, in denen das Kind mit der Mutter Hautkontakt hat (und trinkt, wenn es möchte), während die Ärztin oder der Arzt die Wunde vernäht. Doch es gibt auch Kliniken, in denen ein per Kaiserschnitt entbundenes Kind für sechs oder zwölf (oder noch mehr!) Stunden von seiner Mutter getrennt wird und in denen niemand der Mutter hilft, eine bequeme Stillposition zu finden, ohne dass ihre Narbe schmerzt. Ein kleines Anfangsproblem kann leicht zu einem großen Problem werden. Wenn das Kind erst spät angelegt wird, wird es in der Zwischenzeit wohl die eine oder andere Flasche bekommen haben, dann trinkt es schlecht an der Brust, die Brustwarzen der Mutter werden wund ...

Haarausfall

Haar wächst nicht unendlich. Jedes Haar hat seinen eigenen Zyklus: Geburt, Wachstum, Ruhephase und Ausfall. Tag für Tag fallen uns Dutzende Haare aus, die durch andere ersetzt werden, die weiter wachsen. Bei vielen Tieren wachsen alle Haare gleichzeitig: Im Winter haben sie einen wunderbaren Pelz, im Sommer hingegen tragen sie eine fesche Kurzhaarfrisur. Beim Menschen aber folgt jedes einzelne Haar seinem Zyklus, sodass unser Haarbestand das ganze Jahr über gleichmäßig erhalten bleibt.

Aber während der Schwangerschaft *sprechen* sich viele Haare *ab* und treten gleichzeitig in die Ruhephase ein. Folglich fallen in dieser Zeit sehr wenige Haare aus. Eine üppige Haarpracht, weiche und elastische Haut, ein stolzes Lächeln auf den Lippen ... Kein Zweifel, Schwangere sind wunderschön. Der Preis dafür ist allerdings, dass sich die Haare in ihrem Zyklus synchronisiert haben und somit zwischen einem und fünf Monaten nach der Geburt ebenfalls gemeinsam in die Ausfallphase eintreten. Dies wird als *telogenes Effluvium* bezeichnet und ist ein völlig normales Phänomen. Und nein, Sie werden keine Glatze bekommen, und sammeln sich Morgen für Morgen noch so viele Haare in Ihrer Bürste! Im zweiten Halbjahr nach der Geburt kehrt dann alles zur Normalität zurück.

Der Haarausfall nach der Geburt ist nicht auf das Stillen zurückzuführen, die Haare fallen bei Müttern, die nicht stillen, gleichermaßen aus. Er ist auch nicht mit Eisenmangel zu begründen (hat man bei einer Blutuntersuchung bei Ihnen Eisenmangel festgestellt, müssen Sie natürlich Eisen einnehmen, den Haarausfall wird dies allerdings nicht verhindern) und auch mit keinem anderen Nährstoffmangel. Einige karitative Seelen werden sich nach Kräften bemühen, Sie davon zu überzeugen, dass Sie mit Ihrer absurden Stillmanie Ihre *Gesundheit opfern* und sich völlig auslaugen würden. Hören Sie nicht darauf! Angesichts der Aussichten, glatzköpfig zu enden (warum haben nur so viele Frauen Angst vor einer Glatze? Bei uns Männern verstehe ich das ja; aber bei Frauen, mal ganz ehrlich, wie viele glatzköpfige Frauen haben Sie schon auf der Straße gesehen?), greifen viele Mütter verzweifelt zu Lotionen, Nahrungsergänzungspräparaten und anderen Mitteln, die sie in der Apotheke, im Kräuterladen oder in der Drogerie kaufen können. Das Etikett verspricht, der Haarausfall würde damit aufgehalten, und in diesem Fall zumindest wird das Versprechen wahr: Sechs bis zwölf Monate nach der Geburt findet der Haarwuchs zur Normalität zurück. So wäre es auch, wenn Sie gar nichts unternehmen würden. Mit dem einzigen Unterschied, dass Sie etwas (und in einigen Fällen ziemlich viel) Geld ausgeben, das Sie für nützlichere Dinge einsetzen könnten.

Röntgen

Röntgenstrahlen sind, ebenso wie Licht, elektromagnetische Wellen, die sich mit Lichtgeschwindigkeit bewegen. Wenn wir geröntgt werden, befinden sich die Strahlen, die uns gerade durchquert haben, schon Sekunden später hinter dem Mond. Sie bleiben nicht in uns, wir werden nicht radioaktiv und verfärben uns auch nicht phosphorgrün wie im Comic. Weder Brust noch Milch werden dadurch in irgendeiner Weise beeinträchtigt. Sie können während der Stillzeit so oft geröntgt werden, wie es erforderlich ist. Sowohl Röntgenaufnahmen des Brustkorbes als auch Mammografien dürfen durchgeführt werden und Sie können sofort stillen, wenn Sie vom Arzt oder der Ärztin zurück sind, ohne fünf Stunden oder auch nur fünf Minuten zu warten und ohne Milch abpumpen und wegschütten zu müssen. Auch nach einer Mammografie ist die Milch völlig in Ordnung.

Ob beim Röntgen Kontrastmittel verwendet werden, spielt für das Stillen keine Rolle. Intravenöse jodhaltige Kontrastmittel sind nicht toxisch (immerhin werden sie in Ihre Vene injiziert und Ihnen geschieht nichts), die Schilddrüse wird weder positiv noch negativ davon beeinflusst (das Jod ist Teil eines Moleküls, von dem es sich nicht lösen kann), sie gehen kaum in die Milch über und werden fast nicht auf oralem Weg absorbiert. Das bei Röntgenuntersuchungen von Magen und Darm eingesetzte Barium wird nicht auf oralem Weg absorbiert und kann deshalb nicht in die Milch übergehen. Es ist ebenfalls nicht toxisch. Auch bei Neugeborenen werden Röntgenaufnahmen mit Kontrastmittel angefertigt, ohne dass eine Gefahr besteht. Sie können auch zwei Minuten, nachdem man Ihnen das Kontrastmittel verabreicht hat, stillen und müssen nicht abpumpen und die Milch auch nicht entsorgen.

Auch Ultraschall, Computertomografien (CT) und Magnetresonanztomografien (MRT) können bedenkenlos durchgeführt werden. Gleich im Anschluss daran können Sie Ihr Kind anlegen. Gadopentetat-Dimeglumin und Gadoteridol (Kontrastmittel, die manchmal bei MRTs eingesetzt werden) werden auf oralem Weg fast nicht absorbiert und gehen kaum in die Milch über. Weil sie nicht toxisch sind, werden sie auch bei Neugeborenen angewendet. Um einem Neugeborenen die für eine MRT erforderliche Menge an Gadopentetat zu verabreichen, müssten wir ihm mehrere Tausend Liter Muttermilch injizieren. Trotzdem gibt es immer noch Menschen, die empfehlen, 24 Stunden lang die Milch abzupumpen und wegzuschütten. Das ist kompletter Unsinn! Das Stillen nach einer MRT mit Gadopentetat birgt keinerlei Gefahr. Absolut keine. Und ich sage nicht, es sei ein *bisschen* gefährlich, sondern es ist wirklich absolut ungefährlich. Das Stillen hingegen für 24 Stunden auszusetzen, kann sehr wohl gefährlich sein. Und bei einer stillenden Mutter auf eine erforderliche MRT zu verzichten und ihre Krankheit monatelang ohne Diagnose und Behandlung zu belassen, ist ebenfalls gefährlich.

Haare färben

Ich habe keine Ahnung, woher dieser moderne Mythos rühren mag, doch häufig habe ich schon gehört, man solle sich während der Stillzeit die Haare nicht färben, weil Haarfarbe toxisch sei und auf die Milch übergehen würde.

Überlegen wir doch einmal. Sie trinken die Haarfarbe nicht, sondern sie wird auf Ihren Kopf aufgetragen. Welcher Teil dieser Haarfarbe wird nun von der Haut absorbiert und geht ins Blut über? Ich weiß es nicht und eigentlich ist es mir auch egal. Vielleicht wird ja wirklich ein Hundertstel oder ein Tausendstel der Haarfarbe absorbiert; keine Ahnung, doch wenn überhaupt, dann ist es nur ein winziger Bruchteil. Und vielleicht geht ja auch ein Hundertstel dessen, was dann im Blut ist, auf die Milch über, auch das weiß ich nicht. Eine Sache weiß ich aber ganz genau: Wäre Haarfarbe toxisch, wäre die/der erste Vergiftete die Friseurin oder der Friseur, die/der Tag für Tag damit in Berührung kommt und die Dämpfe einatmet; trotz der Schutzhandschuhe gäbe es Tausende FriseurInnen mit Haarfarbevergiftung. Und die zweite Vergiftete wäre die Mutter, die diese ganze Haarfarbe auf dem Kopf hat. Sie können also ganz beruhigt sein: Wenn es wirklich einmal toxische Haarfarben gab, dann sind diese seit Jahrzehnten verboten. Und wenn Ihnen die Haarfarbe nicht schadet, wird sie Ihrem Kind noch viel weniger schaden.

Sport

Sie können während der Stillzeit uneingeschränkt Sport treiben. Weder Nährstoffgehalt noch Menge Ihrer Milch werden dadurch beeinträchtigt.

Einige Kinder stört der salzige Schweißgeschmack auf der Brustwarze. Sie können sie mit einem feuchten Waschlappen reinigen, bevor Sie Ihr Kind anlegen.

Manchmal verweigern Kinder nach intensiver sportlicher Betätigung der Mutter einige Stunden lang die Brust. Man glaubt, dies könnte auf den erhöhten Milchsäureanteil in der Milch zurückzuführen sein (der auch Muskelkater hervorruft). Dabei sprechen wir aber von wirklich intensiver sportlicher Betätigung, von trainierenden Profisportlerinnen und nicht von einer Stunde Sport im Fitnesscenter um die Ecke, und in jedem Fall handelt es sich um ein unbedeutendes Problem. Milchsäure ist nicht toxisch (sie kommt schließlich auch im Joghurt vor) und wenn das Kind in dem Moment die Brust verweigert, trinkt es eben etwas später. Sie können mit dem Training fortfahren und auch weiter stillen.

Sport während der Stillzeit kann sogar das Wohlbefinden der Mutter fördern und ihren physischen Zustand verbessern, ohne dass Menge und Zusammensetzung der Milch davon betroffen wären und ohne dass dies in irgendeiner Weise für den Säugling schädlich sein könnte. Eine stillende Mutter kann jede Art von Sport treiben.

Enthaarungscremes

Enthaarungscremes sind stark ätzend. Wenn Sie Enthaarungscreme essen würden, trügen Sie gravierendere Verletzungen davon, als wenn Sie Bleichlauge tränken. Nach der Anwendung einer Enthaarungscreme sollten Sie sich gut waschen, bevor Sie Ihr Kind auf den Arm nehmen. Enthaarungscremes sind an einem sicheren Ort aufzubewahren, weil sie von kleinen Kindern mit Zahncreme verwechselt werden könnten. Tatsächlich würde ich dazu raten, in einem Haushalt, in dem kleine Kinder leben, gar keine Enthaarungscremes vorrätig zu haben. Aber sie werden nicht über die Haut absorbiert, gehen nicht ins Blut über und noch viel weniger in die Milch. Sie können sich während der Stillzeit mit einer entsprechenden Creme die Haare entfernen. Auch eine Haarentfernung mit Wachs, Laser oder einer beliebigen anderen Methode ist möglich.

UV-Strahlung

Die Ultraviolettstrahlung oder UV-Strahlung, die in Solarien eingesetzt wird, ist für die Haut nicht gut. Ihr Missbrauch kann, ebenso wie zu intensives Sonnenbaden, zu Hautkrebs führen. Die Amerikanische Akademie für Dermatologie empfiehlt seit Jahren, künstliche UV-Strahlung in Solarien zu verbieten.

Wie dem auch sei, die Gefahr besteht einzig und allein für die Mutter. Sie können ins Solarium gehen und auch Ihre Brüste der künstlichen UV-Strahlung aussetzen und Sie können gleich im Anschluss stillen. Für das Kind besteht keinerlei Gefahr.

Ein adoptiertes Kind stillen

RELACTATION Review of experience and recommendations for practice. World Health Organization, 1998
http://www.who.int/maternal_child_adolescent/documents/who_chs_cah_98_14/en/

Haarausfall

American Academy of Dermatology. Hair loss in new moms. 2015
https://www.aad.org/public/skin-hair-nails/hair-care/hair-loss-in-new-moms

Röntgen

Kubik-Huch RA, Gottstein-Aalame NM, Frenzel T, Seifert B, Puchert E, Wittek S, Debatin JF. Gadopentetate dimeglumine excretion into human breast milk during lactation. Radiology 2000;216:555-8

Sport

Lovelady CA, Hunter CP, Geigerman C. Effect of exercise on immunologic factors in breast milk. Pediatrics 2003;111:e148-52

Wright KS, Quinn TJ, Carey GB. Infant acceptance of breast milk after maternal exercise. Pediatrics 2002;109:585-9

UV-Strahlung

American Academy of Dermatology. Indoor Tanning
https://www.aad.org/media/stats/prevention-and-care

Kapitel achtzehn:
Stillen und Fruchtbarkeit

Die verhütende Wirkung des Stillens

Es gibt Menschen, die gehört haben, Stillen wirke verhütend, und die meinen, das würde bedeuten: »Solange eine Frau stillt, kann sie nicht schwanger werden.« Das ist absurd, natürlich kann sie das. Wenn sie drei oder vier Jahre lang stillt und in dieser Zeit beim Geschlechtsverkehr nicht verhütet wird, ist es nahezu sicher, dass sie noch während der Stillzeit schwanger wird.

Allerdings ist es in dieser Zeit tatsächlich schwieriger, schwanger zu werden. Unmöglich ist es nicht, schwieriger aber schon, vor allem am Anfang.

Das ist auch ganz logisch. Über Millionen von Jahren hinweg hatten unsere Vorfahren keine Verhütungsmittel und nahezu keine Restriktionen in Bezug auf sexuelle Aktivitäten. Frauen wurden einfach so oft schwanger, wie sie konnten. Wenn eine Frau in der Altsteinzeit von ihrer Pubertät an alle zehn Monate ein Kind bekommen hätte, wäre sie wahrscheinlich gestorben und ihre Kinder auch. Es musste also ein natürliches Verhütungsmittel geben. Jene Frauen, die alle zwei, drei oder gar alle vier Jahre ein Kind bekamen, waren evolutionär im Vorteil; auf diese Weise konnten sie besser für ihre Kinder sorgen und hatten auf lange Sicht bei weniger Geburten mehr Nachfahren.

Heutzutage jedoch bekommen viele Frauen das zweite Kind bereits ein Jahr nach dem ersten oder sogar noch eher. Was ist nur aus der natürlichen Verhütung geworden? Nun, wir haben aufgehört, sie zu nutzen. Das natürliche Verhütungsmittel ist das Stillen.

Es ist eine jener eleganten, auf den ersten Blick einfach wirkenden, aber enorm anpassungsfähigen Lösungen, zu denen die Natur kommt, wenn sie Millionen Jahre daran arbeiten konnte. Hätte diese Verhütungsmethode einen festen Wirkungszeitraum nach dem Motto: »Eine Frau kann X Jahre nach der Geburt eines Kindes nicht schwanger werden«, wäre eine Anpassung an die Umstände, den Entwicklungsrhythmus und vor allem das Überleben des Kindes nicht möglich. Heute sind wir daran gewöhnt, dass fast alle Kinder überleben, doch in der gesamten Geschichte der Menschheit bis zum

20. Jahrhundert war die Kindersterblichkeit äußerst hoch und in vielen Teilen der Welt ist sie das auch heute noch – eine Tatsache, die uns beschämen sollte. Für die Natur hätte es keinen Wert, wenn ein Weibchen, das sein Junges verliert, erst drei Jahre später ein neues bekommen könnte. Stirbt das Kind, muss die Mutter so schnell wie möglich wieder schwanger werden.

Deshalb ist die natürliche Verhütung nicht von festgelegter Dauer, sondern hängt vom Stillen ab: Die Frau kann wieder schwanger werden, wenn ein brüsker Abbruch des Stillens darauf hinweist, dass das Kind verstorben ist, oder wenn ein schrittweiser Rückgang des Stillens nahelegt, dass das Kind bereits andere Nahrungsmittel aufnimmt und deshalb nicht mehr ausschließlich von der Milch seiner Mutter abhängig ist. In den ersten Monaten, wenn das Kind viel und ständig trinkt, ist eine erneute Schwangerschaft fast unmöglich. Mit dem Rückgang der Stillmahlzeiten und der Milchbildung steigt die Möglichkeit, wieder schwanger zu werden. Die Kinder der !Kung trinken häufig, mehrmals pro Stunde, und nehmen in den ersten Jahren neben der Muttermilch nur sehr wenig andere Nahrung zu sich. (Was sollen sie in der Wüste auch groß essen?) Ihre Mütter werden etwa alle vier Jahre schwanger. Andere Bevölkerungsgruppen, die unter weniger schwierigen Bedingungen leben, können ihren Kleinkindern andere Nahrung in größerer Menge anbieten und bekommen in der Regel alle zwei bis drei Jahre ein Kind. Bei uns essen viele Kinder ab dem sechsten Lebensmonat reichlich Brei und viele stillende Mütter werden noch vor Ablauf des ersten Jahres wieder schwanger (und gebären folglich, wenn das vorige Kind etwa anderthalb Jahre alt ist). Stillt eine Mutter nicht, so kann sie noch vor Ablauf von zwei Monaten erneut schwanger werden.

Die Verringerung der Fruchtbarkeit ist auf drei Faktoren zurückzuführen:
1. Die Mutter hat viele Monate lang keine Regelblutung. Das Ausbleiben der Regelblutung wird als *Amenorrhö* bezeichnet.
    Eine Regelblutung kann wieder einsetzen, ohne dass zuvor ein Eisprung stattgefunden hat. Ein Eisprung ohne eine darauffolgende Regelblutung ist hingegen nicht möglich. Wenn eine Frau einen Eisprung hat, gibt es nur zwei Möglichkeiten: Entweder sie wird schwanger oder sie bekommt zwei Wochen später ihre Tage. Tatsächlich kann eine Frau, die das Datum

ihres Eisprungs kennt (weil sie ihre Temperatur misst) und 20 Tage später noch keine Regelblutung hat, sicher sein, dass sie schwanger ist. Bei Frauen mit unregelmäßigem Zyklus ist die erste Zyklushälfte von der Regelblutung bis zum Eisprung variabel. Die zweite Phase vom Eisprung bis zur darauffolgenden Regelblutung ist immer sehr konstant.

Bekommt also eine Frau acht Monate nach der Geburt wieder ihre erste Regelblutung, dann hatte sie entweder zwei Wochen vorher einen einzigen Eisprung oder sie hatte noch keinen. Je mehr sich das Wiedereinsetzen der Regel nach hinten verschiebt, desto wahrscheinlicher ist es, dass zuvor ein Eisprung stattgefunden hat. Wenn bei einer Frau die Regelblutung schon nach dem vierten Monat wieder beginnt, hatte sie höchstwahrscheinlich noch keinen Eisprung. Bei einer Frau, deren erste Regel aber 15 Monate nach der Geburt einsetzt, fand aller Wahrscheinlichkeit nach schon ein Eisprung statt. Sie kann also schwanger werden, ohne überhaupt wieder eine Regelblutung gehabt zu haben.
2. Weiterhin ist es, wenn die Regelblutung zurückkehrt, möglich, dass mehrere Zyklen ohne Eisprung stattfinden. Je eher die Regel zurückkehrt, desto wahrscheinlicher ist das.
3. Außerdem kann es, wenn der Eisprung wieder einsetzt, mehrere unfruchtbare Zyklen geben, in denen sich die befruchtete Eizelle nicht einnisten kann.

In einigen Fällen kann es einen oder mehrere Monate lang zu einer Gelbkörperinsuffizienz kommen. Der Gelbkörper ist der Bereich des Eierstocks, aus dem die Eizelle letztlich hervorkommt. Er bildet große Hormonmengen, die ermöglichen, dass sich die befruchtete Eizelle in der Gebärmutter einnistet und die Schwangerschaft beginnt. Verschwindet der Gelbkörper, beginnt die Regelblutung. Wird der Gelbkörper zu rasch verbraucht und die Regelblutung setzt innerhalb von zehn Tagen nach dem Eisprung ein, ist eine Schwangerschaft nicht möglich.

Stillen ist das am häufigsten genutzte Verhütungsmittel auf unserem Planeten. Es verhindert die meisten Schwangerschaften. Zwar wird es größtenteils nicht bewusst eingesetzt, aber es trägt dazu bei, mehr Zeit zwischen einzelnen Geburten zu schaffen, und senkt damit die Anzahl der Kinder, die eine Frau im Verlaufe ihres Lebens bekommt. Milliarden von Frauen nutzen kein anderes Verhütungsmittel; wenn die Mütter in bestimmten Ländern nicht mehr stillen würden, wäre ein explosiver Geburtenanstieg die Folge.

Die LAM-Methode

Eine andere Frage ist, ob das Stillen im Einzelfall als sicheres Verhütungsmittel genutzt werden kann. Im Jahr 1988 schlug ein ExpertInnengremium in Bellagio (Italien) auf der Grundlage der bis dahin verfügbaren Daten die Methode des stillbedingten Ausbleibens der Menstruation (*Lactational Amenorrhea Method*, LAM) vor.

Wenn demnach die Frau gleichzeitig die folgenden Kriterien erfüllt, liegt die Wahrscheinlichkeit, dass sie schwanger wird, unter zwei Prozent.
1. Ihr Kind ist jünger als sechs Monate alt.
2. Sie stillt ausschließlich oder fast ausschließlich.
3. Sie hat noch keine Menstruation.

Die Sache mit der Menstruation führt im Wochenbett gelegentlich zu Verwirrungen. In den ersten 56 Tagen nach der Geburt kann per definitionem noch keine Regelblutung stattfinden. Blutungen in dieser Zeit zählen zum *Wochenfluss* (dem normalen Blutverlust nach der Geburt). Sind die 56 Tage um, wird zwischen einem normalen Blutverlust (Blutung) oder einem minimalen Verlust von nur einigen Tropfen (Schmierblutung) unterschieden. So wie eine Schwalbe noch keinen Sommer macht, sind auch für eine Menstruation oder Regelblutung mindestens zwei aufeinanderfolgende Blutungstage bzw. ein Blutungstag und zwei Tage mit Schmierblutung bzw. drei aufeinanderfolgende Tage mit Schmierblutung erforderlich.

Man redet von *fast ausschließlichem* Stillen, wenn nur gelegentlich (einmal wöchentlich) und in sehr geringer Menge zugefüttert wird, selbst wenn diese zugefütterte Nahrung Muttermilch ist, falls die Mutter beispielsweise ins Kino geht und etwas Milch im Kühlschrank lässt, die die Großmutter dann dem Kind geben kann.

Vergehen viele Stunden zwischen den einzelnen Stillmahlzeiten, steigt die Wahrscheinlichkeit einer Schwangerschaft. Ein Intervall von zehn Stunden oder zwei Intervalle von sechs Stunden wöchentlich sind zulässig (wie im Falle von »ich weiß nicht, was heute Nacht los war, es hat geschlafen wie ein Murmeltier«), wenn aber das Kind Nacht für Nacht acht Stunden am Stück durchschläft, ohne an der

Brust zu trinken (was glücklicherweise sehr selten vorkommt), kann die Methode versagen.

Mehrere spätere Studien ergaben sogar eine noch bessere Wirksamkeit der LAM-Methode als erwartet. Von 100 Frauen, die alle drei Kriterien erfüllen, wird wahrscheinlich, wenn überhaupt, nur eine einzige schwanger. Damit ist die Methode etwas weniger sicher als die Pille, ist aber mit der Spirale vergleichbar und deutlich zuverlässiger als das Kondom. Zudem handelt es sich um eine relativ robuste Methode: Selbst wenn sie nicht hundertprozentig angewendet wird (wenn beispielsweise die Mutter eine Flasche mehr gibt oder wenn sie bis zum Ende des ersten Jahres weiter keine Regel hat und keine weiteren Verhütungsmittel einsetzt), steigt zwar der Schwangerschaftsanteil, schnellt aber auch nicht in die Höhe. Im Gegensatz zum Kondom beispielsweise: Da reicht es aus, es ein einziges Mal zu vergessen.

Wenn Sie die Kriterien nicht mehr erfüllen, Sie also Ihre Regelblutung wieder bekommen (was bei ausschließlichem Stillen bis zum sechsten Lebensmonat wenig wahrscheinlich ist, aber natürlich vorkommen kann), Sie Mischformen des Stillens oder Brei einführen oder wenn Sie arbeiten und deshalb täglich viele Stunden lang nicht stillen können oder Ihr Kind wird sechs Monate alt, dann sollten Sie, falls Sie nicht schwanger werden möchten, lieber auf eine andere Verhütungsmethode zurückgreifen.

Die LAM-Methode lässt sich nicht auf Entwicklungsländer anwenden. Mehreren Studien zufolge ist die Versagensrate in Europa und den Vereinigten Staaten geringer als in den Entwicklungsländern. Wie jede andere Verhütungsmethode auch funktioniert sie besser, je höher der Bildungsstand der Frau und je besser die professionelle Unterstützung ist, auf die sie zurückgreifen kann.

Weitere Verhütungsmethoden

Wir verwenden den Begriff *Verhütung* in einem sehr weit gefassten Sinn. Streng gesehen ist ein Verhütungsmittel etwas, das die Empfängnis, also das Verschmelzen der Eizelle mit der Samenzelle, verhindert (sei es, indem es dafür sorgt, dass beide nicht zueinanderkommen, oder indem es den Eisprung verhindert). Einige Verhütungsmittel können jedoch auch, zumindest in manchen Fällen, die Einnistung unterbinden, sie verhindern also, dass sich der Embryo ein paar Tage nach der Empfängnis in der Schleimhaut der Gebärmutter einnistet. Für einige Menschen spielt dieses Detail keine Rolle, für andere hingegen ist es enorm wichtig. Das hängt ganz davon ab, ab welchem Zeitpunkt für Sie das menschliche Leben beginnt. Die Entscheidung liegt bei Ihnen. Die Notfallverhütung, auch als *Pille danach* bezeichnet, verhindert in der Regel die Einnistung, gelegentlich auch den Eisprung. Verhütungsmittel, die nur Gestagene enthalten, ob sie nun auf oralem Weg eingenommen oder eingesetzt werden wie die Spirale, verhindern in der Regel den Eisprung und ziemlich häufig auch die Einnistung. Kombinierte orale Verhütungsmittel (mit Gestagenen und Östrogenen) unterdrücken fast immer den Eisprung, aber sie verhindern in einigen Fällen auch die Einnistung.

Kondome und Diaphragmen (auch mit Spermiziden) sowie die Spirale (auch mit Hormonen) können problemlos während der Stillzeit benutzt werden, ebenso wie oral angewendete Verhütungsmittel, die nur Gestagene (Progesteronderivate) enthalten, und Gestagenimplantate. Und selbstverständlich ist auch die Sterilisation (des Mannes oder der Frau) vollständig mit dem Stillen vereinbar.

Orale Verhütungsmittel auf Östrogenbasis (die die Mehrheit ausmachen) standen früher im Verdacht, die Milchproduktion zu verringern. Diese Frage ist nicht endgültig geklärt und viele zweifeln diese Nebenwirkung an, für alle Fälle wird jedoch meist empfohlen, jene Präparate erst nach dem sechsten Monat zu verwenden, wenn das Kind beginnt, auch andere Nahrung zu sich zu nehmen. Wenn Sie es aus irgendeinem Grund für unvermeidlich halten, sie früher einzunehmen, dann tun Sie das einfach und warten Sie ab, was passiert. Ich persönlich habe die Vermutung, dass Ihnen in diesem Fall nichts Außergewöhnliches bevorsteht. Wenn die Milchproduktion zurückgeht, hat das Kind Hunger und trinkt häufiger, und wenn das Kind häufiger trinkt, wird die Milchproduktion wieder gesteigert. Problematisch wäre es nur, wenn die Mutter einen festen Zeitplan befolgen und alle drei Stunden stillen würde, weil das Kind so keine Möglichkeit hätte, in der *Milchfabrik mehr Nachschub zu bestellen*. Vielleicht beobachtete man deshalb vor Jahren, als viele Frauen nach Zeitplan stillten, diesbezüglich Probleme, und jetzt, da nach Bedarf gestillt wird, scheint es vielmehr, als geschehe gar nichts.

Wie dem auch sei, die einzige mögliche Gegenanzeige für Verhütungsmittel während der Stillzeit wäre ein Rückgang der Milchmenge. Es besteht keine, ich wiederhole es noch einmal, es besteht nicht die geringste Möglichkeit, dass die Hormone dem Säugling schaden, ob es sich nun um ein Mädchen oder um einen Jungen handelt. Die ersten Pillen vor Jahrzehnten enthielten noch mehr Östrogene als die heute hergestellten und Studien zeigen, dass die Kinder, die zu jener Zeit gestillt wurden, während ihre Mütter die Pille nahmen, heute völlig normale Erwachsene sind. Die Jungen wurden weder verweiblicht noch geschah sonst irgendetwas Eigenartiges mit ihnen.

Auch die sogenannte *Pille danach* kann während der Stillzeit eingenommen werden. Zwar ist die Hormondosis sehr hoch, doch wird sie nur über einen sehr kurzen Zeitraum angewendet und schadet dem Säugling nicht. Es ist nicht notwendig (und auch nicht empfehlenswert), deshalb das Stillen für mehrere Stunden zu unterbrechen.

Stillen und Schwangerschaft, Tandemstillen

Während einer erneuten Schwangerschaft stillen sich viele Kinder mehr oder weniger freiwillig ab. Dies lässt sich auf eine Kombination aus drei Faktoren zurückführen:

- Die Zeit dafür war bereits reif. Irgendwann kommt nun einmal der Tag des Abstillens. Und wenn die Mutter wieder schwanger ist, dann kann das Kind ja nicht mehr ganz so klein sein ...
- Etwa nach der Hälfte der Schwangerschaft geht die Milchmenge zurück und ihr Geschmack verändert sich; so lauten zumindest die Gerüchte. Einige Kinder sagen dann: »Igitt!« und möchten nicht mehr trinken.
- Vielen Müttern schmerzen während der Schwangerschaft die Brustwarzen. Wenn dann ihr Kind an der Brust trinkt, schauen sie nicht gerade fröhlich drein und das Kind versteht die indirekte Botschaft.

Zahlreiche andere Kinder hingegen überwinden all diese Hindernisse. Sie lassen sich weder von den indirekten noch von den direkten Botschaften aus der Ruhe bringen (oder vielleicht haben ihre Mütter ja auch keine Schmerzen), sie wollen weiter trinken und selbst wenn sie eine geschmackliche Veränderung bemerken, scheint ihnen diese ganz egal zu sein. Einige Frauen setzen das Stillen während der gesamten Schwangerschaft fort. Nach der Geburt stillen sie dann beide Kinder, was als Tandemstillen bezeichnet wird.

Selbst heute noch gibt es dazu nicht wenige Vorurteile. Wahrscheinlich werden Sie mehr als einmal zu hören bekommen, Sie müssten unverzüglich abstillen. Schauen wir uns einmal näher an, welche Argumente dafür herangezogen werden könnten:

- Begünstigt das Stillen Fehlgeburten? – Nein. Es stimmt zwar, dass es, wie bereits oben erklärt wurde, kurz nach Wiedereintreten der Menstruation einige Monate lang zu einer Gelbkörperinsuffizienz kommen kann, bei der sich der Embryo nicht einnisten kann, weil die Regelblutung bereits begonnen hat, wenn er in der Gebärmutter ankommt. In diesen Fällen bemerkt aber die Mutter ihre Schwangerschaft nicht einmal; es kommt zu keiner Verzögerung, sondern die Regelblutung beginnt einfach eher. Hat sich der Embryo dann aber einmal eingenistet und hat die Mutter die Schwangerschaft bemerkt, kann Stillen nicht zu einer Fehlgeburt führen. Früher glaubte man das, weil das Oxytocin Gebärmutterkontraktionen hervorruft. Allerdings reagiert die Gebärmutter nur gegen Ende der Schwangerschaft derart auf das Oxytocin; bei einem gewollten Schwangerschaftsabbruch wird Oxytocin nicht eingesetzt, weil es keine Wirkung zeigt. Bedenken Sie auch, dass bei sexuellen Aktivitäten ebenfalls Oxytocin produziert wird, diese während der Schwangerschaft aber durchaus nicht verboten sind.
- Kann das Stillen eine Frühgeburt provozieren? – Soweit ich weiß, ist so etwas noch nicht vorgekommen, auch wenn es theoretisch möglich wäre. Wenn bei einer Schwangeren das Risiko einer Frühgeburt besteht, wird ihr absolute Bettruhe verordnet. Sie kann dann weder arbeiten noch auf die Straße gehen. Schon allein durch Herumlaufen könnte also eine Frühgeburt hervorgerufen werden. Dies gilt aber nur für Frauen, bei denen dieses Risiko besteht. Alle anderen Schwangeren können bis zum letzten Tag laufen, arbeiten und Treppen steigen. Wenn Ihre Schwangerschaft normal verläuft, können Sie auch bedenkenlos stillen, ebenso wie spazieren gehen. Hat man Ihnen aber strenge Bettruhe verordnet, dann ist zu prüfen, ob das Stillen schädlich wäre oder nicht. Oxytocin verbleibt nur wenige Minuten im Blut und wird rasch abgebaut. Deshalb wird es, wenn es während der Geburt verabreicht wird, über einen Tropf injiziert; eine Injektion alle zwei Stunden oder alle halbe Stunde würde überhaupt nichts nützen. Führt das Stillen zu Kontraktionen, dann muss das folglich genau in dem Moment passieren, in denen das Kind trinkt, zu dem Zeitpunkt also, in dem Sie Monate zuvor Nachwehen verspürten und Ihre andere Brust tropfte. Wenn man Ihnen aufgrund der Gefahr einer Frühgeburt

absolute Bettruhe verordnet hat und Sie genau im Moment des Stillens starke Kontraktionen verspüren, wird es sicher besser sein, auf das Stillen zu verzichten. Fallen die Kontraktionen aber nicht mit dem Stillen zusammen, sondern sind erst 20 Minuten oder zwei Stunden später spürbar, dann können Sie in aller Ruhe weiter stillen.

- Ist es nicht eine zu starke *Beanspruchung*, während der Schwangerschaft zu stillen? – Nein. Anspruchsvoller ist es, mit Zwillingen schwanger zu sein, von Vierlingen ganz zu schweigen. Angesichts der Anstrengung, die eine Schwangerschaft für den Organismus darstellt, fällt das Stillen kaum ins Gewicht. Und wie dem auch sei, europäische Mütter bekommen heutzutage nur selten mehr als drei Kinder; denken Sie aber daran, dass unsere Vorfahrinnen meist noch fünf oder gar sieben Kinder hatten und in vielen Fällen während der Schwangerschaft stillten, und das zu einer Zeit, in der nicht jeder Mensch jeden Tag etwas zu essen hatte. Essen Sie einfach, was Sie brauchen, um normal zuzunehmen.
- Trinkt beim Tandemstillen das größere Kind dem kleineren nicht die Milch weg? – Nein. Es ist Milch für beide da. Es ist sogar wahrscheinlich, dass das größere Kind, weil es stärker saugt, die Brust besser stimuliert und es deshalb mehr Milch für das Baby gibt. Anfangs sollten Sie das Neugeborene immer zuerst anlegen, nach Ablauf einiger Wochen ist die Reihenfolge aber wahrscheinlich nicht mehr von Bedeutung.
- Wird das größere Kind das kleinere nicht mit seinen Krankheitserregern anstecken, wenn es seinen Speichel auf der Brustwarze hinterlässt? – Das ältere Kind wird das jüngere anstecken, da können Sie machen, was Sie wollen. Im Allgemeinen reicht es schon aus, sich in der gleichen Wohnung aufzuhalten. Doch es kommt noch hinzu, dass größere Geschwisterkinder häufig die Angewohnheit haben, das Baby von oben bis unten abzuküssen. Zum Glück enthält die Muttermilch jederzeit Antikörper gegen Viren, die gerade in der Familie *in Mode* sind; nicht selten passiert es, dass Mama, Papa und Bruder oder Schwester die Grippe haben, das Baby aber ungeschoren davonkommt. Eine Desinfektion der Brust zwischen dem Anlegen der beiden Kinder ist nicht erforderlich.

Einige Kinder, die sich während der Schwangerschaft selbst abgestillt haben, wollen wieder an die Brust, sobald sie ihr Geschwisterchen trinken sehen. Am besten ist es dann, ihnen widerspruchslos die Brust zu geben; in der Regel versuchen sie, ein bisschen daran zu saugen, erinnern sich aber nicht, sind dann von dem schon fast vergessenen Geschmack überrascht und kommen zu dem Schluss: »Das ist Milch für kleine Babys!« Hinterher wollen sie nicht mehr gestillt werden. Wahrscheinlich haben sie auch nur danach verlangt, weil sie einen Liebesbeweis brauchten und sich vergewissern wollten, dass sie von ihrer Mama nicht abgelehnt werden. Es gibt aber auch einige Kinder, die sich dann wieder mehrere Monate lang mit Freuden stillen lassen; auch das ist in Ordnung.

Weitere Verhütungsmittel

Larimore WL, Stanford JB. Postfertilization effects of oral contraceptives and their relationship to informed consent. Arch Fam Med 2000;9(2):126-133

Kapitel neunzehn: Stillen und Gesundheit

Wie bereits in der Einleitung angedeutet, hat mein Interesse für die *Vorteile* des Stillens längst nachgelassen. Viele AutorInnen verschreiben sich dem Lobgesang auf die Vorzüge, die das Stillen mit sich bringt, und meinen, Mütter würden deshalb mehr stillen. Fakt ist aber, dass Mütter über Millionen von Jahren hinweg ihre Kinder gestillt haben, ohne darin irgendeinen Vorteil zu sehen; und Tatsache ist auch, dass ausgerechnet in dem Jahrhundert und in den Ländern, in denen diese Vorteile entdeckt wurden, das Stillen fast von der Landkarte zu verschwinden drohte.

Zahlreiche ExpertInnen kritisieren zudem, dass man, wenn man von den *Vorteilen des Stillens* spricht, schlussfolgern könnte, der Normalfall sei die Muttermilchersatznahrung und Stillen eine Art Bonus. Dabei ist in Wirklichkeit das Stillen der Normalfall und jede andere Ernährungsform sollte dazu ins Verhältnis gesetzt werden. Folglich wäre es logischer, sich auf die *Risiken der Muttermilchersatznahrung* zu beziehen, ähnlich wie wir auch von den *Gefahren des Tabakkonsums* sprechen. Doch auch wenn die positive Wirkung des Stillens auf die Gesundheit nicht der Grund ist, warum Mütter ihren Kindern die Brust geben (und noch weniger der Grund dafür ist, warum die Kinder daraus trinken), ist es dennoch wichtig, dass Sie etwas über diese Vorteile erfahren. Denn noch viel zu häufig kommt es vor, dass einer Mutter aus den seltsamsten Gründen wegen weit hergeholter oder imaginärer Gefahren zum Abstillen geraten wird. So, als sei Muttermilchersatznahrung etwas vollkommen Sicheres, wohingegen Stillen stets im Verdacht zu stehen scheint, dem Kind zu schaden. Aber nein, Muttermilchersatznahrung ist alles andere als sicher. Wer einer Frau das Abstillen empfiehlt, sollte sich das zweimal überlegen.

Stillen und Gesundheit des Kindes

Den Berechnungen von Ball und Wright zufolge liegt der Unterschied zwischen 1000 nicht gestillten Kindern und 1000 Kindern, die drei Monate lang ausschließlich gestillt werden, während des ersten Jahres bei 60 Fällen von Atemwegserkrankungen, 580 mittelschweren Mittelohrentzündungen und 1053 Gastroenteritisfällen, die 2033

Arztbesuche, 212 Tage stationäre Krankenhausaufenthalte, 609 Rezepte und 51 Röntgenaufnahmen zu einem Gesamtpreis von 330.000 USD (im Jahr 1999) erfordern würden. Das betrifft nur drei Monate, nur drei Krankheiten und nur die direkten medizinischen Kosten (ohne Berücksichtigung der verlorenen Arbeitstage der Eltern ... noch des Leidens, das mit Geld nicht aufzuwiegen ist).

Laut UNICEF sterben Jahr für Jahr anderthalb Millionen Kinder, weil sie nicht gestillt werden. Wir hatten uns schon an die Annahme gewöhnt, dass diese Todesfälle ausschließlich Entwicklungsländer betreffen würden; in den Industrieländern hingegen, so meinten wir, könne Muttermilchersatznahrung dank der Hygiene und der medizinischen Versorgung zwar zu einigen unbedeutenden Durchfällen führen, die Sterblichkeitsrate aber ganz sicher nicht beeinflussen. Mit Ausnahmen natürlich, beispielsweise bei Frühgeborenen. Lucas und Cole führten 1990 bei britischen Frühgeborenen insgesamt 100 Todesfälle pro Jahr auf nekrotisierende Enterokolitis in Verbindung mit künstlicher Säuglingsnahrung zurück.

Davon abgesehen ergab eine 2004 durchgeführte Überprüfung durch Chen und Rogan, dass auch in den USA das Stillen mit einer deutlich geringeren Sterblichkeitsrate in Zusammenhang gebracht wird. Sie verglichen 1204 im Jahr 1988 verstorbene Säuglinge mit einer Kontrollgruppe von 7740 Kindern. Um eine Verwirrung durch umgekehrte Kausalität auszuschließen (das heißt, wenn das Kind nicht an der Brust trank, weil es krank war), wurden Todesfälle im ersten Monat sowie Todesfälle aufgrund von angeborenen Fehlbildungen und bösartigen Tumoren ausgeschlossen. Die Wissenschaftler stellten eine Dosis-Wirkungs-Kurve fest: Je länger gestillt wurde, desto geringer war die Sterblichkeitsrate. Ihren Berechnungen zufolge ließen sich, sollte es sich um eine kausale Beziehung handeln, durch die Förderung des Stillens jährlich etwa 720 Todesfälle bei Kindern zwischen einem und zwölf Monaten in den USA verhindern.

Muttermilchersatznahrung wird zudem mit einem erhöhten Risiko für eine Meningitiserkrankung durch *Haemophilus Influenzae*, für Leukämie und plötzlichen Kindstod in Verbindung gebracht. Außerdem wurden langfristige Auswirkungen auf die Gesundheit des Kindes beobachtet: Kinder, die gestillt werden, leiden über Jahre hinweg weniger an Atemwegserkrankungen und Übergewicht und haben einen höheren Intelligenzquotienten. Langes Stillen schützt vor Diabetes mellitus Typ I (insulinabhängig), wahrscheinlich weil Kuhmilch und Kuhmilchprodukte (wie Muttermilchersatznahrung) später eingeführt werden.

Stillen und Gesundheit der Mutter

Eine stillende Mutter muss sich häufig Kommentare anhören wie »Du verbrauchst deinen Körper« oder »Du setzt deine Gesundheit aufs Spiel«. Vor nicht allzu langer Zeit wurden ähnliche Argumente angeführt, um zu begründen, warum Frauen nicht arbeiten, keinen Sport treiben oder nicht studieren sollten (ihr Gehirn könnte überlastet werden!).

Nichtsdestotrotz ist das Stillen auch für die Gesundheit der Mutter von Vorteil. Im Verlaufe dieses Buches habe ich bereits darauf hingewiesen, dass Stillen das Risiko senkt, osteoporosebedingte Frakturen zu erleiden (S. 198), dass es für weniger Eisenverluste sorgt (S. 198) und keinen Haarausfall verursacht (S. 350). Der größte Vorteil des Stillens ist jedoch wahrscheinlich, dass dadurch Brust- und Eierstockkrebs vorgebeugt wird.

Nach einer Analyse der Daten von 47 Studien aus 30 Ländern, die mehr als 50.000 Brustkrebsfälle und mehr als 90.000 Kontrollen umfassten, kam man zu dem Schluss, dass allein in den Industrieländern jährlich 50.000 Krebsfälle durch jeweils durchschnittlich zwölf Monate längeres Stillen vermieden werden könnten. Beachten Sie, dass das, was wir als *Brustkrebsprävention* auf der Grundlage regelmäßiger Mammografien bezeichnen, nichts weiter ist als eine frühzeitige Diagnose. Der Krebs ist dann schon da und es bleibt abzuwarten, ob er heilt. Stillen hingegen ermöglicht wirkliche Prävention, indem es das Entstehen von Krebs verhindert.

Stillen und Gesundheit des Kindes

Ball TH, Wright AL. Health care costs of formula-feeding in the first year of life. Pediatrics 1999;103:870-6

Lucas A, Cole TJ. Breast milk and neonatal necrotising enterocolitis. Lancet 1990;336:1519-23

McGuire W, Anthony MY. Donor human milk versus formula for preventing necrotising enterocolitis in preterm infants: systematic review. Arch Dis Child Fetal Neonatal Ed 2003;88(1):F11-4

Chen A, Rogan WJ. Breastfeeding and the risk of postneonatal death in the United States. Pediatrics 2004;113:e435-9

Silfverdal SA, Bodin L, Olcen P. Protective effect of breastfeeding: an ecologic study of Haemophilus influenzae meningitis and breastfeeding in a Swedish population. Int J Epidemiol. 1999;28:152-6

Bener A, Denic S, Galadari S. Longer breast-feeding and protection against childhood leukaemia and lymphomas. Eur J Cancer 2001;37:234-8

Shu XO, Linet MS, Steinbuch M, Wen WQ, Buckley JD, Neglia JP et al. Breast-feeding and risk of childhood acute leukemia. J Natl Cancer Inst 1999;91:1765-72

Alm B, Wennergren G, Norvenius SG, Skjaerven R, Lagercrantz H, Helweg-Larsen K, Irgens LM. Breast feeding and the sudden infant death syndrome in Scandinavia, 1992-95. Arch Dis Child 2002;86:400-2

Wilson AC, Forsyth JS, Greene SA, Irvine L, Hau C, Howie PW. Relation or infant diet to childhood health: seven year follow up of cohort of children in Dundee infant feeding study. BMJ 1998;316:21-5

von Kries R, Koletzko B, Sauerwald T, von Mutius E, Barnert D, Grunert V, von Voss H. Breast feeding and obesity: cross sectional study. BMJ 1999;319:147-50

Angelsen NK, Vik T, Jacobsen G, Bakketeig LS. Breast feeding and cognitive development at age 1 and 5 years. Arch Dis Child 2001;85:183-8

Ziegler AG, Schmid S, Huber D, Hummel M, Bonifacio E. Early infant feeding and risk of developing type1diabetes-associated autoantibodies. JAMA 2003;290:1721-8

León-Cava N, Lutter C, Ross J, Martin L. Quantifying the benefits of breastfeeding: A summary of the evidence Pan American Health Organization 2002

Stillen und Gesundheit der Mutter

Collaborative Group on Hormonal Factors in Breast Cancer. Breast cancer and breastfeeding: collaborative reanalysis of individual data from 47 epidemiological studies in 30 countries, including 50302 women with breast cancer and 96973 women without the disease. Lancet 2002;360:187-95

Tung KH, Goodman MT, Wu AH, McDuffie K, Wilkens LR, Kolonel LN, Nomura AM, Terada KY, Carney ME, Sobin LH. Reproductive factors and epithelial ovarian cancer risk by histologic type: a multiethnic case-control study. Am J Epidemiol 2003;158:629-38

Rosenblatt KA, Thomas DB. Lactation and the risk of epithelial ovarian cancer. The WHO Collaborative Study of Neoplasia and Steroid Contraceptives. Int J Epidemiol 1993;22:192-7

Labbok MH. Effects of breastfeeding on the mother. Pediatr Clin North Am 2001;48:143-58

León-Cava N, Lutter C, Ross J, Martin L. Quantifying the benefits of breastfeeding: A summary of the evidence Pan American Health Organization 2002

Kapitel zwanzig: Rechtlicher Schutz

Die Gründe, die im Verlauf des 20. Jahrhunderts zu einer Abkehr vom Stillen geführt haben, sind zahlreich: Einmischung bei Geburt und Wochenbett, gesellschaftliche Veränderungen, Arbeit ..., die Werbung der Hersteller von künstlicher Säuglingsnahrung jedoch nimmt dabei eine Sonderrolle ein.

1981 verkündete die WHO den Internationalen Kodex zur Vermarktung von Muttermilchersatzprodukten. Er ist im Internet unter *http://www.unicef.org/nutrition/files/nutrition_code_english.pdf* einzusehen und gilt auch für ungeeignete Produkte (wie Säfte oder Tees) sowie für Säuglingsflaschen und Sauger. Die Hauptbestimmungen lauten folgendermaßen:

- Den Herstellern wird verboten, Aufklärungs- und Ausbildungsmaterial zu verbreiten (Broschüren, Bücher, Videos ...), es sei denn, dies wurde schriftlich seitens der Gesundheitsbehörden beantragt; und auch dann ist der Inhalt solcher Materialien eingeschränkt. Auf die Gefahren von Muttermilchersatznahrung ist hinzuweisen, konkrete Marken dürfen nicht genannt werden.
- Für Produkte, für die dieser Kodex gilt, darf keinerlei Werbung in der Öffentlichkeit erfolgen, Sonderangebote und Rabatte dürfen nicht eingeräumt werden.
- Informationen, die von den Herstellern an Mitglieder des medizinischen Personals in Bezug auf solche Produkte gegeben werden, die in den Anwendungsbereich des Kodex fallen, müssen auf wissenschaftliche und faktische Daten beschränkt sein.
- Das Vermarktungspersonal darf im Rahmen seiner geschäftlichen Tätigkeit nicht den Kontakt mit Müttern und Schwangeren suchen.
- Gratisproben und insbesondere ihre Verbreitung über das Gesundheitssystem werden untersagt.
- In Einrichtungen des Gesundheitswesens dürfen keine Produkte oder Plakate/Poster gezeigt werden.
- Die Bezeichnungen *humanisiert* und *maternisiert* dürfen nicht verwendet werden, ebenso wenig wie Bilder, auf denen diese Produkte idealisiert werden.

In späteren WHO-Beschlüssen sind einige Punkte deutlicher formuliert oder abgeändert. All diese Texte sind unter
www.babynahrung.org
abrufbar.

In Spanien gilt das Königliche Gesetz 867/2008, in dem der Großteil der Kodexbestimmungen wiedergegeben wird, Folgemilch und Säuglingsflaschen und Sauger werden allerdings nicht einbezogen.

In Deutschland sind einige der Kodexbestimmungen in §§ 22a und 25a der Diätverordnung eingeflossen (Anmerkung der Herausgeberinnen).

All diese Vorschriften sollen Mütter und Kinder vor irreführender Werbung schützen. Die Mutter soll ohne Druck und ohne *Gehirnwäsche* frei entscheiden können, wie sie ihr Kind gern ernähren möchte.

Die Werbung aber setzt subtile Strategien ein. Auf Postern, Kalendern und in Prospekten der Branche ist häufig ein rosiges, lächelndes Baby abgebildet (was es wohl gegessen haben mag, um so gesund auszusehen?), und nur das Baby und zwar in Großaufnahme. Ein allein abgebildetes Baby taucht in unserer Kultur erst seit dem 20. Jahrhundert auf und zwar von Seite der Werbetreibenden; bis dahin wurden Säuglinge immer auf dem Schoß ihrer Mutter dargestellt. Wenn aber in einer Anzeige oder Broschüre von Säuglingsmilchherstellern ein Kind gezeigt wird, das an der Brust trinkt, dann ist es immer sehr klein, fast ein Neugeborenes (was im Gegensatz zu den klassischen Darstellungen stillender Madonnen steht, auf denen das Jesuskind meist schon ein paar Jahre alt ist). Auf den Bildern und in den Werbeprospekten befindet sich die stillende Mutter meist in ihrem Schlafzimmer, trägt ein Nachthemd oder ist fast nackt und wirkt, was Kleidung und Frisur angeht, altmodisch. Die Mutter, die Flaschen füttert, ist hingegen modern gekleidet, sodass sie auch auf die Straße gehen kann, und scheint eine aktive und dynamische Frau zu sein. Der Text dazu impliziert stets, Stillen sei schwierig (»wenn du überhaupt kannst, probier' es eben«, »sollte aus irgendeinem Grund deine Milch nicht geeignet sein oder nicht ausreichen, …«).

IBFAN ist ein internationales Netzwerk von Gruppen, die das Recht auf Stillen verteidigen. Schauen Sie ruhig mal auf deren Website, Sie werden interessante Dinge finden.

http://www.who.int/nutrition/publications/code_english.pdf

IBFAN, «International Baby Food Action Network»
www.ibfan.org

Aktionsgruppe Babynahrung:
www.babynahrung.org

Kapitel einundzwanzig:
Trennung und Scheidung

Im Falle einer Scheidung scheint es das Hauptanliegen einiger RichterInnen zu sein, das Sorgerecht aufzuteilen: Jedes zweite Wochenende und im Sommer zwei Wochen; ganz unabhängig von den Umständen und dem Alter des Kindes. Einmal erlebte ich, wie ein einjähriges Kind einer solchen Regelung unterworfen wurde: Man trennte es von seiner Mutter, damit es das Wochenende (und kurze Zeit später die zwei ganzen Wochen) mit einem Vater verbrachte, der das Haus schon während der Schwangerschaft verlassen hatte. Sie können sich sicher vorstellen (aber einigen mangelt es scheinbar an Vorstellungskraft), wie dieses Kind litt. Bei jeder Trennung verbrachte es die ersten Stunden weinend und verhielt sich an den folgenden Tagen wie abwesend; es verlor an Gewicht; wenn es dann wieder bei der Mutter war, hing es einerseits wie eine Klette an ihr, verhielt sich jedoch andererseits auch abweisend; seine Sprachentwicklung verzögerte sich, ebenso sein Weg zur Unabhängigkeit; nachts wachte es schweißgebadet auf ...

Einige Mütter versuchen, darauf hinzuweisen, dass sie noch stillen und sich deshalb nicht so lange von ihrem Kind trennen können. Wie naiv! Denn die Richterin oder der Richter hat sicher schon einmal davon gehört, dass das mit dem Stillen kein Problem sei: Die Mutter könne Milch ausstreichen oder abpumpen und dem Vater eine Kühltasche mit gefrorener Milch mitgeben, in den zwei Wochen der Trennung möge sie damit fortfahren und am Ende wäre das Kind wieder anzulegen, als sei nichts geschehen. Noch häufiger entdeckt dann die Mutter, dass auch der Vater die Richterin oder den Richter bereits auf das Stillen hingewiesen hat, allerdings mit anderen Intentionen: Diese Mutter, die *immer noch* stille, da zeige sich doch schon, dass sie verrückt sei, dass sie ihr Kind missbrauche, es traumatisiere und eine Abhängigkeit schaffe, weshalb die beiden dringend getrennt werden müssten. In unserer Gesellschaft gibt es immer noch viele Menschen, die bereit sind, solchen Argumentationen Glauben zu schenken.

Diese Trennungen sind für das Kind schrecklich und für die Mutter schmerzhaft, doch auch für den Vater sind sie schlimm. Glaubt er wirklich, auf diesem Weg eine normale und freundschaftliche Beziehung zu seinem Kind aufrechterhalten zu können? Wenn jeder Besuch beim Vater die Hölle ist, wird das Kind lernen, ihn zu verabscheuen.

Ich bitte Sie um der Liebe willen, die Sie beide einmal füreinander empfunden haben, und um der Liebe willen, die Sie beide für Ihr Kind zu empfinden behaupten: Sehen Sie von einer solchen Regelung ab. Ganz egal, was die Richterin oder der Richter sagt – versuchen Sie, eine andere, vernünftigere Vereinbarung zu treffen, die den Bedürfnissen Ihres Kindes besser entspricht.

Beide Seiten werden Kompromisse machen und sich bemühen müssen. An abwechselnden Wochenenden wird ein Baby keine Beziehung aufbauen können. Das ist unmöglich. Es braucht viel häufigeren Kontakt: täglich eine oder zwei Stunden oder jeden zweiten Tag. Anfangs wird diese Begegnung wahrscheinlich in Anwesenheit der Mutter stattfinden müssen, weil das Kind schon bei der kleinsten Trennung zu weinen beginnen und den Vater ablehnen wird. Ich weiß schon, Sie haben sich getrennt und wollen nicht mehr zusammen leben, aber was ist so schlimm daran, sich für ein Weilchen im Park zu treffen oder gemeinsam zum Puppenspiel oder zu den Clowns zu gehen? In diesen Stunden wird sich der Vater bemühen müssen, eine Beziehung aufzubauen: indem er mit seinem Kind spielt, an seiner Seite sitzt, es schaukelt, ihm Geschichten vorliest ... Verfallen Sie nicht dem absurden Wettstreit, das Kind mit Spielzeug und Geschenken für sich gewinnen zu wollen; was das Kind möchte und braucht, sind Zärtlichkeit und Worte. Mit der Zeit kann dann damit begonnen werden, es ein Weilchen mit dem Vater allein zu lassen. Die Reaktion des Kindes und sein Verhalten werden Ihnen zeigen, ob es gut damit umgehen kann oder ob es noch zu früh ist. Vielleicht kann der Vater das Kind jeden Tag aus dem Kindergarten abholen, ein Stündchen mit ihm spazieren oder auf den Spielplatz gehen und es dann zu Hause bei der Mutter abgeben. Wenn sich die Beziehung über Monate hinweg konstant und zufriedenstellend gestaltet, ist das Kind um den dritten Geburtstag herum wahrscheinlich dafür bereit, die erste Nacht bei seinem Vater zu verbringen. Seien Sie beim ersten Mal darauf vorbereitet, es vor Mitternacht zurück zu seiner Mutter zu bringen, wenn Sie sehen, dass es Ihrem Kind nicht gut geht. Sollte das der Fall sein, dann warten Sie drei oder vier Monate bis zum nächsten Versuch.

Die Ferien mit dem Vater können nach und nach ausgeweitet werden. Wenn das Kind sechs oder sieben Jahre alt ist, mag es dafür bereit sein, zwei Wochen zusammen mit seinem Vater zu verbringen, es ist aber auch möglich, dass ihm zwei nicht aufeinanderfolgende Wochen lieber sind.

Zu diesen Themen gibt es ein sehr interessantes Buch:
Brazelton TB, Greenspan SI: Die sieben Grundbedürfnisse von Kindern, Beltz 2000

Kapitel zweiundzwanzig: Schuldgefühle

Als ich noch ein junger und unerfahrener Arzt war (jetzt bin ich immerhin ein etwas älterer unerfahrener Arzt) und begann, mich für das Thema Stillen zu interessieren, war ich von der Reaktion vieler meiner ProfessorInnen, Vorgesetzten und KollegInnen überrascht: Pass bloß auf, dass sich die Mütter nicht schuldig fühlen. Man musste Dinge sagen wie: »Stillen ist das Beste, Muttermilchersatznahrung ist aber genauso gut« oder »Wenn Sie nicht stillen können, machen Sie sich keine Sorgen, heutzutage entwickeln sich die Kinder mit der Flasche ebenso prächtig.« Ich selbst schrieb einmal in einem Textentwurf für eine Broschüre, die nie erschien, etwas wie »Lieber eine Flasche mit Liebe als die Brust mit Groll«.

In anderen Fällen zeigen wir ÄrztInnen meist weniger Fingerspitzengefühl. Rauchen verursacht Krebs, und zwar so, wie es da steht, und ohne jede Beschönigung, und wenn sich die Raucherin oder der Raucher schuldig fühlt, dann soll sie/er das eben tun. Und das liegt nicht nur daran, dass auch viele ÄrztInnen ihren eigenen Kindern Flaschen gegeben haben; auch rauchende ÄrztInnen sagen ebenso bedenkenlos, dass Rauchen Krebs verursacht.

Wenn jemand eine Empfehlung für das Stillen ausspricht, fühlt er sich scheinbar verpflichtet, auch einen Ausweg aufzuzeigen. Eine kürzlich in Spanien verteilte Broschüre zur Prävention des plötzlichen Kindstodes bei Säuglingen beinhaltete Ratschläge wie: »Legen Sie das Kind mit Blick nach oben hin.« »Lassen Sie nicht zu, dass in seiner Umgebung geraucht wird.« Oder: »Stillen Sie, wenn Sie können.« Warum wird allein das Stillen als Wahlmöglichkeit dargestellt? Warum heißt es nicht: »Legen Sie, wenn Sie können, das Kind mit Blick nach oben hin?« Oder: »Versuchen Sie zu erreichen, dass in seiner Umgebung nicht geraucht wird?« Oder wie wäre es denn mit dem anderen Extrem: »Lassen Sie nicht zu, dass es Muttermilchersatznahrung trinkt?«

Fakt ist, dass sich Frauen im Allgemeinen häufig für viele Dinge schuldig fühlen, jedenfalls in unserer Kultur. Ich weiß nicht, ob das angeboren oder kulturell bedingt ist (ob also Frauen wirklich so sind oder wir es ihnen von klein auf beibringen), aber da ist etwas dran. Diane Wiessinger, eine Stillexpertin, berichtet, sie habe vielen Menschen den folgenden Fall dargestellt: »Stell dir vor, du befindest dich als PassagierIn in einem Sportflugzeug und die Pilotin oder der Pilot erleidet einen Infarkt. Du selbst hast in deinem Leben bisher nur eine einzige Flugstunde genommen; du versuchst, das Flugzeug zur Landung zu bringen, aber es zerschellt; würdest du dich schuldig fühlen?« Männer antworteten für gewöhnlich: »Schuldig? Natürlich nicht! Ein Flugzeug zu steuern ist sehr schwierig und ich habe getan, was ich konnte ...«. Frauen hingegen antworteten in der Regel mit Ja, sie hätten in ihrer ersten Stunde mehr aufpassen müssen und dass das Flugzeug abgestürzt ist, sei ihre Schuld ... Eine fühlte sich sogar schuldig, weil sie sich schuldig fühlte: »Ja, ich weiß schon, ich sollte mich nicht schuldig fühlen, aber ich glaube, ich hätte sehr wohl Schuldgefühle.«

Wenn eine Frau Mutter wird, scheinen sich ihre Schuldgefühle noch zu verstärken, und das nicht nur, was das Stillen angeht. Wenn ich mir die Leserbriefe in Zeitschriften anschaue, schreiben viele Frauen in ihren Briefen ganz explizit über Schuldgefühle.

Viele Mütter fühlen sich nicht aufgrund von tatsächlichen Vorkommnissen schuldig, sondern aufgrund von Dingen, die *hätten geschehen können*. Und das gilt nicht nur für wirklich schlimme Sachverhalte wie »Ich bin schuld daran, dass mein Kind fast gestorben ist«, sondern auch für etwas, das für jeden anderen Menschen eine unbedeutende Lappalie wäre. Marta beispielsweise fühlt sich schuldig, weil ihre Tochter das Fleisch, das sie ihr anbietet, nicht isst:

Ich fühle mich in gewisser Weise schuldig, wenn ich daran denke, dass meine Tochter eine Anämie bekommen könnte, weil ich nicht erreiche, dass sie Fleisch isst.

Ein spanisches Sprichwort besagt sinngemäß: Wer tut, was er kann, sagt, was er weiß, und gibt, was er hat, ist nicht zu mehr verpflichtet. Schuldgefühle folgen jedoch keiner Logik; Beatrice zum Beispiel fühlt sich schuldig, weil sie schlecht informiert war (anstatt die Schuld jenen zu geben, die sie schlecht informiert haben):

Ich bin Mama einer einen Monat alten Tochter, der ich Brust und Flasche gebe, weil ich nicht rechtzeitig klare Informationen hatte (meine Schuld).

Kann sich jemand, dem ein unvorhergesehenes Unglück geschehen ist, für schuldig halten, statt sich als Opfer zu fühlen? – Mütter können das. Yvonne fühlte sich schuldig, weil sie an einer Depression litt.

> *Ich bin der Meinung, ich habe meiner Tochter nicht die Ruhe und Freude gegeben, die jedes Kind und vor allem ein Neugeborenes braucht; ich fühle mich schuldig und weiß nicht, ob dies mein Mädchen in seiner Persönlichkeit, seinem Nervensystem oder seiner Entwicklung beeinträchtigen kann.*

Es stimmt auch, dass ungerechtfertigte Schuldgefühle eines der Symptome einer Depression darstellen. Eine wirkliche postnatale Depression tritt relativ selten auf; viele Mütter leiden jedoch an einer leichten Form, die als Babyblues bezeichnet wird.

Mütter können sich für etwas schuldig fühlen, was sie *nicht gut machen*, aber auch für etwas, was sie gar nicht machen oder was andere tun und sogar dafür, was sie *gut machen*. Julia ist schon so oft kritisiert worden, weil sie ihr Kind auf dem Arm trägt und *verwöhnt* ...

> *... sodass ich mich sogar schon schuldig gefühlt habe, dass ich es so sehr liebe.*

Wenn sie sich also für nahezu alles schuldig fühlen, wen würde es dann überraschen, dass sich Mütter auch schuldig fühlen, weil sie nicht stillen? Laura hat sich sogar schon schuldig gefühlt, *weil* sie stillt:

> *Wäre es nicht besser, mit dem Stillen aufzuhören, zu meinem Kummer zwar, doch weil sich meine Tochter tatsächlich von meiner Nervosität, meinen Depressionen usw. ernährt und ich ihr mit meiner Milch keinen Gefallen tue?*

Isabel, weil sie ihr Kind nach Bedarf stillt, obwohl ihr der Kinderarzt gesagt hat, sie solle es nur zweimal am Tag anlegen:

> *Die Sache ist die, dass ich mich ein bisschen schuldig fühle, weil ich nicht auf meinen Kinderarzt höre.*

Maria, die ihr Kind nachts mit in ihr Bett nimmt, wenn es weint, ist froh, mein Buch *In Liebe Wachsen* gelesen zu haben:

> *Nachdem ich Ihr Buch gelesen habe, fühle ich mich weniger schuldig (dieses verflixte Wort!).*

Damit möchte ich mir aber keinen Verdienst zuschreiben; es sei hiermit festgestellt, dass andere Mütter, die ihr erstes Kind weinen ließen, sich auch beim Lesen meines Buches schuldig fühlten ...

Warum versucht uns alle Welt vor bestimmten Schuldgefühlen zu schützen und vor anderen nicht? Der gleiche Kinderarzt, der niemals sagen würde: »Wenn Sie Ihr Kind nicht stillen, werden ihm Antikörper fehlen« (was der Wahrheit entspricht), erklärt ohne jede Bedenken: »Wenn Sie Ihrem Kind kein Fleisch geben, wird ihm Eisen fehlen« (was nur manchmal zutrifft), oder sogar: »Wenn Sie Ihrem Kind kein Obst geben, wird ihm Vitamin C fehlen« (was komplett falsch ist). Wenn Sie bei einem Familientreffen sagen: »Ich fühle mich schuldig, weil ich mein Kind schon so früh in die Krippe gebe«, werden fast alle versuchen, Sie zu beruhigen: »Keine Sorge, in der Krippe geht es ihm sehr gut.« Wagen Sie hingegen zu sagen: »Ich fühle mich schuldig, weil es mit bei uns im Bett schläft«, wie viele werden Ihnen dann antworten: »Keine Sorge, im Bett der Eltern geht es ihm sehr gut«?

Einige Mütter, die ihrem Kind Muttermilchersatznahrung geben, fühlen sich schlecht, wenn sie in einer Zeitschrift einen Artikel lesen, in dem es um die Vorzüge des Stillens geht; zumindest sind diese Artikel jedoch unpersönlich geschrieben und wenn Sie nicht wollen, lesen Sie sie eben nicht. Eine Mutter hingegen, die seit zwei Jahren stillt, bekommt reichlich Gelegenheit, sich negative Kommentare und persönliche, manchmal auch offen feindselige oder beleidigende Urteile von Angehörigen, FreundInnen und Fachkräften anzuhören.

Damit will ich natürlich nicht behaupten, dass wir VerfechterInnen des Stillens freundlicher und respektvoller seien. Es ist aber einfach so, dass Muttermilchersatznahrung oder ein Kind weinen zu lassen heutzutage in unserer Gesellschaft weithin anerkannt sind. Länger als ein Jahr zu stillen oder das Kind im Elternbett schlafen zu lassen, gilt als Extravaganz *komischer Leute*. Es gibt Menschen, die sind von Natur aus liebenswürdig und tolerant; sie respektieren sowohl die Mehrheit als auch die Minderheit, Gleichdenkende ebenso wie Andersdenkende. Vielen anderen hingegen ist, auch wenn sie es anders vorgeben, Respekt fremd. Sie ducken sich vor dem Mächtigen und verhalten sich dem Schwachen gegenüber arrogant. Merken sie, dass sie in der Minderheit sind, dann reagieren sie feige, der gefühlte Rückhalt einer Gruppe aber macht sie mutig. Wenn das Stillen in einigen Jahrzehnten weiter auf dem Vormarsch sein wird, dann sind vielleicht Mütter, die nicht stillen, direkter Kritik ausgesetzt. Ich hoffe, dass Sie, werte Leserschaft, sich daran nicht beteiligen werden.

Ich habe den Verdacht, dass wir mit vielen unserer Bemühungen, Müttern die Schuldgefühle zu nehmen, genau das Gegenteil erreichen. Stellen Sie sich zum Beispiel vor, Sie wären in einen Autoun-

fall verwickelt, bei dem sich Ihre dreijährige Tochter einen Arm brechen würde. Nach welchem der folgenden Kommentare würden Sie sich schuldiger fühlen?
    a) Einen gebrochenen Arm? Die Ärmste! Hoffentlich geht es ihr bald wieder besser.
    b) Du musst dich nicht schuldig fühlen. Ich habe mein Kind auch schon oft ohne Kindersitz mitgenommen. Du wirst sehen, bald ist alles verheilt, ohne Spuren zu hinterlassen; man kann sagen, was man will, aber heutzutage ist doch ein Armbruch nichts Schlimmes mehr. Und Kinder lieben es, einen Gips zu tragen.

Fakt ist, dass eine Mutter, die gern stillen wollte und es aus welchem Grund auch immer nicht konnte, sich nicht gut fühlen kann. Schuldgefühle entbehren jeder Logik, wenn sie doch eigentlich Opfer fehlender Informationen, mangelnder Unterstützung oder einfach unvorteilhafter Umstände war. Doch es wäre auch nicht folgerichtig, sich gut zu fühlen, wenn man sich etwas wünscht und es nicht erreicht. Wir fühlen uns schlecht, wenn wir eine Prüfung nicht schaffen, wenn wir eine Strafe zahlen müssen oder auch einfach nur, wenn es an unserem freien Tag, an dem wir eigentlich an den Strand wollten, regnet. Und Stillen ist etwas viel Wichtigeres; es ist etwas ganz Besonderes, was die Mutter tun wollte, weil sie es für das Beste für ihr Kind hielt. Zudem ist es Teil ihrer Weiblichkeit, Teil ihres Lebens.

    Für viele Frauen kommt das Ende der Stillzeit nahezu einem Prozess der Trauer gleich, der sich in gewisser Weise mit der Trauer vergleichen lässt, die der Tod eines geliebten Menschen hervorruft (natürlich in viel sanfterer Form). Ich habe Mütter erlebt, die traurig sind, wenn sich ihr Kind mit anderthalb oder mit vier Jahren abstillt; Mütter, die das Gefühl haben, etwas Wichtiges verloren zu haben, das nie wiederkehrt. Sie fühlen sich schlecht, auch wenn das Abstillen erwartet, akzeptiert, ja sogar gewünscht und provoziert war. Wie wird sich da wohl eine Mutter fühlen, die in den ersten Wochen gegen ihren Willen nach vielen Anstrengungen und viel Leiden abstillt?

    Leider gibt es für dieses Unbehagen in unserer Gesellschaft häufig kein Verständnis. Mit den besten Vorsätzen wird es negiert, weggeschoben, ausgelöscht. Ich halte das für einen Fehler. Stellen Sie sich vor, Sie würden das Gehör verlieren und ÄrztInnen und FreundInnen bemühten sich nach besten Kräften, Ihren Kummer zu verharmlosen: »Keine Sorge, heutzutage gibt es äußerst hochentwickelte Hörgeräte.« »Schau mal, jetzt hast du wenigstens Ruhe, weil du nun weißt, was mit dir los ist.« »Eine Tante von mir ist auch taub geworden und meinte, sie würde sich besser fühlen als vorher, weil sie mehr innere Ruhe hätte.« »Und wozu will man schon etwas hören ...« »Ich weiß gar nicht, warum du dir solche Mühe gibst; wenn man nichts hört, dann hört man nichts und muss das so akzeptieren.« Würde Sie das nicht wütend machen?

Zu dem Kummer, nicht stillen zu können, kommt bei vielen Müttern das Gefühl, nicht verstanden zu werden, hinzu. Sie brauchen keinen falschen Trost, sondern Besonnenheit und Mitgefühl: »Du wolltest wirklich gern stillen, nicht wahr? Wie schade, das tut mir wirklich leid...«.

Wiessinger D. Watch your language! J Hum Lact 1996;12:1-4
Deutsche Übersetzung: Achte auf das, was du sagst!
http://www.uebersstillen.org/dwwatchd.htm

Kapitel dreiundzwanzig:
Die Welt verändern

Wenn das Stillen für Sie eine Art Hindernislauf war, wenn Sie mit ÄrztInnen und Pflegepersonal, Schwägerinnen, FreundInnen und NachbarInnen diskutieren mussten oder gar mit allen zugleich, möchten Sie möglicherweise etwas tun, um die Dinge zu verändern und diesen Weg für jene zu ebnen, die nach Ihnen kommen.

Was Schreiben bewirken kann

Sie werden nicht glauben, wie viel mit einem Brief erreicht werden kann, wenn einige wichtige Details berücksichtigt werden:

- Die Empfängerin oder der Empfänger: Wer ist in diesem konkreten Fall die Schlüsselperson? Ist diese Person daran gewöhnt, Briefe zu bekommen? Erhält sie Hunderte oder Tausende davon? Je weniger Post sie bekommt, desto wahrscheinlicher ist es, dass sie Ihren Brief lesen und etwas unternehmen wird. Wie wird sie sich fühlen, wenn sie Ihren Brief liest? Wenn Sie jemanden für Ihre Sache gewinnen möchten, sollten Sie diese Person nicht beleidigen; versuchen Sie es zunächst im Guten.
- Die Präsentation: Ein echter Brief mit Umschlag und Marke hinterlässt eine viel stärkere Wirkung als eine E-Mail. (Es gibt Menschen, die ohne Unterlass E-Mails versenden und sich für alles anmelden, was gerade in Mode ist. Ein Brief auf Papier zeigt, dass seiner Schreiberin oder seinem Schreiber die Angelegenheit wirklich am Herzen liegt und dass sie oder er einige Mühen in Kauf genommen und einige Cents investiert hat.) Nutzen Sie angemessenes Papier, nicht einfach eine herausgerissene Seite aus einem Notizbuch. Achten Sie auf Rechtschreibung und Satzbau, sprachlichen Stil, einen Rand. Vor allem bei einer Beschwerde oder einer Reklamation ist es sehr wichtig zu zeigen, dass es sich bei der Verfasserin/dem Verfasser um eine gebildete und vernünftige Person handelt.
- Der Ton: Seien Sie stets freundlich und maßvoll und niemals beleidigend oder angriffslustig. Fliegen fängt man mit Honig, und ein Dankesbrief bewirkt viel mehr als zehn Beschwerden. Doch selbst wenn Sie eine Beschwerde hervorbringen möchten, soll-

ten Sie beim guten Ton bleiben. Sie wollen sich schließlich keine Feinde machen, sondern Veränderungen erreichen.
- Die Unterschrift: Ein anonymer Brief ist nur durch außergewöhnliche Gefahren gerechtfertigt (»Gestatten Sie, dass ich meinen Namen nicht nenne, aber ich werde von der Mafia verfolgt ...«). In jedem anderen Fall sollten Sie Ihren Namen und Ihre Anschrift angeben, gerade bei einem Beschwerdebrief. Auf eine anonyme Beschwerde reagiert niemand. Vergessen Sie auch bei E-Mails nicht, Ihren Namen zu nennen.
- Ein Lob kann so breit wie möglich gestreut werden. Wenn Sie von einem Menschen besonders unterstützt wurden, können Sie ihm einen persönlichen Brief schicken; er wird ihn sein ganzes Leben lang wie einen Schatz aufbewahren. Aus Gründen der Bescheidenheit wird er ihn aber wahrscheinlich fast niemandem zeigen. Ein Brief an die Oberärztin oder den Oberarzt, die Leiterin oder den Leiter einer Klinik oder das Gesundheitsamt wird hingegen viele Menschen beeinflussen. Ein Brief an eine Lokalzeitung hat zur Folge, dass andere Mütter wissen, womit sie rechnen und wonach sie verlangen können. (Nicht alle Zuschriften an Zeitungen werden veröffentlicht; wenn Sie sehen, dass Ihr Brief nach einigen Wochen noch immer nicht erschienen ist, schicken Sie ihn direkt an die betroffene Person.)
- Eine Beschwerde (wenn sie absolut nicht vermeidbar ist) sollte hingegen nicht breit gestreut werden: Sprechen Sie direkt mit der betroffenen Ärztin oder Pflegerin bzw. mit dem betroffenen Arzt oder Pfleger, und nur wenn diese ungehalten reagieren oder Sie überhaupt nicht beachten, sollten Sie eine Stufe höher gehen. Beschweren Sie sich niemals in der Presse, ohne sich vorher schriftlich an die Klinikleitung gewandt zu haben. Wenn Ihre Beschwerde veröffentlicht wird, könnten die Betroffenen meinen, Sie hätten sie verraten oder übergangen: »Wenn Sie etwas gestört hat, hätten Sie es uns doch sagen können, anstatt die Geschichte gleich an die Öffentlichkeit zu zerren.«
- Überlegen Sie, welches Ziel Sie erreichen wollen und welche Wirkung Ihre Beschwerde auf die Empfängerin oder den Empfänger, ihre/seine KollegInnen sowie die allgemeine Öffentlichkeit haben kann. Vergessen Sie nicht, dass auch Ihr Gegenüber ein menschliches Wesen ist und Gefühle hat. Eine Beschwerde ist selten zu etwas nütze; viel wirksamer ist es, Lob auszuteilen.

Stellen Sie sich ein Krankenhaus vor, in dem viele Menschen seit Jahren daran arbeiten, die Stillbetreuung zu verbessern. Eine Vertreterin oder ein Vertreter aus einem Labor hat ein Paket mit kostenlosen Milchproben vorbeigebracht. Die Leiterin des Pflegepersonals hat sie in einem Schrank weggeschlossen, um sie bei nächster Gelegenheit zurückzugeben, weil das Krankenhaus Proben weder akzeptiert noch verteilt. Aber ein Pflegeschüler findet sie und kommt auf die Idee, ein paar davon in bester Absicht auszuteilen. Und zwei Wochen später erhält der Klinikleiter einen Brief vom Gesundheitsamt, in dem ein schriftlicher Bericht angefordert wird, weil dem Amt eine zornerfüllte Klage darüber zugegangen ist, dass in seiner Klinik Gratisproben verteilt würden, was gesetzlich verboten ist. Können Sie sich vorstellen, welche Vorwürfe und Missstimmungen die Folge wären? Meinen Sie, dies würde die Begeisterung des Personals für das Stillen steigern? Da wäre es viel besser gewesen, der geeigneten Person einen freundschaftlichen Hinweis zu geben.

Eine Beschwerde kann äußerst kontraproduktiv wirken. Schauen wir uns das an einem Beispiel an: »Ich musste immer wieder darauf bestehen, dass das Kind über Nacht bei mir im Zimmer bleiben konnte, und wurde angeschaut, als sei ich verrückt. Und zum Glück half mir dann eine der Nachtschwestern mit der Stillposition und ich konnte die wunden Brustwarzen überwinden, denn der Rest des Personals gab mir nur absurde und widersprüchliche Ratschläge.«

Viele werden meinen, Sie übertreiben und beschweren sich ohne Grund. (»Die beschwert sich darüber, wie sie angeschaut wurde? Da lässt man schon das Kind über Nacht bei ihr, sie bekommt Hilfe wegen der wunden Brustwarzen und trotz allem zieht sie los und beschwert sich?«) Wahrscheinlich wird die Beschwerde weitergeleitet und das kann für das gesamte Personal sehr unangenehm werden. Die Klinikleiterin oder der Klinikleiter bestellt die Oberärztin bzw. den Oberarzt oder die Leiterin bzw. den Leiter des Pflegepersonals oder beide in sein Büro und fordert eine Erklärung. Vielleicht sogar schriftlich. Diese wiederum fordern Rechtfertigungen von ihren MitarbeiterInnen ein. Die Akte der Patientin, die sich beschwert hat, wird geholt, um herauszufinden, welche ÄrztInnen und PflegerInnen an jenem Tag Dienst hatten. Wenn wirklich etwas schlecht gemacht wurde, wird jemand einen strengen Verweis bekommen und sehr ärgerlich darüber sein. Und die Pflegerin, die es gut gemacht hat, würde lieber im Erdboden versinken, als ein in einer Beschwerde verpacktes Lob zu erhalten; dies kann zu Konflikten mit ihren KollegInnen führen. Einige, die sich große Mühe gegeben haben, es besser zu machen, und die es vielleicht tatsächlich schon viel besser machen als noch vor einem Jahr, werden enttäuscht sein und sich nahezu verraten fühlen. (»Da sorgt man sich um sie und das ist nun der Dank ...«) Und jene, die sich nicht bemüht haben, sondern der Ansicht sind, das mit dem Stillen oder der Mutter-Kind-Beziehung sei alles Unsinn, können diese KollegInnen jetzt überlegen belächeln. (»Siehst du, dass es der Mühe nicht wert war?«)

Klüger wäre es gewesen, wenn diese Mutter einen Dankesbrief geschrieben hätte:

> An den ärztlichen Direktor
> Gesundheitsklinik
> Sehr geehrter Herr Direktor,
> am vergangenen 12. März habe ich in Ihrer Klinik entbunden.
> Ich möchte mich bei Ihnen für die ausgezeichnete Betreuung bedanken. Es war ein sehr bewegendend, gleich im Kreißsaal meine Tochter in den Arm nehmen und sie sofort stillen zu können. Und dass sie Tag und Nacht mit bei mir im Zimmer sein konnte, war sehr bequem für mich. Ich fand das viel besser als vor vier Jahren, als mein Sohn auf die Welt kam; damals wurden die Kinder nachts in spezielle Säuglingszimmer gebracht und ich machte mir die ganze Nacht Sorgen um ihn. Mir ist bewusst, dass diese Veränderungen mit großen Anstrengungen verbunden sind, die sich aber gelohnt haben.
> Alle waren äußerst freundlich zu mir und haben mir mit dem Stillen sehr geholfen. Eine der Nachtpflegerinnen widmete mir eine halbe Stunde, um mir dabei zu helfen, mein Kind richtig anzulegen – ich glaube, das ist der Grund dafür, warum ich diesmal keine wunden Brustwarzen bekommen habe. Und dass die Kinderärztin mein Kind in meiner Anwesenheit im Zimmer untersucht und mir alles erklärt hat, fand ich wirklich sehr beruhigend.
> Ich möchte Sie bitten, dem gesamten Personal der Geburtsstation meinen Dank zu übermitteln und es anzuregen, diese wunderbare Arbeit fortzusetzen.
>
> Mit freundlichen Grüßen
> Maite Pérez
> Calle Rosal 13
> 87654 Valdearriba

KAPITEL DREIUNDZWANZIG

Und was bewirkt es, wenn Sie beschreiben, was bereits getan wird? – Sie werden es nicht glauben: Zum einen ist es sehr wahrscheinlich, dass diese Veränderungen nicht von allen mitgetragen wurden. Einige PflegerInnen, einige ÄrztInnen und vielleicht sogar die ärztliche Leitung selbst hielten all das vielleicht für Unfug. Und weil der Mensch eher dazu neigt, sich wegen etwas zu beschweren, als sich für etwas zu bedanken, ist es sogar möglich, dass die eine oder andere Mutter dagegen protestiert hat, dass man das Kind bei ihr im Zimmer beließ und sie nicht schlafen konnte. Folglich gibt ein (oder mehrere!) Brief(e) wie dieser denjenigen recht, die etwas verändern wollten, kann bei denen, die sich nicht sicher waren, Überzeugungsarbeit leisten, und bringt diejenigen, die widersprochen haben, zum Schweigen. Weil eine Klinikleitung häufiger Beschwerden als Dankesbriefe erhält, wird die Person, die die Post öffnet, Ihren Brief ganz oben auf den Stapel legen, um ihr den Morgen zu versüßen, damit sie nicht schlecht gelaunt ist. Vielleicht weist sie sogar explizit darauf hin: »Schauen Sie nur, was für ein Brief heute gekommen ist.« Die Klinikleitung schaut sich den Brief an und wird gleich beim ersten Treffen mit der Oberärztin bzw. dem Oberarzt und der Leiterin bzw. dem Leiter der Pflegeeinheit darüber sprechen, sei es formell oder informell (wenn sie sich in der Cafeteria begegnen). Jemand wird eine Kopie des Briefes an die Pinnwand im Zimmer des Pflegepersonals hängen; eine zickige Person wird murmeln: »Mensch, endlich fällt mal jemandem ein, sich zu bedanken!«, jemand anders versucht sich zu erinnern: »Maite Pérez ... War das nicht die sympathische Blonde, die in der 312 lag?« Die Pflegerin, die Ihnen eine halbe Stunde lang geholfen hat, weiß genau, dass sie gemeint ist, und ihre Stimmung macht Höhenflüge; die anderen mutmaßen: »Und wer wird das wohl sein, die ihr da eine halbe Stunde lang mit der Brust geholfen hat?« – »Das war sicher die Magda, die hilft den Müttern immer damit. Wenn mal ein Kind nicht richtig ansaugt, rufe ich immer Magda und ich sage dir, ich weiß nicht, wie sie das macht ...« Die Pflegedienstleitung , die vielleicht die NachtpflegerInnen gar nicht so gut kennt, hört dieses Gespräch zufällig mit und merkt sich, dass Magda gute Arbeit leistet. Die Kinderärztin, die die Kinder im Beisein ihrer Mutter untersucht, ist mehr als zufrieden, und die anderen KinderärztInnen, die immer noch die Kinder mitnahmen, um sie im Säuglingszimmer zu untersuchen, entscheiden sich nun vielleicht dafür, es auch mal im Zimmer der Mutter zu probieren ...

Unser Handeln verändert die Welt, daran besteht nicht der geringste Zweifel. Mit Ihren Worten, mit Ihrem Beispiel, mit Ihrer Geduld und Ihrer Liebenswürdigkeit ebnen Sie den Weg für andere Mütter, die nach Ihnen kommen.

Nützliche Links

Für Fachkräfte
(Suchen Sie ein kleines Geschenk für Ihre Kinderärztin/Ihren Kinderarzt oder Ihre Pflegekraft?)

Mohrbacher N, Stock J. *The breastfeeding answer book*. 3rd ed. Schaumburg: La Leche League International, 2003 (auf Spanisch zweite Auflage: *Lactancia materna, libro de respuestas*)

Mohrbacher N., Breastfeeding Answers Made Simple: A Guide for Helping Mothers, 2010, Hale Publishing

West D, Marasco L., The Breastfeeding Mothers Guide to Making More Milk, Mcgraw-Hill Professional, 2008

Guóth-Gumberger M., Gewichtsverlauf und Stillen: Dokumentieren, Beurteilen, Begleiten, Mabuse 2011

Für Mütter
Wiessinger D, West D, Pitman T. The Womanly Art of Breastfeeding. La Leche League International 2010

Wiessinger D., West D., Smith L., Pitman T., Sweet Sleep: Nighttime and Naptime Strategies for the Breastfeeding Family, 2014, La Leche League International

Rapley G., Murkett T., Baby-led Weaning: Das Grundlagenbuch- Der stressfreie Beikostweg, Kösel 2013

Kirkilionis E., Bindung stärkt, Kösel 2008

Interessante Websites

Hier sind nur einige unsortierte Beispiele aufgeführt. Sie wissen ja, wie es funktioniert: Mit einem Klick finden Sie noch viel mehr Seiten.

Auf Deutsch

La Leche Liga Deutschland e.V.
 www.lalecheliga.de
AFS Arbeitsgemeinschaft Freier Stillgruppen
 www.afs-stillen.de
BDL Bund Deutscher Laktationsberaterinnen IBCLC e.V.
 www.bdl-stillen.de
Arzneimittelsicherheit in Schwangerschaft und Stillzeit
 www.embryotox.de
WHO/UNICEF-Initiative »Babyfreundlich«
 www.babyfreundlich.org
Schatten&Licht-Krise nach der Geburt e.V.
 www.schatten-und-licht.de
Deutscher Hebammenverband e.V.
 www.hebammenverband.de

Mehrsprachig

Weltgesundheitsorganisation
 www.who.int
IBFAN
 www.ibfan.org
World Alliance for Breastfeeding Action
 www.waba.org.my
La Leche League
 www.llli.org
 www.lalecheleague.org

Auf Englisch

ILCA, International Lactation Consultant Association
 www.ilca.org
Academy of Breastfeeding Medicine
 www.bfmed.org
Breastfeeding online
 www.breastfeedingonline.com

Sachregister

Abnabeln *siehe auch Nabelschnur* 86

Abnehmen in der Stillzeit 202, 203

Abpumpen . 15, 17, 132ff., 169, 220ff., 224ff., 310, 325, 346, 347

Abstillen 84, 108, 140, 176, 191, 220, 264ff., 268ff., 276ff., 288, 294, 296, 301, 308, 348, 362, 366, 384

Abstilltabletten 348

Adoptivkind stillen 349

Adrenalin 25, 26

Aerophagie 115

Agenesie des Brustgewebes 139, 175, 178

Alkohol
in der Stillzeit 285, 286, 287
zur Desinfektion 105
zur Milchbildung 178, 190

Allergie
an~erkrankte Mutter 295
und Brustwarzenekzem 159
Kuhmilch~ .... 331ff.
Nahrungsmittel~ 99, 133, 239, 249, 332
~vorbeugung 201ff., 221, 290

Amerikanische Akademie für Pädiatrie (AAP) .. 99, 216, 217, 249

Ammen 16

Anämie
an~erkranktes Kind .... 87, 194, 247, 251, 256ff.
an~erkrankte Mutter 176, 198, 294

Anästhesie 84, 85

SACHREGISTER

Anlegen
~häufiges 21, 30ff., 51ff., 99, 133, 139, 168, 178, 190
~korrektes .... 54ff.
~nächtliches 22, 39ff., 51
Schmerzen beim 84, 153, 166

Antikörper 18, 228ff., 299, 300, 305, 326, 364

Arbeitszeitverkürzung 210, 214

Areola *siehe auch Brustwarzenhof* 18

Atopisches Ekzem 159, 332

Aufbewahrung von Muttermilch 228

Aufstoßen *siehe auch Spucken* 58, 117, 118

Aufwecken *siehe Wecken des Kindes*

Ausstreichen .... 28, 97, 132ff., 163ff., 220ff., 224ff., 346ff.

Asthma 269, 276, 295

Azinus 20, 22

Baby-Led-Weaning 244

Babyfreundlich *siehe auch WHO/UNICEF-Initiative Babyfreundlich (BFHI) e.V.* 90, 91, 393

Baden des Neugeborenen 104, 105, 106

Bauchnabel 65, 86, 105

Bedürfnisse
emotionale 214, 236, 266, 377
ernährungsspezifische 15, 16, 30, 78, 250
biologische 213
von Frühgeborenen 317

Beikost 16, 238ff., 301, 310, 335, 348

Berufstätigkeit 208, 212, 222

Betreuungs
~person 217, 218, 220, 222
~schlüssel für Kinderkrippen nach Empfehlung der AAP .. 216

Beziehung *siehe auch Mutter-Kind-Beziehung* 84, 128, 389

Bier 178, 190, 285, 286, 287

Bilirubin 257, 320, 321, 322, 323, 324

Blähungen 39, 115, 116, 117, 118, 187, 188, 191, 275

Blut
~armut 176
~druck 49, 172, 286, 307
~gefäß 28, 158, 161
im Stuhl 108, 332, 334
~kreislauf 87
~körperchen 86, 194, 257, 272, 320, 326
~verlust 176, 198, 294, 359
~volumen 202
~zucker 48, 297, 298

Blutungen 22, 176, 359

Brust
~abszess 169
des Kindes 104
~drüse 19, 167, 170, 172, 175
~drüsengewebe 18, 178
~drüsenläppchen 19
~drüsenschwellung 94, 161, 167
~entzündung 57, 95, 104, 135, 167
~ernährungsset 99, 100
~infektion 156
~hütchen *siehe Stillhütchen*
~hygiene 43
~kompression 98, 151, 325, 328, 345, 346
~krebs 28, 159, 176, 298, 368
~operation .... 175ff.
~soor *siehe Soor*

~stimulation 21
~verweigerung 74, 132ff., 231, 332
~volumen 29
~warze 18ff., 54ff., 76ff., 120, 132, 135, 146ff.,
    150ff., 169, 175, 225, 300, 305, 353, 362, 364

Brustwarzen
    Entzündung der .... 57, 95, 135, 155ff.
    ~ekzem 158
    ~former 146, 147, 148, 160
    ~hof 18ff., 54ff., 98, 148, 162, 225
    wunde 56, 149, 150ff., 300, 301

Candida Albicans *siehe auch Soor* 155, 156

Chirurgischer Eingriff 335

Colitis ulcerosa 310, 311

Depression 274, 280, 307ff., 381, 382

Diät in der Stillzeit *siehe Abnehmen*

Diabetes
    an~erkranktes Kind 139
    an~erkrankte Mutter .... 172, 297ff.
    Gestations~ 297
    ~mellitus Typ1 368

Down-Syndrom 139, 324, 325

Ductus lactiferi *siehe auch Milchgang* 19

Dreimonatskolik *siehe auch Kolik* 116, 118, 121, 125, 128

Dreimonatskrise 131, 133

Drillinge 16, 27, 208, 316, 317

Durchblutungsstörung *siehe auch Raynaud-Syndrom* 157

Durchfall
    als Nebenwirkung .... 274ff.
    an~erkranktes Kind 38, 59, 107ff., 139,
    191, 256, 328ff., 367

an-erkrankte Mutter 299, 303
und Zahnen 127
bei Kuhmilchunverträglichkeit 332

Eisen
in der Muttermilch .... 185, 255ff.
und Beikost 242, 247
~mangel des Kindes .... 256ff.
~mangel der Mutter 194, 198, 294, 351, 368
~reserven 87, 257

Enthaarungscreme 354

Epilepsie 273, 296

Erbrechen 39, 127, 180, 330, 332

Ernährung
in der Stillzeit .... 166, 177, 182ff.
ovo-lakto-vegetarische 192
vegane 193, 194, 196
vegetarische 192, 193

Erkältung *siehe auch Grippe* 296, 299

Erythrozytose 86

Fehlgeburt 363

Fettanteil in der Muttermilch 35, 36, 37, 185

Fettsäuren
ungesättigte 165, 166, 185
gesättigte 165, 166, 185

FIL *siehe auch Molkenprotein FIL* 27, 29, 30, 32, 34

Flaschennahrung *siehe auch Muttermilchersatznahrung* 14, 104, 249, 250

Formula *siehe auch Muttermilchersatznahrung* 247

Frauenmilch 29, 102

Frühgeborene 17, 46, 71, 87, 160, 178, 224,
230, 232, 317, 324, 367

Galaktagoga 178
Galaktorrhö 175, 308
Galaktosämie 332
Gase
   im Darm 59, 110, 115ff., 188
   im Magen .... 115ff.
Gastroösophagealer Reflux 336
Gaumenspalte 68, 326, 327
Gebärmutter 22, 71, 107, 213, 294, 296, 320, 358, 363
Gelbsucht *siehe Ikterus*
Gewicht 46, 49, 59, 66, 84, 95ff., 110ff., 131, 137ff.,
                160, 174, 176, 177, 179, 182, 202, 259ff., 344ff.
Gewichts
   -kurven 137, 138, 140, 325
   -verlust 95, 96, 99, 113, 163, 176
   -zunahme 160, 174, 177, 202, 332, 344
Gluten 239
Grippe 167, 296ff., 299, 322, 364
Gürtelrose *siehe auch Herpes zoster* 303, 305
Guthrie-Test 86
Haarausfall 350, 351, 368
Haare färben 352
Hämoglobin
   und Ikterus 256ff., 320
   und mütterliche Anämie 176, 294
   und Sheehan-Syndrom 176
Hämatom 133
Hautkontakt 69, 70, 112, 137, 298, 317, 348, 350
Hepatitis 299ff., 323

Herpes
~simplex 305
~zoster 303

Hersteller von Muttermilchersatznahrung 26, 372, 373

Herzfehler 71, 133, 138, 325, 328

Hexenmilch 104

Hirnanhangsdrüse *siehe auch Sheehan-Syndrom* 20, 25, 57, 176, 177, 178, 294

HIV-Infektion 302

Hunger
~des Kindes 21, 27, 30ff., 44ff., 52, 56, 57, 59, 81, 97, 119, 123, 129ff., 190, 230, 233, 345, 361
~gefühl 183
~stuhl 107

Hungersnot 27, 129, 265

Hydrolisierte Säuglingsnahrung 334

Hyperthyreose *siehe auch Schilddrüsenüberfunktion* 305

Hypogalaktie .... 139ff., 172ff.

Hypothalamus 20

Hypothyreose *siehe auch Schilddrüsenunterfunktion* 306

IBFAN 373, 374, 393

Ikterus 257, 320, 321

Infektionskrankheit 299, 301, 303, 309

Internationaler Kodex zur Vermarktung
von Muttermilchersatzprodukten 372, 373

Intoleranz *siehe Kuhmilchproteinintoleranz
und Laktoseintoleranz*

Isotope *siehe auch Radioaktive Isotope* 289

Jod
  in Desinfektionsmitteln .... 85ff.
  ~mangel 175, 196
  radioaktives 289
  ~haltige Kontrastmittel 351

Kaffee *siehe auch Koffein* 289

Kaiserschnitt
  Anästhesie beim 84
  ~narbe 67
  ~rate .... 91ff.
  Stillen nach .... 310, 349ff.

Karies
  bei der Mutter .... 295ff.
  beim Kind .... 336ff.

Kalzium 198ff., 317

Kinder
  ~frau 216, 218, 219
  ~betreuung 214, 235
  ~krippe 209, 211, 215, 216, 217, 219, 220
  ~tagespflege 219

Kindspech *siehe auch Mekonium* 106, 107

Knochenalter 104, 142, 143

Kodex *siehe auch Internationaler Kodex zur Vermarktung
von Muttermilchersatzprodukten* 372, 373

Koffein 289

Kolik .... 38, 52, 59, 116ff.

Konstitutionelle Wachstumsverzögerung
siehe auch Wachstumsverzögerung 139, 141, 142

Körperkontakt 64, 121, 122, 132, 134, 328

Körpertemperatur 70, 71, 317

Krankenhausaufenthalt 309, 210, 367

Kuhmilch .... 101, 189ff., 246ff., 327, 331ff.

Kuhmilch
~allergie *siehe auch Kuhmilchproteinintoleranz* 334, 335
~produkte 333, 368
~proteinintoleranz 334

Kulturelle Modelle 75

!Kung 50, 51, 53, 357

Laktase 191, 192, 331

Laktose .... 39, 59, 116, 185, 191ff., 247, 331ff.

Laktose
~intoleranz 59, 191, 192, 331, 332, 334
~überschuss 59, 116

LAM-Methode 359, 360

Lippenspalte 325, 326

Let-Down-Reflex *siehe Milchspendereflex*

Magen
kindlicher 22, 31ff., 45ff., 115, 133, 242, 345
~geschwür 272, 297
~säure 336
~sonde 46

Mastitis 68, 157, 161, 167ff., 284, 298, 310

Medikamente in der Stillzeit .... 85, 178ff., 268ff.

Medline 280, 282, 283, 295, 311

Mehrlinge 27, 208, 316ff., 364

Mekonium 106

Milch
~bildung 13ff., 29ff., 57, 135ff., 161, 169,
                                170ff., 306ff., 347ff., 357
~bildungszellen (Alveoli) 55
~einschuss 23, 94, 95, 161, 348

~gänge 19, 54, 55, 62, 81, 94, 156, 161, 162, 166, 176
~menge ..... 14ff., 28ff., 78, 94, 179ff., 233, 294, 349, 361ff.
~pfropfen 160, 165, 166
~pumpe .... 162ff., 224ff.
~produktion 15, 16, 84, 90, 97, 175, 344, 347, 361
~spendereflex 23, 24, 25, 58, 225, 227
~stau 57, 59, 68, 136, 161, 165, 167, 310
~zusammensetzung 34, 37, 41

Mikrognathie 328

Mineralstoffe 185, 196, 246, 253, 254

Mittelohrentzündung 107, 139, 272, 273, 288, 326, 327, 366

Molkenprotein FIL (Feedback Inhibitor of Lactation) 27

Monatsblutung 198

Montgomery-Drüsen 18

Mukoviszidose *siehe auch* Zystische Fibrose 299

Mundsoor *siehe auch* Soor 155

Muskeltonus
  erhöhter 328
  schwacher 324, 328

Mutter
  -Kind-Beziehung 84, 128, 389
  ~schutz 208, 212, 223, 234, 235, 236

Muttermilch
  abpumpen .... 224ff.
  aufbewahren .... 228ff.
  ausstreichen .... 224ff.
  ~ersatznahrung 12, 26, 101ff., 140, 185ff.,
                                      222, 326, 366ff., 380ff.
  erwärmen .... 229ff.
  füttern .... 231ff.
  gewinnen .... 224ff.

Mythos
  des Badens vor dem Schlafen 129
  der blähenden Lebensmittel 189
  der Ernährung der Mutter 189
  des Haarefärbens 352
  der Kurzsichtigkeit 295
  der selbstlosen Mutter 76
  des Verwöhnens 215
  zur Medikamentengabe in der Stillzeit 270
  von Stillen und Zahnbehandlung 297
  zur Stillhäufigkeit 52

Nabel *siehe auch Bauchnabel* 104

Nabelschnur *siehe auch Abnabeln* 86, 87, 104, 105, 258

Nachwehen 22, 363

Nährstoffbedarf 251, 253, 255, 259

Nahrungsmittel
  allergene 239
  einführen 240
  feste 247
  kariogene 337
  milchbildungsfördernde 189
  verbotene 186

Neugeborenengelbsucht *siehe auch Ikterus* 257

Nikotin . . . . 275, 288ff.

Operation
  der Brust 175, 176
  des Kindes 327, 335
  und Nüchternheit 335
  der Gaumenspalte 327
  und Krankenhausaufenthalt . . . . 309ff.

Ösophagitis 336

Osteoporose 199, 200, 368

Ovo-Lakto-Vegetarische Ernährung
siehe auch Ernährung 192, 194, 195

Oxytocin
~als Stillhormon 20ff., 54, 57ff., 76ff., 176, 201, 363
~spiegel 26
~überschuss 58, 134

Periduralanästhesie (PDA) 84, 85

Perzentilen 138, 140, 141

Phenylketonurie (PKU) 327

Phimose 106

Pilzinfektion *siehe auch Soor* 155

Plazentarückstände 175, 178

Prämature Thelarche 104

Primaten 42, 75

Postnatale Depression 280, 307, 382

Prolaktin
~ausschüttung 21, 76, 190
~mangel 177, 178
~spiegel 20, 21, 175, 190
~spitzen 21, 22

Prolaktinom 308, 309

Radioaktive Isotope 289

Rauchen *siehe auch Tabak* 158, 287, 288, 289, 380

Raynaud-Syndrom 157, 158

Reflex
neuroendokriner 20
konditionierter 24, 25, 26
Milchspende~ 23ff., 58, 225
Schluck~ 55
Such~ 132
Überstreckungs~ 123

Reflux *siehe auch Gastroösophagealer Reflux* 272, 336, 346, 347, 349

Relaktation 346, 347, 349

Retrognathie 328

Reverse pressure softening 163

Röntgen .... 116ff., 269, 302, 351ff.

Salz
   ~iger Geschmack 135, 168, 353
   Jod~ .... 85, 196ff.
   Koch~ 133
   Meer~ 197
   in der Beikost .... 239ff.

Sandwichgriff 98

Säuglingskolik *siehe auch Kolik* 116, 118

Säuglingsnahrung *siehe auch*
Muttermilchersatznahrung 10, 99, 101, 330, 331, 332, 334, 344, 367, 372

Saugverwirrung 71, 74, 160

Schadstoffe *siehe auch Umweltschadstoffe* 290, 291, 292

Scheidung *siehe auch Trennung der Eltern* 376

Schilddrüse .... 86, 174ff., 196ff., 289, 305ff.

Schilddrüsen
   ~hormon 174, 178, 277, 306
   ~überfunktion 58, 174, 289, 305, 306
   ~unterfunktion 86, 139, 174, 178, 180, 196, 306

Schlafen
   aufwecken .... 113ff.
   Durch~ .... 31, 114ff.
   Ein~ 115, 121ff., 129, 336
   und Kolik .... 118ff.

SACHREGISTER

Schlupfwarzen 146, 148, 149, 160
Schmerzen beim Stillen ... 28, 56, 59, 60, 77, 98, 120, 150ff., 231
Schmerzmittel 69, 85, 164, 305
Schnupfen 107, 133, 273, 295
Schreien, exzessives 118, 119
Schuldgefühle 380, 381, 382, 383, 384
Schwangerschaft
    Ernährung in der 195ff., 197, 201
    Gewichtszunahme in der 202
    Prolaktinspiegel in der 20
    Stillen in der .... 357, 362ff.
    Vorbereitung aufs Stillen .... 80ff.
Sectio *siehe Kaiserschnitt*
Sheehan-Syndrom 176
Selbstlosigkeit der Mutter 76, 78
Sexualleben 22
Soor 155ff., 298
Sport 353
Still
    ~dauer 52
    ~häufigkeit 43, 130
    ~gruppen 90, 307, 393
    ~hütchen 152, 160
    ~position .. 42, 51, 54ff., 69, 98, 136, 150ff., 154ff., 325, 328
    ~stunde 209, 210
Stillen
    nach Bedarf 42ff., 90, 98, 130, 190, 239, 294, 322
    nach Zeitvorgaben 40ff., 69, 82, 344
    und Gesundheit des Kindes .... 10, 101, 290, 366ff.
    und Gesundheit der Mutter .... 351, 368ff.

Störfaktoren nach der Geburt 69

Stressauswirkung .... 26ff.

Stuhl
    Blut im 108, 332, 334
    des Stillkindes .... 59, 106ff.
    fehlender 108
    ~gang 106ff., 320, 330
    Hunger~ 107
    Muttermilch~ 107
    Übergangs~ 106
    ~veränderung 108

Tabak 287, 288, 366

Talgdrüsen 18

Tandemstillen 362, 364

Tragehilfe 122

Trennung der Eltern .... 376ff.

Trinkmenge der stillenden Mutter 201

Trisomie 21 *siehe auch Down-Syndrom* 324

Tuberkulose 46, 139, 247, 273, 302, 303

Umweltschadstoffe 290

Unterernährung 139, 141, 177, 240, 301

Unterzuckerung 47, 298

Urin 110ff., 163, 198

UV-Strahlung 354

Vaginitis 155

Vakuum 150, 162

Varizellen 303, 314

Vater ..... 10, 74, 120, 142, 208ff., 230ff., 266, 287, 333, 376ff.

Vegane Ernährung 193, 196

SACHREGISTER

Vegetarische Ernährung 192, 193
Vereinbarkeit von Familie und Arbeit 212
Verhütung . . . . 356ff.
Verkürztes Zungenbändchen 69, 150, 153, 154, 158
Verstopfung 109, 166, 185, 275, 334, 335
Verwöhnen 123, 124, 215
Vierlinge 316, 364
Vitamine 101, 142, 185, 196, 247, 250, 253, 254, 255
Wachstum 51, 130ff., 138ff., 132
Wachstums
   -faktoren 18
   -hormon 139, 142
   -kurven 325
   -schübe 130
   -verzögerung 139, 141, 142
Wecken des Kindes 47, 54, 112ff., 132
Weinen
   beim Stillen 133
   -des Kindes 31, 47, 128
   -und Blähungen . . . . 115ff.
   -und Hunger . . . . 48ff.
   lassen 124ff., 248, 383
   -und Milchspendereflex 24
   -und Kolik 59, 118ff., 123
   -und Selbstlosigkeit 76
   -und Trennung . . . . 122ff., 211ff., 376ff.
   untröstliches 269, 332
Werbung 183, 249, 372, 373
Windelsoor *siehe Soor*
Windpocken *siehe auch Varizellen* 303, 304, 305
WHO/UNICEF-Initiative Babyfreundlich (BFHI) e.V. 91, 393

Wochenfluss 359

Zahnen 127, 128

Zelle
sekretorische 20, 161
Myoepithel~ 20

Zigaretten *siehe Tabak*

Zöliakie 139, 140, 290

Zucker
in Nahrungsmitteln 101, 191, 239, 244, 247, 336, 338
Blut~ 48, 297, 298

Zufüttern 14, 32, 99, 100, 140, 142, 174, 246,
309, 344, 345, 346, 348, 349

Zungenbändchen *siehe auch verkürztes*
Zungenbändchen 69, 150, 153, 154, 158

Zuneigung 122, 124, 218, 266

Zusammensetzung von Muttermilch 34ff., 78, 177, 185,
186, 203, 299, 317

Zwillinge 27, 67, 208, 316, 317, 364

Zyklus, weiblicher 11, 358

Zystische Fibrose 139, 140, 299

LA LECHE LIGA DEUTSCHLAND E.V. ...lädt zum Lesen ein:

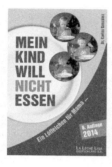
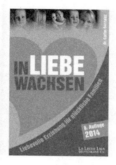
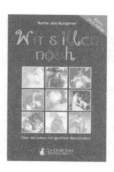

Mein Kind will nicht essen
Ein Löffelchen für Mama...
Dr. Carlos Gonzáles
ISBN 978-3932022128

In Liebe wachsen
Liebevolle Erziehung für glückliche Familien
Dr. Carlos Gonzáles
ISBN 978-3932022142

Wir stillen noch
Über das Leben mit gestillten Kleinkindern
N.J. Bumgarner
ISBN 978-3932022135

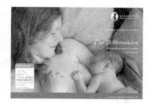

Die Stillbroschüre
Informationen und Erfahrungen zum Stillstart
J. Afgan, K. v. Herff
ISBN 978-3932022165

Babys mit Down-Syndrom stillen
Informationen und Erfahrungsberichte
J. Afgan
ISBN 978-3932022159

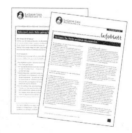

Infoblätter im 50er Päckchen
verschiedene Themen
LLL Deutschland e.V.

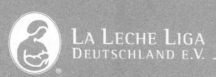

www.lalecheliga.de

NOTIZEN

NOTIZEN